Friedrich Wilhelm Heidenreich

Orthopädie

oder, Wert der Mechanik zur Heilung der Verkrümmungen am menschlichen Leibe

Verlag
der
Wissenschaften

Friedrich Wilhelm Heidenreich

Orthopädie

oder, Wert der Mechanik zur Heilung der Verkrümmungen am menschlichen Leibe

ISBN/EAN: 9783957007445

Auflage: 1

Erscheinungsjahr: 2016

Erscheinungsort: Norderstedt, Deutschland

Hergestellt in Europa, USA, Kanada, Australien, Japan
Verlag der Wissenschaften in Hansebooks GmbH, Norderstedt

Cover: Sandro Botticelli "Die Geburt der Venus"

ORTHOPÆDIE

oder

Werth der Mechanik

zur

Heilung der Verkrümmungen
am menschlichen Leibe

F. W. Heidenreich,

praktischem Arzte zu Ansbach.

Berlin 1827.
Bei Georg Reimer.

Orthopædie.

Erste Abtheilung.

Mit vier Steindrucktafeln.

Vorrede.

Das vorliegende Werk, dessen Plan und Inhalt in der Einleitung näher angegeben wird, behandelt einen Gegenstand, der in neuern Zeiten erst seine weitere Ausdehnung und seinen eigenen Namen erhalten hat; und es ist mir nicht bekannt, dass unter diesem Titel und in der Art ein Werk in der neuern teutschen Literatur erschienen sey.

Leicht ist es zwar, unter einem neugemachten-griechisch-teutschen Titel ein Buch herauszugeben, das eine alte längst bekannte Sache abermal wiederholt; aber schwer ist es, auf eigenem Wege einen Gegenstand zu verfolgen, der von Wenigen vorher behandelt wurde; wo man sich daher von Vorgängern verlassen sieht, und, grösstentheils auf eigne Anstrengung beschränkt, der eignen Erfahrung folgen, der eignen Ansicht vertrauen muss.

Daher möge mein Werk Nachsicht und Entschuldigung finden, wo es Mängel und Beschränkung zeigt; und es ist nicht die häufig wiederholte Autorenphrase: dass sie selbst die Mängel und Lücken ihrer Werke am besten fühlten, der zum Trotz sie dennoch ihr Machwerk mit anmassendem Gefühl der Untadelhaftigkeit und Unfehlbarkeit zu Markte tragen — sondern es ist das Gefühl desjenigen, der im Drange etwas zu leisten, auf Hindernisse stösst, und seine Beschränkung sieht, der er aber nicht weichen zu müssen glaubt — wenn ich um Nachsicht und billiges Urtheil der Leser bitte.

Würden mir anatomische Kabinette und pathologische Präparate zu Gebote stehen, könnte ich Bibliotheken und Sammlungen chirurgischer Apparate und Maschinen benützen, so würde ich etwas Vollständigeres zu leisten im Stande seyn. Nichts desto weniger glaube ich dieser Beschränkung nicht nachgeben, sondern diesen Mangel so viel als möglich ersetzen zu müssen, und das, was der Gelehrsamkeit ermangelt, mögen eigene Versuche, eigene Ansichten und Erfahrungen ergänzen.

Der Plan dieses Werkes: die Krankheiten des Gliedersystems, die sich in Verkrümmungen, Verschiebungen und Verkürzungen der Knochen, Knorpeln, Flechsen, Muskeln, Bänder, Gelenke u. s. w. aussprechen, als Krankheiten des organischen Mechanismus zu behandeln, dazu eine Mechanik des menschlichen Leibes als Physiologie zu geben, die Pathologie der orthopädischen Krankheiten auf die Gesetze des gestörten Mechanismus zu gründen, den Mechanismus des menschlichen Leibes somit anatomisch, physiologisch, pathologisch und therapeutisch durchzuführen — ist meines Wissens neu, so dass ich diese Idee an die Spitze des Werkes als eine neue zu stellen, kein Bedenken tragen darf.

Dabei muss ich nur die Nachsicht des Lesers um so mehr in Anspruch nehmen, als ich bei der Ausführung dieser Ansicht auf mich selbst beschränkt bin.

Ein grosser Uebelstand ist es, dass viele praktische Aerzte, der mathematischen und organischen Mechanik unkundig, auf den Mechanismus zu wenig halten, und alles durch die Dynamik ihres therapeutischen Verfahrens heilen wollen; und dass im Gegentheil der Maschinenmacher und Bandagist, ohne Arzt zu seyn, alles durch den Mechanismus seiner Instrumente, Bandagen und Maschinen bezwingen will, wodurch die Sache in Misskredit gekommen ist; denn durch unrechte Anwendung und Missbrauch ist von jeher jeder guten Sache am meisten geschadet worden.

Die Ausgleichung dieses Uebelstandes soll der Zweck eines orthopädischen Werkes seyn. Es soll ein solches die Dynamik mit dem Mechanismus versöhnen, jedes dieser beiden in seine Gränzen zurückweisen, und jedem sein natürliches Gebiet zutheilen.

Um dieses zu leisten muss aber der Mechaniker zugleich Arzt seyn, oder der Arzt zugleich einiges Talent und einige Kenntniss der Mechanik haben.

Ein solches Werk hat der grösste chirurgische Maschinenmeister aller Zeiten, Heine in Würzburg, der sich durch tiefes Studium auch ärztliche

Kenntnisse erworben hat, bis jetzt noch nicht geliefert; der letztere Fall tritt aber hier ein, dass ein ausübender Arzt, der durch jeweilige Vorliebe sich einige physikalische und mechanische Kenntnisse erworben zu haben glaubt, diese versucht, um sie seinem ärztlichen Wissen gegenüber zu stellen.

In den zwei folgenden Theilen des Werkes wird noch mehr von der gestörten Mechanik des Gliedersystems die Rede seyn, als in dem gegenwärtigen ersten; da aber die erste Abtheilung es auf sich nehmen musste, die Dynamik der Physiologie, Pathologie und Therapie mit dem ihnen überall gegenüberstehenden Mechanismus auszugleichen, so musste im gegenwärtigen Theile mehr von Dynamik die Rede seyn, daher die physiologische Bildungsgeschichte, die Abhandlung aller dynamischen Krankheiten des Gliedersystems, die dynamische Heilart, u. s. w., und ich glaube meine Absicht nicht verfehlt zu haben.

Die wichtigste Frage bleibt bei der praktischen Tendenz des Werkes wohl immer: wenn müssen in einem gegebenen Krankheitsfalle dynamische, und wenn mechanische Mittel, und wenn beide zugleich angewendet werden? Die Antwort darauf kann als Heilanzeige und deren Ausführung im allgemeinen Theile auch nur im Allgemeinen gegeben werden.

Die Absicht bei Verabfassung der ersten Abtheilung war, keine einzelne bestimmte Ansicht über die Krankheiten und deren Heilung zu geben, sondern blos eine allgemeine Uebersicht des ganzen Gebietes zu liefern, von dem die Rede ist.

Es sind Andeutungen, freilich die wichtigsten, in der Kürze hingestellt — der Umfang des Gebietes der Orthopädie, die anatomische Uebersicht, der Mechanismus der menschlichen Organisation, die Arten der orthopädischen Krankheiten, die Heilanzeigen und deren Ausführung — und das Ganze lehrt, dass der Gegenstand ziemlich einfach sey, sobald er nur gehörig begrenzt und von unnöthigen Floskeln und prunkendem Bombast gesäubert wird.

Die anatomische Darstellung und der Bildungsact der Organe ist kurz, weil beide bei Abhandlung des Einzelnen ausführlicher gegeben werden.

Die allgemeine Mechanik ist Grundlage der organischen und der der Maschinen, und die Mechanik des menschlichen Leibes im Gehen und Stehen leitet theils als Physiologie des Mechanismus zu dessen Pathologie, theils lehrt sie überhaupt den Zustand der normalen Funktion, wie er eben für sich besteht.

Die ausführliche Uebersicht der dynamischen Pathologie giebt vielen Aufschluss über das Wechselverhältniss der dynamischen und mechanischen Krankheiten, in Beziehung der kausalen und konsekutiven Zustände, und dient gewissermassen als Aetiologie.

Die Mechanik des menschlichen Leibes ist der schwierigste Abschnitt, bedarf daher am meisten Nachsicht und Entschuldigung.

Die neuen Namen der verschiedenen Arten von Klumpfüssen sind blos versuchsweise.

Auf Gelehrsamkeit macht meine Arbeit keinen Anspruch, sie soll nur eine Zusammenstellung des Besten, was über den Gegenstand geliefert ist, versuchen. Daher auch kein historischer Abriss — sonst ein Liebling unserer Zeit.

Ich schmücke mich in der Abhandlung nicht mit Zitaten, und da es besonders in der ersten

Abtheilung gar nicht auf Autoritäten ankommt, sondern es nur jedesmal um eine klare Uebersicht des Gegenstandes und Darstellung derjenigen Ansicht zu thun ist, die ich überall für die beste halte, so sind alle Berufungen ganz überflüssig.

Einmal für allemal erkläre ich, dass ich Schriften, in der Anatomie **Sömmerring**, **Hempel**; in der Mechanik **Borelli**, **Barthez**; in der Bildungsgeschichte **Friedreich de nisu formativo**, **Schmidt Organisations - Metamorphose**; in der Pathologie **Sprengel**, **Schmalz**; in der Naturheilung **Reil allgemeine Therapie** und **Graf dissertatio de viribus naturae medicatricibus**; und im Allgemeinen den Gegenstand der Orthopädie selbst betreffend, die bekannten Werke von **Richter**, **Feiler**, **Schreger**, **Jörg**, **Boyer**, **Schaw**, **Heine**, gelesen und dankbar benutzt habe.

Der Leser wolle endlich nicht übersehen, dass diese erste Abtheilung eine allgemeine sey, daher auch nur das Allgemeine des Gegenstandes behandeln könne.

Inhalt der ersten Abtheilung.

Vorrede . . . . Seite V.
Einleitung . . . . —
Anatomie des Gliedersystems . . . . — 24.
    das Knochensystem . . . . — 26.
    das Muskelsystem . . . . — 35.
    das Bändersystem . . . . — 45.
    das Gelenksystem . . . . — 47.
    Bildungsgeschichte . . . . — 58.
Mechanik des menschlichen Leibes . . . . . — 67.
    Allgemeine Mechanik . . . . — 69.
    Einzelne Lehren der Mechanik . . . . — 73.
    Mechanismus im Bau des menschlichen Leibes — 80.
    Mechanismus des Stehens . . . . — 93.
    Mechanismus des Ganges . . . . — 108.
    Anhang zur Mechanik . . . . — 127.
Pathologie . . . . — 133.
    Erste Klasse, Krankheitserzeugnisse . . . . — 137.
        Allgemeine Krankheiten des Gliedersystems — 137.
        Pathologie der Knochen . . . . — 144.
        Pathologie der Muskeln . . . . — 159.
        Pathologie der Bänder . . . . — 171.
        Pathologie der Gelenke . . . . — 174.
        Anhang zu den Krankheitserzeugnissen . . — 189.

Zweite Klasse, Bildungsfehler	Seite 198.
Entwicklungsfehler	— 199.
Geburtsfehler,	— 202.
Allgemeine Uebersicht der orthopädischen Krankheiten	— 204.
Naturheilung und Prognostik	— 235.
Therapie	— 256.
Dynamische Behandlung	— 262.
Mechanische Behandlung	— 265.
Ineinandergreifen der Dynamik und des Mechanismus	— 275.
Wesen und Wirken der Maschinen	— 280.
Von der Streckung und den Streckapparaten	— 285.
Erklärung der Abbildungen	— 291.

Einleitung.

Orthopädie ist die Lehre von den Verkrümmungen und Missbildungen des menschlichen Körpers und deren Heilung, wie der Titel sagt, und von diesen Gegenständen wird in gegenwärtiger Schrift gehandelt werden.

Es ist diese Lehre ein Zweig der Heilkunst, der erst in neuern Zeiten sich durch weitere Entwicklung und Entfaltung so hervorgehoben hat, dass derselbe nicht mehr im Umfange der gewöhnlichen Wundarzneikunde begriffen bleiben kann; und es ist diese Lehre, gleich andern Fächern des ärztlichen Wissens, durch ihre Reichhaltigkeit und Mannigfaltigkeit zu solcher Erweiterung und Ausdehnung gelangt, dass sie, wie z. B. die Lehre von den Augenkrankheiten, mit eigener Selbstständigkeit auftreten, und unter eigenem Namen abgehandelt werden muss.

Verkrümmungen, Verkürzungen, Verschiebungen, Missstaltungen, sind aber im Mechanismus gegründet, es ist also Orthopädie die Lehre von denjenigen mechanischen Abweichungen von der Normalität im Organismus, deren Normalzustand die vollkommene

Ausbildung der Form des Leibes repräsentirt; und diese Systeme und Organe, die die Form und Gestaltung des Leibes darstellen, sind auch zugleich die, die die freie Bewegung vermitteln, nämlich das Gliedersystem, das wiederum aus den einzelnen Knochen- Muskel- Bänder- und Gelenksystem besteht. In so ferne nun diese untergeordneten Systeme des Glieder- oder Bewegungs-Systems in ihrer Struktur und Funktion einzeln oder gemeinschaftlich mechanischen Abweichungen von der normalen Form unterliegen, in so weit gehören diese abnormen Zustände in den Bereich der Orthopädie.

Die Orthopädie handelt nur von den mechanischen Krankheiten des Gliedersystems, aber auch hier nur von demjenigen Theile derselben, die entweder auf, als Missstaltung angebohrnen, oder allmählig entstandenen Abweichungen von Lage, Struktur und Funktion beruhen.

Dadurch bleiben die Knochenbrüche und Verrenkungen ausgeschlossen, die mechanisch akute Krankheiten genannt zu werden verdienen, die aber die allgemeine Wundarzneikunst schon längst, und vielleicht unter dem ersten von Allen zu ihrem Eigenthume aufgenommen hat. Auch die chronisch entstandene Sprödigkeit und Zerbrechlichkeit der Knochen, gleichsam der chronische Bruch, im Gegensatz zu dem durch äussere Gewalt entstandenen akuten, und die chronischen, freiwillig entstandenen Verrenkungen bleiben hier ausgeschlossen, weil jene auf spezifischer Krankheit, diese auf eigenthümlicher Zerstörung der Gelenkorgane, beide aber auf dynamischer Krankheit beruhen, von der höchstens der Ausgang und Erfolg mechanisch, das Wesen aber und die Ursache rein dynamisch ist.

Nachdem also alle dynamischen, und die akuten mechanischen Krankheiten aus dem Gebiete der Orthopädie entfernt worden sind, kann eine allgemeine Definition derselben ungefähr dahin gegeben werden:
„Es sind die orthopädischen Krankheiten Abweichungen im Mechanismus des Gliedersystems; angebohrne oder allmählich entstandene Störungen im Bau, der Lage, Richtung und Funktion des Knochen- Muskel- Bänder- und Gelenksystems."
Wenn auch nun die gegenwärtige Darstellung vorzüglich, und fast ausschlussweise, dem Mechanismus zu huldigen scheint, so ist das dynamische Verhältniss hierbei nicht ausgeschlossen: sondern die dynamischen Vorgänge haben auch hier gleichen Werth mit dem Mechanismus. Denn da die gestörte Mechanik der Organisation so häufig auf Störung der Dynamik, und umgekehrt Beeinträchtigung der Dynamik auf verletztem Mechanismus beruht, so können beide nicht wesentlich getrennt bleiben; da aber in andern Schriften das Chemische, Dynamische und Organische des menschlichen Leibes und Lebens schon zur Genüge behandelt ist, so sey es hier erlaubt, die Rechte des Mechanismus geltend zu machen, und die Mechanik des menschlichen Leibes hervor zu heben.

Hier werden also die dynamischen Prozesse des Organismus auf andere Gebiete der Natur- und Heilkunde verwiesen, und nur so weit es unumgänglich nöthig ist, angedeutet, während die mechanische Ursache und Wirkung ausführlicher betrachtet wird. Es sey z. B. die in Rede stehende Krankheit die Verkrümmung eines Gliedes durch übermässig starke Muskelkontraktion, so handelt es sich hier nicht vom Einfluss des Nervens auf den Muskel, der Art und Theorie dieser Influenz; sondern es handelt sich vornehmlich darum, die Richtung und den Grad der Verkürzung zu bestimmen, die verkürzte Senne zu erweichen durch Einreibungen, nach möglichster Erschlaffung der angespannten Gebilde durch Bäder, Umschläge, u. s- w., das verkürzte Glied zu strecken und auszudehnen, durch Manipulationen, Bandagen, Maschinen, und somit ist auch die praktische Tendenz dieses Werkes genugsam ausgesprochen.

Es war aber bis jetzt schon so viel von Mechanismus die Rede, dass, obgleich seine Rechtfertigung sich am Ende des Werkes am Klarsten darstellen wird, dennoch einigen Einwendungen zu begegnen, und einigen, vielleicht schon gefassten, falschen Ansichten entgegen zu arbeiten seyn möchte.

Vielleicht sieht Mancher, der zur höhern Ansicht des Dynamischen und Organischen der menschlichen Natur sich erhoben zu haben glaubt, mit stolzem Blick und Bedauern auf den herab, der den Mechanismus derselben behandelt, indem es nach seiner Meinung im Organismus vielleicht gar nichts Mechanisches geben könne, und hält es für einen Rückschritt in der Kultur unserer Tage, auf mechanischem Wege noch erreichen zu wollen, was er auf dynamischen zu erzielen glaubt, oder auf diesem für unerreichbar hält.

Lässt sich nun eine Sache auf mechanischem und dynamischem Wege zugleich erreichen, so fragt es sich für den Praktiker, welcher der vortheilhafteste sey, welcher mit den wenigsten Beschwerlichkeiten und Schwierigkeiten am sichersten, und in der kürzesten Zeit zum Ziele führe, und hier muss die Erfahrung entscheiden. Ist aber nur ein Weg möglich, nämlich der mechanische, und leistet der Mechaniker, was der Dynamiker für unerreichbar hält, so hat er den Preis für sich gewonnen.

Es ist aber der Mechaniker in der Heilkunst nicht zu verachten, denn wie häufig entfernt sich der Dynamiker und Theoretiker durch künstliche Spekulation, und komplizirtes Heilverfahren von der Einfachheit der Natur, und der, der auf niederer Stufe sich weniger Freiheit erlaubt, aber genauer Beobachtung gewiss, die Wege der Natur selbst erlauscht hat, leistet oft auf seiner Stufe mehr, als der, der ganze Systeme in seinem Kopfe trägt, dessen Patienten aber sterben oder krüppelhaft bleiben.

Und dann ist dieser körperliche Mechanismus kein geistiger für den heilenden Künstler; denn die Untersuchung ob? und wo? und wann? und wie? der Mechanismus in einem Krankheitsfalle hülfreich sein könne, ist oft schwerer und verwickelter, als alle Reflexionen und Hypothesen über z. B. eine krampfhafte Krankheit, bei der das Endresultat meistens dahin geht, man wisse nicht bestimmt, wo? wie? und warum? der Kranke leide, und müsse eben dieses und jenes versuchen, ob es nicht helfen werde.

Es sei z. B. der gegebene Fall eine Verkrümmung des Rückgrats mit bedeutender Abweichung der Wirbel, schmerzlos, aus Schwäche der Muskeln allmählig entstanden, so wird der Dynamiker China und Eisen reichen, um durch Kohlenstoffung des Blutes kräftigere Muskeln zu erzeugen, oder er wird Arnika und Valeriana verordnen, um die Nerven zu stärkerer Wirksamkeit zu reizen, und Blasenpflaster und Einreibungen anwenden lassen, um die Reizbarkeit und Empfänglichkeit der Theile zu beleben — er wird den Kranken lange quälen, dessen Umgebung in Unruhe lassen, seine Heilversuche wiederholen, endlich aber aufgeben, und das Uebel für unheilbar erklären.

Der Mechaniker dagegen wird wohl erkennen, dass die kräftigste Muskelkontraktion nicht im Stande sei, die ausgetretenen Wirbel zur Normallage zurückzuführen, da sie sich selbst im Wege stehen; er wird den Kranken auf sein Streckbett legen, und die verkürzten Muskeln ausdehnen, und er wird bald symptomatische Linderung der konsekutiven Zufälle erzielen, und endlich radikale Herstellung bewirken.

Ich werde wohl niemals dynamische Leiden durch mechanische Mittel heilen wollen, und die Natur würde diesen Fehlgriff schwer strafen, auch läugne ich nicht, dass in dem eben angeführten Falle der Rückgrats-Krümmung nach, oder bei und während der mechanischen Ausdehnung, erst eine erweichende, erschlaffende, dann eine kräftigere Kontraktion setzende dynamische Behandlung den Mechanismus unterstützen könne und müsse, (worüber unten noch viel mehr) aber diese Herstellung bewirkt nicht der Dynamiker, sondern der Mechaniker, und Hauptsache dabei bleibt stets die Mechanik. Ueber das Wechselverhältniss der Dynamik und Mechanik in der Folge mehr.

Es giebt viele unter den Aerzten, ich will nicht von den Theoretikern sprechen, denn es finden sich sogar unter Praktikern, die von einer lebendigen Ansicht der Natur und des Lebens durchdrungen, glückliche innerliche Aerzte sind, viele, die in äusserlichen oder rein chirurgischen Fällen zum grössten Nachtheil ihrer Patienten wirken, wenn sie ihre Ansicht der dynamischen Verhältnisse auf den Mechanismus übertragen.

So mag sich Jemand das Achselbein ausfallen, schon setzt der Dynamiker Blutigel, um die Entzündung zu zertheilen, reibt Salben ein und legt Blasenpflaster, schon denkt er an Obliteration der alten Gelenkhöhle, und Resorption des Gelenkkopfes, schon rechnet er auf Bildung eines neuen Gelenkes und in dessen Folge auf wiederhergestellte Beweglichkeit; aber den Knochen an Schulter und Ellenbogen auszudehnen, und die Verrenkung einzurichten, fällt dem Dynamiker nicht ein, weil es mechanisch ist; und der gemeinste Wundarzt, der nur einige Fertigkeit hat, vermag hier in gewöhnlichen Fällen zu helfen.

Ist diese Verirrung nun hier crass geschildert, so kommt sie in geringerem Grade alle Tage vor.

Es scheint aber überhaupt ein gutes Zeichen unserer Zeit, dass man im Allgemeinen von dem Theoretischen und Spekulativen zum Empirischen und Erfahrungsmässigen zurückkehrt, und wenn die Heilkunde von je her ein Tummelplatz der widersprechendsten Ansichten und Meinungen war, so muss es dem unbefangenen Arzte und Laien wohlthun, wenn man zum Erfahrungsmässigen zurückkehrt, und nach der Luftschiffahrt der Spekulation wieder im ruhigen Geleise des Lebens fährt.

Man hat häufig an der Natur gekünstelt, und die Wahrheit und Einfachheit des Vorgangs durch Haschen nach künstlichen Theorien und Heilmitteln entstellt und verfehlt. Das Dynamische und Organische unserer Natur ist uns verschlossen, wir erschliessen es blos durch unsern Geist, aber dadurch, dass wir es nicht unmittelbar vernehmen, ist die Möglichkeit zahlloser Verirrungen gegeben, und vielleicht mag es niemals zur Gewissheit und Sicherheit kommen.

Durch die Vollendung des Niedern und Tiefern muss man zur Erkenntniss und Ausbildung des Vollkommnern und Höhern aufsteigen, das Niedere kann leichter erkannt und zur Bestimmtheit gebracht werden, als das Vielfachere, das Höhere; und für die wahre Wissenschaft ist eine kleinere Anschauung zur Klarheit gebracht, wichtiger, als eine grössere, die aber unvollständig ist und im Dunkel schwebt.

Ob die ganze Heilkunde vom Hellsehen und magnetischer Tempelweisheit ausgegangen, und die Aerzte der alten Welt in solcher Klarheit gelebt haben, dass Hippokrates und seine alten Kollegen nur noch ein Ueberbleibsel dieses frühern Wissens sind, das die älteste Menschheit besass, die mittlere verlor, und die neueste wieder suchen muss — mag dahin gestellt bleiben; es lehrt uns wenigstens die Geschichte, dass die Heilkunde mit dem Niedersten begonnen habe, und es ist anerkannt, dass die gesammte Heilkunde, wenigstens soweit ihre Geschichte reicht, mit dem Mechanismus der Wunden, Beinbrüche, u. s. w. angefangen, und auf diesem Grunde sich weiter entwickelt und entfaltet habe.

Es möge nun der Mechanismus der ersten Chirurgie in Beinbrüchen, Verrenkungen und Wunden, sich in der Orthopädie vollenden; und wenn dieses Buch auch keinen Werth sonst haben sollte, so mögte einiges Verdienst darein zu setzen sein, dass es, ehe man zur Vollendung der höhern Gebiete in der Natur des Menschen schreiten will, erst die Vollendung der Grundlage, des Niedersten, die Vollendung des Mechanismus fordert.

Nachdem nun also der Mechanismus einigermassen gerechtfertiget worden und gezeigt ist, dass er kein geistiger Mechanismus für den Heilkünstler sei, dass er zwar eines der niedersten Gebiete in der Natur ausmache, aber eben deswegen eher und leichter erkannt, und zu sicherer Wissenschaft erhoben werden könne, je weniger er durch Mannigfaltigkeit und Verwicklung seiner Erscheinungen und unmessbarer Potenzen der Erkenntniss unzugänglich wird; nach diesen Erörterungen und dem Beweise, dass das Streben nach Erkenntniss und Vollendung dieses Mechanismus nicht verächtlich sein könne, ist es wohl Zeit, diesen Mechanismus näher zu beleuchten.

Es dürfte einem aufmerksamen Leser nicht entgangen sein, dass ich trotz der Rechtfertigung des Mechanismus auf den vorhergehenden Seiten, denselben dennoch in mehreren Widersprüchen verwickelt gelassen habe, und es könnte vorerst sogar die Frage gestellt werden, ob es denn in der menschlichen Organisation einen Mechanismus gebe?

Es ist zwar der Mechanismus das Niederste in der Natur wie in dem Geiste, wenn aber das Ganze der Natur verschiedene Stufen und deren Thätigkeiten umfasst, als eine organische, dynamische, chemische und mechanische; und das Einzelne immer das Gesetz des Ganzen in sich wiederholt, so muss es sich schon daraus erschliessen lassen, dass auch in der menschlichen Organisation sich ein Mechanismus finden müsse.

Wenn aber die höchste Organisation sich im Menschenleben entfaltet, die Dynamik in den Lebensäusserungen der Thiere sich offenbart, und der Chemismus sich im Pflanzenreiche äussert, so bleibt der Mechanismus der unbelebten todten Natur, der nur erscheint in starrer Thätigkeit lebloser Masse, in der Welt der Kristalle.

Das Niedere aber ist überall die Wurzel des Höhern, und auf dem Mechanismus als seiner Grundlage ruht die Entfaltung der weitern Entwicklung. Die Erde selbst muss Festigkeit und Starrheit haben, wenn sie selbstständig bestehen soll. Diese Starrheit der Erde ist aber ihr Mechanismus, ausgesprochen in den Felsen und Gebirgen, die als Urfesten das Gerippe, das Knochensystem der Erde bilden. (Was von den Kalkgebirgen in noch einer Beziehung gilt.)

Die Starrheit giebt der Erde ihre Selbstständigkeit unter den übrigen planetarischen Körpern, diese ist aber ihr Mechanismus, und auf der mechanisch starren Erde entwickeln sich ihre Geschöpfe. Zuerst dem chemischen Prozesse entsprechend, durch die einfachste Ernährung, die Aufsaugung, Zersetzung und Aushauchung des Wassers die Pflanzenwelt; und diese wiederholt den Mechanismus der Kristalle in ihrer starren Faser, - dem Holze, welches steif und fest, der Pflanze mechanische Basis ist.

Die Thierwelt wiederholt nun beides mit dem Hinzutritt dynamischer Lebensäusserungen. Des Thieres Höchstes ist sein Dynamisches, seine Lebensäusserungen, nach Gefühl und Trieb, in Sinnlichkeit und

Willkühr; sein chemisches oder pflanzliches Moment erscheint durch Aufnahme, Umwandlung und Ausscheidung der Speise und des Trankes; sein irdisches oder mechanisches System aber ist das Knochensystem, das schon durch seine Bestandtheile sich den Bestandtheilen der Erde selbst nähert; in den Strahlthieren, den Seesternen u. s. w. selbst noch als Kristall starrend, mit geringen Spuren der Reproduktion und Sensibilität; den Korallen als steinerne Faser noch keine oder wenige Bewegung gewährend; in den Weichthieren, als Muscheln und Schnecken als festes Gehäuse bestehend, in den Gliederthieren als hornerne Füsse, Flügeldecken, Kneipzangen, Panzer, erscheinend, bis endlich in den Wirbelthieren, mit Erscheinung des Rückenmarkes, das mechanisch tragende und stützende, das Knochensystem, in die weiche Umhüllung aufgenommen wird.

Endlich erscheint die menschliche Natur, die auf dem Mechanismus des Knochen- oder allgemeiner ausgedrückt, Gliedersystems ruhend, dem Chemismus der Pflanze durch tägliche Aufnahme, Umwandlung und Ausscheidung der Nahrung huldigt, in die Dynamik des Thierlebens eingehend, Sinnlichkeit und Willkühr äussert, und beiden das rein Menschliche, Bewustsein und Wille hinzufügt, und der Freiheit unterordnet. Wenn aber auch die höchste Organisation sich im Menschen dadurch ausspricht, dass Gefühl und Trieb sich in Gemüth und Geist vollenden, und über allen, als das Höchste, die Seele steht — so ruht doch der Körper, der der Träger der Seele ist, auf seinem Gliederungssysteme, welches ein Apparat von Hebeln ist, um willkührliche Bewegungen hervorzubringen und den Gesetzen des Mechanismus gehorcht.

Giebt es nun im Menschen ein System, das den Gesetzen des Mechanismus gehorcht, so können dessen Funktionen auch von ihrem Gesetze abweichen, und demnach giebt es auch mechanische Krankheiten. Es giebt also im Menschen so vielerlei Klassen von Krankheiten, als es Stufen der Entwicklung giebt, nämlich die rein menschlichen oder psychischen, die Seelenkrankheiten; die thierischen oder dynamischen in gestörter Sinnlichkeit; die pflanzlichen oder chemischen in gestörter Ernährung; und die mechanischen in gestörter Form und Gestaltung bestehend. Ein Theil dieser letzten Krankheits-Klasse sind nun, die orthopädischen.

Es sei erlaubt die Behauptung, dass das Gliedersystem mechanisch sei, und den Gesetzen des Mechanismus gehorche, noch etwas weiter auszuführen.

Der organische Mechanismus im Menschen, oder das mechanische System ist das Gliedersystem, oder der Innbegriff aller Organe und Gebilde, die zur Vermittlung und Ausführung der freien willkührlichen Bewegung vorhanden und thätig sind. In diesem Gliederungs- oder Artikulations-Systeme liegen wieder einzelne untergeordnete Systeme, die für sich Theilganze ausmachen, und diese sind das Knochensystem, das Muskelsystem, das Bändersystem, und in so fern der Apparat, den die Gelenke an eigenthümlichen, überall gleichförmig vorkommenden Gebilden besitzen, ebenfalls zu einem System erhoben werden darf, das Gelenksystem.

In diesem Gliederungssystem nun, das die freie Bewegung vermittelt, und den ganzen Organismus stützt und trägt, ist der Mechanismus in Bau und Verrichtung auf das deutlichste ausgesprochen. Es ist das Gliedersystem ein System von Hebeln, deren Aktion dem höhern Einfluss der Nerven untergeordnet ist, um die Verbindung mit der Aussenwelt durch die Bewegung herzustellen, und die daran befestigte Maschine des ganzen Organismus selber zu bewegen, die Gesetze dieser Bewegung sind aber mechanisch.

Es soll hier nicht der Ort seyn, dieses ausführlich nachzuweisen, was in dem Abschnitt von der Mechanik des menschlichen Leibes geschehen wird, sondern es soll blos der Begriff eines mechanischen Systems festgestellt werden. Auch wird, so oft von Krankheiten des Gliedersystems gesprochen wird, immer nur das Mechanische derselben gemeint; so wie unter der Funktion des Gliedersystems blos die Möglichkeit der Bewegung, die Beweglichkeit verstanden ist, denn die bewegende Kraft selbst gehört dem Willen und dem Nervensystem an, welche bei Betrachtung des Mechanismus ausgeschlossen bleiben.

Es ist also der organische Mechanismus nach seiner strengsten Bedeutung bezeichnet, wenn gesagt ist, dass er der Inbegriff derjenigen Gebilde, Organe und Systeme sei, die die Stützung, Tragung und Bewegung des Leibes vermitteln; ohne Beziehung auf die höhere in ihnen waltende Thätigkeit. Diese letztere besteht in der Ernährung dieser sämmtlicher Gebilde durch das Blut, und in der Wirkung der Nerven auf den Muskel; diese Aktionen bleiben aber hier ausgeschlossen.

Wenn es nun schon eine oberflächliche Ansicht lehrt, dass diejenigen Gebilde, die Stützung, Tragung und Bewegung des organischen Leibes unter dem Einflusse der Nerven vermitteln, eben hiedurch nur mechanische Aktion ausüben, so lehrt dieses bei genauerer Betrachtung ihr Bau, ihre Anordnung und Bildung noch vielmehr.

Die Knochen sind das Niederste, am meisten Irdische und Starre, was am menschlichen Leibe gefunden wird, sie sind eine Masse von Fasern, sind das Holz der Pflanzen, ja für Hirn und Mark noch wirklich das Gehäuse; ihre erdigen Stoffe und Salze, die die Chemie zeigt, stellen sie der Erde näher, sie sind thierische Kristalle, aus Kristallisationspunkten entstanden, nur als thierische Theile sind sie nicht eckigt, sondern abgerundet.

Alle Knochen, die eine grosse Beweglichkeit haben, besitzen Ansätze und Fortsätze, die zur Befestigung der Muskeln und Flechsen dienen. Man betrachte z. B. einen Rückenwirbel. An alle Fortsätze setzen sich Muskeln, die die Bewegung für die bewegenden Muskeln erleichtern. Man betrachte das Armgelenke, so besteht der Vorderarm als Last, die beugenden oder streckenden Muskeln als Kräfte, das Gelenke selbst als Stützpunkt, und das Ganze ist eben ein Hebel u. dgl. m.

Der Ellenbogenknorren ist für die Strecker, das Hügelchen an der Speiche und der Kronenfortsatz der Röhre für die Beuger ein Punkt der Anheftung und Erleichterung für die wirkende Kraft. Die Rollen der Gelenke sind das Gewinde, um welches die Bewegung Statt findet, und der Oberarm der Stützpunkt. Selbst das Fett ist vorhanden, das die Hebelarme schmiert und schlüpfrig macht, als Synovie, und selbst die Namen Rolle, Gewinde, Gelenkschmiere deuten auf den **Mechanismus des Prozesses** hin.

Dieses gilt nun vom ganzen Verhältniss der Knochen, Muskeln und Gelenke zu einander. Die Knochen bilden überall die Last, die Muskeln die Kraft, und das Gelenke den Stützpunkt. Bedenkt man hiezu noch, dass die Kraft, die die Bewegung wirklich hervorruft, nämlich der Einfluss des Willens mittelst der Nerven auf die Muskeln, für die Organisation der Glieder selbst eine äussere ist, und die Beweglichkeit der Gelenke auf die wirkliche Bewegung, die nicht von den Gliedern ausgeht, warten muss, dann aber bei ihrem Eintritt ihr ganz gehorcht, so ist wohl die eben aufgestellte Ansicht vom Mechanismus noch mehr begründet.

Vollendung der höchsten Mechanik des Organismus fände sich in Ballettänzern, äquilibristischen Künstlern, Taschenspielern, Seiltänzern, deren Kunstfertigkeit auch unter dem Namen: „mechanische Künste" zu Markte getragen wird.

Wäre somit nun nachgewiesen, dass es einen Mechanismus in der menschlichen Organisation gebe, und dass solcher auch mechanisch erkranken könne, so wäre dadurch auch der Aufgabe des Werkes näher gerückt.

Dass jedes Gebilde in der Art, in der es besteht und wirkt, auch erkranken könne, lehrt tägliche Erfahrung, und ausser dem, was eben schon über mechanische Krankheiten gesagt worden ist, will ich hier eine kurze Uebersicht derjenigen Krankheiten geben, die den Gegenstand der Orthopädie ausmachen.

Solche Zustände sind aber: Verkrümmungen am Halse, nach vorne oder einer Seite, mit mehr oder **minder falscher Achsendrehung des Kopfes; Verkrüm-**

mungen des Rückgrats, nach rückwärts, vorwärts und den beiden Seiten; Abweichungen und Austretungen von einzelnen Rippen, und Verschiebung des Brustbeins, mit, aber auch ohne Leiden der Wirbelsäule; Verschiebung des Schulterblatts, meistens mit, aber auch ohne Rückgratskrümmung; Verschiebungen des Beckens, wohl stets von Rückgratskrümmung abhängig: Verziehungen der Knochen in den Gelenken durch einseitig überwiegende Muskelkraft; Verkrümmungen im Verlaufe der Röhrenknochen, Klumpfüsse, Klumphände, und wenn man diesen Krankheiten noch veraltete Verrenkungen und Lähmungen einzelner Muskeln und Bänder zufügt, gegen welche ebenfalls orthopädische Maschinen können angewendet werden, so ist durch diese Aufzählung verhältnissmässig weniger Krankheitszufälle der Umfang der Orthopädie so ziemlich erschöpft.

Dass diese krankhaften Zustände auf mechanischer Abweichung und Verschiebung aus ihrer Normallage beruhen, lehrt wohl der Augenschein; aus welchen Ursachen und unter welchen Verhältnissen aber der Mechanismus gestört sei, das wird die Pathologie noch genauer bestimmen.

Ist aber einmal eine mechanische Krankheit vorhanden, so kann sie unter gewissen Bedingungen auch nur durch Mechanismus geheilt werden.

Eine Rückgrathsverkrümmung z. B. aus Schwäche der Muskeln entstanden, mit bedeutender Ausweichung der Wirbel, wird die Dynamik nie heilen; denn sie wird durch kräftigere Zusammenziehung der Muskeln heilen wollen, aber die kräftigere Kontraktion der Muskeln wird die Verkrümmung nur noch erhöhen, indem theils die verschobenen theils in ihrer Substanz veränderten Wirbelkörper sich nur selbst im Wege stehen, und die Neigung ihrer Schwere stets der Muskelaktion entgegen wirkt; auch möchte es kaum möglich sein, auf dynamische Weise auf die geschwächten Muskeln allein stärkend, und auf die verkürzten allein erschlaffend einzuwirken. Dieses vermag aber der Mechanismus durch seine Manipulationen, Binden, Maschinen u. s. w. Und ist hier schon die Wirksamkeit der Mechanik so gross, wo die Ursache der Krankheit dynamisch seyn mag; und vielleicht auf dynamische Weise gehoben werden kann, um so vielmehr muss sie erst bei ganz rein mechanischen Uebeln z. B. angebohrnen Missstaltungen hervortreten.

Nur mechanische Krankheiten können mechanisch behandelt werden; wenn nun ein Glied unbeweglich ist wegen Beinbruch, Verrenkung, oder Verwundung und Zerreissung seiner Muskeln und Flechsen, so ist dieses zwar auch eine mechanische Krankheit, die aber nicht zum Gebiete der Orthopädie gehört, als akute mechanische Krankheit; Unbeweglichkeit eines Gliedes wegen Verletzung oder Unterbindung einer Arterie, wegen Verletzung oder Lähmung eines Nerven gehört ebenfalls in ein anderes Feld der Heilkunst, jene zur gestörten Vegetation als pflanzliche, diese zur gestörten Dynamik als thierische Krankheit.

Es kann aber eine Ursache noch dynamisch seyn und der Erfolg mechanisch, wie bei dem oben gegebenen Beispiel der Rückgrathskrümmung, und umgekehrt eine mechanische Krankheit, dynamische Folgen haben, z. B. der Druck verschobener Wirbel auf die Nerven, Gefässe, Respirations- und Nutritions-Organe, und in jedem Falle mechanische Hülfe nöthig und nützlich sein.

Auf diese Weise muss der Mechanismus des menschlichen Leibes, sein Erkranken und seine Heilung begriffen werden, und da er ohne Ernährung nicht bestehen kann, so kann er auch wesentlich von den höhern Funktionen des thierischen Lebens nicht anders getrennt werden, als nur behufs der Darstellung, und diese Trennung wird in der Therapie durch das Ineinandergreifen der dynamischen und mechanischen Behandlung wieder aufgehoben.

Hieraus ergiebt sich nun der Begriff einer orthopädischen Krankheit als einer solchen, die ohne Leiden eines höhern Systemes der thierischen Natur, des Blut- oder Nervensystemes, blos einzig und allein in gestörtem Gleichgewichte der Faktoren der Beweglichkeit, in den Knochen, Muskeln, Bändern und Gelenken besteht.

Da aber solches ohne Theilnahme des Blutumlaufes und der Nerventhätigkeit nicht möglich ist, es also keine mechanische Krankheit geben kann bei der nicht die Reproduktion, Irritabilität und Sensibilität in Mitleidenschaft gezogen wäre (denn auch das Gliedersystem kann ohne Ernährung durch das Blut, und Belebung durch der Nerv nicht bestehen) so führt dieses auf die wichtige Frage:

„Welches ist das Verhältniss des Mechanismus zur Dynamik in der menschlichen Organisation?"

So weit nun diese Frage für das praktische Handeln des heilenden Arztes zu beantworten ist, ist solches in der Therapie geschehen, indem dort von der dynamischen Behandlung, von der mechanischen Behandlung, und vom Ineinandergreifen des Mechanismus und der Dynamik die Rede ist, und um Wiederholung zu vermeiden, muss auf jenen Abschnitt verwiesen werden.

In wiefern diese Frage dahin bezogen wird, was der Mechanismus in der menschlichen Organisation sei, wie er sich zu den dynamischen Lebenserscheinungen verhalte, wie dieser Mechanismus erkranke, in welchen Beziehungen seine Krankheiten zu den übrigen gesunden und kranken Funktionen des Organismus stehen, und wie die Heilung mechanischer Krankheiten von mechanischen und dynamischen Prinzipien ausgehen müsse? so ist dieses die Aufgabe, um die der Inhalt des ganzen Buches sich dreht, und erst am Schlusse der dritten Abtheilung mag der Leser beurtheilen, ob es mir gelungen sei, diese Aufgabe zu lösen.

In so fern endlich aber die Einleitung zu dieser Schrift über dieses Verhältniss einigen Aufschluss geben soll, mögen sich folgende allgemeine Grundsätze, die ich aber nicht ohne Grund vorläufig nenne, aufstellen lassen.

1. der Mechanismus ist die Basis, auf der das höhere Leben mechanisch ruht. Gleichwie die Masse der Erde auf ihren Felsen, und der Eichbaum auf seinem Holze ruht, so ist das Knochensystem die Grundlage des thierischen Körpers, und bestimmt dessen Form.

2. Ohne Reproduktion d. h. ohne Ernährung und Umwandlung kann keine Organisation bestehen, und so wie das Anschiessen der Mineralien und Kristalle wenigstens einen chemischen Prozess in sich trägt, so liegt im mechanischen System des Organismus die Ernährung und Verzehrung, Reproduktion und Resorption durch Blut und

Lymphgefässe, die das eine Band ausmachen, durch das der Mechanismus der Organisation verbunden ist.

3. Je mehr ein Gebilde sich dem Organisch-starren d. h. dem Mechanischen nähert, desto spärlicher äussert sich in ihm das höhere Leben, desto träger geht jeder Prozess vor sich, um so näher steht es der Kristallwelt. So steigt das Gliedersystem hinab, von den Muskeln durch ihre Scheiden und Flechsenhäute zu den Sennen, diese durh die Bänder zu den Knorpeln und Knochen, und die Bestandtheile der letztern zeigen deutlich ihre Annäherung zur starren unorganischen Natur.

4. Das Niedere bleibt dem Höhern untergeordnet, und der Mechanismus des Gliedersystems steht auch unter dem Einflusse des Nervensystems, mittelst dieses Systems aber unter die Herrschaft des Bewustseins und Willens gesetzt, werden geregelte Bewegungen möglich, und dieses ist das zweite Band, welches den Mechanismus der Organisation verkettet.

5. Je mehr aber ein Gebilde der Starrheit sich nähert, um so tiefer sinkt der Einfluss der Ernährung und des Willens, und um so mehr tritt der Mechanismus hervor.

6. Beide aber bedingen sich, ohne Reproduktion kann der Mechanismus nicht existiren, und das höhere Leben kann nicht bestehen ohne mechanische Grundlage, eines bedingt das andere; daher auch Krankheit des einen, Krankheit des andern nach sich zieht.

7. Aber auch umgekehrt, durch Zurückführung zum

Normalzustand des einen, wird auch das andere zum Normalzustand zurückgeführt.

8. So wie nämlich die Funktionen der übrigen Systeme auf den Mechanismus des Gliedersystems einwirken, wirkt auch der Mechanismus dieses Systems wieder auf sie zurück, und so kann die Krankheit im ernährenden Blut- und belebenden Nervensystem auch Krankheit des Mechanismus; Krankheit des Mechanismus hingegen Mitleidenschaft jener höhern Systeme erregen. Daher kommt es denn, dass manche mechanische Krankheiten auch dynamisch geheilt, oder wenigstens durch dynamische Behandlung unterstützt werden müssen, während manche dynamische Zufälle durch Mechanismus gehoben werden können.

Diese Einleitung lässt sich wohl am besten mit einer Uebersicht des Inhaltes des Buches schliessen, da diese die klarste Ansicht von der Tendenz der Schrift gewähren wird.

Die vorliegende erste Abtheilung enthält nun nach der Einleitung, die den Begriff und Umfang des zu behandelnden Gegenstandes bestimmt, eine allgemeine Anatomie des Gliedersystems. Diese beschreibt im Allgemeinen die Knochen, Muskeln, Bänder und Gelenke, wie sie überall am ganzen Leibe vorkommen. Darauf folgt eine gedrängte Bildungsgeschichte dieser Theile des menschlichen Leibes, weil ihre Entwicklung und ihr jeweiliger Zustand in jeder Lebens- und Krankheits-Periode aufs möglichste bekannt sein muss. Hierauf folgt eine Darstellung der Mechanik des menschlichen Leibes, und zwar zuerst Grundsätze der allgemeinen mathematischen Mechanik, dann der Nachweis ihres Vorkommens in den Bewegungen des Gliedersystems, und endlich eine Mechanik des Stehens und Gehens. Dann folgt die Pathologie. Dieser Abschnitt ist der weitläuftigste; denn da recht häufig die mechanischen Krankheiten mit dynamischen verbunden sind, von ihnen herrühren, oder sie endlich selbst erzeugen, so ist auch die Kenntniss der dynamischen Krankheiten des Gliedersystems höchst nöthig; und daher sind sie vor den eigentlichen orthopädischen angedeutet, und nach diesen folgt eine Uebersicht der chronisch-mechanischen, oder eigentlich orthopädischen Krankheiten. Einen fernern Abschnitt bildet die Abhandlung über Vorhersagung und Naturheilung, durch welche möglichst angedeutet wird, was in gegebenen Fällen erfolgen möge und könne, und was Natur und was Kunst leisten wird. Endlich folgt die Therapie. Diese wiederholt ausführlich mehreres schon Angegebenes, in sofern es zur Heilung nöthig wird. Sie zählt die dynamischen Heilmethoden und Mittel auf, und eben so die mechanischen, und handelt dann vom Ineinandergreifen beider Behandlungsarten. Die dynamische Behandlung verweist sie jedoch in andere Gebiete der Heilkunde, und beschäftigt sich vornehmlich mit dem Mechanismus. Es folgt eine Abhandlung über das Wesen und Wirken der Maschinen, ihre Gesetze und Anwendungsart. Endlich der Beweiss, dass Ausdehnung und Streckung das Erste Moment der orthopädischen Behandlung sei, und sie schliesst mit den Anforderungen an einen guten Streckapparat.

Die Abbildungen geben eine allgemeine Ansicht von dem zu behandelnden Gegenstande.

Was nun diese erste Abtheilung im Allgemeinen ausführte, werden die beiden andern im Einzelnen thun.

Die zweite Abtheilung behandelt die Verkrümmungen des Halses, Rückgraths, Beckens und der Rippen und Brustbeine, die dritte Abtheilung dieselben Zustände der Schultern, Schlüsselbeine, Arme, Füsse, welche letztere vornehmlich in Kontrakturen der Gelenke, und angebornen oder erworbenen Missstaltungen und Klumpfüssen u. s. w. bestehen.

Wie im allgemeine Theile werden diese Organe erst anatomisch, dann nach ihrer Bildungs- und Entwicklungsgeschichte, dann nach ihrem Mechanismus, dann pathologisch, und endlich nach gestellter Vorhersagung therapeutisch betrachtet.

Nach diesen einleitenden Erörterungen beginnt nun die Darstellung der Sache selber, und zwar mit der Anatomie.

Anatomie des Gliedersystems.

Anatomie ist die Grundlage aller Heilkunde, und namentlich der wundärztlichen, wohin auch die orthopädische gehört; auf sie stützt sich die Physiologie, und erst wenn der Bau und die Funktion des Systems oder Organs im normalen Zustande erkannt ist, lässt sich dessen Pathologie und Therapie abhandeln.

Allgemeine Sätze gelten überall, und so dieser auch hier.

Ich gebe also als Grundlage meiner Abhandlung eine kurze anatomische Beschreibung und Uebersicht des Systems, das meine Abhandlung umfasst, und füge dann, ehe ich zur Pathologie schreite, so viel als nöthig scheint, aus der Physiologie bei; diese aber ist hier mechanisch, und führt dann die Aufschrift von der Mechanik des menschlichen Leibes.

Die Orthopädie umfasst nun das Gliederungs- Bewegungs- oder wie es sonst noch genannt wird, das Artikulationssystem, d. h. mit andern Worten: die Gesammtzahl derjenigen Glieder. Organe und Gebilde, durch welche im gesunden Zustande die äussere Form und Gestaltung des Körpers dargestellt, und die willkührliche Bewegung verrichtet wird. Der Standpunkt der Orthopädie ist aber ein mechanischer, er erkennt und heilt Gebrechen des organischen Mechanismus auf mechanische Weise, daher werde ich auch nur eine Beschreibung von der Konstruktion und Funktion dieses Systemes geben in so weit es mechanisch ist.

Ich werde daher über das Verhältniss von Blut und Nerv im Artikulations-System, über chemische Mischung, über Muskelreizbarkeit und Nerveneinfluss wenig sagen; denn der gegebene Standpunkt fordert nur eine Behandlung in so fern es mechanisch ist, und die Möglichkeit der Bewegung, oder die Beweglichkeit darstellt; die Bewegung selbst und ihre Störungen, so weit sie nicht vom gestörten Mechanismus, sondern von vermehrter oder verminderter Reizbarkeit und Empfänglichkeit der Muskeln, von gesteigerter oder geschwächter Thätigkeit der Nerven ausgehen, liegen über den gegenwärtigen Zweck hinaus.

Daher denn die Darstellung mechanisch ist, und von der Bildungsgeschichte im Allgemeinen nur so viel zugegeben wird, als zur Kenntniss des Zustandes dieser Organe in jeder Altersperiode zu wissen nothwendig ist.

Das Bewegungs- Artikulations- oder wie ich es lieber nenne, Gliedersystem, ist also der Inbegriff aller derjenigen Organe, Gebilde und Glieder, die im gesunden Zustande die Form und Gestalt des menschlichen Leibes ausdrücken, und zur willkührlichen Bewegung dienen, und dessen Theile sind zunächst die Wirbelsäule oder das Rückgrath, das Brustgebäude mit Rippen und Brustbein, das Becken mit den untern, die Schlüsselbeine und Schultern mit den obern Extremitäten.

Dieses Gliedersystem zerfällt aber seinen Bestandtheilen nach in untergeordnete Systeme, nämlich: 1. in das Knochensystem oder das Skelett, welches das Gebäude des ganzen Organismus tragen und stützen muss; 2. in Fleischbündel oder Muskeln, durch deren Ausdehnung und Zusammenziehung die Bewegung möglich und wirklich wird; 3. in die Bänder oder Ligamente, durch welche die in sich selbst gebrochenen Knochen des Skeletts in den Gelenken wieder mit Beweglichkeit vereinigt sind; und 4. aus den in ihrer Continuität gebrochenen und durch die Bänder beweglich vereinten Knochen bilden sich mit Befestigung der Muskeln und unter Hinzutritt eines überall gleichförmig vorkommenden Apparates eigenthümlicher Gebilde die Gelenke, in denen die freie Bewegung Statt findet.

Diese einzelnen Systeme als: die Knochen, Muskeln, Bänder und Gelenke haben nun eine komplizirte Zusammensetzung, von der ausführlicher die Rede sein wird.

Das Knochensystem.

Die Knochen sind die härtesten und festesten Theile des menschlichen Körpers, sie bilden die Grundlage des Organismus, helfen die Gelenke zusammensetzen, dienen den weichen Theilen zur Unterstützung, werden aber durch sie bewegt. Die Knochen sind im gesunden Zustande völlig unempfindlich aus Mangel an Nerven. Härte und Sprödigkeit haben die Knochen wegen ihres Gehaltes an Erde, daher sie auch eher brechen oder reissen, als dass sie sich ausdehnen, strecken oder biegen lassen. Es sind aber die Knochen bei Kindern und jungen Leuten, wo sie am meisten Gallerte halten, am wenigsten spröde, daher dehnen und beugen sie sich in diesem jugendlichen Alter häufiger und leichter, als bei Erwachsenen und Greisen, bei denen sie am wenigsten thierischen Leim und am meisten Erde enthalten, und am leichtesten brechen.

Das ganze Knochensystem ist symetrisch gebaut; denn selbst die unpaarigten Knochen lassen sich in Gedanken theilen, oder haben die Theilung durch eine Demarkationslinie angedeutet; doch erleidet diese Symetrie manche Abweichungen, da häufig der rechte Knochen dem gleichnamigen linken ungleich ist, häufig der eine dicker, länger, breiter oder kürzer, dünner, schmäler und lockerer als der andere gefunden wird. Oft ist auch die eine Hälfte des Knochengerüstes anders gestaltet als die andere, sei es angeboren, oder durch besondere einseitige Anstrengung, oder durch Krankheiten erworben. Doch gehören solche Erscheinungen zu den Ausnahmen von der allgemeinen Regel.

Man theilt die Knochen ein: in lange oder Röhrenknochen, als Oberarm- Schenkel- Ellenbogen- Schienbein-Knochen; in flache, als Brustbein- Rippen-Knochen; in platte, als die Wirbelknochen; in runde, als Hand- und Fuss- Wurzelknochen, Kniescheiben, Sennenbeinchen u. s. w. Man theilt sie auch ein nach dem Gewebe, in festere z. B. Röhrenknochen und in schwammige, als die Hand- und Fuss-Wurzelknochen, was allerdings in Beziehung auf manche Krankheiten', die sich dieses oder jenes Gewebe zu ihrem Sitze erwählen, wichtig ist.

Am Geeignetsten scheint hier die Eintheilung nach der Substanz und den einzelnen Bestandtheilen.

Knochensubstanz. Die Knochensubstanz oder Knochenfaser ist hart und fest, aus Faserstoff bestehend, mit phosphorsaurer Kalkerde verbunden, und stellt ein verknöchertes poröses Gewebe dar. Die Knochenfasern liegen in den Röhrenknochen parallel neben einander, in platten und runden Knochen strahlen sie netzförmig vom Mittelpunkte nach dem Umfang zu. Gegen die äussere Oberfläche zu ist die Substanz am härtsten, glänzendsten, je tiefer man eindringt, um so lockerer wird sie. Die langen Knochen sind nach aussen zu gradweise dichter und fester; nach innen zu hingegen in der Mitte blätterig, darauf locker, und endlich hohl, gegen die Enden zu inwendig netzförmig, in den Enden selbst aber schwammig. Die flachen Knochen sind an den Stellen, wo sie sehr dünn sind, von Gewebe meistentheils sehr dicht, wo sie hingegen dicker sind, haben sie nach innen gewöhnlich eine grobe zellige Struktur. Die platten und runden Knochen gehen von ihrer dichten, mehr oder weniger dicken Rinde nach innen zu in eine bald mehr zellige, bald mehr netzförmige, bald mehr schwammige Substanz über. In die Knochensubstanz treten Blutgefässe ein, nur kleinere und sparsamer, je mehr der Knochen ausgebildet ist; ein Gefässchen tritt jedesmal in die Markhöhle und verbindet seine Zweige mit der Markhaut.

Beinhaut. Die Beinhaut ist eine feste, für sich bestehende, fibröse gefässreiche Membran, die den

Knochen äusserlich genau umgiebt. Im Fötus liegt sie lockerer auf dem Knochen und verbindet sich um so inniger mit ihm, je älter der Körper wird. Sie läuft über die Gelenkkapsel und geht zu dem gegenüberstehenden Knochen, so dass sie als eine zusammenhängende Membran das ganze Skelett überzieht. Sie besitzt viele Blutgefässe in um so grösserer Menge, als das Subjekt jung ist. Mit dem zunehmenden Alter verlieren sich die Gefässe und verwachsen. Die Arterien gehen aus der Beinhaut in die Substanz des Knochens, und die Venen neben ihnen zurück. Diese Membran hat nur geringe Empfindlichkeit, und anatomische Untersuchungen haben keine Nerven gezeigt. Nur im pathologischen Zustande zeigt sie Empfindlichkeit.

Mark. Das Knochenmark ist eine fette, öligte Substanz, die auf der innern Seite der Diploe der flachen, platten und runden, und in den Höhlen der röhrigten Knochen abgesetzt wird. In den ersten Jahren nach der Geburt ist es flüssiger, weniger fettartig. Das dasselbe absondernde Organ befindet sich auf der innern Fläche der Knochen, als eine für sich bestehende, mit der äussern Beinhaut durch Gefässe verbundene Membran, die Markhaut genannt. Es hat diese Membran nur einen geringen Grad von Empfindlichkeit, aber gross ist die Zahl ihrer Gefässe.

Knochenkerne. Die Knochenkerne, wichtiger in der Geschichte der Entwicklung der Knochen, als in dem vollendeten und ausgebildeten Knochengerüste, sind das, woraus alle Knochen werden. Alle Knochen sind nämlich im Fötus erst wahre Knorpel, und in diesen entstehen die Verknöcherungspunkte, oder wie sie hier heissen, Knochenkerne. Es sind thierische Kristallisationspunkte, aus denen der Knochen sich entwickelt. Von ihnen geht die Verknöcherung nach dem Umfange des Knorpels zu, bis der Knorpel ganz zum Knochen geworden ist. Die flachen Knochen sowohl und die platten als die Röhrenknochen haben mehrere Verknöcherungspunkte, die gegen einander wachsen, bis sie zu einem Stücke zusammenfliessen. Jeder grössere Knochen besteht anfangs aus mehreren Knochenkernen, die sich zu einzelnen Ansätzen und Fortsätzen bilden, und oft erst spät ganz verwachsen. Alle Epiphysen und Apophysen sind aus einzelnen Knochenkernen entstanden, und bleiben lange mit dem Hauptkörper des Knochens nur durch Knorpelscheiben vereinigt, bis sie endlich erst bei der Reife und Vollendung des ganzen Körpers mit den übrigen Theilen des Knochens zu einem einzigen Stücke zusammenwachsen. Man vergleiche hieher die An- und Fortsätze am Knochen des Oberschenkels, die einzelnen Stücke des Hüftbeins, als Darm- Sitz- und Schaambein u. s. w.

Soviel von den einzelnen Bestandtheilen der Knochen. Man zählt wohl mit Recht hieher auch die Knorpel, aber da diese nur an den Knochenenden, also in den Gelenken vorkommen, und der eigenthümliche Gelenkapparat ebenfalls aus Knorpeln besteht, so sind diese Gebilde theils ihrer Bedeutung nach, theils um Wiederholung zu vermeiden, unter dem Gelenkapparate abgehandelt.

Die physiologische Bedeutung der einzelnen Bestandtheile der Knochen ist wohl, dass der Knochenkern der erste Ursprung und Beginnen des neuen Knochens im mütterlichen Knorpel ist, dass die Fasersubstanz durch die, in sich aufgenommenen erdigen und salzigen Theile das Haltbare, Feste und Formgebende bildet, dass die Beinhaut als nährendes Organ des Knochens auftritt, in pathologischem Zustande, Ueberwucherung oder Resorption der Knochensubstanz bewirkt, und dass endlich das Mark, theils als nährendes Fett, theils als befeuchtendes Oel, theils Ernährung, theils Schmeidigung und Bewahrung vor allzugrosser Sprödigkeit zur Folge haben soll.

Wichtig ist für den vorliegenden Zweck die Geschichte der Bildung und Entwicklung der Knochen, um den vermuthlichen Zustand dieses Systems in jedem Individuum, und auf jeder Entwicklungsstufe möglichst erschliessen zu können, daher darüber noch einige Erörterungen.

Bei der Geburt sind noch nicht alle Knochen des Kindes gleichförmig und vollständig ausgebildet; am vollkommensten zeigen sich die Rippen und Schlüsselbeine, am unvollkommensten sind die Kniescheibe, das Steisbein, die Hand- und Fusswurzelknochen. Alle Fortsätze der Knochen sind bloss durch Knorpel verbundene Ansätze, die Röhrenknochen sind gerade, Becken und Füsse klein, das Rückgrath nicht gebogen, das Brustbein von geringer Festigkeit. Erst im fünfzehnten bis zwanzigsten Jahre haben die Knochen ihre vollkommene Festigkeit erreicht. Am meisten sieht man das mittlere Brustbein in Zahl und Form seiner Knochenkerne variren, die Rippen behalten lange ein blos knorpelartiges Köpfchen, das erst um die Zeit der Mannbarkeit mit dem Uebrigen zu einem festen Knochen vereinigt wird. Auch die Wirbelsäule, ausser dem Träger und Kreuzbein, bleibt lange unvollendet. In den Röhrenknochen, vergrössert sich das Mittelstück der Länge nach, desswegen bleiben die Enden lange knorpeligt, und erst gegen die Jahre der Mannbarkeit, wenn die Knochen ihre vollständige Länge erreicht haben, verwachsen auch die durch dünne Knorpelscheiben mit ihnen verbundenen Endstücke zu einer Continuität, so dass man in ihnen keine Spur von Trennung mehr bemerkt.

In den Jahren der Mannbarkeit sind daher bei beiden Geschlechtern vollendet: der Kopf, der Träger, Handwurzel und Fusswurzel, die vordersten Glieder der Finger und Zehen, die Kniescheiben, die Sennenknöchelchen; noch nicht vollendet sind: die übrigen sechs Halswirbel, deren Fortsätze und Ansätze noch nicht mit dem Körper der Wirbel verschmolzen sind, die Schlüsselbeine am Brustende, die Rippen, deren Köpfchen noch einen Ansatz zeigt, das Schulterblatt, das an seiner obern und untern Ecke noch einen Ansatz zeigt, die Oberarmröhre, die oben noch einen Ansatz verräth, und deren innerer unterer Knöchel noch einen Ansatz hat, Ellenbogen und Speiche, die am obern Theile zwar verwachsene, aber im untern Theile noch abgesonderte Ansätze haben, die Mittelhand- und Mittelfussknochen, die am Hand- und Fussende vollendet sind, aber noch nicht am Finger- und Zehenende, die hintern und mittlern Finger- und Zehenglieder, die am vordern, aber noch nicht am hintern Ende vollendet sind. Ferner sind noch unvollendet: das Hüftbein, es ist daran der Kamm, der Häcker und der Sitzknorren noch ein eigenes Knochenstück; das Kreuzbein, es zeigt nur noch schwache Spuren der Zusammensetzung, die Rücken- und Lendenwirbel; sie sind weniger als die Halswirbel vollendet, zeigen auch deutlich oben und unten auf ihren Körpern noch Knorpelscheiben und einen noch getrennten Knochenkern im Dornfortsatze. Am Schenkel sind die beiden Rollhügel, unten die Gelenkköpfe noch abgesondert, selbst der Schenkelkopf zeigt noch Spuren seiner ehemaligen Trennung. Das Schienbein und das Wadenbein haben an beiden Enden noch Ansätze.

Nach einigen Jahren wird die ganze Ausbildung vollendet, die Endstücke verschmelzen mit den Mittelstücken; am spätsten vereinigt sich mit den übrigen Knochen der Kamm des Hüftbeins, die Spitze der Dornfortsätze der Rücken- und Lendenwirbel, und fast zuletzt die untere Ecke des Schulterblattes. Die Markzellen werden nun völlig ausgebildet, hin und wieder die Knochen im Umfang dicker, ihre Spitzen hervorragender, ihre Länge aber nimmt nicht mehr zu.

In dieser Periode sind die Knochen am festesten stärksten, vom fünf oder sieben und zwanzigsten, bis zum vierzigsten oder fünfzigsten Jahre werden die Knochen nicht ferner verändert, nur treten die Ecken, Höcker und Leisten derselben stärker hervor.

Doch dauert immerhin die Metarmophose fort, bei einer uneingerichteten Verrenkung verschwindet das alte Gelenk, und bildet sich ein neues, gebrochene Knochenenden vereinigen sich, Krankheiten bilden Knochenanschwellungen, Heilmittel dagegen bewirken ihre Resorption; liegt ein sonst beweglicher Knochen unbeweglich auf dem andern, so verwächst er mit ihm; bei Kyphosis können sogar mehrere Wirbel ganz verloren gehen, andere verwachsen, und doch der Kranke genesen.

Im höhern Alter werden die Knochen spröder und dünner, die Ernährung sinkt, hört endlich auf, die Knochen werden leichter, brüchiger, spröder, hin und wieder verwachsen wenig bewegliche Gelenke, mehrere Knorpel verknöchern u. s. w.

Bei dem männlichen Geschlechte erfolgt die Vollendung des Knochengerüstes in der Regel früher, als bei dem weiblichen; bei Individuen, die sich viel bewegen, früher, als bei ruhig lebenden.

Der Unterschied im Knochenbau des männlichen und weiblichen Skelettes hat für orthopädische Zwecke ebenfalls wichtige Differenzen; doch müssen krankhafte Zustände, soll es wenigstens mit Erfolg geschehen, noch vor der Geschlechtsreife behandelt werden.

Im Allgemeinen ist ausser den auf die Geschlechtsverrichtungen Bezug habenden bekannten Verhältnissen des Beckens und des Winkels der Ansetzung der Schenkelköpfe an den Körper des Schenkelknochens, das weibliche Knochengerüste schwächer, zarter und feiner, da im Gegentheil am Manne die Knochen in den Durchmessern grösser, in der Dichtigkeit stärker und fester, an ihren Fortsätzen mehr hervortretend sind. Ueberhaupt ist bei dem Manne das Brustgebäude und das Schultergelenk, bei dem Weibe das Becken und Hüftgelenk durch seine Bedeutung und Form ausgezeichnet.

Das Muskelsystem.

Das System und die Anordnung der Gebilde, die, wenn die Knochen beweglich mit einander verbunden sind, die Bewegung durch ihre, vom Nerveneinfluss veranlasste Zusammenziehung wirklich ausführen, heisst das Muskelsystem, und die Muskeln sind ihrer Organisationsstufe nach das höchste Gebilde des Gliedersystems, so wie die Knochen das niederste sind; denn wenn auch gleich in den Gelenken ein Zusammentreten aller Gebilde des Gliedersystems vorkommt, so sind doch diese Organe bei weitem nicht mit der Belebtheit und Lebendigkeit der Struktur und des Baues versehen, die sich in den Muskeln ausspricht.

Die Muskeln sind Theile des Körpers aus eigenthümlichen, weichen, röthlichten, durch Zellstoff zusammengehefteten Fasern bestehend, mit Gefässen und Nerven durchflochten, und besitzen die nur ihnen eigne Reizbarkeit und Zusammenziehungsfähigkeit, Irritabilität und Kontraktibilität. Nach Einigen sollen die Muskeln die Indifferenz der Wechseldurchdringung von Blut und Nerven sein.

Man theilt die Muskeln in zwei grosse Hauptklassen: in Bewegungs- und Verdauungs-Muskeln, womit auch so ziemlich die Eintheilung in willkührliche und unwillkührliche übereinstimmt, und der Uebergang der Bewegungs- zu den Verdauungs- so wie von den willkührlichen zu den unwillkührlichen Muskeln ist am Anfange und Ende des Speisekanals, an Mund und After ausgesprochen. Man theilt die Muskeln ferner ihrem Baue nach in bauchigte, gefiederte, häutige Schliessmuskeln u. s. w. Hier aber ist wohl vorzüglich der Bau und die Zusammensetzung der Muskeln zu beachten.

Muskelfaser. Die eigentlichen Fleischbündel, welche den Bauch des Muskels bilden, werden aus einer Masse feiner, weicher, röthlichter, meist parallel laufender Fasern zusammengesetzt, die durch Zellstoff in grössere Parthien vereinigt werden. Der Zellstoff ist in den feinern Bündeln zart, an den gröbern, derber, und der vollständige Muskel wird durch ein starkes mit Fett umgebenes Zellgewebe umwickelt, was seine Beweglichkeit befördert. Nach der Grösse der Muskeln richtet sich auch die Grösse und Zahl der Blutgefässe und Nerven. Nur die Fasern und Fleischbündel, oder diese vereinigt zu einem Muskel, besitzen Reizbarkeit, werden zusammengezogen und lassen sich strecken. Im Muskel besteht ein Gegensatz zwischen der Fleischfaser und ihrer Umhüllung, die etwas zäher als die Faser ist. Nur die Fasern und Fleischbündel haben die Fähigkeit sich auszudehnen und zusammenzuziehen, und Verlängerung und Verkürzung zu erzeugen, die Flechsen und Sennen haben diese Fähigkeit nicht. Die Muskelfaser wird gereizt und verkürzt durch den Einfluss der Nerventhätigkeit, diese aber zu betrachten gehört nicht hieher. Verlorne Muskelsubstanz wird nur durch Zellstoff, nicht durch Faser ersetzt.

Scheiden. Die Muskeln sind alle durch Zellstoff mit weniger oder mehr Fett umkleidet, und dadurch die einzelnen Faserbündel eines Muskelbauches, vorzüglich aber die verschiedenen Muskeln selbst untereinander getrennt und unterschieden, so dass ohne Zerreissung der Substanz jeder für sich dargelegt werden kann, sobald nur der verbindende Zellstoff entfernt ist. Schon dieser umkleidende Zellstoff bildet eine absondernde Scheide um jeden einzelnen Muskelbauch, noch deutlicher ist aber dieses ausgesprochen in den Sennen; denn die langen Sennen der Muskeln laufen fast alle in Scheiden, wo aber zugleich sich Schleimbeutel befinden, die durch ihre sezernirte Flüssigkeit die Theile schlüpfrig erhalten, und die Bewegung erleichtern. Sie bestehen aus bald weichern, bald härtern Synovialmembranen, die eine Höhle bilden, und entweder Sennen umschliessen, oder an denselben anhängen, in sich aber eine zähe, gelblicht röthlichte Flüssigkeit enthalten. An langen Sennen umgeben sie dieselben scheidenartig. Ihre Haut ist dünn und durchsichtig, aussen rauh vom anliegenden Zellstoff, die innere Fläche ist glatt, und mit einer sezernirten Feuchtigkeit bedeckt. Die scheidenartigen Schleimsäcke lassen die Sennen nicht eigentlich durch sich hindurch gehen, sondern schlagen sich geschlossen über sie zurück; man findet sie vorzüglich an langen Sennen, die an Knochen fortlaufen. Wo mehrere Sennen neben einander liegen, hängen die Schleimsäcke unter sich zusammen, so dass bald ein freier Uebergang von dem einen zu dem andern Statt findet, bald jeder allein für sich besteht.

Flechsenhäute. Die Flechsenhaut oder Aponeurose ist eine sennenartige Membran, aber nicht rund und lang wie die Senne selber, sondern in die Breite gezogen, hautartig. Diese Häute verbinden Muskeln, gehen in deren Scheiden über, wie an den Bauchmuskeln, umschliessen die gesammten Muskeln eines ganzen Gliedes, wie die Schenkelbinde, heften sich an Knochen, wie die Flechsenhaut des Plattfusses u. s. w. Ueberhaupt bilden diese Flechsenhäute ein Mittelding zwischen muskulöser Membran, Ligament und Sennen, und stellen mehr oder weniger den Uebergang von dem einen zum andern dar.

Sennen. Wo der Muskel sich ansetzt, geht er in eine Bildung über, die zwischen Knochenband und Muskel Mitten inne steht, die Sennenbildung. Sennen sind das, wodurch das Bewegliche mit dem Ruhenden sich ausgleicht. Die meisten der Bewegungsmuskeln haben an ihren Enden Sennen, und nur wenige haben sie in der Mitte. Die Senne hat eine glänzend weisse Farbe, die sich auch in das innere derselben erstreckt, ist härter, zäher, fester, und nicht so biegsam als die Muskelfasern. In ihrer Textur ist sie vom Muskelfleische völlig unterschieden, allein wo jenes aufhört und die Senne anfängt, und wie beide in einander übergehen, lässt sich nicht deutlich darthun. Die Fasern laufen weniger parallel als in den Fleischbündeln. Die Blutgefässe dringen nicht so tief ein, Nerven scheinen sie gar nicht zu enthalten. An einigen Muskeln entspringt die Senne nicht am Ende derselben, sondern läuft mitten durch die Muskelsubstanz, so dass die Muskelfasern auf beiden Seiten sich unter schiefen Winkeln in die Senne verlieren, an wieder andern geht die Senne nur an einer Seite herab, und auf der andern laufen die Fasern des Muskels hinein. Die Sennen sind die härtesten Theile nach den Knochen, haben Aehnlichkeit mit den Ligamenten, und besitzen nach den Knorpeln die meiste Schnellkraft. Verlorne Sennen werden nicht wieder ersetzt. Bei jungen Kindern haben die

Sennen mehr Blutgefässe, und verlieren sich an die
Knorpel oder Knochenhaut, bei Erwachsenen hingegen sind ihre Fasern so fest mit den Knochen selbst,
besonders an den verschiedenen Höckern und Fortsätzen
derselben verwachsen, dass sie zugleich mit ihren Gefässen die Beinhaut darstellen, und sich daher auch
nicht mehr rein von diesen Stellen absondern lassen.
Ausserdem verlieren sie sich bald an Membranen,
bald an Gelenkkapseln, bald an Ligamente. Von den
Sennen sind einige einfach, andere ästig, einige laufen
gerade, andere schlagen sich um eine Rolle, einige
liegen frei, lassen sich leicht unter der Haut verschieben, andere liegen in harten Scheiden, festen Ringen,
oder von eigenen Haltbändchen eingeschlossen, einige
sind lang hin laufend, über Knochen sich ziehend, in
eigenen Rinnen und Vertiefungen befindlich, andere
sind kurz, gleich am Ende der Faserbündel sich an
den Knochen heftend. An den mehrsten Stellen sind
die Sennen sowohl unter sich, als mit den benachbarten
Theilen durch lockeren Zellstoff zusammengeheftet.
Wenn Sennen dicht über Knochen laufen, so sind
diese mit Knorpelscheiben bedeckt; an andern Stellen, wo die Sennen unmittelbar über die Knochen laufen, sind sie rings herum mit Schleimbeuteln umgeben.

So viel nun von den einzelnen Bestandtheilen und
der Anordnung der Bewegungs-Muskeln, die hier,
wie natürlich, einzig und allein im Auge behalten wurden, nunmehr noch einige Notizen über das Muskelsystem im Allgemeinen.

Die meisten Muskeln dieser Klasse sind an ihren
Enden an die Knochen befestiget, und der mittlere Theil,
der Bauch, der zwischen dem Ursprungsorte, dem

Kopf, und der Anheftungsstelle, dem Schwanz des Muskels, mitten inne liegt, befindet sich frei, um sich je nach den treffenden Einflüssen der Expansion oder Kontraktion hinzugeben. Nur wenige verlieren sich in die Haut, oder heften sich an Knorpeln, Bänder u. s. w.

Indem die Muskeln sich zusammenziehen, werden sie kürzer, aber dafür dicker, härter, zugleich gespannt und ungleich und runzlicht. Was sie bei der Kontraktion an Länge verlieren, das gewinnen sie an Dicke, und umgekehrt, bei der Ausdehnung werden sie schlanker und dünner, aber länger. Es können sich aber die Muskeln auch über den gewöhnlichen Grad verkürzen, sobald die Verhältnisse aufgehoben sind, die sie ausgedehnt erhalten, so bei dem Queerbruch der Kniescheibe, überhaupt bei allen Verschiebungen der Knochen nach Beinbrüchen und Verrenkungen. Es können sich aber die Muskeln auch über ihr Normalverhältniss verlängern und ausdehnen, bei Entstehung und Einrichtung von Verrenkungen, bei der freiwilligen Verrenkung u. s. w.

Hört die Thätigkeit eines Muskels auf, so erschlafft er. Starker Verlust der Wärme macht die Muskeln steif, hohe Grade von Wärme erschlaffen sie. Die Kraft einer einzelnen Faser, oder eines einzelnen Muskels ist schwer zu bestimmen, weil sie nicht allein wirkt. Oft brechen schwache Knochen durch eigene Muskelkraft, oft zerreissen aber auch die Muskeln, ehe ein Knochen aus seiner Lage weicht.

Die Grösse der Arterien ist der Grösse der Muskelparthie angemessen, derselbe Reiz wirkt auf verschiedene Individuen, auch auf verschiedene Muskelparthien desselben Individuums verschieden. Je jünger der Mensch ist, desto reizbarer sind seine Muskeln, das Weib reizbarer als der Mann. Die Röthe und Stärke der Muskelfasern hängt vorzüglich ab von Alter, Geschlecht, Uebung, Gesundheit; gute Gesundheit, häufige Uebung und Gebrauch, das männliche Geschlecht, das mittlere Alter, giebt den Muskelfasern mehr Röthe und Stärke, das Gegentheil weniger. Widernatürliche Reize bewirken einen höhern Grad von Zusammenziehung. Mechanisches Berühren, Kneipen, Stechen u. s. w. bewirkt Zusammenziehung.

Die willkührlichen Muskeln können nach Gefallen schnell oder langsam, stark oder schwach bewegt werden. Wenn Muskeln in Krankheiten schwinden, so werden sie auch schwächer.

Der Bau der Muskeln ist also: dass grosse und lange Muskeln, die grosse Bewegungen zu verrichten haben, in sennigte, feste Scheiden eingeschlossen sind, die von andern Muskeln gespannt und angezogen werden; lange krumme Sennen aber werden, indem sie über die in ihrer Bewegung gelegenen Gelenke ausgedehnt sind, in eigene Bänder aufgenommen, die schlüpfrige Kanäle bilden, und die Sennen ohne die Beweglichkeit zu stören, befestigen, damit sie nicht ausweichen können.

In solche Kanäle ist eine eigene Schmiere ergossen, um die Bewegung durch die Schlüpfrigkeit zu erleichtern, an einigen Stellen werden Sennen um Erhabenheiten der Knochen herumgeleitet, um sich unter einem grössern Winkel an den zu bewegenden Knochen zu heften, an andern Stellen sind die Sennen gleichsam über Rollen geleitet, endlich befindet sich überall Fett, das sich um die Muskeln legt, um leer gewordene

Stellen auszufüllen, auf den Druck der Muskeln und Knochen nachzugeben und auszuweichen, nach aufgehobenem Drucke die alte Stelle wieder einzunehmen, die Muskeln weich zu erhalten u. s. w.

Bau, Form, Lage und Wirkungsart ist also an den Muskeln nach verschiedenem Zwecke sehr verschieden. Einige bestehen aus geraden, andere aus gebogenen Fasern, einige liegen schicht- und blätterweise über einander, andere stossen in Winkeln zusammen, einige sind durchaus fleischig, andere in der Mitte sennig, einige aussen andere innen sennig, einige setzen sich gerade, andere schief an die Senne. Wo wenig Raum ist gehen sie in Sennen über.

Verschiedene Muskeln sind sich der Wirkung nach entgegengesetzt, Antagonisten, so z. B. Strecker und Beuger. An der Hand sind die Strecker schwächer als die Beuger, am Fusse sind die Beuger schwächer, und die Strecker stärker. Daher kommt es, dass nach Minderung und Aufhebung der Wirkung eines starken Streckers oder Beugers die entgegengesetzte Bewegung von selbst erfolgt.

Das Maass der Kräfte verschiedener Muskeln mit einander zu vergleichen, so verhält sich im Allgemeinen ihre Kraft wie ihre Grösse und die Zahl ihrer Fasern, und die Länge des Raums, welche die durch die Muskeln bewirkte Bewegung beschreibet, verhält sich wie die Länge der Muskelfasern, weil längere Muskeln sich auch um so mehr verkürzen. Uebrigens wirken kurze Muskeln stärker, als lange, und die Grösse der Kraft eines Muskels ist der Grösse seiner Masse angemessen.

Zur Bewegung einzelner Glieder dienen mehrentheils mehrere Muskeln, welche, wie es Lokalität und Zweck erfordern, an verschiedenen Punkten ihren Ursprung nehmen und ihr Ende haben, und daher auch verschiedene Form erhalten.

Es ist aber durch den Bau und die Verrichtung der Muskeln in unserm Organismus eine Mechanik begründet, von der schon häufig die Rede war.

Wie sich nun das Gesetz der Wirkung der Muskeln auf die Knochen nach dem Gesetze des Hebels richte, dass z. B. die Kraft zur Last im umgekehrten Verhältniss der Entfernung der erstern vom Stützpunkt stehe, wie der Insertionswinkel und die Anheftungsstelle der Muskeln mehr oder minder günstig für die Kraft sind, wie überhaupt die Bewegung der Muskeln nach mechanischem Gesetze wirke, davon wird in der Mechanik des menschlichen Leibes weiter die Rede sein.

Das Bändersystem.

Um Beweglichkeit des ganzen Organismus möglich zu lassen, darf das Knochengerüste nicht in einer Continuität bestehen, sondern es muss in sich gebrochen und wieder vereinigt, und zwar beweglich vereinigt sein, und die Gebilde, die die Knochenenden beweglich verbinden, sind die Bänder. Band aber oder Ligament nennt man im weitern Sinne alle diejenigen Theile, die dazu bestimmt sind, Organe, die sonst getrennt sein würden, mit einander zu verbinden, oder zusammen zu halten. In diesem Sinne giebt es nun auch Bänder des Kehlkopfes, der Leber, u. s. w. hier handelt es sich aber nur von den Verbindungs-Mitteln, die die Knochen vereinigen, von den Knochenbändern.

Wo aber Knochen beweglich mit einander vereinigt sind, dort besteht ein mehr oder minder vollständiges Gelenk, nach Verhältniss mit mehr oder weniger Beweglichkeit, je nachdem der Bau der Knochen und die Art, Zahl und Befestigung der Bänder es gestattet. Es ist hier, höchstens die Beckenbänder ausgenommen, einzig von Gelenkbändern die Rede, und auch die Zusammenfügung der Beckenknochen mag für ein unvollständiges Gelenke gelten.

Ein Band besteht aus biegsamen, elastischen, weissen, grösstentheils parallel neben einander liegenden, fest verwebten, soliden Fasern, oder kürzer gesagt, aus sennigten Fasern. Elastizität ist das wesentliche Attribut der Bänder.

Durch Biegsamkeit und Schnellkraft unterscheidet sich das Band vom Knochen, durch die Faserigkeit vom Knorpel, durch die Farbe vom Muskel, von den Sennen aber, mit deren Substanz es am meisten übereinkommt, durch die Lage, Form und Bestimmung. Einige Bänder sind dichter, fester, elastischer, als andere.

Im strengsten Sinne begreift man unter dem Namen Band freilich nur denjenigen sennigten oder faserigten Apparat, welcher die überknorpelten Gelenkflächen zweier oder mehrerer Knochen an einander hält; aber sennigte Häute und Streifen, Binden, Scheiden, Ringe, Brükken, welche sich auch nicht als unmittelbare Vereinigungsgebilde an den Knochen heften, aber die Sennen und Muskeln u. s. w. befestigen, sind nichts desto weniger ebenfalls hieher zu zählen.

Die Bänder hängen am Erwachsenen, wenigstens die stärkern und gröbern unter ihnen, so fest am Knochen, dass sie nur durch die äusserste Fäulniss sich von ihm trennen lassen. Bei Kindern hängen sie sehr fest mit der Knochenhaut oder Knorpelhaut zusammen, so dass sie zugleich mit dieser Membran bei mässiger Fäulniss sich vom Knochen oder Knorpel ablösen lassen.

Es bestehen die Bänder aus sehr dichtem, festen Zellstoff, sie haben wie die Sennen nur sehr wenige und feine Blutgefässe und Saugadern, und keine Nerven. Innwendig sind sie meist mit der dünnen, glatten, durchsichtigen Gelenkkapsel überzogen, nach aussen aber rauh, indem sie in den allgemeinen Zellstoff übergehen.

Man theilt die Bänder ein nach ihrer Lage, Einfügung, Gestalt, nach dem äussern Ansehen, der Grösse, als inneres, äusseres, oberflächliches, tiefes, gerades, schräges, dickes, dünnes, dreieckiges, rundes Band u. s. w. Wo ein Organ so einfach ist, als ein Band, da kann man wenig einzelne Theile daran unterscheiden. Für jetzt mag Bau und Lage, Zweck und Wirkung einigen Unterschied bestimmen.

Einige Bänder nämlich bestehen aus dicht neben einander liegenden Faserbündeln, andere aus lockeren zusammenhängenden Fasern, andere stellen Membranen dar, andere sind rund, wie zusammen gedrehte oder geflochtene Seile, noch andere bestehen aus gekreuzten und verflochtenen Fasern. Diese verschiedene Struktur, Lage und Wirkung giebt nun den Eintheilungsgrund.

Kapselbänder. Alle bewegliche Gelenke haben Kapselbänder, die gewöhnlich durch Seitenbänder verstärkt werden. Ein Kapselband besteht gewöhnlich aus einer zarten, dünnen, aber sehr dicht gewebten, elastischen, inwendig äusserst glatten, beständig feuchten Membran, welche ringsum die an einander liegenden überknorpelten Gelenkenden der Knochen umschliesst, und eine völlig geschlossene Kapsel oder Höhle bildet. Diese Membran schliesst wegen ihrer ungemeinen Schnellkraft bei allen Bewegungen der Gelenke rings um genau und dicht an die Gelenkflächen der Knochen an, ohne sich zu runzeln, und zieht sich nach jeder Ausdehnung leicht wieder zusammen. Es hängen diese Kapselbänder unzertrennlich mit den die Knochenenden umkleidenden Knorpelrinden zusammen. Vorzüglich ausgebildet an den grössern Gelenken, am Arm - Schenkel - Knie- Ellenbogen- Gelenke u. s. w. vorkommend.

Längenbänder. Ein solches Kapselband wird, und besonders an Stellen, wo es grösser ist, durch offenbare Sennenfasern, die jedoch nicht ringsum von gleicher Grösse und Menge sind, verstärkt, welche Fasern und Ligamente hier unter dem Namen der Seiten- oder Längenbänder vorkommen, in sofern sie nach der Länge der zu vereinigenden Knochen seitlich verlaufen; dahin sind zu rechnen die langen Bänder der Wirbelsäule, die Seitenbänder der Finger und Zehen, die äussern und innern Seitenbänder der Kniee u. s. w.

Queerbänder. Unter diesem Ausdruck sind solche Fasern und Ligamente zu verstehen, die sowohl der Richtung des Körpers, als vornehmlich der ihrer Fasern nach, sich mit den vorigen kreuzend, verlaufen. Jedes grössere Gelenk hat auch solche Befestigungsbänder; dahin gehören z. B. die queerlaufenden Bänder der Hand- und Fusswurzel, Mittelhand und Mittelfuss, die Kreuzbrüder am Fussrücken, Kniegelenke u. s. w.

Runde oder innere Bänder. Ein eigener Apparat von Bändern sind die runden, oder vielmehr ihrer Lage nach innern Bänder, die noch innerhalb der Gelenkkapsel die Knochenflächen vereinigen. Sie kommen nicht an allen Gelenken vor, sondern nur dort, wo es um vorzüglich starke Befestigung zu thun ist. Dahin gehört das eigentlich so genannte runde Band des Oberschenkels, welches in der Pfanne entspringt, und sich an den Kopf des Oberschenkels setzt; das innere Gebände des Kniees mit den mondförmigen Knorpeln; und der Bedeutung nach sind auch noch hieher zu zählen die Knorpelscheiben und Bänder zwischen den Wirbelkörpern.

Weder die Gelenkkapseln noch die übrigen Bänder werden nach einer Zerstörung wieder erzeugt, doch heilen ihre Verletzungen durch Narben.

Das Gelenksystem.

Aus den Knochen, den Bändern und den Muskeln mit ihren Sennen bilden sich unter Hinzutritt eines eigenthümlichen Apparates elastischer und schlüpfriger Organe die Gelenke.

Gelenke sind also da, wo zwei oder mehrere Knochen, die ursprünglich getrennt sind, durch Ligamente verbunden werden, wo sich in der Nähe des Verbindungsortes Muskeln, oder deren Sennen anheften, um die beweglich vereinigten Knochen wirklich zu bewegen, und wo diese Bewegung durch einen Apparat elastischer, schlüpfriger Gebilde besonders erleichtert und befördert wird.

Die Verbindungsarten der Knochen überhaupt theilen sich in zwei Hauptklassen, in die Verbindung mit, und die Verbindung ohne Beweglichkeit. Um die letztere Art der Verbindung handelt es sich hier nicht, denn es werden Knochen, die durch Näthe verbunden sind, wie die Kopf- und Gesichtsknochen, oder solche, die durch Einkeilung befestiget werden, als wie die Zähne, niemals zur orthopädischen Behandlung kommen; denn um die Mechanik der Zahnkünstler handelt es sich hier gar nicht; wohl aber kommen in der Orthopädie solche Zusammenfügungen der Knochen, die, wie man sagt, halbe Beweglichkeit besitzen, und unvollständige Gelenke genannt werden, recht oft zur Beachtung vor.

Hieher gehören die Verbindungen zweier oder mehrerer Knochen, die mittelst eines dritten Gebildes vereinigt werden, so dass die Knochen sich nicht unmittelbar an einander selbst befestigen, wie bei der Nath, sich dagegen aber auch kein eine Beweglichkeit gestattender Apparat von Gelenkbildung vorfindet. Diese Verbindungsart der halbbeweglichen Zusammenfügung bildet natürlich den Uebergang von der Unbeweglichkeit zur freiern Beweglichkeit, und es ist hier vornehmlich von der Hüftkreuzbeinverbindung und der Schoossfuge die Rede.

Dazu sind auch zu zählen die Verbindungen der Ansätze an Knochen (der Epiphysen) mit dem Knochenkörper selbst, so lange als diese Ansätze, vor vollendeter Entwicklung, noch nicht zu Fortsätzen

(Apophysen) geworden, d. h. ganz mit dem Körper des Knochen verschmolzen und verwachsen sind; sondern noch dünne Knorpelscheiben zwischen dem Ansatze und dem Körper des Knochen liegen, die die Verbindung zwischen beiden vermitteln und das vereinigende und befestigende Mittelglied ausmachen, zugleich aber die Möglichkeit einer Verschiebung begründen.

Mehr vielleicht der pathologische Zustand, wenn durch irgend eine Veranlassung der Ansatz, der während der Entwicklungs-Perioden noch nicht fest vereinigt ist, von seinem Körper abweicht, und darin der Verschiebung der Hüft- und Kreuzknochen unter einander so ähnlich ist, als der physiologische Zustand der Knochenbildung, mag diese Ansicht rechtfertigen.

Die Verbindung der Knochen mit Bewegung, als zweite Hauptklasse der Knochenverbindungen ist 1. die Amphiarthrosis, die eine Beweglichkeit in geringem und unmerklichen Grade gestattet, wie zwischen den Knochen der Hand- und Fusswurzel unter sich, zwischen den Rippen und Wirbeln. 2. Ginglymus, welche die Knochen so vereinigt, dass blos die Bewegung nach einer Richtung möglich ist, wie zwischen Schenkel und Schienbein, zwischen den Gliedern der Finger. 3. Rotatio, bei der sich ein Knochen um den andern bewegt, wie der Träger- um den Umdreher-Wirbel, wie die Speiche um die Ellenbogenröhre. 4. Arthrodia, bei der sich der Kopf eines Knochen in der Pfanne eines andern befindet, so dass der Gelenkkopf einen Zirkel beschreiben kann, wie die Bewegung des Armes an der Schulter, des Schenkels am Hüftgelenke.

Man hat die Betrachtung der Gelenke sonst eingetheilt in die Gebilde, die allen Gelenken zukommen, und die, die nur einigen zukommen, hier aber scheint eine Untersuchung nach den einzelnen Bestandtheilen, die den Gelenken wesentlich zugehören, geeigneter, und der Zustand der allgemeinen Konstruktion wird hier passender abgehandelt, da künftig in der Anatomie der einzelnen Gelenke alles Einzelne speziell und genau wird aufgezählt und beschrieben werden. Alle Ligamente gehören unter den Artikel Bänder, und zur Betrachtung des eigentlichen Gelenkapparates gehören nur diejenigen Organe, die bestimmt an jedem Gelenke vorkommen, und dieses sind die Gelenkhaut, die Knorpel, das Gelenkfett und die Gelenkflüssigkeit.

Gelenkhaut, Synovialmembran. Die eigentliche Gelenkkapsel, ligamentum capsulare, besteht aus zwei Theilen, der eine, welcher äusserlich liegt, besteht aus dichten fibrösen Fasern, die theils eigenthümlich der Gelenkkapsel zu gehören, theils Fortsetzungen von den sennigten Fasern benachbarter Muskeln sind. Man findet diese aber nicht an allen Kapseln, sondern nur da, wo die Bewegung sehr stark ist. Dieses ist das eigentliche Kapselband, von dem oben schon die Rede war, unter diesem erscheint aber nach innen ein zweites Gebilde, die eigentliche Synovialmembran, die viel dünner, und mit der fibrösen Membran genau verbunden ist. Dieses zweite Gebilde findet man an allen Gelenken.

Beide Theile verhalten sich in Ansehung des Verlaufes auf folgende Weise: Die fibröse Membran oder das Kapselband geht nicht in die Gelenkhöhle, sondern verliert sich in die Beinhaut; die Synovial-Membran dagegen dringt in die Höhle, überzieht die Gelenkenden der Knochen, die innern Gelenkbänder, wo diese vorhanden sind, und bleibt ein geschlossener Sack. Ihre innern Flächen sind glatt und feucht, und die Membran selbst ist das einzige Organ zur Absonderung des Gelenksaftes.

Knorpel. Man hat gewöhnlich die Knorpel als Theile der Knochen aufgestellt, und als zum Knochensysteme gehörig unter diesem Abschnitte behandelt. Hier hat man sie denn in vorübergehende, verschwindende, oder einstweilige, und in bleibende Knorpel eingetheilt. Ich verkenne die Richtigkeit dieser Ansicht gar nicht, und es ist wahr, dass jeder Knochen anfangs Knorpel ist, in welchem die Knochenkerne entspringen, und sich allmählig durch Entwicklung der erdigen und salzigen Stoffe zum wirklichen Knochen ausbilden. Der Knorpel ist gleichsam die mütterliche Substanz, aus der der Knochen sich bildet.

Die Entwicklungs- und Bildungsgeschichte lehrt nun, wie aus den Knorpeln die Knochen sich bilden, (davon in der Folge) die Anatomie aber hat das Bestehende, Bleibende nachzuweisen, und handelt daher von dem entwickelten Gliedersysteme, daher auch nur von den bleibenden Knorpeln.

Unter diesen sind natürlich blos die zum Gliedersysteme gehörigen gemeint, die Knorpel anderer Organe der Augen, Nase, Kehlkopf u. s. w. gehen den jetzigen Zweck nichts an.

Somit wäre blos von den bleibenden Knorpeln und

namentlich nur von denen der Knochenenden die Rede, durch die sich die Gelenke bilden, und da die Gelenkenden übarall überknorpelt bleiben, so haben die Knorpel eine vorzugsweise Beziehung auf die Gelenke, sie heissen daher auch Gelenkknorpel, und fast möchte ich behaupten, dass es gar keine andern (für das entwikkelte Gliedersystem) giebt, als Gelenkknorpel. Daher, und um bei den ausserdem noch im Gelenksystem z. B. in dem Kniegelenke vorkommenden eigenthümlichen Gelenkknorpeln Wiederholung zu vermeiden, habe ich ihre Erwähnung hieher verlegt.

Die Untersuchung der Knorpelbildung ist von grosser Wichtigkeit für den Zweck gegenwärtiger Schrift, denn viele Krankheitszufälle beruhen in diesen Organen, deren saftiges Gewebe leicht dynamischen Krankheiten, deren elastische, nachgiebige Struktur mechanischen Verschiebungen unterworfen ist. So beruhen die meisten mit Zerstörung der Knochen und Gelenke verbundenen Krankheiten auf ursprünlichem Leiden der Knorpelgebilde, so die Verschiebung der Knochenansätze durch zu grosse Weichheit, so die Anchylose durch zu grosse Straffheit, Härte und Verknöcherung, auf Anomalien der Funktion der Knorpel; so der Gliedschwamm, die Arthrokaze u. s. w. Ja die anomale Entwicklung allein z. B. Verspätung oder Mangelhaftigkeit der Knochenbildung ist von grösster Bedeutung für das Leben des Gliedersystems.

So sind die Kenntniss und Beachtung der Knorpelstruktur höchst wichtig, z. B. in den Krankheiten des Beckens. So lange noch die verschiedenen Knochenstücke nicht vereint sind, und die Knorpel noch leichtere Verschiebung gestatten, können in treffenden

Krankheitsfällen weit eher Verschiebungen vor; Abweichungen der Knochenansätze von ihren Körpern lassen sich noch eher und leichter zur Normallage zurückführen, so lange die Knorpelscheiben noch einige Beweglichkeit gestatten u. s. w.

Meiner oben aufgestellten Ansicht von den Knorpeln, dass alle bleibende Knorpel eigentlich Gelenkknorpel wären, wird man wohl die Rippenknorpel entgegensetzen, aber ich behaupte dennoch, wo Knorpeln sind, dort sind Gelenke, und wie ich oben schon angedeutet habe, sind alle einzelnen Knochenstücke, die sich aus den Knochenkernen entwickeln, anfangs durch den noch dazwischen liegenden Knorpel, als durch ein unvollständiges Gelenke vereinigt, bis sie später zu einem Stücke zusammen fliessen. Die Vereinigung der Beckenknochen mit dem Kreuzbein zeigt davon einen Ueberrest, und die Verwachsung mehrerer Wirbel durch Verknöcherung der Knorpelscheiben giebt dazu eine passende Analogie.

Anchylose ist ein krankhafter Mangel; Beweglichkeit der Epiphysen ein krankhafter Ueberfluss an Gelenken, und die Rippenknorpel bilden wegen ihrer unaufhörlichen Bewegung nur ein in die Länge gezogenes Gelenke, als Gelenkknorpel zwischen Rippenknochen und Brustbein.

Der Knorpel ist sowohl im Ansehen, als im Bau von dem Knochen sehr verschieden. Er ist milchweiss; glatt, sehr elastisch, wird, wo er nicht im Gelenke liegt, von der Knorpelhaut, wo er aber im Gelenke selber liegt, von der Synovialmembran überzogen, die mit ihm innig verwachsen ist. Der Knorpel befindet sich aber in völlig entwickeltem Zustande der Knochen blos an ihren Enden.

Die eigentliche Natur des Knorpels ist noch so wenig aufgeklärt, als die Natur der Muskel- oder Nervenfaser. Er scheint aus festem Zellgewebe zu bestehen, das mit zäher Lymphe angefüllt ist. Blutgefässe gehen nur sparsam in ihn über, dagegen besitzt er aber eine grössere Menge Haargefässe, die zu seiner Ernährung beitragen.

Durch und durch findet man die Masse der Knorpel von derselben Beschaffenheit, der daraus entstehende Knochen mag nachher schwammig, oder blätterig, oder dicht werden, der Knorpel mag in Knochen übergehen oder nicht, seine Masse ist immer dieselbe.

Die Knorpelrinden auf den Gelenkflächen scheinen manchmal aus senkrecht stehenden Fasern zusammengesetzt. Den Knorpeln der Wirbel, Hüft- Kreuz- und Schaambeine sind deutlich Sennenfasern beigemischt.

Einige Knorpel bestehen aus mehr, andere aus minder dichtem Zellstoff. Kein Knorpel hat Nerven.

Die Wunden der Knorpel heilen durch Vernarbung, Knorpel widerstehen länger als Knochen, der kränklichen Auflösung und Aufreibung. Sind sie verloren gegangen, so werden sie nicht wieder erzeugt.

Der Knorpel unterscheidet sich vom Knochen noch dadurch, dass er kein Mark besitzt, und heilt nicht durch eine Schwiele, sondern durch Narben.

Das Gelenkfett. Es befinden sich in der Gelenkhöhle grössere oder kleinere Klumpen, die man mit dem Namen der Gelenkdrüsen belegt. Man glaubte sonst, sie wären zur Absonderung des Gelenksaftes bestimmt, allein sie bestehen aus Fett, das blos abgelagert ist, um den Druck zu mindern. Diese Klümpchen haben gemeiniglich eine rothe Farbe, die von den röthlichten Arterien der Synovialmembran herrührt.

Von den Zwischengelenkknorpeln, die im Kniegelenke mit den Knochen nicht zusammenhängend, eirunde Knorpelstücke bilden, die mit der Synovialmembran überzogen, blos dazu dienen, um den Druck zu mildern, ist im Allgemeinen schon unter den Knorpeln die Rede gewesen.

Der Gelenksaft. Diese Flüssigkeit quillt, sobald man die Kapsel öffnet, hervor. Sie ist in gesundem Zustande in mässiger Menge vorhanden, in grösserer Quantität in weiten Kapseln, in geringerer in engen. Der Gelenksaft zeigt sich als eine halb durchsichtige, etwas zähe, sich in Fäden ziehende Feuchtigkeit, die eine eiweissartige Natur zu besitzen scheint.

Dieser Saft dient um die überknorpelten Gelenkenden feucht und schlüpfrig zu erhalten, Reibung zu verhüten, und die Bewegung zu erleichtern.

Nun glaube ich kein; wenigstens kein wesentliches Gebilde des Gliedersystems übersehen zu haben, und füge der nun geschlossenen allgemeinen Anatomie des Gliedersystems noch eine kurze physiologische Uebersicht bei.

Das ganze Gliedersystem mit allen den Organen, die ich so eben abgehandelt habe, dient zur Darstellung der äussern Gestaltung des menschlichen Leibes, und zur Vermittlung der willkührlichen Bewegung, wenn es durch den Einfluss der Nerven dazu angeregt wird. Mehr aber als blos die Beweglichkeit oder Möglichkeit der Bewegung liegt nicht in ihm. Seine Ernährung und

Bildung wird durch das Gefässsystem besorgt, Schlagadern, Blutadern und Saugadern treten ein und ab um die Metamorphose zu bewirken; aber davon spricht die Bildungsgeschichte.

Den Knochen kommt im Allgemeinen die Stützung und Tragung des ganzen Gebäudes zu, sie sind die Grundpfeiler, auf denen der ganze übrige Bau ruht, an denen alle übrigen weichen Theile angeheftet sind. In Beziehung auf die Muskeln sind sie die Last, die bewegt werden muss.

Die Muskeln. Ihre allgemeine Funktion ist die Bewegung. Der Muskel ist die Kraft, der die anhängende Last bewegt. Die Muskelsubstanz selbst als Faser und deren Vereinigung zu Fleischbündeln und ganzen Muskelparthien (Muskelbauch) besitzt die Reizbarkeit und das Vermögen sich auszudehnen und zusammenzuziehen, Irritabilität, Expansibilität und Contraktibilität, und diese Eigenschaften sind das ganze Wesen des Muskels.

Die andern Gebilde des Muskelsystems wirken nur mechanisch, so die Scheiden, dass sie den Muskel umschliessen und in seiner Lage erhalten; die Aponeurosen haben ihre Wirksamkeit in Anspannung von Muskeln, Befestigung mancher Fasern, Unterstützung und Beförderung der Bewegung; und die Bestimmung der Sennen ist, blos durch den Zug auf die Knochen zu wirken.

Einzig und allein die Muskelfaser besitzt das höhere Leben; im ganzen Gliedersysteme das höchste, die Aktion der übrigen Gebilde des Muskelsystems ist rein mechanisch.

Eben so mechanisch, und vielleicht noch mehr, ist die Bedeutung der Bänder. Sie vereinigen die getrennten Knochenenden mit Beweglichkeit, und ihre Wirkung besteht blos in der Ausdehnung und Zusammenziehung, die aber nicht vom höhern Leben ausgeht, wie bei der Muskelfaser, sondern von der niedern mechanischen Elastizität, die ihrem Baue einwohnt.

Die Kapselbänder umschliessen das ganze Gelenke und helfen die Gelenkhaut oder Synovialmembran bilden, die Längen- Seiten- Queer- und Kreuzbänder befestigen und verstärken die Vereinigung, und die innern Bänder unterstützen diese Befestigung noch innerhalb der Gelenkkapsel.

Die Gelenke. Aus den Knochen, Muskeln und Bändern bildet sich mit Hinzutritt der eigenthümlichen Organe das Gelenk; und auf den Mechanismus der Bewegung bezogen, stellen die Gelenke den Stützpunkt und Mittelpunkt dar, um den die Bewegung Statt findet.

Die Gelenkhaut ist überziehend und umkleidend, durch ihre Glätte und Schlüpfrigkeit die Reibung vermindernd, durch ihre Elastizität eine Runzelung und Falten vermeidend, den Gelenksaft absondernd; die Knorpeln sind nachgiebig und schnellkräftig, die animalischen Federkräfte; das Fett und die Knorpel in den Gelenken ausfüllend, ausweichend, und nach dem Drucke wieder zur alten Stelle zurückkehrend, der Gelenksaft befeuchtend und schmeidigend.

Der Muskel ist das höchste Gebilde des Gliedersystems, nur er hat irritables Leben, die Bänder, Knorpeln, Sennen, Flechsenhäute, sind lymphatischer

Natur, die Knochen am meisten unempfindlich und irdischer Natur.

Der Muskel ist am lebendigsten, empfindlichsten, in ihm gehen alle Prozesse am raschesten vor sich; der Knochen ist am meisten der leblosen Materie genähert, am unempfindlichsten, in ihm entwickelt sich jede innere Metamorphose am trägsten, nur Krankheit macht ihn empfindlich. Zwischen beiden liegt nun das Wesen der übrigen Gebilde, durch mehr oder weniger Mangel an Gefässen und Nerven, oder deren Reichthum und Anzahl, sich bald diesem, bald jenem Extreme nähernd.

Diese wenigen Worte geben nun schon eine Charakteristik der Krankheits-Anlagen und Ausbildung in den verschiedenen Theilen des Gliedersystems, die die Pathologie noch weiter ausführen wird.

Bildungsgeschichte.

Mit dem Bilden des Leibes fängt alles thierische Leben an, und das Leben wird durch den Leib in die Aeusserlichkeit versetzt.

Der thierische Körper geht aber von der Einfachheit aus, und entsteht durch Entwicklung, und die Erfahrung lehrt, dass allen thierischen Gebilden und denen des menschlichen Leibes ohne Ausnahme ein und derselbe Stoff zu Grunde liege, der Keimstoff, das Zoogen, der Thierstoff, der sich in allen Organen und Gebilden immer auf dieselbe Weise verhält.

Der ganze menschliche Körper besteht aus einem solchen, in allen seinen Theilen gleichförmigen Stoffe, und der Körper mit seinen verschiedenen Geweben,

Systemen und Gebilden ist Produkt der Bildung und Entwicklung aus diesem einfachen Urstoffe.

Dieser Thierstoff nun ist ein Schleimgewebe, durch die Zeugung gesezt, aus ihm bildet sich Nerv und Blut, und aus diesen wieder der Keimstoff, und daraus entwickelt sich der ganze menschliche Körper.

Dieser Keim- oder Thierstoff ist wässerig, dem Eiweissstoffe nahe kommend, in der Wärme gerinnend, geronnen in Fäden sich ziehend, aus Körnern und Schleim bestehend.

Da das Leben sich seinen eigenen Leib bildet, so entstehen aus dem Keim- oder Thierstoff, der durch die Zeugung als ein belebtes Schleimklümpchen gesezt ist, alle Theile des zu entwickelnden Leibes, und sonach liegt im Thierstoff die Möglichkeit der Entwicklung der mannigfachsten Organe und Gebilde, und alle Gewebe, Systeme und Organe des entwickelten Leibes sind Modifikationen des Keimstoffs.

Die Entwicklung geht vom Einfachen zur Mannigfaltigkeit, aber diese ist nur möglich durch den Stoffwechsel thierischer Materie, durch die thierische oder Organisationsmetamorphose.

Ohne Aufhören dauert das Bilden, es besteht ein beständiger Wechsel der thierischen Materie und Form. Das Dasein und die Existenz des thierischen Leibes ist daher ein beständiges Entstehen und Vergehen, eine stätige Solution und Reproduktion, es giebt kein ruhiges Bestehen, denn da der Leib stets sich bildet, so muss er auch stets sich zerstören.

Dieser Wechsel ist nun abhängig von der Ernährung, der Aufnahme äusserer Stoffe in die Organisation, die erst mechanische Einführung, dann chemische

Umwandlung, und endlich organische Aneignung dieser fremden Stoffe ist; und von der Ausscheidung der organisch gewesenen und nun zu äussern Stoffen gewordenen Massen als Sekretion und Exkretion, und diese Wechselfunktion der Assimilation und Exkretion bedingt die thierische Metamorphose.

Die Aufnahme äusserer Stoffe geschieht als Genuss von Flüssigkeiten, als Befriedigung des Durstes, im Trinken; die Aufnahme von soliden Stoffen, als Befriedigung des Hungers, durch das Essen; die Aufnahme der Luft und des Sauerstoffes als belebenden Prinzips für das Blut durch die Respiration, und die Aufnahme athmosphärischer Bestandtheile durch die Haut, als Aufsaugung oder Inhalation.

Die Ausscheidung dagegen der festen Stoffe durch den After, der flüssigen durch die Blase, als Koth und Harn; die Ausstossung wässerigter und gekohlter Stoffe durch die Lunge; und die Aushauchung von Schweiss und überhaupt thierischen Stoffen durch die Haut, stellen das Gleichgewicht im Organismus wieder her, und diese Prozesse der Aufnahme und Ausscheidung sind die wahrnehmbaren Erscheinungen der thierischen Metamorphose.

Die Respiration wirkt belebend auf das Blut, und die aufgenommene Nahrung, im Magen und Darmkanal verdaut, wird zum Chymus, dieser aber wird jetzt schon theils zu Chylus theils zu Blut; der Chylus aber in Thierstoff und Blut verwandelt.

Blut aber und Thierstoff sind die zwei materiellen Indifferenzpunkte thierischer Natur, und wechselseitig sich bedingend erzeugen sie sich gegenseitig. Aus dem, ursprünglich durch die Zeugung der Geschlechter gesetzten belebten Schleimklümpchen, aus diesem Thierstoffe, bildet sich das Blut, und aus dem gebildeten Blute erzeugt sich wieder der Thierstoff.

Aus der Indifferenz des Blutes und des Thierstoffes nun, die sich wechselseitig bedingen und erzeugen, bildet sich die Mannigfaltigkeit der Organe und Systeme des menschlichen Körpers.

Das Weiche aber ist das Unbestimmte, Unbegränzte, es bildet sich seine Schranke, die es, als Gehäuse äusserlich, oder als Knochensystem innerlich trägt; stets ist aber die Schranke mit dem Beschränkten, das Harte mit dem Weichen innigst verbunden.

Das Knochensystem aber ist die Schranke; äusserlich bei Schnecken und Muscheln als Gehäuse und Schaale, innerlich bei Wirbelthieren als Knochensystem, und die Schildkröte zeigt deutlich den Uebergang. Um je mehr der Bildungstrieb sich befestigen will, um so härter und fester werden alle Theile, um so mehr befestigt sich das Beschränkende, das Knochensystem.

Und wenn bei der ersten Entfaltung der thierischen Bildung Weichheit und Flüssigkeit vorherrschte, und die Entwicklung vornehmlich den Gesetzen der Dynamik unterlag, so tritt bei erhöhter Selbstständigkeit schon der Mechanismus in der Knochenbildung hervor.

Der Fötus, sobald er nicht mehr Eins mit seiner Mutter sein kann, und selbstständiges Leben, selbstständige Entwicklung haben soll, bedarf selbstständiger Gestaltung; damit die Unbestimmtheit seiner Form beschränkt werde, muss die Schranke derselben auftreten, und diese Beschränkung seiner gestaltlosen

Bildung zur selbstständigen Gestaltung ist aber das Erscheinen des Knochensystems.

Die Knochenbildung ist eine nach chemischen Gesezzen erfolgende Präzipitation des Thierstoffs, zu der die Uebergangsreihe vom Organischen zum Unorganischen bezeichnenden Knochenmasse, welche anfänglich durch Gerinnung der ursprünglichen Flüssigkeit zum Knorpel, und dann durch Ansetzung eines festen Knochenpunktes mit Ausstrahlung vom Centrum gegen die Peripherie, gleichsam durch thierische Kristallisationspunkte zum vollendeten Knochen wird.

Die Wirbelsäule setzt die ersten Knochenpunkte an, und sie ist, wie das Wichtigste, so auch das Erste der ganzen Knochenbildung, auf die alle übrigen Systeme sich beziehen, von welcher ausstrahlend nach und nach das ganze Skelett, wie Zweige und Aeste vom Stamme aus, sich bildet, und die Wirbelsäule ist das Erste des Knochensystems so gut der Bedeutung, als der Zeit ihrer Entstehung nach.

An die Bedeutung des Knochensystems als Stütze und formgebendes Gestaltungsmittel schliesst sich auch zugleich die Bedeutung der Reaktion und Wirksamkeit nach Aussen, also die Bewegung an, und in der Ausführung derselben vereinigt sich die Dynamik mit dem Mechanismus.

Die Bildungsperiode der Knochen und Muskeln fällt in die spätere Zeit der Ausbildung des Fötus, in das dritte und vierte Monat seines Lebens.

In vollkommenen Thieren ist der Thierstoff faserigt, diese Fasern beziehen sich auf Blut und Nerven, haben also Polarität, und zwar Polarität der Länge. Die Muskeln sind Fleischfasern, mit Gefässen und

Nerven auf das innigste verwebt. Im menschlichen Körper herrscht aber die Länge vor, und der Körper ist strahligt gebildet, nach den Verzweigungen der Nerven und Gefässe, und die Knochenbildung richtet sich darnach, weil die Gefässe das Ernährende sind.

Die Bedeutung der Extremitäten ist blos eine äusserliche, und was seinen Zweck nicht in sich selber, sondern im Aeussern hat, ist mechanisch. Daher herrscht auch hier der Mechanismus vor. Die Knochen am Rumpfe erscheinen als Decken, den Leib zu beschützen, sie sind am Schädel und an der Wirbelsäule noch das Gehäuse für Hirn und Rückenmark, die Knochen an den Extremitäten sollen Hebelarme sein, und die Muskeln bekommen die Bedeutung der bewegenden Kräfte.

Auf diese Weise wird das Verhältniss mit der Aussenwelt vermittelt, und die Beziehung auf das Ganze wird im Gliedersysteme erhalten durch das Gefäss- und Nervensystem, und diese beiden Systeme bilden also den Beziehungspunkt des Mechanismus zur gesammten Organisation.

Die Bildung der Organe in ihrer äussern Form hängt auch viel von der mechanischen Einwirkung benachbarter Organe ab. Die Knochen der Brust richten sich nach der Form der darin enthaltenen Lunge, und überhaupt alle Erhabenheiten und Vertiefungen, Fortsätze, Furchen, Rinnen, Löcher, die an den Knochen vorkommen, sind Wirkungen des Widerstandes benachbarter oder anliegender Theile, der Muskeln, Gefässe, Flechsen u. s. w.

Ja bereits ausgebildete Knochen ändern ihre Form, wenn ihre gewöhnlichen Widerstände entfernt sind.

Wenn der Schenkelkopf aus der Pfanne tritt, ebnet sich die Pfanne und der Gelenkkopf ändert seine Gestalt nach der neuen Höhle, die er erhalten hat, oder sich bildet.

Die Ernährung, die diese Umbildung veranlasst, ist eine Eigenschaft des Lebensprozesses und der Lebenskraft. In der Jugend wird die Zerstörung von der Ernährung übertroffen, es wird mehr ersetzt als verzehrt, und daraus geht der Wachsthum hervor; im Mittelalter halten sich Ernährung und Verzehrung das Gleichgewicht, daher der Stillstand; im höhern Alter ist die Assimilation gemindert, und die Resorption gesteigert, daher die Abnahme.

Die Ernährung ist aber nicht allein auf die Erhaltung der ursprünglichen Organe beschränkt, sie ändert auch ihre Mischung und ihren Bau, wie es der fortschreitende Zustand des lebenden Individuums mit sich bringt, sie zerstört auch den alten Bau und stellt einen neuen her.

Die Knorpeln vertreten eine Zeitlang bei Kindern die Stelle der Knochen, und diese Knorpeln verknöchern sich zu verschiedener, aber für jeden einzelnen Knochen bestimmter Zeit, so dass die an den langen Röhrenknochen befindlichen Ansätze, im zwei und zwanzigsten bis vier und zwanzigsten Jahre erst ganz verknöchert werden. Diese Verknöcherung geschieht nun nicht durch Verhärtung oder Verwandlung der Knorpel in Knochen, sondern der Knorpel wird allmählig aufgelösst, und von dem in seinem Schoosse entstandenen und genährten Knochen verdrängt und vernichtet.

Es entstehen nämlich zu seiner Zeit in den Knorpeln einige Blutgefässe, die sich aus der Nachbarschaft dahin verlängern, und mit diesen Gefässen erscheinen auch die ersten Ossifikationspunkte, welche nach und nach einen knochigten Kern bilden. In dem Maasse, als dieser Kern zunimmt und sich seiner bestimmten Grösse und Form nähert, wird der ihn umgebende Knorpel immer dünner und verschwindet am Ende ganz.

Der Vergleich der Röhrenknochen Erwachsener mit Kinderknochen zeigt, dass diese letztern nicht hohl sind, und dass die Knochenfasern und Blätter nicht allein an Zahl zugenommen, sondern auch ihre Richtung geändert haben. Und dieses kann nicht anders geschehen, als dass die Natur allmählich und unvermerkt den alten Bau zerstört, und einen neuen bildet.

Dasselbe gilt von dem Vergleiche der Knochen im Greisenalter mit dem im mittleren Lebensalter. Die Knochen haben nicht allein an Gewicht und Umfang abgenommen, sondern es sind auch nur noch wenige von den Knochenfasern und Blättchen übrig geblieben, andere sind in eine andere Lage versetzt.

Von der Zeit des Zahnwechsels bis zur Pubertät geht vornehmlich die Entwicklung des Knochensystems vor sich. Die Wirbelbeine, die anfangs ganz Knorpel waren, dann aber aus drei Knochenstücken bestanden hatten, werden zu einem Knochen, desgleichen auch das Kreuzbein und die Hüftbeine, deren jedes aus drei Stücken bestand, vereinigen sich zu einem Knochen. Die Verknöcherung der Hand- und Fusswurzel-Knochen, der Kniescheibe, die ganz knorpeligt waren, schreiten vor sich, die langröhrigen Knochen werden immer länger, hohl und mit Mark gefüllt, die knörpeligten Extremitäten und Fortsätze nehmen an Verknöcherung zu, bis sie vollendet sind.

Die Muskeln erst zart und von mehr weisslichter Farbe, werden nach und nach kräftiger und röther. Um die Zeit des ersten Zahnens, früher oder später, beginnt das Kind freiere Bewegungen, es versucht zu kriechen, zu stehen, zu gehen. Hier entwickeln sich die Muskeln. Noch mehr entwickeln sie sich gegen die Zeit des Zahnwechsels im sechsten und siebenten Jahre. Um je mehr Uebung Statt findet, um so mehr nimmt die Kraft und frische Farbe zu, und die Vollendung erfolgt zur Zeit der vollkommenen Ausbildung des ganzen Körpers.

Uebung hat den grössten Einfluss auf die Bildung der Muskeln.

Ein Fuss, der nicht geht und läuft, nimmt bald an Stärke ab, wird magerer, dünner, schwächer; der Arm eines Fechters wird viel dicker, derber, und kräftiger, als der andere ungebrauchte, die Gliedmassen der Ballettänzer stehen im Missverhältniss durch die Ausbildung und Zunahme der Muskeln an den Füssen, weil die Hände weniger gebraucht werden u. s. w.

Die Kunstfertigkeiten die durch Uebung erlangt werden können, sind oft unglaublich.

So viel von allgemeiner Anatomie und Bildungsgeschichte.

Mechanik des menschlichen Leibes.

Es möchte befremdend sein, in einem pathologisch therapeutischem Werke die Grundlehren der Mechanik zu finden; da aber der Mechanismus hier die vorherrschende Rolle spielt, und sowohl der Grund der Krankheiten auf mechanischen Formveränderungen beruht, als die Heilung durch Maschinen geschehen soll, wozu eine Ansicht des natürlichen Mechanismus im menschlichen Leibe unerlässlich ist, und mehrere Leser diejenigen mathematisch-mechanischen Grundsätze vielleicht nicht in der Art und Ordnung vor Augen haben dürften, als es eine mechanische Physiologie, Pathologie und Therapie bedarf; so wird es nicht überflüssig sein, die allgemeinsten und wichtigsten hieher gehörigen Grundsätze der Mechanik jetzt zu verhandeln, um in der Folge lästige Wiederholungen vermeiden zu können.

In der Natur ist der ideelle Pol zurückgetreten, und der materielle hervorgehoben. Im Wesen und im Innern der Dinge liegt das Dynamische und Organische, in der äussern Erscheinung offenbart sich aber das Physische und Mechanische.

So ist die Natur wesentlich Organismus, in der Erscheinung aber Materie; innerlich Kraft, äusserlich

Masse, und so herrscht auch im Menschen wesentlich die Seele, in der Erscheinung die Materie, und im Bau des menschlichen Leibes wesentlich Organisation, äusserlich Mechanismus.

Im menschlichen Leben herrschen aber vier Systeme, zwei individuelle, und zwei vermittelnde, und in je zweien, den beiden individuellen und den beiden vermittelnden, ist ein aktives und ein passives Glied.

Selbstständige Systeme des menschlichen Leibes sind: das passive: die Vegetation oder Ernährung, und alle ihre Organe, Gebilde, Funktionen und Thätigkeiten; das aktive: die Organisation, durch die Nervenkraft thätig; die vermittelnden Systeme mit der Aussenwelt sind: das passive: das Sinnensystem, das die Eindrücke der Aussenwelt aufnimmt, und dem höhern organischen Nervensysteme vorführt und mittheilt, und das aktive: das Gliedersystem, das durch seine Bewegungen auf die Aussenwelt zurückwirkt.

So verhalten sich also die Systeme des menschlichen Leibes; die Ernährung oder Vegetation bildet das pflanzliche System = Chemismus; das Nervensystem constituirt die höchste Entfaltung menschlicher Entwicklung = Organisation; das System der Sinne giebt die Sensualität, gleichsam das thierische System = Dynamik, und das Gliedersystem verhält sich = dem Mechanismus.

Durch die Anordnung der Gliederung ist nun der Mechanismus in den menschlichen Leib eingebildet, und daher organischer Mechanismus.

Mechanismus bleibt aber Mechanismus, er erscheine am Räderwerke oder am Hebel, oder in Systemen eines organischen Leibes; die Gesetze sind dieselben, und das mathematische Moment überall gültig.

Mechanik nun ist die Lehre von der Bewegung, oder weitläuftiger gesagt, Mechanik lehrt, eine gegebene Last durch Druck und Zug mit Vortheil an Zeit und Kraft zu bewegen.

Allgemeine Mechanik.

Der Ursprung und Grund der Mechanik beruht auf der Erscheinung der Kraft, die sich an der Materie offenbart. Die Kräfte aber sind lebend, es giebt keine todte Kraft, und beruhen alle auf der Urkraft. Die Urkraft aber ist ursprünglich Eine im Gegensatz, als expandirende und kontrahirende, anziehende, abstossende Kraft, gleich Licht und Schwere.

Die Einheit der Kräfte vor eingetretener Störung, und ihre Ausgleichung nach Aufhebung derselben heisst Gleichgewicht.

Diese Kräfte auf die Sphäre der bewegenden Mechanik bezogen, geben den Druck und den Zug.

Diese zwei Thätigkeiten, die unmittelbar von der Urthätigkeit aller Materie, von der Attraktiv- und Repulsivkraft abgeleitet sind, erfüllen die ganze Sphäre der Mechanik, und sind ihre Grundthätigkeiten.

Die Kraft, die hier erscheint, sezt zwar schon die Materie voraus, die Masse ist aber jedoch mit der Kraft schon zugleich gegeben, da, wie oben schon gezeigt, eines ohne das andere nicht bestehen kann.

Diese Thätigkeiten oder Wirkungen der Urkräfte, auf Mechanik bezogen, sich äussernd als Druck und Zug, sind der Mechanik Grundthätigkeiten, und offenbaren sich in Erscheinung tretend an Hebel, Keil, Schraube und Federn.

Diese Apparate nun, als Hebel, Keil, Schraube,

Federn, äussern die Grundfunktionen der Mechanik durch Druck und Zug, mittelst der auf sie angebrachten, oder in ihnen liegenden Kraft. Jeder dieser Apparate kann so gestaltet werden, dass er durch Druck und Zug zu wirken vermag.

Es folgen nun die wichtigsten Momente der allgemeinen Mechanik, nebst einigen physikalischen Definitionen und Lehrsätzen.

Der Mittelpunkt ist im Kreise und der Kugel der, der von allen Endpunkten der Oberfläche gleichweit entfernt ist, im Quadrat und Rektangel da, wo die von den Enden kreuzweise gezogenen Linien sich schneiden, in unregelmässigen Körpern hat er nur Bedeutung, in so fern er mit dem Schwerpunkte zusammenfällt.

Mittelpunkt der Bewegung heisst derjenige Punkt, um den die Bewegung Statt findet, und der während der Bewegung selbst ruhend gedacht wird.

Schwerpunkt heisst derjenige Punkt eines Körpers, der, wenn er senkrecht unterstützt ist, den Körper in jeder Lage vor dem Fallen sichert.

Stützpunkt heisst derjenige Punkt, auf dem der Schwerpunkt ruht.

Ruhepunkt heisst der Punkt, auf dem zwei oder mehrere Kräfte, z. B. die am Hebel sich ausgleichen, so dass das Gleichgewicht der Kräfte besteht.

Fallpunkt heisst derjenige Punkt, der wenn er über die Stützungspunkte hinausrückt, den Moment des beginnenden Falles bezeichnet.

Senkrechte Linie heisst die, die der Richtung der Schwere folgt, von oben nach unten, auch Vertikale oder Lothrechte genannt.

Waagrechte Linie heisst die, die mit dem Horizonte gleichlaufend ist, und die Senkrechte rechtwinklicht schneidet, auch Horizontale genannt.

Diagonale heisst eine Linie, die in einem Rektangel von einem gegenüberstehenden Winkel schief zum andern geht.

Achse heisst eine der Länge nach durch den Mittelpunkt oder Schwerpunkt eines Körpers gezogene Linie.

Queerachse eine der Queere nach durch die gedachten Punkte gezogene Linie, die die Achse rechtwinklicht schneidet.

Achse der Bewegung ist die Verlängerung des nach entgegengesetzten Richtungen fortgesezten Punktes der Bewegung.

Neigungslinie oder Direktionslinie der Schwere ist eine senkrechte, durch den Schwerpunkt gezogene, den Horizont rechtwinklicht schneidende Linie. Man kann sich dieselbe auch als eine Reihe von Punkten denken, die vom Schwerpunkte aus senkrecht auf den Horizont fallen. Wenn nun ein Körper sich auf einer horizontalen Grundfläche befindet, so wird derselbe nicht fallen, so lange seine Neigungslinie innerhalb der Unterstützungspunkte oder Fläche fällt.

Bewegung im mechanischen Sinne ist Veränderung der Lage eines Körpers in Beziehung auf einen gegebenen Ort. Ruhe ist die beharrliche Gegenwart an demselben Ort.

Bewegende Kraft heisst jede Ursache und Wirkung, die in einem Körper Bewegung hervorzubringen, umzuändern oder zu vernichten vermag.

Diese Kraft äussert sich als Druck und als Zug; denn der Stoss ist nichts, als ein rasch wirkender und augenblicklich wieder aufgehobener Druck oder Zug. Zug, wenn der Körper genähert; Druck, wenn er entfernt werden soll. Ganz analog den Urkräften der Attraktion und Repulsion.

Ein bewegter Körper ändert für sich seine Richtung nicht, alle Veränderung kommt von äusserer Ursache her.

Die Trägheit d. h. der Widerstand, den eine bewegende Kraft zu überwinden hat, ist der Masse des zu bewegenden Körpers proportional.

Zwei Kräfte, die einander ganz oder zum Theil aufheben, nennt man Kraft und Last.

Der Zustand zweier entgegengesetzter Kräfte, die sich wechselseitig aufheben, heisst Gleichgewicht; und in diesem Zustande der Ruhe heissen die Kräfte gebunden; frei heissen sie, wenn eine die andere überwiegt und Bewegung erfolgt.

Jede Kraft und jede Last können durch Gewichte, Elemente, Thiere, Federn u. s. w. in Bewegung gesezt werden, und das bewegende Moment heisst schlechthin Kraft.

Die Grösse einer Bewegung vergleicht man nach ihrer Wirkung, die sie auf andere Körper äussert, und diese Wirkung ist gleich dem Produkte der Geschwindigkeit in die Masse. Dieses Produkt heisst nun das Moment oder die Grösse der Bewegung.

Jede Kraft und jede Last lässt sich auf Gewichte reduziren, indem das Gewicht beiderlei Funktionen der Bewegung vereinigt, oben aufgelegt als Druck, unten angehängt als Zug wirkt, aber die Wirkungen der Gewichte sind der Vergleichungsmassstab über die Wirkung der Kräfte.

In der Folge wird die Nothwendigkeit sich zeigen, die Wirkung der Maschinen, den Zug der Federn, den Widerstand der Muskeln u. s. w. auf Gewichte, als das Vereinigungsprinzip zu bringen.

Bei ungleichen entgegengesetzten Kräften hebt die stärkere mit gleichem Verluste die schwächere auf.

Wirken zwei Kräfte nach verschiedener Richtung auf einen Körper, so nimmt die Bewegung desselben den mittlern Weg — daraus folgt:

An die Stelle zweier Kräfte lässt sich Eine setzen; und Eine Kraft lässt sich in Zwei zerlegen.

Man erinnere sich der Lehre vom Parallelogramm der Kräfte, wovon unten noch mehr.

Bei Ausführung von Maschinen wolle man die Hindernisse der Bewegung vom Widerstand der Luft, Schwere, Reibung, Zerbrechlichkeit u. s. w. nicht übersehen.

Es kommen in Beziehung auf gegenwärtige Schrift vornehmlich zu betrachten der Druck und Zug der Gewichte und gespannter Federn, die Wirkung vom Keil, die schiefe Ebene der Hebel u. s. w.

Von den einzelnen Lehren der Mechanik sollen aber nur die hier betrachtet werden, die von besonderer Wichtigkeit für den Zweck der gegenwärtigen Schrift erscheinen.

Einzelne Lehren der Mechanik.

Vom Hebel.

Die Gesetze des Hebels kommen im organischen Mechanismus in der Bewegung der Knochen durch die Muskeln vor, und alle Wirkung der Muskeln auf die Knochen ist hebelartig. Ein hinreichender Grund das

Wichtigste davon abzuhandeln, abgesehen noch davon, dass die Gesetze des Hebels auch bei dem Bau der Maschinen in Anwendung kommen.

Jede gerade, gebrochene oder auch krumme, unbiegsame Linie, die in irgend einem Punkte unterstützt ist, in andern Punkten aber von Kräften gedrückt oder gezogen wird, heisst ein Hebel. Der Begriff des Hebels ist durch die Worte Last, Kraft, Stützpunkt, Gleichgewicht, vollkommen erschöpft.

Sind die Kräfte und der Unterstützungspunkt so angebracht, dass der Hebel in Ruhe bleibt, so sagt man, der Hebel stehe im Gleichgewicht. Die Wirkungen der Kräfte verhalten sich aber umgekehrt wie ihre Entfernung vom Stützpunkte, so dass um an einem Hebelarm eine gleiche Wirkung hervorzubringen bei zehnmaliger Verlängerung des Hebelarmes das wirkende Gewicht oder die Kraft um das zehnfache vermindert werden muss.

Es giebt verschiedene Arten von Hebeln, den einarmigen, den doppelarmigen und den Winkelhebel, der abermals ein- oder doppelarmig sein kann.

Jeder Hebel hat zwei gegenseitig wirkende Kräfte, die eine, die bewegt werden soll, heisst die Last; die andere, die diese bewegen soll, heisst schlechthin die Kraft; der Stützpunkt trägt und stützt beide, ist Ruhepunkt, um den die Bewegung Statt findet, also Mittelpunkt der Bewegung.

Gleichgewicht am Hebel erfolgt, wenn die Entfernungen vom Stützpunkte sich umgekehrt verhalten wie die Grössen der Kräfte, die auf den Hebel wirken. Es sei der eine Arm fünfzehn Fuss, und der andere drei Fuss lang, so wird eine Kraft von drei Pfund am ersten

Arme einer Kraft von fünfzehn Pfunden am zweiten das Gleichgewicht halten; denn da drei um fünfmal kleiner ist, als die Entfernung fünfzehn von ihrem Stützpunkte, so muss am andern Arme die Last um fünfmal grösser sein als die Länge des Hebels, also fünfzehn, und die gegenseitigen Produkte der Kräfte in die Entfernungen sind sich gleich. Nämlich die Länge des einen Hebelarmes $=$ fünfzehn, und das Gewicht $=$ drei, und eine Länge von drei, und Schwere von fünfzehn, geben jedes ein Produkt von fünf und vierzig.

Der einarmigte Hebel ist der, an dem Last und Kraft auf einer Seite des Stützpunktes liegen, und davon giebt es zwei Arten:

Bei der einen ist die Last dem Stützpunkt näher, und die Kraft ferner;

Bei der andern ist die Kraft dem Stützpunkt näher, und die Last ferner.

Die erste Art erleichtert die Wirkung für die Kraft, sie darf um so viel kleiner sein, als sie weiter vom Stützpunkte entfernt ist, die zweite Art ist ungünstiger für die Kraft, indem sie, um der Last das Gleichgewicht zu halten, um so vielmal grösser sein muss, als sie näher am Stützpunkt gelegen ist, als die Last.

Nach der lezten Art sind fast alle Muskelbewegungen konstruirt, man vergleiche die Wirkung des zweiköpfigten und innern Armmuskels am Ellenbogen, den zweiköpfigten, halbhäutigten, und halbsennigten Muskel am Kniegelenke u. s. w.

Beim Winkelhebel lassen sich die Entfernungen vom Unterstützungspunkte zu der Richtung der Kräfte auf Zahlen bringen, durch die vom Ruhepunkt auf die Richtungslinie der Kräfte gezogenen Senkrechten. Man vergleiche hieher die Anheftung und Wirkung der Muskeln an den Dornfortsätzen der Wirbel.

Ein Zweiarmigter Hebel ist der, an dem der Stützpunkt in der Mitte, auf der einen Seite die Kraft, auf der andern die Last gelegen ist. Auch hier ist der Fall doppelt, dass entweder

    die Last näher am Ruhepunkte gelegen ist, und die Kraft weiter davon entfernt wirkt, was letztere begünstigt, oder dass

    die Kraft näher am Ruhepunkte gelegen ist, und die Last ferner wirkt, wodurch die Kraft in Nachtheil versetzt ist.

Uebrigens gelten auch hier alle unter dem einarmigen Hebel aufgeführte Gesetze.

Am organischen Leibe sind hieher zu vergleichen die Wirkungen der Armstreckmuskeln am Ellenbogenhöcker, der einen zweiten, wenn gleich kürzern Hebelarm bildet, und der Achillessenne auf das Fersenbein, das von seinem Ruhepunkte, dem Sprunggelenke aus, einen langen Hebelarm bildet, und dem andern von dem Sprunggelenke bis zur Fussspitze, worauf bei erhobener Ferse der Plattfuss noch ruht, einigermassen das Gleichgewicht hält, wodurch die Wirksamkeit dieser Senne so sehr befördert wird.

Diejenigen Hebel sind die besten, in denen die Kraft in perpendikulärer Richtung auf die Linie wirkt, welche von dem Ruhepunkt aus auf den Punkt, auf welchen die Kraft wirkt, gezogen ist.

Ist dieses nicht der Fall, und wirkt die Kraft nicht in senkrechter, sondern in schiefer Richtung auf die gedachte Linie, so wird die Kraft zerlegt, und ein Theil geht verloren, und zwar um so mehr, je schiefer der Winkel der wirkenden Kraft auf die gedachte Linie gerichtet ist.

Denn wenn man das Parallelogramm der Kräfte darüber errichtet, so sieht man, dass die Kraft, die auf den Hebelarm wirkt, nicht eine geradezu der Last entgegenstrebende, sondern eine aus zwei andern zusammengesetzte Kraft ist, deren die eine der Last entgegen, die andere aber in der Richtung vom Ruhepunkte nach dem Punkte, darauf die andere senkrecht wirken sollte, gerichtet ist. Es ist also die schief wirkende Kraft nur die mittlere zwischen diesen beiden. Daher im Verhältnisse der Schiefheit ihrer Richtungslinie die Wirkung verringert wird.

So wirken viele Muskeln, die sich unter schiefen Winkeln ansetzen.

Von der Bewegung auf schiefen Flächen.

Abgesehen, dass Keil und Schraube, streng genommen, nichts als schiefe Flächen sind, und nach deren Gesetzen sich richten, so ist die Lehre von der Bewegung auf der schiefen Fläche schon um ihrer selbst willen, wegen der Gesetze der Bewegung auf derselben, wichtig.

Eine schiefe Fläche ist aber eine solche, die den Horizont in einem spitzigen Winkel schneidet.

Es kann nun ein Körper auf einer schiefen Fläche nicht stehen, so lange sein Schwerpunkt nicht senkrecht unterstützt ist, und eine senkrechte Linie durch seinen Schwerpunkt gezogen (Neigungslinie der Schwere) ausserhalb des Stützpunktes fällt. Es muss der Körper je nach der vorhandenen Richtung des nicht unterstützten Schwerpunktes abwärts (oder auf der schiefen Ebene auch) aufwärts fallen.

Beim Stehen oder Gehen auf einer schiefen Ebene,

z. B. beim Herabsteigen von einem Berge, fällt die wahre Neigungslinie des Schwerpunktes, die vom Schwerpunkte auf den Horizont rechtwinklicht gezogen ist, wenn die Achse des herabsteigenden Menschen auf der schiefen Fläche senkrecht steht, bei weitem ausserhalb, vor und tiefer, als die Unterstützungsfläche, die die Vorfüsse gewähren, der Mensch wird also den Berg vorwärts herabfallen. Der Schwerpunkt fällt hier zu tief.

Daher muss der Mensch durch Anordnung seiner Stellung die Achse seines Körpers mit der Direktionslinie seines Schwerpunktes in einerlei Richtung bringen, er muss also durch Zurückbeugen des Rückgraths den Schwerpunkt soweit zurückschieben und erhöhen, dass dessen zum wahren Horizont rechtwinklichte Stützungslinie innerhalb der auf der schiefen Fläche stehenden Stützen, nämlich der Vorfüsse fällt, so wird er ruhig stehen, ohne zu wanken oder zu fallen.

Umgekehrt, wenn bei dem Hinaufsteigen auf einen Berg die Achse des Menschen auf der schiefen Ebene senkrecht stünde, würde die Direktionslinie der Schwere hinter die Fersen, also ausserhalb der Stützungsfläche, und der Mensch also den Berg herab fallen; aber rückwärts. Er muss sich also vorwärts legen, um den Schwerpunkt zu erhöhen und unter die stützenden Füsse zu bringen. Am Schlusse der Mechanik ist dieses durch eine Zeichnung erläutert.

Aber schon Schuhe mit hohen Absätzen bilden schiefe Flächen, auf denen der Mensch steht und geht.

Der Keil.

Der Keil besteht aus zwei einander schneidenden Flächen, die sich in einem stumpfern oder spitzigern

Winkel berühren, und wirkt, indem diese Flächen sich zwischen zwei Körper hineinpressen, um sie zu entfernen. Wird also der Keil zwischen einen Körper, der beweglich ist, und einen, der unbeweglich ist und ihm zum Stützpunkte dient, hineingetrieben, so wird er durch allmählich verstärkten Druck den beweglichen Körper aus seiner Lage schieben.

Seine Wirkung geschieht durch Druck, und nur an Maschinen, daher nicht mehr davon zu erwähnen ist. Dasselbe gilt

Von der Schraube.

Die Schraube, ebenfalls nach dem Gesetz der schiefen Fläche wirkend, ist eigentlich nur eine um einen Mittelpunkt gewundene, sich immer wiederholende schiefe Fläche. Sie äussert bei ihrem Gebrauch eine nur allmählich und unmerklich steigende Wirkung, wird ziehend oder drückend zu allmähliger Ausdehnung oder Compression, immer nur zur Befestigung und als Stellschraube an Maschinen gebraucht, und bedarf daher keiner tiefern mathematischen Erörterung.

Das Rad und die Rolle werden ebenfalls nur in ihrer einfachsten Wirkung angewendet, so dass sie keine weitere Betrachtung nöthig haben.

Höchst wichtig aber für den orthopädischen Heilapparat sind die

Federn.

Die Wirkung der Federn beruht auf der Elastizität oder Schnellkraft, die manche Körper haben, eine Fähigkeit, sich zu verschieben und zu biegen, ohne zu brechen, und nach geschehener Ausdehnung und dem Aufhören der spannenden Kraft ihre alte Lage wieder anzunehmen, oder fortwährend gespannt, ein stetes

Streben zur Rückkehr in ihre natürliche Lage zu äussern.

Sie wirken ziehend oder drückend, und haben eine lebendige schon dem Organischen sich nähernde Spannkraft.

Sie bestehen aus Stahl, Messing, Fischbein u. s. w., und sind am besten geeignet, die Kraft der Muskeln, deren Spannung und ihren Zug, die Elastizität der Bänder u. s. w. zu ersetzen.

So viel von einer allgemeinen Mechanik.

Mechanismus im Bau des menschlichen Leibes.

Es ist in dem Bisherigen schon so oft von dem Mechanismus des menschlichen Leibes die Rede gewesen, und der Gegenstand selbst als Hauptsache der ganzen Schrift so wichtig, dass eine etwas ausführlichere Darstellung nicht am unrechten Orte sein möchte.

Hier gilt nun denn auch der in der Mechanik überhaupt bestehende Satz: dass jede Bewegung von äusserer Kraft bewirkt werde; es ist daher die Wirkung des Willens mittelst der Nerven auf die zu bewegenden Organe des Gliedersystems für diese etwas Aeusserliches.

Die Ernährung der Knochen, Muskeln, Bänder, Gelenke, überhaupt des ganzen Gliedessystems durch das Blut, so wie die Erregung und Reizung desselben durch die Nerven, gehört nicht hieher, wo einzig und allein nur vom Mechanismus der Bewegung die Rede ist; denn die Kräfte, die das System bilden und ernähren, so wie die Potenzen, die dasselbe erregen, ohne die es freilich keinen Augenblick bestehen kann, ja die bewegende Kraft selbst, sind für die mechanische Bewegung ein Aeusseres; ein Fremdes, und es handelt sich hier blos davon, wie durch den Zug der Sehne eines kontrahirten Muskels ein Knochen bewegt oder festgehalten werde. Durch welche Kraft aber der Muskel zusammengezogen und die Sehne gespannt werde, welche Funktionen dieses thun und vorher, während und nach der Muskelaktion eintreten müssen, dieses gehört nicht zur Sache, von der hier die Rede ist.

Die Aktion der Muskeln auf die Knochen an und um die Gelenke entspricht dem Hebel, und hierin bildet das zu bewegende Glied, zunächst dessen Knochen, an den, als ihre starre Linie, die weichen Theile sich heften, die Last; die mittelst der Zusammenziehung der Muskeln angespannten und angezogenen Sennen bilden die Kraft; die den bewegenden Muskeln entgegenwirkenden Antagonisten eine Gegenkraft; und das Gelenke, um das sich der Knochen bewegt, den Stützpunkt.

Das Stehen und Gehen und überhaupt alle körperliche Bewegungen sind Resultate zweier Potenzen, deren die eine innerhalb, die andere ausserhalb des Leibes liegt, nämlich der Schwere und der Muskelkraft.

Diese beiden Potenzen nun äussern ihre Wirkung als Druck und als Zug, die Schwere wirkt als Druck, durch die auf- oder gegeneinander stehenden Knochenenden, und die Muskeln wirken als Zug, durch ihre Sennen; diese beiden Wirkungsarten der bewegenden Kräfte aber leiten auch die Konstruktion aller Maschinen und orthopädischen Apparate, und der Ableitung des Druckes und Zuges' zufolge sind diese unmittelbare Ausflüsse der ersten Urkräfte, der Repulsiv- und Attraktivkraft; und somit erhellt die Einfachheit der Konstruktion des Mechanismus des menschlichen Leibes und des Mechanismus der Maschinen, in der Ableitung von den einfachsten Prinzipien.

Alle Bewegungen des menschlichen Leibes geschehen nun aber durch Druck und Zug der einander gegenüberstehenden, an einander anliegenden, gegen einander bewegten und festgehaltenen Knochen; dieses aber soll nun etwas ausführlicher dargestellt werden.

Der Druck der Schwere äussert sich in jedem Körper, in so ferne er nur irgend Masse hat, z. B. der Druck des Oberleibes auf die Wirbelsäule, der Druck der Wirbelsäule auf das Becken, des Beckens auf den Oberschenkel, des Oberschenkels auf Knie- und Sprunggelenke; und umgekehrt der Gegendruck des auf der Erde feststehenden Fusses gegen Knie-Hüftgelenk, Becken, Wirbelsäule u. s. w.

Der Zug offenbart sich im organischen Mechanismus durch die Muskeln, und zwar nach dem Gesetz des Hebels, welches überall im Gliedersystem unverkennbar ausgesprochen ist, und wo dieses waltet, gelten auch alle Nebenbedingungen, die bei demselben in Anwendung kommen.

Eine Mechanik des Organismus ist eigentlich dem Worte nach ein Widerspruch; sie ruht jedoch fest in der Natur der Dinge begründet. Die Artikulation steht unter dem Gesetze des Mechanismus, und wenn sich dabei auch die Kräfte nicht so genau bestimmen lassen, als die mathematischen und physikalischen; so rührt es daher, dass die hier wirkenden Kräfte lebendig und organisch, und für den Zollstab und die Waage nicht messbar sind. Eine solche vielfache für uns unmessbare Zusammensetzung ist die Wechselwirkung einer gegebenen Intensität der Nerventhätigkeit mit einem gewissen Grade der Oxydation des Blutes, im Verhältnisse zur Lebenskraft des ganzen Körpers und der Abhängigkeit derselben von der Energie des freien Willens; wenn nun, um den Grad einer zu erfolgenden Bewegung zu berechnen, es nothwendig ist, die Qualität der im Augenblicke bestehenden Lebenskraft des ganzen Körpers, und die sie mehr oder weniger erregende Energie des Willens, dann unter diesem Verhältnisse, die Oxydationsstufe des Blutes, und den Einfluss der Nerven zu erkennen, so wird man leicht einsehen, dass dieses unmöglich sei.

Die Erscheinungen aber dieser Kräfte im Mechanismus sind auch für einen mechanischen Zollstab, für eine Pfundwaage messbar.

Bewegung ist der Zweck und die Bestimmung der Gliederung, und zwar eine willkührliche, vom freien Willen beherrschte. Die Beweglichkeit liegt im Gliedersystem, die bewegende Kraft ausser ihm; auf der Wechselwirkung des Blutes und der Nerven beruhend, vom Willen abhängig. Daher kann auch das Gliederungssystem ungeregelte Bewegungen machen, die oft ganz widernatürlich scheinen, diese sind aber nicht Krankheiten der Organe der Beweglichkeit, sondern Krankheit der bewegenden Kraft. Solche krankhafte Bewegungen aber sind die Krämpfe, und ihr Wesen ist nicht mechanisch. Der Krampf aber gehört nicht in die Orthopädie. Wer Theorien über diese Verhältnisse sucht, der lese **Haller, Humbold, Prochaska, Walther, Wilbrand, Rudolphi** und andere mehr.

Zusammenziehung des Muskels erzeugt Ortsveränderung der Theile, an die der Muskel geheftet ist. Sind die Anheftungspunkte des Muskels beide beweglich, so nähern sie sich; ist es nur einer, so nähert sich der Bewegte dem Ruhenden. Es ist aber kein Theil absolut beweglich oder unbeweglich, sondern nur relativ; der Oberarm ist beweglich in Beziehung auf die fixirte Schulter, unbeweglich aber in Beziehung auf den Unterarm, in sofern alle diesen bewegende Muskeln von ihm entspringen; der Oberschenkel ist beweglich in Beziehung auf das feststehende Becken, unbeweglich aber als Ursprungspunkt der den Unterschenkel bewegenden Muskeln.

Dieses ist das natürliche und gewöhnliche Verhältniss. Es lässt sich dieses aber auch umkehren, z. B. wenn die Hände irgend einen festen Punkt gefasst haben, und fest haltend, sich dort fixiren, so sind sie der unbewegliche Punkt, und die Wirkung der Muskeln zieht den Arm und den ganzen daran gehefteten Leib nach sich; so der *Fuss*, der beim Aufstehen aus sitzender oder liegender Situation sich zuerst auf dem Boden fixirt, wird der unbewegliche Punkt, der durch Gegendruck und Muskelbewegung den ganzen Körper hebt und trägt.

Die Muskeln haben ihre Wirksamkeit, d. h. die Fähigkeit sich zusammenzuziehen und wieder auszudehnen, nur in ihrem Fleische, und der Wirkungspunkt fällt in dieser Beziehung in ihre Mitte. Dort, im Muskelbauche, erfolgt die Anschwellung bei der

Kontraktion, die Verdünnung bei der Expansion, und man behauptet, dass die Intensität der Kraft eines Muskels im gleichen Verhältniss stehe mit der Dicke seiner Fleischbündel und der Länge seiner Fasern. Es gilt also auch hier das mechanische Gesetz: die Wirkung ist der Masse gleich.

Wo zwei oder mehrere Muskel einen Knochen nach verschiedenen Richtungen ziehen, nimmt die Bewegung den mittlern Weg. Wirkt z. B. der grosse Brustmuskel, der allein den Arm vorwärts zieht, und der breite Rückenmuskel, der allein den Arm rückwärts zieht, zusammen, so wird der Arm abwärts und einwärts gegen die Brust gezogen, und so bei mehreren. Wo die Kraft und Gegenkraft z. B. die Strekker und Beuger gleiche Wirkung äussern, dort ist Gleichgewicht, und das Glied bleibt in Ruhe.

Am Skelett ist die Wirbelsäule der Stamm, auf den alle Bewegungen bezogen werden, und sie ist, wie in der Entstehung, so auch in der Bedeutung das Erste, was vom Mechanismus in Erscheinung tritt.

Die Wirbelsäule ist der gemeinsame Mittelpunkt der Bewegungen, so wie sie Achse des Körpers ist, und da die Rückgrathssäule die ganze Schwere des Körpers trägt, und der gesammten Beweglichkeit das Gleichgewicht halten muss, so vereinigt sie mit der grössten Festigkeit des Baues auch die grösste Beweglichkeit.

Die Vielseitigkeit und Leichtigkeit der Bewegung ist durch die Brechung ihrer Continuität in zwei Dutzend Wirbel und deren besondern Bau, und die Festigkeit abermal durch den Bau der Wirbel, ihrer Körper und Fortsätze, und vorzüglich durch den

Reichthum und die Mannigfaltigkeit ihrer Bänder, Knorpel, Muskeln u. s. w. bedingt.

Die grosse Festigkeit ist Resultat der Grösse und Menge der Gelenkflächen an den Wirbeln und ihren Fortsätzen, und der an diesen Berührungspunkten sie vereinigenden Knorpelschichten, Ligamente und Muskeln, und die vielseitige Beweglichkeit entspringt aus ihrer Anzahl; und um so beschränkter die Beweglichkeit eines jeden einzelnen Wirbelbeins mit seinem Nachbar ist, um so grösser und freier ist die Beweglichkeit der ganzen Rückgrathssäule.

Die Reibung in den Gelenken verhindert die Elastizität der Knorpel, die den Knochen an den Gelenkflächen umkleiden, und die durch ihre Glätte theils übereinander gleiten, theils, elastischen Federn gleich, dem Drucke nachgeben und ausweichen, und nach Aufhören des Druckes in ihre alte Lage zurückspringen.

Es verhütet auch die Reibung die Glätte der Gelenkbänder und Membranen, und die Gelenkflüssigkeit, die die Gelenkorgane schlüpfrig erhält. Sie ist die wahre Schmiere, das Oel und Fett, das auch in Maschinen die Friktion vermindert.

Unter die Hindernisse der Bewegung gehören nun der Widerstand der Antagonisten, ja der Widerstand der Luft; unter die Vortheile der Schwung, den ein einmal bewegter Körper schon hat, der ihn als Zentrifugalkraft von selbst weiter bewegt, der Druck der eigenen Schwere u. s. w., welche Momente alle nur den organischen Mechanismus bestätigen.

Die Bewegung der Knochen durch die Muskeln geschieht also nach dem Gesetze des Hebels, der Stützpunkt liegt im Gelenkende des Knochens, um den die

Bewegung geschehen soll, und ist also ruhend. Der Ort, auf den die Kraft zunächst einwirkt, ist die Anheftungsstelle der Flechse, der Senne, des Muskels an den Knochen, in der Knochenhaut, am Ligamente, Knorpel, oder wo sich sonst noch die Sennen hin verlieren. Der Punkt der höchsten Intensität der Last ist durch die Länge des zu bewegenden Gliedes, oder die Grösse der daran befestigten und zugleich mitbewegten Theile bestimmt.

Die Intensität der Kraft bestimmt sich nach der Grösse, Länge, Anheftung der Muskeln u. s. w.

Unter den drei Arten des Hebels kommt gerade die ungünstigste, bei der am meisten Kraft verloren geht, am häufigsten vor. Die Anheftung der Muskeln ist nämlich so, dass sich der Punkt der einwirkenden Kraft zwischen der Last und dem Ruhepunkte befindet, also am einarmigten Hebel die Kraft dem Stützpunkte näher, als die Last, was man im gemeinen Leben Wurfhebel nennt.

Die meisten Muskeln heften sich an den zu bewegenden Knochen gleich neben dem Stützpunkte an, wobei die meiste Kraft verloren geht. Dahin gehören z. B. die oben schon berührten Beugemuskeln des Ellenbogen- und Kniegelenkes u. s. w.

Ein ähnliches Verhältniss der Insertion findet Statt am zweiarmigten Hebel, z. B. die Anheftung der Armstrecker am Ellenbogengelenke, das Olekranon bildet zwar hier einen zweiten Hebelarm, der dem ersten vor dem Gelenke, der Armröhre, entgegensteht, allein die Kürze dieses Hebelarmes hinter dem Gelenke erfordert verstärkte Kraft.

Die Fortsätze der Wirbel, namentlich die Dornfortsätze bilden durch die Anheftung ihrer Muskeln

Winkelhebel, die durch ihre Aktion die Streckung des Rückgraths vorzüglich nach hinten erleichtern.

Durch die oben angeführte Insertion der Muskeln geht zwar sehr viele Kraft verloren, und der ungünstig angeheftete Muskel muss um Vieles stärker sein, wenn er doch mit gleicher Kraft wirken soll. Es wird aber auch in diesem Falle durch die mindeste Verkürzung des Muskelbauches die ausgedehnteste Bewegung bewirkt, und wenn die Verkürzung des Muskels auch langsam geschieht, so wird am Ende des bewegten Gliedes die Bewegung dennoch rasch erfolgen. Man vergleiche hier abermal die schon oft angeführten Streck- und Beugmuskeln des Knices und Ellenbogens.

Hier giebt es zwar einen Verlust an Kraft, aber Gewinn an Raum und Zeit, und zwar in der Art, dass bei den nahe am Stützpunkte angehefteten Muskeln allerdings an Kraft verloren geht, aber bei langsamer und geringer Verkürzung dieser Muskeln dennoch die Bewegung des Gliedes mit Geschwindigkeit und durch grossen Raum erfolgt; da im Gegentheil bei der Insertion nahe am Ende des Gliedes und entfernter vom Stützpunkte, zwar an Kraft gewonnen, aber an Schnelligkeit und Raum der Bewegung verloren wird. Man vergleiche zu der letztern Art die Anheftung der Achillessenne an das Fersenbein, der Schläfe- und Kaumuskel an den Unterkiefer u. s. w.

Von den andern Hebelarten kommt diejenige, bei welchen der Ruhepunkt in der Mitte ist, und an die beiden Hebelarme Kraft und Last vertheilt sind, beinahe nur in der Anordnung der Rollmuskeln, indem der Schenkelkopf den einen, der Trochanter den andern

Hebelarm bildet, und der Ruhepunkt die Achse des Oberschenkelbeins ist — die andere Art, wo sich die Last zwischen dem Ruhepunkte und der Kraft befindet einigemal z. B., wenn der Vorfuss, Ballen und Zehen auf dem Boden ruhen, das Fersenbein durch Kontraktion der Achillessenne in die Höhe gehoben ist, und das Bein nun mit der Last des ganzen Körpers auf dem Sprunggelenke ruht — vor.

Nur die Kau- und Schläfenmuskeln bilden am Unterkiefer einen Hebel, bei dem die Kraft sich zwischen dem Stützpunkt und der Last befindet, aber weit ferner vom Stützpunkte und näher an der Last, als es an andern Orten der Fall ist. So haben die Armstrecker einen weniger, die Achillessenne einen mehr Vortheil gewährenden Hebelarm, was aber hier an Kraft gewonnen wird, geht wieder an Raum und Zeit, d. h. an Ausdehnung und Geschwindigkeit der Bewegung verloren.

Die Muskeln verlieren aber an Kraft nicht allein durch den Ort, wo sie sich ansetzen, d. h., durch die Nähe oder Entfernung vom Stützpunkte und der Last, sondern auch noch durch die Art, wie sie sich ansetzen, d. h. durch den Winkel, unter welchem sich die Senne an den Knochen heftet.

Es gilt nämlich, wie schon unter der allgemeinen Mechanik abgehandelt wurde, das Gesetz, dass diejenige Kraft am stärksten wirkt, die ihre Thätigkeit in perpendikulärer Richtung auf die Linie äussert, die vom Stützpunkte aus auf den Punkt, auf den die Kraft wirken soll, gezogen ist.

Ist und bleibt dieser Wirkungswinkel der Kraft ein rechter, so wirkt die Kraft am stärksten, ist dieser

Winkel aber ein spitziger, so wird die Kraft zerlegt, und wirkt nicht mehr mit ihrer ganzen Stärke auf diesen Punkt.

Errichtet man nämlich das Parallelogramm der Kräfte, so zeigt sich, dass die Kraft des Muskels und ihre Richtung zusammengesetzt ist, oder zerlegt wird von zwei andern Kräften und deren Richtungen, nämlich der Richtung, die gegen die Last gerichtet ist, und einer andern, die vom oder gegen den Stützpunkt wirkt, so dass nur ein Theil der Kraft in der schiefen Richtung gegen die Last wirkt, der andere aber gegen den Stützpunkt zu wirkt; und also die Reibung vermehrt, oder vom Stützpunkt ab zieht und die Ligamente anstrengt, also doppelten Verlust erzeugt.

In dieser Art sitzen günstig, also so ziemlich rechtwinklicht, der Kau- und Schläfemuskel, die Achillessenne; ungünstig, also unter spitzen Winkeln, die Beuger des Ellenbogen- und Kniegelenks.

Doch bessert sich dieses ungünstige Verhältniss während der Wirkung; denn so spitzig der Anheftungswinkel auch sein mag, z. B. bei den Beugemuskeln des Kniees und Ellenbogens, um so mehr nähert sich durch die Veränderung der Lage des bewegten Gliedes der spitzige Winkel dem rechten; je rascher nun (vergleiche oben) die Bewegung erfolgt, um so eher und schneller wird das ungünstige Anheftungsverhältniss umgewandelt, und wenn die Intensität der Nerven- oder Muskelkraft sinken sollte, so wird sie nun durch das günstiger gewordene mechanische Verhältniss des Anheftungswinkels ersetzt.

Umgekehrt verhält es sich mit den Streckmuskeln z. B. des Armes und Fusses, diese verlieren ihren günstigen Winkel während der Wirkung der Muskeln, theils sind aber ihre Massen sehr gross, theils ist hier durch einen andern Mechanismus gesorgt, der den Beugern abgeht, nämlich den Ellenbogenhöcker und die Kniescheibe, welche beide Hebel bilden zur Erleichterung der Muskelaktion.

Aber nicht allein durch Ort und Art, wo, und wie sich der Muskel an den Knochen setzt, wird Kraft verloren, sondern auch durch den Winkel, unter dem die Senne sich an den Muskelbauch ansetzt, oder durch den Winkel, unter dem sich die Fasern der Fleischbündel in die Sennen verlieren. Und je grösser dieser Winkel ist, um so mehr Kraft geht verloren. Man vergleiche hiezu die doppelt und einfach gefiederten Muskeln.

Dem Bisherigen Zufolge werden also die Kraftäusserungen der Muskeln bemessen:

1. nach der Dicke der Muskeln, oder der Menge ihrer Fasern, je mehr Fasern und Bündel da sind, um so stärker wirkt die Muskel;

nach der Grösse der Entfernung ihres Insertionspunktes, je kürzer der Muskel und seine Faser ist, um so stärker wirkt er;

3. nach der Richtung des Insertionspunktes, dem Insertionswinkel, und Winkel des Uebergangs der Faser in die Senne;

4. nach der Insertion in Beziehung auf Nähe oder Entfernung vom Ruhepunkt oder der Last.

Nun nach dieser, wie ich hoffe, genügenden Nachweisung des allgemeinen Mechanismus im Gliedersystem, noch einige Begriffsbestimmungen, ehe ich zu den speziellen Funktionen und deren Mechanismus übergehe.

Strecken eines Gliedes heisst diejenige Bewegung, durch welche der bewegte Knochen in die fortgesetzte Achse desjenigen ruhenden gebracht wird, an dem er befestigt ist; Beugen heisst diejenige Bewegung, bei der die Achsen zweier beweglich verbundener Knochen sich in einem Winkel gegenüber gestellt werden, so dass das Glied, das in der Streckung nur eine Achse hatte, in der Beugung zwei, in einen grössern oder kleinern Winkel gegen einander gestellte Achsen erhält, daher die Bewegung des Vorfusses nach Rückwärts durch Aktion der Achillessenne Streckung heisst.

Der menschliche Körper ist schwer, daher den Gesetzen der Schwere unterworfen; und daher hat der ganze Körper sowohl als jedes seiner Glieder einen Schwerpunkt. Universell ist der Schwerpunkt des ganzen Körpers, partiell der des einzelnen Theiles oder Gliedes.

Der Schwerpunkt des Menschen fällt in das kleine Becken, so dass er sich zwischen dem letzten Lendenwirbel und der Schoosfuge und den beiden Hüftgelenkpfannen mitten inne befindet.

Die Linie vom Schwerpunkte rechtwinklicht auf den Horizont gezogen heisst, wie bei jedem andern Körper, die Direktions- oder Neigungslinie der Schwere.

Stützungslinie heisst sie, weil sie auch bei Erschlaffung der Muskeln den Körper trägt. Der Körper steht aber, oder er ist gestützt, wenn die Neigungslinie der Schwere innerhalb der Unterstützungsfläche fällt.

Die Unterstützungsfläche ist der Raum, den die äussersten Ränder der Füsse, und die Linien von den Zehen des einen und der Ferse des einen zu den Zehen und der Ferse des andern Fusses in sich fassen.

Die Muskeln sind das einzige Mittel, den Schwerpunkt bei unsern Bewegungen nach Bedürfniss oder Gefallen zu erhalten, verändern, oder nach Gefallen wieder herzustellen. Ist freilich die Neigungslinie über die Stützungsfläche hinausgerückt, dann fällt der Mensch, weil alle Theile im Falle mit hingerissen sind; und die Muskeln der Füsse keinen Fixirungspunkt mehr haben, sondern dem allgemeinen Falle nachgeben müssen.

Mechanismus des Stehens.

Insofern nun die mechanischen Krankheiten, von denen in der Folge gehandelt wird, vom gestörten Mechanismus des menschlichen Leibes abhängen, muss diese Mechanik auch in ihrem gesunden Zustande erkannt sein; daher hier die Schilderung der wichtigsten Funktionen derselben gegeben wird.

Die vornehmsten und wichtigsten Situationen des menschlichen Leibes sind: das Liegen, das Sitzen, das Stehen, das Gehen, das Laufen und das Springen; und als krankhafte Erscheinung bei gestörter Mechanik des Leibes tritt das Hinken ein, und vor der Entwicklung des Ganges und Laufes findet das Kriechen Statt.

Im Liegen ruht die Achse des Körpers ganz oder zum Theil auf einer horizontalen Fläche, und jeder Theil ist fast unmittelbar unterstützt, die Muskeln sind erschlafft, und diese Situation giebt nicht leicht zu Abweichungen von der Normalität Anlass, ja sie dient oft einzig und allein zur Heilung der in andern Stellungen entstandenen mechanischen Uebel.

Das Sitzen besteht darin, dass die Achse des Körpers nicht auf den Füssen ruht, wie beim Stehen, und nicht horizontal wie bei dem Liegen, sondern dass der Körper auf den Sitzbeinen gestützt ist, in welcher Lage aufmerksame Beachtung des Schwerpunktes, um diesen nicht über die Stützungsfläche zu verschieben, den Körper ruhig und im Gleichgewicht erhalten kann; hiezu gehört aber Anspannung der Muskeln, ohne diese und bei erschlafftem Zustande der Muskeln müssen Stützung der Füsse auf den Boden, oder Anheftung der Arme, oder Anlegung der Arme, oder Anlegung der Brust an einen vorne befindlichen festen Körper den vorwärts geneigten, oder das Anlehnen des Rückens an einen rückwärts befindlichen Stützpunkt den rückwärts sinkenden Schwerpunkt tragen helfen.

Laufen und Springen sind für den Menschen weniger nothwendig, als das Stehen und Gehen. Das Stehen wird bei allen fortschreitenden Bewegungen vorausgesetzt, und wer nicht springen kann, mag sich mit dem Gehen begnügen. Das Laufen ist ohnehin Modifikation des Gehens.

Es wird also vornehmlich hier das Stehen und das Gehen, als das wichtigste Moment des organischen Mechanismus behandelt. Bei dem Mangel an Litteratur über den Gegenstand möge der Leser auch die vielleicht hier zu treffende Mangelhaftigkeit der Darstellung entschuldigen, und es für keinen Raub halten, wenn er sieht, dass grösstentheils Barthez benützt worden ist.

Stehen nennt man die mehr oder weniger aufrechte Stellung des Menschen, die dadurch erhalten wird, dass die Beine, indem sie sich auf die Erde oder eine andere feste Grundlage stützen, den Körper aufrecht erhalten.

Das Stehen findet Statt im Zustande der Ruhe oder der fortschreitenden Bewegung.

Ob der Mensch wirklich zum aufrechten Stehen und Gehen bestimmt sei, darüber haben die Gelehrten viele Worte verloren, und wenn auch Aristoteles, Monboddo, Rousseau, Daubenton, Herder u. a. m. bewiesen hätten, dass es nicht so sei, so würde die Menschheit darum doch nicht auf allen Vieren kriechen. Hier wird das Vernünftige und Nothwendige, als Solches, vorausgesetzt.

Wenn der Mensch aufrecht steht, so bildet das Rückgrath schwache Krümmungen, die nach entgegengesetzten Richtungen gehen, die Wirbel bilden Bogen, deren Convexität am Halse nach vorn, am Rücken nach hinten, und an den Lenden wieder nach vorn gerichtet ist.

Diese Krümmungen nähern sich der Achse des Körpers, oder sie entfernen sich von derselben. In dieser Stellung werden die Theile des Kopfes, der Brust und des Unterleibes auf beiden Seiten der Achse im Gleichgewicht erhalten.

Achse ist hier die nach oben verlängerte Neigungslinie der Schwere, also die Senkrechte, die durch den Schwerpunkt von oben nach unten gezogen ist.

Bei langem Stehen nimmt man allezeit ein schwaches Wanken wahr, weil die Muskeln die lange anhaltende, vollkommen gleichförmige Zusammenziehung nicht viele Zeit hindurch aushalten können, und die schlüpfrigen Gelenkenden der Knochen, die sich nur in kleinen Flächen berühren, leicht von einander abgleiten. Dadurch weicht der Körper von der Achse des Schwerpunktes ab, aber die Streckung des Rückgraths strebt sie wieder herzustellen.

Die Streckung der Wirbelsäule erfolgt in jedem obern Wirbel mit seinem untern Nachbar in zwei Punkten der Bewegung; der eine liegt in der Knorpelverbindung der Wirbelkörper, der andere in den Gelenkflächen der schiefen Fortsätze. Ist die Streckung bis auf einen gewissen Punkt gekommen, so endigt sie sich in den letztern Gelenkflächen.

Bei der Streckung mehrerer Wirbel ruht auf dem untern die Last der obern und aller Theile, die die Wirbelsäule trägt. Sie widersteht der Streckung der untern Wirbel, indem sie einen langen Hebelarm bildet, dessen Ruhepunkte theils in dem Zwischenknorpel, der unter dem Körper dieses Wirbels liegt, theils in den Gelenkflächen der schiefen Fortsätze desselben sich befinden.

Um diesen Widerstand zu überwinden, agiren die Streckmuskeln, die sich an den Dornfortsatz jedes Wirbels heften, indem der Dornfortsatz einen verlängerten Hebelarm in Beziehung auf die beiden Mittelpunkte der Streckung bildet.

Ueberdiess muss die Länge der Dornfortsätze der Grösse und Zahl der angehängten Muskeln angemessen sein.

Daraus ergiebt sich, warum die Dornfortsätze an den letzten Hals- und ersten Rückenwirbeln so gross sein müssen, besonders an Thieren, die grosse Köpfe und schwere Hörner haben.

Die Dornfortsätze der Hals- und Rückenwirbel sind etwas nach unten geneigt, aber die Dornfortsätze der Lendenwirbel stehen fast senkrecht auf der Achse der Wirbelkörper.

Diese dachziegelförmige Lage der Dornfortsätze soll bei den Rücken- und Halswirbeln die Biegsamkeit nach hinten befördern, durch die horizontale Lage aber der Lendenwirbel-Dornfortsätze soll das Uebermaass der Bewegung beschränkt werden.

Die Dornfortsätze der Wirbel sind aber verschiedentlich, und zwar beim Menschen die Fortsätze der Hals- und Rückenwirbel von oben nach unten, die der Lendenwirbel gerade nach hinten gerichtet, um die Aktion der Streckmuskeln zu erleichtern.

Die Richtung nach unten ist aber vortheilhafter und vornehmlich da, wo die Wirkung der Streckmuskeln darauf beruht, den obern Wirbel dem ihn zunächst unten liegenden zu nähern, wie dieses bei den Rückenwirbeln der Fall ist.

Man betrachte zwei zusammenhängende Rückenwirbel, so ergiebt sich Folgendes:

Die Strecker des obern Wirbels, die sich an den Dornfortsatz befestigen, sind der Zwischendornmuskel, der den einen mit dem andern Wirbel vereinigt, ferner Portionen vom grossen Dornmuskel des Rückens, und die Queerdornmuskeln von der einen und andern Seite des Rückens.

Die überwiegende unter den Kräften dieser Muskeln wirkt auf das Ende des Hebels, womit der obere Wirbel um die Ruhepunkte, die ihm der Zwischenknorpel darbietet, sich bewegt, und die Direktionslinie dieser Kraft fällt in einem niedrigern Punkte mit der Achse der Wirbelsäule zusammen. Die Direktionslinie dieser überwiegenden Kraft, welche auf irgend einen gegebenen Punkt des Dornfortsatzes am obern Wirbel wirkt, macht also einen grössern Winkel mit der Wirbelsäule, wenn dieser Dorn nach unten gerichtet ist, als wenn er gerade nach hinten, oder wohl gar nach aufwärts stünde.

In diesem Falle ist also hier der Sinus jenes Winkels, und die senkrechte Linie, die aus dem Ruhepunkte auf die Direktionslinie der überwiegenden Kraft gezogen wird, grösser; die Muskelkraft wirkt also leichter. Vergleiche hiezu der ersten Tafel zehnte Figur, in der a. b. c. x. die Dornfortsätze der Rückenwirbel, d. e. f. y. die Dornfortsätze der Lendenwirbel darstellen. Kömmt es nun darauf an, wie bei vielen Thieren, die Lendenwirbel nach oben zu strecken, so müssen auch die Fortsätze dieser Wirbel die Wirkung der Muskeln bedeutend erhöhen, wenn sie nach oben gerichtet sind. Bei dem Menschen aber stehen die Dornfortsätze der letzten Rücken- und der Lendenwirbel gerade nach hinten, und die Streckmuskeln dieser Wirbel haben also blos zum Zweck, sowohl im Stehen als im Gange dem obern vorwärts gebeugten Wirbel seinen vorigen Stand wieder zu geben."

Wenn die Streckung der Rückenwirbel mittelst der Zwischenknorpel zu einem gewissen Punkte gediehen ist, so wird sie durch die schiefen Gelenkfortsätze vollendet. Hierdurch ergiebt sich abermal ein Vortheil der nach unten geneigten Richtung der Dornfortsätze; denn diese Richtung läuft parallel mit den schiefen Fortsätzen der Wirbel.

In den letzten Rücken- und den Lendenwirbeln stützt sich die Bewegung des Streckens fast gar nicht auf die Gelenkflächen der schiefen Fortsätze, weil die Gelenkflächen dieser hier fast senkrecht stehenden Fortsätze von hinten und aussen nach innen und vorne laufen, um die drehende Bewegung dieser Wirbel zu beschränken.

Die zwei letzten Rückenwirbel stehen gerade an dem Orte, wo sich die Wirbelsäule am meisten einbiegt, auf diese Wirbel wirkt also der stärkste Druck der Biegungen des Rückgraths. Man sieht, dass diese Wirbel sich auch leichter nach hinten und vorn bewegen können, dass sie also auch den überwiegenden Eindrücken, die auf den obern und untern Theil der Wirbelsäule wirken, weit eher nachgeben müssen. Um diese Beweglichkeit zu fördern, wurden die letzten Rippen nicht so fest mit den Queerfortsätzen der Rückenwirbel vereinigt; daher hat auch der letzte Rückenwirbel konvexe Gelenkflächen nach oben und unten, vermöge deren er mit den Gelenkfortsätzen der nächsten Wirbel innig zusammenhängt.

Daraus sieht man endlich noch, warum die zwei letzten Rückenwirbel Dornfortsätze haben, die weder nach oben noch nach unten stehen.

Die Muskeln im untern Theile des Rückens und den Lenden müssen die vorzüglichsten Bewegungen bewirken, die zum Stehen und zum Gange nothwendig sind.

Der Mensch kann bei dem Stehen der Wirbelsäule eine gehörige Neigung gegen die Beckenknochen geben, deren Stellung alsdann gegen die untern Gliedmassen eine geringe Schiefe hat. Diese Neigung erleichtert das Gleichgewicht verschiedener Theile des Körpers, welches von der gehörigen Entfernung von der Achse des Schwerpunktes herrührt. Hätte das Becken einen schiefern Stand, so müsste immer die Wirbelsäule gegen das Becken gehörig gerichtet, und fast senkrecht auf dem Horizonte erhalten werden, denn wenn die Neigung von dieser Säule auch noch so unbeträchtlich würde, so müsste doch immer der grösste Theil der Masse des Körpers vor die Direktionslinie des Schwerpunktes hinfallen.

Bei langem Stehen, wenn die Muskeln geschwächt sind, müsste dann der Körper nach vorn überfallen, und grosse Hindernisse für den ganzen Mechanismus entstehen.

Die Beckenknochen bilden eine kreisförmige Stütze, die die untern Gliedmassen am Zusammenstossen verhindert, wodurch ihre starke Neigung nach der Achse des Körpers verhütet wird. So wie nun die untern Gliedmassen sich mit dem Becken verbinden, müssen sie den Körper als Säulen unterstützen, die senkrecht aufgerichtet sind. Hätten die untern Gliedmassen eine zu starke Neigung gegen die Achse des Körpers, so würden sie den Körper nur in einem Winkel unterstützen. Aber diese Säulen werden durch die an ihren Köpfen ruhenden Beckenknochen befestigt, und da diese letztern in die Queere liegen, so nähert sich die Richtung ihres Druckes der senkrechten Linie. Daher können die Beckenknochen und das Kreuzbein als

Grundlage und Stütze des ganzen Körpers behandelt werden.

Die walzenförmigen Knochen der untern Gliedmassen müssen in grösserer Anzahl vorhanden sein, dadurch wird das Stehen erleichtert und gesichert; denn jede Säule, die aus mehreren knöchernen Walzen zusammengesetzt ist, trägt die Last des Körpers sicherer, als es eine Säule thun würde, die gleiche Höhe und Dicke hätte mit dieser Reihe mehrerer in einander greifender Knochen.

Die Richtung des Kopfes und Halses des Oberschenkels macht einen beträchtlichen Winkel mit der durch den Körper dieses Knochens gezogenen Achse. Da nun die Achse des Knochens im obern Theile des Knochens nach aussen gebogen ist, so unterstützen die beiden Schenkel das Becken mit mehr Leichtigkeit, als wenn sie nach einer schiefen Linie mit demselben zusammenliefen.

Der Unterschied zwischen Mann und Weib im Baue der Schenkelknochen wurde in der Anatomie schon berührt.

Dieser Bogen des Schenkels unterstützt nun das Bekken nicht nur sicherer, als es die senkrechte Lage thun würde, sondern es wird auch die Festigkeit durch die Art des Baues gesichert. Die Rollhügel z. B. dienen zur Befestigung und Erleichterung der Bewegung.

Die Unterstützungsfläche für den menschlichen Körper im Stehen ist die durch die äussersten Ränder der Füsse eingeschlossene Fläche, und die Neigungslinie der Schwere, oder diese nach oben fortgesetzt gedacht, die Achse des Körpers, fällt innerhalb dieser Fläche.

Manche können die Kniee sehr weit aus einander bringen, um sich dadurch eine vortheilhaftere Lage des Körpers zu gewinnen, werden aber die Füsse zu weit von einander entfernt, so haben die anziehenden und streckenden Muskeln des Schenkels grosse Anstrengung nöthig, um in ihrer gegen den Boden geneigten Lage das Becken und die ganze Last des Körpers zu tragen.

Daraus ergiebt sich, wie der Mensch sich vom Sitzen wieder aufrichtet. Es geschieht durch die Streckmuskeln des Schenkels, und der Körper könnte sich nicht erheben, wenn er einen rechten Winkel mit dem Schenkel machte, und wenn der Schwerpunkt desselben auf den Mittelpunkt des Kniegelenks mit einem Hebel wirkte, der die Länge des Schenkelbeins hätte.

Darum bringt ein Mensch, der im Sitzen ist, und aufstehen will, seinen Körper nach vorn, oft streckt er auch den Hals vor, um die Neigungslinie des Schwerpunktes dem Knie näher zu bringen, mechanisch ausgedrückt, um die von der Neigungslinie der Schwere auf das Kniegelenk gefällte Senkrechte zu verkürzen. Auch die Unterfüsse pflegt er nach unten zu biegen um die Anlage der Streckmuskeln an das Knie mehr zu fixiren, damit, wenn die Unterstützungsfläche des Körpers nach hinten fällt, eine mässige Biegung des Körpers nach vorne hinreiche, um die Neigungslinie des Schwerpunktes auf diese Fläche fallen zu lassen. Ein einfacher Versuch, von einem Stuhle aufzustehen, erläutert diesen ganzen Mechanismus am Besten.

Daraus sieht man auch, dass je schwächer Jemand

ist, er beim Aufstehen sein Knie und Hüftgelenk in einen um so spitzigern Winkel beugen muss.

Wenn nun eine Fläche gegeben ist, auf der der Körper unterstützt ruht, so ist es klar, dass die Muskeln, die die Achse des Schwerpunktes auf dieser Fläche fixiren, wenn sie sich von derselben zu entfernen sucht, mit desto grösserer Anstrengung wirken müssen, je weiter dieser Schwerpunkt vom Mittelpunkt des Gleichgewichts, oder der Bewegung des Körpers auf den untern Gliedmassen entfernt ist.

Es kommt nun darauf an, die Abweichungen der Entfernung dieser beiden Punkte zu bestimmen.

Bei dem Stehen finden immer augenblickliche Bewegungen Statt, durch vorübergehende Schwäche der Streckmuskeln. Bei diesen Bewegungen wird der Schwerpunkt nicht gleichmässig unterstützt, ob er gleich immer auf die Unterstützungsfläche fällt, er steigt also herab, oder hat wenigstens die Neigung sich zu senken, indem er sich um die untern Gliedmassen bewegt.

Da die Mittelpunkte dieser Bewegungen sich in der Verbindung des Oberschenkels mit dem Becken befinden, so lassen sie sich auf den mittlern Punkt in der geraden Linie zurückbringen, welche von einem der gedachten Punkte zum andern geht, und dieses ist der Mittelpunkt der Bewegung des ganzen Körpers auf diesen Gliedmassen.

Im Gehen erhält bei jedem Schritte der Rumpf durch den Antrieb der einen oder andern Gliedmasse einen Druck nach oben und vorn; der Schwerpunkt des Rumpfes und der Gliedmasse, nach vorn und oben

8 *

getrieben, senkt sich alsdann um den Mittelpunkt des andern Schenkelgelenkes.

In allen Fällen, wo der Schwerpunkt neben dem Mittelpunkt der Bewegung sich hinabsenkt, ist die Linie seiner Richtung zusammengesetzt, aus der Richtung nach oben und vorn und der senkrechten Linie des Falles;

Der Schwerpunkt des ganzen horizontalliegenden Körpers fällt in die Gegend zwischen die Hüften und die Schaambeine, aber der Schwerpunkt des Rumpfes beim Stehen für sich betrachtet, oder beim Gehen mit der einen untern Gliedmasse zusammengenommen, fällt offenbar weit höher.

Es seien nun zwei senkrechte Flächen, und eine horizontale, die beide Mittelpunkte der Bewegung und der Schwere durchschneiden, und die zwei senkrechten Flächen parallel, so ergiebt sich: die senkrechte Fläche, in der der Schwerpunkt liegt, kann in verschiedener Entfernung sich befinden von der senkrechten Fläche, durch die der Mittelpunkt der Bewegung geht, je näher beide sich sind, um so weniger Kraft brauchen die Streckmuskeln der untern Extremität, um den Schwerpunkt vom Sinken abzuhalten, oder ihn zu dem Punkte zu erheben, von dem er herabgesunken ist; denn die senkrechte Linie, die man vom Mittelpunkte der Bewegung auf die Neigungslinie des Schwerpunktes fallen lässt, ist um so kürzer, je näher sich beide senkrechte Flächen liegen, und um so länger, je weiter diese von einander entfernt sind.

Darin liegt der Grund, dass der Mensch beim Stehen und Gehen beide senkrechte Flächen so viel als möglich zu nähern sucht.

Je näher die horizontale Fläche des Schwerpunktes derjenigen horizontalen Linie ist, die durch den Mittelpunkt der Bewegung geht, desto kürzer ist die senkrechte Linie, die aus dem Mittelpunkte der Bewegung auf die Horizontallinie, die den Schwerpunkt bei der Bewegung berührt, gezogen wird; und desto geringer ist die Anstrengung der Streckmuskeln der untern Extremität, durch welche diese Bewegung aufgehalten wird, da sonst vermöge derselben die Neigungslinie des Schwerpunktes über die Unterstützungsfläche hinausfallen könnte.

Da der Schwerpunkt des Rumpfes und der einen untern Extremität bei einem Gange auf ebenem Boden niedriger steht, als wenn man aufwärts steigt; und höher ist, als wenn man hinabgeht, so bückt man beim Hinaufsteigen den obern Theil des Körpers, und erhebt ihn beim Hinabsteigen, um die Entfernung beider Horizontalflächen mit einander auszugleichen. Dazu vergleiche man oben die Bewegung auf der schiefen Fläche, und unten das Stehen und Gehen auf schiefen Flächen.

Um die Annäherung der senkrechten und horizontalen Flächen, die durch die Mittelpunkte der Schwere und Bewegung gehen, zu erleichtern, pflegt der Mensch wenn er anfängt, aufrecht zu gehen, seine Wirbelsäule nach verschiedenen Richtungen zu biegen, und nun erst fängt sie an, sich zu krümmen; da sie in der ersten Kindheit eine ganz gerade Richtung hatte.

Aus eben dem Grunde werden durch das Tragen

von Schuhen und Stiefeln mit hohen Absätzen die Biegungen des Rückgraths verstärkt. Die Unterstützungsfläche wird nämlich wegen der Neigung, die diese hohen Absätze den Knochen des Vorfusses geben, sehr verkürzt, und indem sie stehen, ruhen sie nur noch auf den Zehen. Daher die Anstrengung, die Achse des Schwerpunktes auf eine solche enge Fläche fallen zu lassen; um nun aber dieses zu vermeiden, biegt sich das Rückgrath.

Oder anders dargestellt: der Mensch steht mit seinen hohen Absätzen auf einer schiefen Fläche, die den Schwerpunkt vorwärts treibt, und um diese Neigung nach vorne zu compensiren, muss sich, gleich wie bei Einem, der einen Berg herab steigt, das Rückgrath nach hinten krümmen, der Druck des Rückgraths aber wirkt von hinten nach vorn, und so entsteht die doppelte Krümmung.

Es giebt zwei Arten von Stellungen, durch die das Stehen mittelst der Schienbeinröhre und der daran befestigten Muskeln sehr erleichtert wird.

Pronation, wobei der äussere Rand des Fusses gegen den äussern Knöchel gezogen, der innere Rand aber in schiefer Richtung gegen den Boden gezogen wird. Es erheben die Muskeln der Schienbeinröhre den äussern Rand des Vorfusses, er dreht sich, und indem der lange Beuger der grossen Zehe und der hintere Schienbeinmuskel den innern Rand des Plattfusses schief gegen den Boden drücken, ruht der ganze Fuss auf diesem innern Rande.

Der hintere Schienbeinmuskel vom Schienbein und Wadenbein zugleich, die andern Muskeln aber blos vom Wadenbein herkommend, bringen bei der Pronation des Fusses eine gegenseitige Bewegung des Wadenbeins hervor, dessen Kopf beweglich ist.

Die andere Art zu stehen, ist: die Knochen des Vorfusses (oder wie er sonst auch heisst Plattfusses) bilden ein Gewölbe, vermöge dessen der Fuss die unebenen Stellen umfasst, auf welche sich der Körper stützen soll. Die Wölbung entsteht durch das Wanken bei dem Stehen, indem die Fersen und Ballen gegen einander gezogen werden, und dadurch bildet sich die Wölbung. Auf diese Weise sichert die Wölbung das Stehen.

Wie mächtig die Aktion der Muskeln bei Aufrechthaltung des Körpers ist, sieht man daraus, dass die Plattfüsse nur mit kleinen Flächen den Boden berühren, und das geringste Wanken diese Stützen erschüttern kann.

Noch eine Bemerkung darf nicht übersehen werden, dass nämlich bei dem Stehen die Glieder nicht in vollkommen gestreckter, sondern etwas gebogener Lage gehalten werden. Es scheint darin begründet, dass bei vollkommener Streckung die Muskeln keiner Wirkung mehr fähig sind, und nur in so fern durch das Wanken der Knochen gereizt und eine neue Streckung möglich werde, als sie nicht völlig ausgedehnt werden; dieses wird aber verhindert durch eine schwache Biegung, die durch eine beständige kraftvolle Zusammenziehung der Streckmuskeln aufgehoben wird.

Die Zusammenziehung dieser Muskeln im Kniegelenke übersteigt den Widerstand der tonischen Aktion der Beugemuskeln. Zugleich hebt sie einen Theil von der Last des Körpers auf, die sie auf diese Weise in einer halb hängenden Lage erhält, auch verändert sie dadurch den Druck auf die untern Gelenke.

Je schwächer der Mensch ist, um so mehr werden die Muskeln ausgedehnt, und die Streckmuskeln erhalten dadurch Momente von absoluter Ruhe. Während derselben vermindert keine abwechselnde Zusammenziehung der Muskeln das Gewicht des auf seinen Stützen ruhenden Körpers. Daher fühlt der matte Mensch sich schwer.

Als kurze Rekapitulation also von unten angefangen, verhält sich das Stehen folgendermassen: der Fuss wird durch die Waden- und den Kniekehlmuskel, vordern Schienbein, langen und kurzen Wadenmuskel, den langen Beuger der Zehen, die Spul- und Mittelfussmuskeln gegen die Erde gestemmt, und nach allen Seiten festgehalten, wozu auch alle noch übrigen Streck- und Beugemuskeln beitragen. Das Knie wird durch den vierbauchigten Streckmuskel steif gehalten, das Becken ruht auf den Schenkelköpfen, vorne vom langen und geraden Schenkelmuskel, Lenden- und Darmbeinmuskel, von aussen vom Spanner der Schenkelbinde und den Gesässmuskeln, von hinten vom halbsennigten, halbhäutigen und zweiköpfigten, von innen vom dreibäuchigten Anzieher, schlanken, Kamm- und Schneidermuskel gehalten; den Rumpf, Kopf, Brust und die obere Extremität trägt die Wirbelsäule, die auf dem Becken ruht u. s. w.

Mechanismus des Ganges.

Alle fortschreitende Bewegung, bei der sich der Mensch nicht weit vom Boden erhebt, gehört zum Gehen.

Die einfachste und natürlichste Art den Körper von einem Orte zum andern zu bewegen, ist wohl die, dass die Stützen, die den Körper tragen, wechselsweise eine vor die andere gerückt, und der Schwerpunkt des Körpers auf diese Weise weiter geschoben werde. Diese Bewegung ist zusammengesetzt aus der Aktion der Muskeln und der Wirkung der Schwere. Es falle, wie beim ruhigen Stehen, die Direktionslinie der Schwere zwischen beide Füsse, so wird durch Beugung des Fussgelenks der eine Fuss erhoben und vorwärts gebracht, dadurch tritt der Schwerpunkt zwischen beide Füsse, und dieses ist der Schritt. Aus Schritten besteht das Gehen.

Ausser dem natürlichen Gange kann der Mensch noch auf sehr verschiedene Art gehen.

Er kann jedes von den Beinen wechselsweise fortbewegen, indem er anfangs die Theile dieses Beins erhebt, und die Hüfte von unten nach oben zurückzieht, wodurch das Knie nach vorn gerade über den Ort fällt, wohin gleich darauf der Platt- oder Vorfuss gesetzt wird. Er kann auch diese Bewegung erleichtern, indem er zugleich den Rumpf über dem ruhenden Beine nach vorn neigt.

Der Mensch kann auch fortkommen, indem er die Plattfüsse an der Erde fortschleppt. Er kann ferner gehen, indem er das gestreckte Bein erhebt, oder es wie eine Stelze herumbewegt, und zugleich durch eine Seitenbewegung an der Erde fortschurrt. Die erste Art zu gehen findet bei Lähmungen Statt, wo der Kranke nicht anders gehen kann, als dass er den ganzen Körper gewaltsam von der Rechten zur Linken und von links nach rechts dreht, wodurch die Füsse gleichsam im Kriechen fortgeschleppt werden.

Jede Art des Gehens, wodurch der Fuss entweder gar nicht, oder ganz auf einmal erhoben wird, ist nicht natürlich; denn das Fortschreiten des Körpers wird dadurch nothwendig erschwert, dass er sich bei jedem Tritte entweder mühsam auf der Erde fortschleppt, oder lange und unsicher auf einem Beine wankt.

Wenn bei dem gewöhnlichen Gange die Plattfüsse gleichmässig vorgesetzt werden, so wird das Bein, womit man einen Schritt thut, durch die Beugemuskeln des Hüftgelenks und die Lendenmuskeln erhoben und nach vorn gesetzt, darauf wird dieses Gelenk gedehnt, und das Bein wieder auf den Boden fixirt. Indessen bewegt sich der Schwerpunkt des Körpers, der anfangs von dem andern Beine unterstützt wurde, nach vorn, und die Direktionslinie dieses Punktes fällt nun zwischen die Beine.

In der Stellung, die unmittelbar den Körper zum Gehen vorbereitet, wirft man gewöhnlich ein Bein um das andere, am meisten das linke.

Wären unmittelbar vor dem Gehen die Plattfüsse ungleich vorgesetzt, so steht das Bein, das vorgesetzt werden soll, mehr nach hinten, und ist in Rücksicht des Rumpfes von hinten nach vorn geneigt. Der Plattfuss dieses Beins erhebt sich und bewegt sich, indem durch eine Art von kreisförmiger Bewegung jeder Theil desselben von der Ferse bis zur Spitze der Zehen einer nach dem andern von dem Boden entfernt werden.

Dieses Bein, welches auf solche Weise sich mit seinem Plattfusse gegen die Erde stemmt, wird nach oben und vorn getrieben, und es tritt der Schwerpunkt des ganzen Körpers gleichfalls mehr nach oben und vorn.

Der Schwerpunkt kann desto leichter fortgeschoben werden, je mehr der Körper vermöge der Zusammenziehung der Bauchmuskeln und der absichtlichen Neigung des Kopfes und Rückgraths nach vorn gebogen wird.

Der Körper wird also auf die Weise fortbewegt, dass er über die Stütze, die ihm das feststehende Bein darbietet, hinaus zu fallen droht, aber der Stoss, den der Körper von dem gestreckten andern Bein erhält, entfernt auch dieses Bein vom Boden, und dieses rückt alsdann mehr nach vorn, als der Körper, um das Fallen zu verhüten.

Dieses Vorwärtsfallen würde unvermeidlich sein, wenn der Plattfuss zu sehr verkürzt wäre, weil die ganze Last des Körpers auf einem verstümmelten Plattfuss nicht zu ruhen vermag, und der Hebelarm zu kurz ist, um der Schwere zu widerstehen, und die Direktionslinie ausserhalb und vor die Unterstützungsfläche fällt. So beim Pferdefuss, beim einwärts gekehrten Klumpfuss, nach der Amputation der Zehen, der Chopart'schen Exartikulation u. s. w.

Eben darum biegt sich das Bein, welches den ersten Anstoss gab, so viel als nöthig ist, um das Hüftgelenk, während das Rückgrath wieder aufgerichtet und durch seine Streckmuskeln nach hinten gezogen wird. Zugleich bleibt das Kniegelenk gedehnt, und die Gelenke des Unterfusses gebogen. Sobald der Unterfuss die Erde berührt, so ruht der Körper blos auf der Ferse, aber nachher dreht sich das Vordertheil des Unterfusses um die Ferse, indem die Spitze desselben sich auf den Boden stützt.

Der Unterfuss macht also zwei Kreisbewegungen, theils um die Spitze, ehe sich das Bein fortbewegt, theils um die Ferse nach geendigter Bewegung derselben, und die Wölbung des Plattfusses dient dazu, diese Bewegungen kürzer und schneller zu machen, als wenn der Fuss seiner ganzen Länge nach platt auf der Erde ruhte.

Zwei Fehler sind dieser kreisförmigen Bewegung entgegen, erstens das lange Ruhen des Körpers auf den Plattfüssen und das schnelle Fortrutschen auf den Zehen, und zweitens die lange Stützung auf die Fersen.

Durch die vielen Gelenke des Unterfusses bekommen aber die mannigfaltigen Bewegungen, bei und mit dieser Wölbung Sicherheit und Leichtigkeit.

Bei dem natürlichen Gange wird nicht allein das Bein, dessen Unterfuss sich erhebt, gegen das Becken gehoben, sondern es giebt auch dem letztern einen Stoss, der dasselbe mehr nach vorn bewegt; diese Bewegung wird also nicht durch Hülfe der Beugemuskeln der Füsse und Ferse an demjenigen Bein bewirkt, dessen Unterfuss fest steht, sondern es wirkt die Kraft der fortschreitenden Bewegung auf eine grössere Anzahl Muskeln beider Beine vertheilt.

Das Bein, dessen Fuss sich erhebt, theilt während dem es die Erde berührt, und den Körper nach vorn schiebt, die Unterstützung des Körpers mit dem andern Beine, dessen Unterfuss feststeht, und es trägt also das letztere eine desto kürzere Zeit die Last des ganzen Körpers.

Man kann mit diesem Gange in einer gegebenen

Zeit einen grössern Raum durchlaufen, er ist sicherer und die vereinigte Aktion der Muskeln an den verschiedenen Gelenken der Beine treibt den Körper nach vorn, anstatt dass bei andern Arten zu gehen das Fortrücken des Beckens zum Gange beiträgt; denn das Becken, welches anfangs gerade auf dem feststehenden Beine ruhte, wird nachher über demselben gehoben und von dem erhobenen Beine fortgezogen.

Dieses ist der natürlichste Gang.

Das Gehen bildet in der Kindheit und im Alter merkwürdige Verschiedenheiten.

Kinder, die keine Gelenkigkeit in den Knieen haben, schleppen sich fort, wie Leute die auf den Knieen gehen, indem sie die Hüftgelenke biegen. Z. B. nach Amputation der beiden Unterschenkel unterhalb des Kniees. Von der grossen Fertigkeit eines solchen Menschen, auf den Knieen fortzurutschen, habe ich mich selbst überzeugt.

Der Grund, warum Kinder auf diese Weise, d. h. das Hüftgelenke biegend, gehen ist wohl, dass die Beine des Kindes im Verhältniss zum Rumpfe eine geringe Länge haben, und so kann der letztere bei dem schnellen und schwachen Gange des Kindes nicht ohne Gefahr, dass die Neigungslinie der Schwere über die Unterstützungslinie hinauskomme, von dem Beine, das anfängt sich zu bewegen, über das andere, das noch nicht fixirt ist, nach vorn getrieben werden.

Dieses geschieht um so mehr, je schleuniger die Bewegung ist, je weniger die Kraft unterstützt oder gemässigt werden kann, und je kürzer und veränderlicher die Grundfläche ist.

Alte Leute müssen ihre Kniee weit mehr biegen, als es in jüngern Jahren nothwennig ist, weil Kopf und Rumpf zu sehr nach vorn fallen, und der Grund liegt darin, dass durch die Biegung der Kniee die Köpfe der Schenkel weit mehr nach hinten fallen, als bei gestreckten Knieen, dadurch werden das Becken, der Rumpf und die Neigungslinie der Schwere nach hinten getrieden.

Es entsteht nun die Frage, auf welche Weise das hintere Bein, während es sich auf den Boden stemmt, nach vorn getrieben werde, und den Schwerpunkt mit sich fortziehen könne?

Borelli und viele Andere leiten dieses vom Gegenstosse der Erde ab, aber mit Unrecht; denn dieser existirt nicht, Barthez beweisst mit Recht, dass die Streckmuskeln der Ferse, wenn das Bein in der Luft frei gehalten wird, die Spitze des Plattfusses nach hinten um das Gelenk herum bewegen. Diese Muskeln erheben die Ferse, wenn der Ballen des Plattfusses sich auf die Erde stemmt, und das Bein von hinten nach vorn geneigt ist. Diese Muskeln drehen dann die Ferse um den Unterstützungspunkt, den die Spitze des Ballens darbietet. Da zugleich das hintere Bein von hinten nach vorn geneigt ist, so treibt die sich erhebende Ferse das Schienbein nach vorn, und hiedurch wird auch der Rumpf nach oben und vorn getrieben. Dadurch nämlich, dass durch die Erhebung der Ferse und Streckung des Fusses die Linie vom Ballen bis zum Becken länger wird, als die vom Becken zum Ballen bei ungestrecktem Fusse gewesen war.

Beim rückwärts gehen ist das vordere Bein, welches zuerst rückwärts bewegt wird, von vorn nach hinten geneigt, während nun der Plattfuss sich gegen den Boden stemmt, wird die Ferse erhoben und um die auf dem Boden ruhende Spitze des Ballens gedreht, und so treibt die sich erhebende Ferse das Schienbein nach hinten, und somit den Rumpf nach oben und hinten.

Die Ursache des Fortschiebens ist aber beim vor- und rückwärts gehen, dass durch Erhebung der Ferse, während das Bein auf dem Boden ruht, der Winkel, den Schienbein und Vorfuss bilden, vergrössert wird; da nun im Dreiecke den Winkeln immer die Seiten korrespondiren, und dem grössern Winkel auch die grössere Seite gegenübersteht, so wird im Dreieck, das eine Linie vom Becken zum Sprunggelenke und von diesem zum Ballen und von diesem zum Becken zurück bildet, der beim Stehen fast rechte Winkel am Sprunggelenke, durch Erhebung der Ferse vergrössert, also mit ihm die korrespondirende Seite, und dieses ist der Mechanismus, der den Rumpf vorwärts oder rückwärts schiebt. Vergleiche der ersten Tafel 12. und 13. Figur.

Das Hackenbein ist aber jederzeit den Streckmuskeln der Ferse ein vortheilhafter Hebel, um Bein und Körper zu erheben, und nach hinten oder vorn zu treiben.

Geht man schnell, so folgt auf die Umdrehung, die der auf der Erde ruhende Plattfuss um die Ferse bewirkt, fast unmittelbar eine Umdrehung des Plattfusses um seine Spitze nach der entgegengesetzten Richtung. Der Plattfuss und sein Bein fixiren sich alsdann auf der Erde nicht mit einer hinlänglichen, beständigen Kraft; so dass diese den Antrieb nach vorn nur in geringem Maasse mindern kann, indem sich nur ein Theil dieses Antriebes mit demjenigen verbindet, den die erhebenden Muskeln der Ferse hervorbringen.

Damit beim Gang der Antrieb, den das Bein von dem sich erhebenden Plattfuss erhält, dem Rumpf noch besser mitgetheilt werde, so geht das Knie verschiedene Arten seiner Biegung durch, die durch die Aktion seiner Streckmuskeln unterstützt und gemässigt werden.

Wird der Schritt stark verlängert, so vermehrt die Aktion dieser Muskeln den Antrieb des Körpers nach oben und vorn oder hinten, indem zugleich das Kniegelenk stark gestreckt wird.

In dem Beine, dessen Plattfuss feststeht, agiren die Streckmuskeln des Kniees mit grösserer Kraft, um durch die Geradhaltung des Gelenks bessere Unterstützung des Körpers zu begünstigen.

Schwache Personen, die schnell gehen und kleine Schritte thun, brauchen besondere Anstrengung der Kniee.

Im natürlichsten Gange verlässt der eine Plattfuss die Erde, und bewegt sich fort, wenn der andere ganz oder doch grösstentheils auf den Boden gesetzt wird. Der fortbewegte Fuss fixirt sich auf dem Boden, während der andere noch auf seiner Spitze ruht. Endlich wird die Neigungslinie des Schwerpunkts, die auf den einen Plattfuss fällt, wenn der andere anfängt sich fortzubewegen, nach vorn getrieben, sobald jene Bewegung aufhört, und sie fällt dergestalt zwischen die Stützen der beiden Füsse.

Eine andere auch mögliche Art der fortschreitenden Bewegung ist: im Augenblick, da der Plattfuss des hintern Beines den Boden verlassen hat, und anfängt sich zu erheben, stütze sich der Plattfuss des vordern Beins, welches unmittelbar vorher fortbewegt wurde, mit seiner Ferse auf den Boden, während das fortbewegte Bein noch in der Luft ist, richte sich das andere, welches anfangs schief auf dem Boden ruhte, in die Höhe, um den Körper zu tragen. Während des letztern Aktes drehe sich um die Ferse des letztern der ganze Körper herum, vermöge des Antriebes, den er vom Plattfuss des hintern Beins bekommen hat.

Bei dieser Beschreibung würde der Körper mit der ganzen Kraft bewegt, die die Erhebung der Ferse des hintern Beines hervorbringt, welche letztere zugleich gehoben wird, wenn sich das Bein fortbewegt.

Der ganze Körper würde aber hier zu lange und zu unsicher auf dem Fersenbeine des vordern Fusses ruhen, und diese Unsicherheit um so grösser sein, als der Winkel spitziger ist, den das Bein mit dem Boden bildet. Eben so würde die Gefahr dieser Stellung, während der Bewegung nach vorn vorwärts zu fallen, nicht unbeträchtlich sein, und zu oft wiederkehren. Daher müsste, um dem Körper eine grosse Stützfläche zu bieten, die Bewegung des vordern Plattfusses um seine Ferse mit äusserster Schnelligkeit geschehen.

Noch eine Möglichkeit zu gehen giebt es bei Solchen, die hart auftreten, so dass sie ihren Schwerpunkt verrücken, indem sie ihren vorzusetzenden Fuss noch in der Luft halten, und die Richtungslinie dieses Schwerpunktes steht dann nicht mehr senkrecht auf dem andern Fusse, der Schwerpunkt senkt sich also nieder, bis er in seinem Falle durch den vorgesetzten Fuss aufgehalten wird, wenn dieser Fuss eben den Boden berührt.

Dieses sind aber fehlerhafte Arten zu gehen, die von dem natürlichsten Gange abweichen.

Das Laufen besteht in einer fortschreitenden Bewegung, bei der die Schritte meist eben so gross sind, als bei dem natürlichen Gange, aber mit einer viel grössern Schnelligkeit wiederholt werden.

Da das Sprungbein zwischen den Knöcheln des Schien- und Wadenbeins liegt, so muss es mit Gewalt gegen diese Knochen zurückgetrieben werden, so oft das beschleunigte Gewicht der Last des ganzen Körpers auf die Ferse drückt, oder auch bei heftigen Bewegungen, wenn andere Theile des Fusses, die sich schnell um die Ferse drehen, zurückgezogen oder fixirt werden. Das Sprungbein strengt sich daher an, diese Enden der Knochen zu entfernen, und wenn diese Anstrengung bei langem Laufen wiederholt wird, so erzeugt sich Schwächung und Verlängerung der Bänder.

Der Mensch kann aber auch eine dem Laufe ähnliche Bewegung hervorbringen, wenn er sehr grosse Schritte mit geringerer Geschwindigkeit, oder kürzere Schritte, als bei dem gewöhnlichen Gehen, mit beschleunigter Schnelligkeit, im letztern Falle auf den Spitzen der Zehen thut.

Bei diesem möglichst beschleunigten Laufe bekommt der Körper den stärksten Antrieb nach vorn durch eine besonders kräftige Aktion der Streckmuskeln des

Kniees in jedem Beine, welches in Bewegung gesetzt wird. Dieses Knie ist vor jedem Schritte sehr wenig gebogen, und die Ferse bleibt fast immer aufgerichtet. Der Körper wird also so wenig als möglich nach oben getrieben, er beschreibt um den Unterstützungspunkt des fixen Beins einen Bogen, der sehr wenig Krümme hat. Er scheint die Erde nicht zu berühren, oder nur über ihr wegzugleiten.

Je schneller das Laufen ist, um so leichter wird man durch aufstossende Körper oder leichte Erschütterungen zum Fallen gebracht; es sei denn, dass man kunstmässig laufe, und sehr bestimmte Bewegungen vornehme. Diese müssen die Verschiebung des Schwerpunktes über dem hintern Beine verhüten während es fixirt ist, auch hindern sie, dass der Schwerpunkt nicht zu sehr über das vordere Bein hinausrückt, während dieses sich noch fixirt.

Der Mensch ist im Laufe dem Fallen mehr ausgesetzt, weil weniger Zeit bleibt, die Plattfüsse am Boden zu strecken, und hinreichende Unterstützungsflächen zu gewinnen, die beim Laufe gegen grössere Erschütterungen des Körpers noch dauernder sein sollten.

Im Laufe wird bei jedem Schritte die Neigungslinie des Schwerpunktes gewaltsam verschoben, um diesen zu unterstützen, muss sich der erhobene Fuss sehr schnell bewegen, und sich mehr nach vorn über den fixen Plattfuss hinaus verschieben. Da dieser Plattfuss nachher auch sehr schnell fortbewegt wird, so entsteht eine beträchtliche Entfernung der Beine, die nicht lange ohne Anstrengung der anziehenden und streckenden Muskeln fortgesetzt werden kann.

Diese Anstrengungen sind mühsam und beträchtlich, daher ist es nicht möglich, im starken Laufe plötzlich still zu stehen; auch die wechselseitige schnell auf einander folgende Streckung und Biegung der Beine ist mühsam, erschlafft und macht zum Falle geneigt.

Die Stärke und Wiederholung der Bewegungen im Laufe setzt grosse Anstrengung in den Muskeln des Beckens und der untern Gliedmassen voraus, daher müssen Rippen, Wirbel und Becken möglichst fixirt sein, dieses unterstützt der angezogene Athem.

Bei jedem Schritte, den der Mensch thut, wird der Rumpf durch den Anstoss des sich gegen die Erde stemmenden Beines nach oben, vorn und seitwärts getrieben, und also nach einer mittlern Richtung, die aus diesen dreien zusammengesetzt ist, fortbewegt.

Daher beschreibt der Körper im Gehen eine wellenförmige Bewegung, auf- und abwärts, daher wird er wechselsweise von einer Seite zur andern geworfen. Dieses Wanken ist vornehmlich auffallend bei starkem Leib und kurzen Beinen.

Die schwankenden Bewegungen der Arme beim Gange haben allezeit die entgegengesetzte Richtung von der, wohin der Antrieb des Beines den Körper wendet, und der rechte Arm bewegt sich links, wenn das linke Bein sich ausdehnt, um den Körper zur rechten Seite zu drücken, und umgekehrt.

Der wahre Nutzen dieser Bewegung ist, um das starke Wanken zur Seite zu verhüten. Jeder Arm zieht wechselsweis den Rumpf nach einer Richtung, die die Richtung des Antriebes durchkreuzt, welche der Rumpf von dem entgegengesetzten Beine erhält.

Das Vorwerfen eines Armes scheint die Bewegung des Rumpfes zu befördern, da es mit dem Antriebe zusammenfällt, den das in Bewegung gesetzte Bein dem Rumpfe des Körpers mittheilt. Wird dieser Arm nach hinten gezogen, so stellt sich dadurch das Gleichgewicht des Körpers wieder her, indem der Schwerpunkt wieder nach hinten weicht; denn der Arm wird in dem Augenblicke zurückgezogen, da der aufgehobene Fuss nach vorn bewegt wird, um den Schwerpunkt des Körpers zu unterstützen.

Durch das Wanken zur Seite, das bei jedem Schritte erfolgt, geht viel Zeit und Kraft verloren; denn der Körper muss nach dieser für das Fortschreiten zweckwidrigen Abweichung, wieder auf seinen Unterstützungspunkt zurückgebracht werden, aus diesem Grunde läuft man schneller, wenn man die Arme hin und her bewegt, sie dienen als Balançierstangen.

Aus eben dem Grunde kann man den Lauf beschleunigen, wenn man in beiden Händen Gewichte trägt. Sie wirken weder stärkend auf die Nerven, noch zusammenziehend auf die Muskeln, sie verhindern aber die zu schleunige Bewegung der Arme, und machen sie übereinstimmend mit der der Beine.

Die Menge der walzenförmigen Knochen, woraus das Bein besteht, ist nicht nur zur Unterstützung des Körpers vortheilhaft, sondern auch zum Gehen.

Wäre das Bein nur aus einem walzenförmigen Knochen gebildet, so müsste der Mensch das Bein nach aussen drehen, nachdem es den Rumpf erhoben und fortgetrieben hätte. Folglich würde der Gang unsicherer und langsamer.

Sehr auffallend ist bei dem Gange der Frauen eine ähnliche Drehung der Beine nach aussen Der Grund liegt in der Weite des Beckens, dadurch werden die Köpfe der Schenkelbeine zu sehr entfernt, als dass der Antrieb der Beine mit dem zu hinlänglich grossen Schritten erforderlichen Vortheil dem Rumpf des Körpers mitgetheilt werden könnte, dieses wird dadurch ersetzt, dass die Seitendrehung eines jeden Beines dasselbe zugleich fortzieht.

Hieraus geht hervor, dass das zu leichten und grossen Schritten erforderliche Verhältniss der Knochen des Beins sich der Gleichheit am meisten nähern müsse.

Zum vollkommnen Gange wird erfordert, dass die Gelenke der Beckenknochen und untern Gliedmassen sich in einförmiger Weise biegen.

Während des Gehens müssen Beckenknochen und Lendenwirbel nach Verhältniss ihrer Neigung gegen die untern Gliedmassen unterstützt werden. Lässt man die Nierengegend frei, so wird der Körper geschwächt und fängt an zu wanken, dadurch werden die Bewegungen der Beine erschwert.

Wenn der Rumpf vom hintern Beine nach vorn auf das fixe Vorderbein bewegt wird, so geht diese Bewegung im Hüftgelenke des vordern Schenkels vor sich. Wird diese Bewegung nicht gehörig abgestuft, so entsteht ein scheinbares Fallen, und eine Art von Hinken.

Diese Bewegung wird bei Weibern wahrgenommen, die ein grosses hinterwärts geneigtes Becken haben; wird nämlich der hintere Theil nach vorn getrieben, und durch das feststehende Bein nicht gehörig unterstützt, so entsteht ein Sinken des Körpers, und die Frau scheint zu fallen.

Das Herabsteigen der Beckenknochen auf das feststehende Schenkelbein wird durch den Widerstand des runden Gelenkbandes gemässigt, und diese Verhinderung des Herabsinkens ist die Bedeutung dieses Bandes.

Fehlt dieses Band, so muss bei jedem Schritte das Becken sehr schleunig auf den Schenkelkopf des feststehenden Beines herabsinken und dadurch eine Art von Hinken entstehen. Man denke den wankenden und hinkenden Gang nach Heilung einer Coxarthrokaze.

Die bestimmten Abstufungen der Biegung der Gelenke befördern nicht allein Leichtigkeit und Anmuth des Ganges, sondern sie tragen auch dazu bei, dass am Ende jedes Schrittes oder Sprunges das Glied sich auf dem Boden stützen könne, ohne dass ein nachtheiliger Gegenstoss auf das Becken und den Rumpf zu fürchten sei, die Rückwirkung wird geschwächt durch die elastischen Gelenkverbindungen, und noch überdiess durch den Winkel am Kopf und Hals des Schenkels, welcher die Kraft zerlegt und ändert.

Bei jeder fortschreitenden Bewegung wirken die Gelenke der Zehen zuletzt, und ihre Muskeln agiren beträchtlich stark, um den erhobenen Körper zu unterstützen.

Die Kniescheibe hat nicht zum Zweck, die zu starke Streckung des Gelenkes zu verhindern, sondern ihr Zweck ist, die plötzlichen Bewegungen bei Biegung des Kniegelenkes zu beschränken, und den schiefen Antrieb der Knochen des Schenkels und Fusses zu hemmen. Vorzüglich aber liegt ihre Bedeutung auch darin, einen beweglichen Hebel für die Aktion der Kniestrecker zu bilden.

Die Aktion ist gegenseitig, die Kniescheibe wird von der Zusammenziehung der Muskeln unterstützt und befestigt, und diese werden wieder von ihr festgehalten. Man sieht daher die Wichtigkeit dieses Knochens.

Noch eine Bemerkung soll erörtert werden, warum man beim Hinaufsteigen einer schiefen Fläche, eines Berges, einer Treppe u. s. w. in den Knieen und Waden, bei dem Herabsteigen in den Hüften und Lenden Schmerzen habe?

Der Grund ist, weil beim Aufsteigen die Muskeln ermüden, die die Ferse des Beins hinaufziehen und die Streckmuskeln des andern Beines, auf welchem der Körper gehoben ist, ermatten, und im Hinabsteigen zuerst die Muskeln ermatten, die das Knie desjenigen Beins strecken, welches zuerst die Last des Körpers tragen muss. Dann ermatten die Muskeln des Hüftgelenks, auf die sich der Körper niedersenkt.

Als kurze Rekapitulation dieses Abschnittes ergiebt sich nun Folgendes:

Bei dem Gehen ist vornehmlich zu achten 1) auf die Bewegungen im Hüft- und Kniegelenke; 2) auf die Bewegungen im Fussgelenke; 3) auf die Formen des Fusses bei den verschiedenen Bewegungen; und 4) auf die Theile, die die Bewegungen hervorbringen.

Beim Aufheben des Fusses zum Vorwärtsschreiten wird Hüft- und Kniegelenk gebeugt, das erste Gelenk durch die Kniestrecker, rectus cruris, psoas, iliacus, pectineus, letzteres durch den zweiköpfigten, halbsehnigten und halbhäutigen Muskel.

Wenn nun das Glied in beiden Gelenken gebogen, und von hinten nach vorwärts im Kreise, dessen Radius die Achse des Schenkels, und dessen Centrum die Pfanne ist, nach vorn bewegt worden ist, so dass das bewegte Kniegelenke vor das andere fixirte getreten ist; wird dieses Kniegelenk gestreckt, dadurch der ganze Fuss verlängert, und der Vorfuss auf den Boden gesetzt.

Der Radius aber, den der Schenkel um das Hüftgelenke beschreibt, endigt sich in einer Fläche, welche der Vorfuss oder Plattfuss ist, und wenn der bewegte Radius selbst die Achse des im Knie gestreckten Schenkels wäre, so steht ihr unten der Vorfuss als eine rechtwinklichte Fläche gegenüber. Diese queerlaufende Fläche der Fusssohle vom Fersenbein bis zur grossen Zehe, fällt hinten und vorn über die Achse des Schenkels hinaus, welche selbst durch die Wölbung des Vorfusses hohl unterstützt ist, und nicht die ganze Fläche, sondern nur Ferse und Ballen berühren den Boden, von dem sie sich durch Anziehung der Achillessehne, des hintern Schienbein- des langen und kurzen Wadenmuskels, und der dadurch bewirkten Erhebung der Ferse, und die dadurch verlängerte Achse des Fusses wieder erheben, um den Fuss fortzuschieben. Tafel I. Figur 11.

Es bildet nun der Vorfuss eine schiefe Fläche,

um mittelst dieser, die auf dem Schienbein ruhende Last des Körpers zu erheben. Figur 15.

Der Stoss, der den Körper vorwärts schiebt, scheint das beiderseitige Resultat der Reaktion, mit welcher der aufgesetzte Fuss gegen das Anprellen auf den Boden mittelst der Muskeln widerstrebt, und des Vorwärtsschiebens mittelst des inzwischen erhobenen entgegengesetzten Vorfusses.

Von dem Gehen und Stehen auf schiefer Ebene ist schon an mehreren Orten des gegenwärtigen Abschnittes die Rede gewesen.

Der Schwerpunkt muss immer senkrecht unterstützt bleiben, seine Neigungslinie also innerhalb der Stützungsfläche fallend, den Horizont senkrecht treffen. Die Stützungsfläche ist aber kleiner durch die schiefe Richtung, die die Sohle auf der schiefen Ebene hat, und die Bewegung des Schwerpunktes ist bergauf, steigend; bergab, fallend. Es ruht die ganze Last des Körpers auf dem Sprungbein, und dieses bildet gleichsam den Ruhepunkt, um den das Schienbein sich bewegt, als ein Hebel von seinen vordern und hintern Muskeln gezogen. Das Verhältniss der wahren Achse dieses Hebels ist die Neigungslinie der Schwere, und die von ihr gegen die Fussspitze und Ferse gezogene Horizontale, und die von diesen Punkten ausgehenden Muskeln regieren den Unterschenkel, der den ganzen Körper trägt.

Bei dem Stehen auf schiefer Ebene nach aufwärts gerichtet, schützen die Beuger des Fusses und Strekker der Zehen vor dem Rückwärtsgleiten, beim Abwärtsgehen, die Strecker des Fusses und Beuger der Zehen.

Beim Hinaufsteigen müssen wir den Schwerpunkt durch Vorziehung des Rumpfes erst auf die Basis des vorgesetzten Fusses bringen, und dann ihn senkrecht erheben, beim Heruntersteigen fallen wir, indem wir das Knie beugen.

Wer noch mehr über diese Gegenstände sucht, lese Barthez neue Mechanik, 1800; und Heine Beschreibung künstlicher Füsse, 1811.

Anhang zur Mechanik.

Die Unvollständigkeit und manche Dunkelheit in dem so eben verhandelten Abschnitte, die ich am wenigsten verkenne, und die der Leser an manchen Orten mit mir gefühlt haben mag, einigermassen zu verbessern, erlaube ich mir diesen Anhang, um manche undeutliche Stelle durch abbildliche Darstellung klarer zu machen. Trotz dieser, vielleicht unergänzten, Mangelhaftigkeit halte ich aber doch diesen Abschnitt für das Originellste in der ganzen Abtheilung.

Einzig und allein vom Mechanismus der Bewegung ausgehend, habe ich über den Ursprung der Bewegung und dergleichen wenig gesprochen, und bald die Definition mechanischer Bewegung angegeben. Wollte man in der Kürze eine mehr wissenschaftliche Deduktion suchen, so könnte man sagen: „Alles Leben ruht in der Zeit, alle Erscheinung der Dinge im Raum, und die Aenderung dieser Verhältnisse des Raums durch die zeitliche Veränderung des Lebens, sei die Bewegung."

Ausdehnung und Zusammenziehung sind als Erweiterung und Verengerung die ersten Bewegungen, beide aber sind begriffen unter dem Worte der Bewegung, wie ihnen entsprechend Wärme und Kälte, in dem Begriffe Temperatur.

Das Streben nach einer Wirkung heisst Kraft, und Kräfte sind so viele, als verschiedene Richtungen des Lebens möglich sind, aber das Leben selber ist das Eine.

Die Kräfte äussern sich zuerst als Cohäsion, Anziehung, Abstossung, Schwere, und nun stehe ich dort, wo ich von der anziehenden und abstossenden Kraft die ganze Mechanik ableitete.

Nur das Ding ist lebendig, in dem Bewegtes und Bewegendes Eins sind, das ist der organische Leib.

Die Bewegung selber ist aber organisch, dynamisch, mechanisch, elementarisch; hier handelt es sich blos von der mechanischen, und diese bezieht sich nur auf die Veränderung des Raumes in der Zeit, ohne Veränderung der Materie.

Feste Körper bewegen sich durch Fall, Druck, Stoss, Zug, von denen schon gehandelt wurde.

Zur Erläuterung der mathematischen Vorstellungen giebt die Figurentafel bildliche Anschauungen.

Das Parallelogramm der Kräfte. Tafel I. Figur 1.

Wenn nämlich zwei Kräfte auf einen Körper *a* zugleich nach verschiedenen Richtungen *a b* und *a c*, mit den, diesen Linien proportionalen Geschwindigkeiten wirken, so wird der Körper nach der Richtung der Diagonale *a d* fortgetrieben, oder wie die Physik es nennt, er nimmt den mittlern Weg.

Die Kraft, die nun den Körper nach der Richtung

ad treibt, ist also hervorgebracht durch die beiden Kräfte-Richtungen ab und ac, und die Bewegung ad zusammengesetzt aus den Bewegungen ab und ac.

Die Richtung ad besteht also aus der Richtung ab nach oben, und der Richtung ac nach Rechts, und geht also weder perpendikulär nach oben, nach horizontal nach Rechts, sondern schief nach Oben und Rechts.

Daraus erhellt nun, dass man zwei Richtungen auf eine bringen, und wenn man den Satz umkehrt, aus einer Richtung zwei machen kann: So bilden ab und ac, ad, aber auch ad kann, als ursprünglich genommen, zerlegt werden in ab und ac.

Die Hebel.

Die Hebel, Figur 2 und 4 sind einarmigte Hebel; in 2 die Last näher, und Kraft weiter; im 4 die Kraft näher, und die Last weiter vom Stützpunkt entfernt. Figur 3 und 5 sind doppelarmigte Hebel; in 3 der Arm, der die Last trägt, kürzer, als der, an dem die Kraft wirkt, in 5 der Arm der Kraft kürzer, und der der Last länger. Figur 6 ist ein Winkelhebel, an dem die aus dem Stützpunkte a auf die Richtung der Kraft bc gefällte Senkrechte, ad, die wahre Entfernung der wirkenden Kraft vom Stützpunkt anzeigt.

In allen diesen Hebeln 2, 3, 4, 5, wirken die Kräfte senkrecht auf die gerade Linie, in dem Hebel Figur 7 aber wirkt die Kraft schief, und zwar in der Richtung ad.

Setzt man nun darauf das Parallelogramm der Kräfte, so sieht man, wie die Richtung der Kraft ad zusammengesetzt ist aus den Richtungen zweier andern Kräfte ab und ac; und dass umgekehrt die Richtungen ab und ac erst ad geben. Figur 8.

Es ist also klar, dass die Kraft ad nicht geradezu der Richtung der Last entgegenwirkt, die die Richtung ae wäre; und dass sie vielmehr auch nach dem Stützpunkte hinwirkt, welches die Richtung af ist, dass also die schiefe Richtung nur gegen die Last wirkt, in so fern sie aus ab besteht, keinesweges aber in so weit sie aus ac besteht; dass also ad im Verhältniss von ba zu ac an Kraft verliert, d. h. um so weniger geschickt ist, die Last zu heben, als sie von der senkrechten Richtung abweicht und der Winkel der wirkenden Kraft spitziger wird.

Man vergleiche Figur 9. Je spitziger hier der Winkel dac wird, d. h. je geringer das Verhältniss von ba zu ac, oder je mehr die wirkende Kraft von der senkrechten Linie abweicht, um so mehr wirkt ad gegen af, und um so weniger der Last entgegen nach ae, um so mehr Kraft geht also verloren.

Die Schiefheit nach unten an den Dornfortsätzen der Rückenwirbel Fig. 10. beruht auf demselben Gesetze. Je mehr sich der Winkel, in dem die Kraft wirkt, dem rechten nähert, um so leichter wirkt dieselbe. Die Dornmuskeln cb und fe haben aber eine solche Richtung, dass sie verlängert das Rückgrath durchschneiden; und die Muskeln wirken auf die genannten Fortsätze ab und de unter den Winkeln bei b und e. Da nun offenbar der Winkel zwischen dem schief nach unten stehenden Dornfortsatze ab, und seinem Muskel bc, also der Winkel abc, grösser, und dem rechten näher ist, als in den Dornfortsätzen der Lendenwirbel, die horizontal nach hinten stehen, wie de; und also der Winkel zwischen den Fortsätzen de und Dornmuskeln ef, bei e kleiner und spitziger ist, so muss die Kraft in den erstern stärker wirken, um das Rückgrath zu strecken. Dieses zeigt das Verhältniss der auf die wirkenden Kräfte aus dem Ruhepunkte gefällten Senkrechten *a x* und *d y*.

Das Fortschreiten des Körpers. Figur 11, 12 u. 13.

Bildet der Schenkel oder dessen Achse einen Radius, dessen Centrum das Pfannengelenk ist, Figur 11 *ab*; so bildet der Vorfuss eine horizontal daran befestigte Fläche *b c d*; *b* des Sprunggelenk, *c* die Fussspitze, *d* die Ferse, die streng genommen in einer Wölbung den Boden berühren, und über den Radius selbst in *c* und *d* hinausfallen, wie der gezogene Kreis zeigt.

So lange die Sohle, als Fläche das Bein unterstützend, auf dem Boden ruht, trägt sie die Last des Körpers Figur 12; So wie aber die Ferse erhoben wird, und der Fuss auf dem Ballen und Zehen ruhend in *c* sich um diesen Stützpunkt dreht, wird die eigentliche Stützungslinie, Figur 13 *a c* länger, was aus der, durch die Erhebung der Ferse entstandenen Vergrösserung des Winkels erhellt, der zwischen Vorfuss und Schienbein im Sprunggelenke bei *b* besteht.

Es ist nämlich der Winkel *a b c* in Figur 12 ein rechter, oder ihm nahe, so lange der Fuss auf dem Boden steht; bei erhobener Ferse aber wird, Figur 13, der Winkel *a b c* ein stumpfer; und da in jedem Dreieck dem grössern Winkel die grössere Seite gegenübersteht, *a c* in Figur 13 grösser, als in Figur 12; während *a b* und *b c* in beiden Figuren sich gleich bleiben.

Durch diese Verlängerung der wahren Stützungslinie, was in Figur 12 bei ruhendem Fusse (indem Fussspitze und Ballen den Boden berühren) *ab*; bei Erhebung der Ferse aber, die vom Stützpunkte am Boden zum Schwerpunkte des Körpers laufende Linie *ac*

Figur 15 ist, durch diese Verlängerung also wird der Schwerpunkt des Körpers erhoben und fortgetrieben.

Stehen und Gehen auf schiefer Fläche. Figur 14 u. 15.

Es sei Figur 14 *a b* die Achse des Beins, das einen den Berg herabsteigenden Menschen tragen soll. Da die Achse desselben vom Pfannengelenke ausgeht, so trifft sie mit dem Schwerpunkte ziemlich nahe zusammen; hier soll das Centrum der Achse des Fusses und der Schwerpunkt für identisch gelten.

Es stehe die Fusssohle *c d* auf der schiefen Fläche, und *a b* auf ihr senkrecht. So fällt die Neigungslinie des Schwerpunktes, die auf dem Horizont senkrecht steht, *a e* ausserhalb, und vor die Spitze des Fusses, der Schwerpunkt ist also nicht unterstützt, und der Mensch muss vorwärts herabfallen, wenn er nicht den Schwerpunkt *a* in der Richtung *a h* zurückzieht, bis er so weit zurück geschoben ist, dass dessen Neigungslinie *g f*, innerhalb der Stützfläche *c d* fällt, oder wenigstens durch die Fussspitze in *d* schneidet.

Eben so beim Aufwärtssteigen, Figur 15 fällt die Neigungslinie des Schwerpunktes *a e*, hinter die Ferse *c*, der Mensch muss also rückwärts herabfallen, wenn er nicht den Schwerpunkt vorwärts zieht, so dass dessen Neigungslinie innerhalb *c d* fällt. Es muss also der Schwerpunkt so weit vorwärts in der Richtung *a h* gebracht werden, bis *g f* wenigstens die Ferse in *c* schneidet.

In der Folge noch den Mechanismus der einzelnen Theile des Gliedersystems, des Rückgraths, der Füsse u. s. w. Eben so auch die pathologische Mechanik des Hinkens, Kriechens u. s. w.

Pathologie.

Die Krankheitslehre der Orthopädie ist sehr einfach, die Zahl der Krankheitsgattungen ist weder sehr gross, noch sind deren Formen und Varietäten sehr ausgedehnt. Verkrümmungen des menschlichen Leibes, durch abweichende Lage der Knochen, oder zu schwache oder übermässige Thätigkeit der Muskeln, die eine Verkürzung erregen, oder eine Verschiebung gestatten, sind fast die einzigen Gegenstände der Pathologie, die zur orthopädischen Behandlung kommen.

Setzt man hiezu noch die angebornen Missbildungen der Extremitäten, so ist der ganze Umfang der Orthopädie erschöpft. Die einzelnen Fälle sind schon oben in der Einleitung aufgezählt, und werden bald noch näher betrachtet werden.

In die orthopädischen oder mechanischen Krankheiten greifen aber andere Zufälle des erkrankten Organismus häufig ein, als Ursachen oder als Folgen.

Um nun eine vollständige und zusammenhängende Pathologie des Gliedersystems geben zu können, müssen die wichtigsten im Gliedersysteme vorkommenden Krankheiten wenigstens berührt werden. Es ist hier zu zeigen, welche Krankheiten dem Gliedersysteme als Ganzen und dessen Gebilden als Einzelnen zukommen, welche Krankheiten als Ursachen, welche als Folgen, welche als Begleiter des orthopädischen Leidens erscheinen, welche Zufälle wesentliche und welche unwesentliche Momente der Berücksichtigung abgeben. Diese Andeutungen der zunächst das Gliedersystem betreffenden, die orthopädischen Krankheiten begleitenden, sie veranlassenden oder ihnen folgenden Zufälle werden um so wichtiger, wenn in der Therapie die Frage entsteht, in wie fern dynamische Krankenbehandlung die mechanische unterstützen soll.

Und abgesehen von Allem andern ist die Kenntniss aller Krankheiten des Gliedersystems zur Diagnose der orthopädischen nothwendig, und sei es auch zu nichts weiter, als das Dynamische vom Mechanischen auszuscheiden.

Es wäre überflüssig, über die dynamischen Krankheiten ausführlich zu sprechen, da sie ja doch ausser dem Zwecke der gegenwärtigen Schrift gelegen sind, und in andere Fächer der Heilkunde, namentlich in die Chirurgie verwiesen werden.

Folgende Eintheilung der sämmtlichen Krankheiten des Gliedersystems möge nachsichtsvoll aufgenommen werden, da sie meines Wissens zum erstenmal ein System der Art aufgestellt hat.

Nach dieser Ansicht zerfallen die sämmtlichen Krankheiten des Gliedersystems, dessen Umfang schon in der Anatomie nachgewiesen und festgestellt wurde, in zwei grosse Klassen, in Krankheitserzeugnisse und in Bildungsfehler.

Was diese beiden Hauptklassen enthalten sollen, das sprechen ihre Namen schon von selbst aus; die erste Klasse enthält nämlich alle Zustände, die von irgend einer Krankheit des Organismus herrühren, seien sie nun idiopathisch oder sympathisch, die zweite Klasse umfasst alle Fehler der äusserlichen Bildung in Form, Bau, Lage, u. s. w. ohne Veränderung der Materie, ohne krankhaften Prozess in der Substanz der Gebilde, mit andern Worten alle Zustände der äusserlichen Missbildung, die ohne eine schlechthin innere Krankheit zur Ursache, Folge oder Begleitung zu haben, als selbstständige Krankheiten für sich bestehen.

Die Krankheitserzeugnisse theilen sich aber
1. in dynamische und
2. in mechanische Leiden.

Die Bildungsfehler werden getrennt
1. in Entwicklungsfehler und
in angeborne oder Geburtsfehler.

Diese Unterabtheilungen verhalten sich aber so, dass von den Krankheitserzeugnissen die erste Abtheilung die dynamischen Leiden, alle aus innerer, dynamischer Ursache entstandenen Zufälle, als Entzündung, Eiterung, Brand, Beinfrass, Gliedschwamm, u. dergl. mehr; die zweite Abtheilung, die mechanisch entstandenen oder gewordenen Zufälle, als Verkürzungen, oder Schiefstehungen des Beines nach übelgeheilter Fraktur, Wunden, Verletzungen, Zerreissungen, Verrenkungen, Brüche und dergl. mehr enthält.

Die Unterabtheilungen der zweiten Hauptklasse bilden die eigentlichen schlechthin orthopädischen

Krankheiten, und umfassen die Verkrümmungen und Missbildungen des menschlichen Körpers, und es enthält davon die erste Abtheilung die Entwicklungsfehler, die ohne wesentliche Komplikation mit andern Krankheiten, aus der Entwicklung des Leibes hervorgehen, so Verkrümmung des Rückgraths bei Schwäche der Muskeln, wegen schnellen Wachsthums und unvollendeter Ausbildung des Körpers, Verschiebung der Schultern bei anhaltender, zu frühzeitiger, einseitiger Arbeit, Sticken, Nähen, Zeichnen u. s. w.; endlich die zweite Abtheilung enthält die als Missbildungen angebornen Fehler, Klumpfüsse, schiefen Hals u. s. w.

Es sollen nun diese Krankheitsklassen möglichst vollständig aber mit der, dem Zwecke vorliegender Schrift entsprechenden Kürze verhandelt werden.

Da nun aber diese Krankheitserscheinungen nicht in einer einzigen Organenreihe vorkommen, sondern in der Regel mehrere Gebilde zugleich, als im Knochen, die Fasern, Beinhaut, Mark und Knorpel nicht einzeln, in den Muskeln, Fasern, Flechsen oder Scheiden nicht allein befallen, sondern die ganze Parthie benachbarter Organe, wie sie neben einander liegen, zusammen ergreifen, so wäre es lächerlich, nach anatomischen Grundsätzen das Leiden jedes einzelnen Organs abhandeln zu wollen, jedoch wird eine Hauptabtheilung je nach dem am meisten durch die Krankheit leidenden Gebilde, als Knochen, Muskeln, Bänder und Gelenke Statt finden.

Ich stelle nun zuerst diejenigen Krankheitserscheinungen auf, die allen Gebilden des Gliedersystems gemeinschaftlich sind, und werde dann die übrigen als Krankheiten der Knochen, Muskeln, Bänder und Gelenke von eigenthümlicher Art, nach der Reihe vortragen

Eine noch genauere Eintheilung der Krankheiten in die der Bestandtheile der ergriffenen Organe, als die der Knochen in die der Faser, Beinhaut etc. etc. wäre spitzfindig, da es für dieselben weder diagnostische Merkmale giebt, noch diese Einzelnheiten therapeutischen Werth haben.

Erste Klasse.
Krankheitserzeugnisse.

Allgemeine Krankheiten des Gliedersystems.

Entzündung und Schmerz sind die allgemeinsten Erscheinungen der Krankheiten des Bewegungssystems in der dynamischen Reihe, so wie Verletzung und Trennung des organischen Zusammenhanges in Continuität und Contiguität die der mechanischen Abtheilung ausmachen.

Dahin gehören nun alle Arten von Entzündungen, als idiopathische, sympathische, dyskrasische, miasmatische, contagiöse, akute und chronische, auf der einen Seite, und alle Arten von Verletzungen und Wunden als geschnittene, gestochene, gequetschte, gerissene, mit und ohne Substanzverlust, Frakturen, Rupturen u. s. w. auf der andern Seite.

Mit Recht wird hier wohl eine Bemerkung von Shaw wiederholt, mit der dieser englische Arzt sein Werk über Verkrümmungen des Rückgraths eröffnet. Ueber die Bildung, Umbildung, Missbildung und Wiederbildung sagt er nämlich, es sei ein Gesetz der thierischen Oekonomie, dass Thätigkeit eines Organs nicht nur zu seiner Vervollkommnung, sondern auch zu seiner Erhaltung nöthig sei.

Dieses beweisst der Zustand solcher Theile, die nicht in Uebung und Thätigkeit erhalten werden, denn wenn sie unthätig bleiben, so arten sie aus, verlieren ihren eigenthümlichen Charakter, und werden der Struktur nach der allgemeinen Zellmembran ähnlich.

Diesem Gesetze folgend wird man auf den Schluss geleitet, dass die Zellmembran nicht blos als eine Modifikation des ursprünglichen Gewebes, oder der ursprünglichen Materie, in welcher die besondern Substanzen, welche den Knochen, Muskeln und Nerven Charakter geben, abgesetzt werden, sondern auch als diejenige zu betrachten sei, aus welcher andere Theile gebildet werden können.

Dieser Schluss stützt sich auf die Beobachtung, dass verschiedene Organe, wenn sie nicht in Thätigkeit erhalten werden, in Zellmembran ausarten, und dass unter gewissen Umständen neue Organe, die in Hinsicht des Aussehens und der Funktion verschieden sind, da gebildet werden können, wo zuvor nichts als Zellmembran sichtbar war.

Bei der Untersuchung der Theile, aus denen ein Gelenk besteht, deren jeder so vortheilhaft und gleichmässig gebaut ist, leuchtet nicht sogleich die Wahrheit des oben dargestellten Schlusses ein, im Gegentheil kann man es sich schwer vorstellen, dass der Knochen, der so merkwürdig zum Schutz und zur Bewegung eingerichtet ist, der Knorpel, der so verschieden von ihm ist, dass die sezernirenden Membranen, die einen so ganz eigenthümlichen Charakter haben, dass Ligamente, Sennen, Schleimbeutel u. s. w. alle in eine Materie auflösbar sind, die der Zellsubstanz ähnlich ist, durch die solche unter einander verbunden sind. Aber so unwahrscheinlich es auch anfangs scheinen mag, so ist es doch richtig.

So lange ein Gelenk in Thätigkeit erhalten wird, so fährt der Apparat fort sich zu vervollkommnen, aber wenn die Bewegung eines Gelenkes einige Zeit aufgehört hat, so arten alle unter ihm begriffene Theile aus.

Ihr eigenthümlicher Charakter und ihre Struktur verschwinden mit der Funktion, sie fallen in denselben Zustand und nehmen dasselbe Aussehen an, wie die Zellmembran. Wenn man ein anchylotisches Gelenk untersucht, so findet man, dass der Charakter jedes Theiles verändert ist. Der Knochen ist nicht mehr hart, sondern erweicht, und zellulös und die Schleimbeutel, Kapseln und Ligamente bilden eine homogene Masse von Zellmembran.

Noch wunderbarer ist es, dass auch das Umgekehrte gilt, und dass neue Organe, die in Hinsicht der Struktur und Funktion verschieden sind, aus der Zellmembran gebildet werden können, und unter gewissen Verhältnissen wirklich gebildet werden.

Wenn ein Knochen luxirt wird, dessen Kopf in Zellmembran, Knorpeln, Kapseln, Schleimbeuteln, Scheiden, Ligamenten u. s. w. eingehüllt liegt, so können diese alle aus der Zellsubstanz gebildet werden, und wenn diese das neue Gelenke ausmachenden Theile in Thätigkeit erhalten werden, so nehmen sie, wenn sie auch gleich nicht die Regelmässigkeit des ursprünglichen Gelenkapparats haben, alle die Charaktere der verschiedenen Theile desselben an.

Selbst der neue Knorpel ist der ursprünglichen Materie ähnlich, die doch eine ganz eigene Substanz ausmacht; die neue Kapsel hat ebenfalls alle Merkmale der eigentlichen Synovialmembran.

Ja, wenn man weiter forscht, so findet sich, dass alle Membranen und Gewebe, welche bisher als von einander verschieden betrachtet wurden, und von denen man glaubte, dass sie eine eigenthümliche Struktur besässen, in der allgemeinen Zellmembran nicht blos auflösslich sind, sondern auch von ihr gebildet werden können.

Die ausführlichern Beweise hievon, die Schaw in seinem angeführten Werke liefert, aus der Untersuchung anchylotischer Gelenke, aus der Beobachtung der Resorption eines gebrochenen oder aus seiner Gelenkhöhle getriebenen Gelenkkopfes, aus der Bildung eines neuen Gelenkes nach der Zerstörung des vorigen bei gewaltsamer oder freiwilliger Verrenkung u. dergl. m. übergehend, bleibe ich bei dem daraus gezogenen Resultate stehen:

dass jeder Theil ausarte und seine Struktur verliere, wenn er seine Funktion zu verrichten nicht fortfährt;

dass ferner die Zellmembran es sei, in der die Rückbildung und Auflösung organischer Masse Statt findet;

dass aus dieser Zellmembran die Wiederbildung der organischen Struktur geschehe, und

dass endlich diese Zellmembran sich merkwürdig nach der Verschiedenheit des Bedarfs und Gebrauchs verändere und umbilde.

Nach dieser Digression kehre ich zur Entzündung zurück, und es möge genügen, hier anzuführen, dass eben die Entzündung der Prozess sei, durch den die Natur das oben angeführte Werden und Vernichten, Bilden und Umbilden bezwecke: denn die Entzündung ist es, die einerseits in Gelenken z. B. nach dem Bruche eines Gelenkkopfes, der in der Höhle bleibt und nicht wieder mit seinem Knochenkörper vereinigt wird, durch Steigerung der aufsaugenden Thätigkeit denselben zur Resorption bringt und vernichtet, so aber auch anderseits durch Erhöhung des Lebensprozesses in den leidenden Gebilden nach schon gemachten Zerstörungen die neuen Bildungen hervorbringt.

Auf diese Weise ist diese Entzündung der Prozess, der einerseits die verschiedenen Organe und Gebilde zu einer gleichförmigen indifferenten Masse zurückbildet, umgekehrt aber aus der Indifferenz der einfachen ursprünglichen Materie die verschiedenartigen Bildungen nach Bedürfniss und Gebrauch herstellt und erzeugt.

Dieses ist eine der wichtigsten Lehren der orthopädischen Pathologie, indem sich aus ihr die folgenreichsten Resultate bei Behandlung vorkommender Krankheiten ziehen lassen.

Entzündung ist also der allgemeine Krankheitszustand, der dort, wo die Organisation und Bildung herrscht, zerstörend, wo aber Zerstörung ist, bildend und schaffend wirkt. Ihr Verhältniss zur Heilkraft der Natur, als deren Aeusserung sie oft erscheint, siehe unter jenem Artikel im nächstfolgenden Abschnitt.

Sie erscheint zwar für sich als dynamische Krankheit, aber auch als Reaktion der Lebenskraft bei mechanischen Krankheiten z. B. nach Beinbrüchen, hier aber schon wieder um durch erhöhte Thätigkeit der Bruchenden, Ausschwitzung, Verklebung, Callus und Heilung zu bewirken.

Die Entzündung ist akut oder chronisch, und die chronische ist es vorzüglich, von der bisher die Rede war, denn die akute befällt mehr das irritable und sensible Gefäss- und Nervensystem; die Gebilde des Gliedersystems stehen auf tieferer Stufe, sind mehr irdischer Natur, ihre Ernährung und Aktion ist träger (die Muskeln ausgenommen), daher auch vornehmlich in Knochen, Bändern, Sennen, Knorpeln, Flechsenhäuten, Gelenken u. s. w. die schleichende oder chronische Entzündung herrscht, die auch Vorzugsweise die lymphatische heisst.

Die Entzündung nun ist idiopathisch von selbst entstanden, consekutiv durch äussere Veranlassung, Stoss, Schlag oder Verkältung, oder sie ist symptomatisch, als Zeichen einer andern Krankheit, oder metastatisch als Stellvertretend für eine andere Krankheit, oder dyskrasisch, von einer im Organismus herrschenden Dyskrasie oder Cachexie, miasmatisch oder contagiös durch Ansteckungsrtoffe gesetzt und begründet.

Die Ausgänge der Entzündung sind vielfach nach der Art, der Ursache, dem befallenen Organ u. s. w. so z. B. Zertheilung, Eiterung, Ausschwitzung, Wasserbildung, Verwachsung, Anschwellung, Verhärtung, Verschwärung, Brand u. s. w.

So führt die Art der Entzündung als idiopathische, symptomatische, metastatische, die Ursache als äussere Verletzung, oder Rheumatismus, Gicht, Skropheln, Syphilis, und endlich das befallene Organ, Knochen, Muskel, oder Gelenke seine eigenen Ausgänge mit sich, worauf noch Intensität des Leidens, Dauer, Behandlung u s. w. den grössten Einfluss haben.

Die Ausgänge sind aber, vornehmlich die Natur des befallenen Organs betreffend, so verschieden, dass sie unter den einzelnen Gliedern des Artikulationssystems abgehandelt werden.

Die zweite allgemeine Krankheitserscheinung ist der Schmerz.

Der Schmerz begleitet jede Krankheit, und ist eben die Entzündung in mechanischen Zufällen z. B. Beinbrüchen, Verrenkungen, die Reaktion des irritabeln Systems, oder des Gefässsystems genannt worden, so ist der Schmerz Reaktion des sensibeln Lebens, oder des Nervensystems gegen das vorhandene Leiden. Ueber diesen Zustand ist wenig zu sagen, weil er meist nur symptomatisch oder konsekutiv auftritt, und daher für den Praktiker den theoretischen Werth nicht hat, den allerdings ein System der Nervenpathologie entwickeln könnte.

Gegenüber den allgemeinen **dynamischen** Krankheiten stehen die allgemeinen **mechanischen**, als Verletzung und Aufhebung des Zusammenhanges in Continuität und Contiguität, was aber unter den einzelnen Abschnitten verhandelt wird.

Nun folgen nach der anatomischen Anordnung des Gliedersystems die Krankheitserzeugnisse: in Knochen, Muskeln, Bändern und Gelenken, und zwar nach den Unterabtheilungen der ersten Hauptklasse, als dynamische und mechanische Leiden.

Pathologie der Knochen.

Alles, was im Allgemeinen gesagt worden ist, gilt auch hier, und ich beginne also jetzt vom Knochensystem die dynamischen Krankheiten.

Dynamische Krankheiten.

Knochenschmerz, ostalgia, osteocopus, bei der Unempfindlichkeit dieser Gebilde wohl niemals idiopathisch, meist, wohl immer, symptomatisch, dyskrasisch. Die Knochen selbst haben keine Nerven, sondern werden erst durch eine von äusserer Verletzung, oder häufiger von innerer Ursache erzeugte Entzündung schmerzhaft. Lustseuche ist vornehmlich die Ursache desselben. Er sitzt vorzüglich im Schlüsselbein, Brustbein, Schulter - Ellenbogen - und Kniegelenke, fix, hartnäckig, tiefsitzend, stätig, mit fühlbarer Knochenauftreibung und farbloser Geschwulst. Bei schleichender Schankerseuche die Beinhaut, auch Sennenscheiden ergreifend, bei Tripperseuche mehr in der Beinhaut der Gelenkköpfe. Immer hartnäckig, nagend, bohrend, stumpf drückend, reissend. Nachts und in der Bettwärme zunehmend; im Winter und kalten Klima schlimmer, im Sommer und warmen Klima besser.

Knochenentzündung, osteitis. Die Knochen entzünden sich, schwellen an und eitern, wie die weichen Theile, und wie bei diesen, so sind auch die Ausgänge ihrer Entzündungen, sie schwären, werden brandig, blättern sich ab, bedecken sich mit Fleischwärzchen, heilen nach der Trennung. Mehr und häufiger in der Jugend, als im Alter. Die Anschwellung ist dicht und hart, der Schmerz heftig. Die Ursache kommt meist von einer im Körper herrschenden Dyskrasie, Skropheln, Syphilis. Die Ausgänge vornehmlich in Caries, Nekrose, Exostosen u. s. w. siehe unten.

Beinhautentzündung, periostitis, bei Paronychie und Pädarthrokaze, von Dyskrasien und Verletzungen. Die Geschwulst nicht so hart, der Schmerz oberflächlicher, als bei der Knochenentzündung, mehr schneidend als nagend. Diese Geschwulst ist durch Sitz, Ursache, Verlauf und Ausgänge von andern verschieden, sie verändert den Bau und die Lebenseigenschaften des Knochens. Siehe Pädarthrokaze.

Eine Folge der Entzündung sind die Knochenauswüchse, die einen grössern oder kleinern Theil des Knochens einnehmend, langsam sich erheben. Die Geschwulst ist fest, unbeweglich, aufsitzend, die Bedeckungen darüber verschiebbar, von natürlicher Farbe, meist mit Schmerz. Sie verändern den Bau und die Lebenseigenschaften und Lebensäusserungen der Organe, sind oft mit andern Knochenkrankheiten verbunden.

Knochenverhärtung, osteoporosis, mehr oder weniger hart, oft steinhart, in Folge der Entzündung, nicht selten ist die Geschwulst auch weicher, der Schmerz geringer oder stärker, auf die Stelle fixirt. Von äusserer Gewalt oder Dyskrasieen.

Knochengeschwulst, exostosis, eine mehr oder weniger beträchtliche Entwicklung eines grössern oder kleinern Theils eines Knochens, eine chronische umschriebene Geschwulst der Knochensubstanz, langsam sich bildend und erhebend, lange nach der Ursache erst verschwindend, gross, klein, von verschiedener Gestalt, rund, oval, dicht, fächerigt, oft bösartig, selten ein ganzes Glied ergreifend, mit heftigem oft unerträglichem Schmerz. Alle Knochen können davon befallen werden, vornehmlich die breiten, als Schädel, Unterkiefer, Brustbein, Schlüsselbeine, Rippen, Röhrenknochen.

Bau und Festigkeit sind verschieden, oft zelligt, blätterigt, oft mit Fleischwärzchen angefüllt.

Beinhautgeschwulst, gummi, besteht in Anschwellung des eigenthümlichen Gewebes der Beinhaut, mit Verderbniss der letztern, oft noch mit andern Zufällen verbunden. Sie entsteht wie die vorige, ist härtlicht, schwammigt, dem Finger nachgebend, glatt, eben. Das Periost und angeschwollene Zellgewebe findet man in eine gleichartige, weisslicht graulicht teigartige Masse verwandelt, mit ziemlicher Festigkeit oft ohne Schmerz. Sitz an langen und breiten Knochen, wo sie am dichtesten und am wenigsten mit weichen Theilen bedeckt sind.

Knochenknoten, nodus, ist eine knotenartige Auftreibung oft nur Krankheit der Beinhaut. Der Schmerz gering.

Sandsteingewächs, tophus, hart, doch nie härter als der Knochen selber, fast immer schmerzhaft, sitzt mit breiter eiförmiger Gestalt fast immer in der Mitte der Knochen.

Kalksteingewächs, osteoscirrhus, ist rund, ungleich, höckerig, erhoben, oft ist die Markhöhle des Knochens dabei verschwunden.

Knollgewächs, hyperostosis, ist eine Exostose der Gelenkköpfe, oder der kleinen Knochen, deren ganzer

Umfang anschwillt. Die knolligte Erhabenheit bildet sich oft an mehreren Knochen zugleich.

Bimssteingewächs, periostosis, eine unempfindliche Geschwulst der Beinhaut, schnell verlaufend, voller Fächer, von knochigem Gewebe mit fleischartigen Massen erfüllt, nicht immer schmerzhaft, wohl meist dyskrasisch.

Diese Krankheitsklasse der Knochengeschwülste bietet verschiedene Abstufungen dar, obgleich sie meist darin überein kommen, dass sie, auf chronischer Entzündung beruhend, die Lebenseigenschaften und den Bau der Organe, die sie ergreifen, wesentlich verändern. Ursache und Ursprung, so wie die Zeit ihres Beginnens sind meist ungewiss und dunkel, der Verlauf höchst langwierig, beschwerlich, fast immer schmerzhaft, das Wesen des Zustandes selber unerforscht. Diese Zustände stimmen jedoch dadurch unter sich überein, dass sie auf Substanzwucherung des Knochens beruhen, die hier meist eben so hart, oft noch härter als der Knochen selbst wird. Gewöhnlich begreift man diese ganze Klasse der Geschwülste unter dem Namen Exostosis, jedoch mit Unrecht, da die eigentliche Exostose nur eine Unterabtheilung der Klasse ausmacht. Ein neuerer Schriftsteller bezeichnet diese Klasse mit dem Namen Osteophyma.

Sind nun diese Zustände kennbar und unterschieden durch eine Substanzveränderung mit Zunahme der Masse und Verhärtung, oder gleichmässiger Härte mit der übrigen Knochensubstanz, so zeigt sich diesen gegenüber eine andere Reihe von Krankheitserscheinungen mit oder ohne, aber grösstentheils mit Anschwellung und Zunahme der Masse, aber unter dem Charakter der partiellen oder totalen Erweichung der Knochensubstanz.

Man nennt die nun zu betrachtende Krankheitsreihe Knochenerweichung, osteosarcosis, und sie ist eine langsam und stufenweise entstehende Erweichung und Zerbrechlichkeit der Knochen; von Mangel an erdigen Theilen herrührend, die Masse ist weich, knorpelartig, unempfindlich, oder fleischartig und schmerzhaft. Diese Krankheitserscheinungen beruhen wohl auf gestörtem Chemismus des Knochenlebens, vorzüglich durch Uebermaass von Gallerte und Entziehung der phosphorsauern Kalkerde. Es giebt nun auch keine oder nur höchst seltene Beobachtungen von einfacher Erweichung, beinahe immer hat man die Knochen ihrer Festigkeit und Federkraft beraubt gefunden. Darunter gehört:

Die Knochenweichheit, osteomalacia, einen einzelnen Knochen, oder mehrere, oder im Verlaufe der Zeit alle ergreifend, daher Verkrümmung, Verkürzung, Verunstaltung der Glieder und des ganzen Körpers, Unvermögen die Muskeln zu stützen, zu tragen, und ihrer Aktion zu widerstehen. Diese osteomalacia ist die allgemeine Form der osteosarcosis, die folgende das osteosarcoma das theilweise Vorkommen dieser Gattung. Von der Rhachitis ist eigens die Rede.

Knochenfleischgeschwulst, osteosarcoma trifft nur einen Theil des Knochens ohne Theilnahme der übrigen oder des ganzen Systems, oft aus örtlicher Verletzung entstehend. Es ist das Leiden eine krankhafte Veränderung des Knochengewebes, bei welcher die Knochensubstanz ausartet, und in eine verschiedenartige, dem Krebse der weichen Theile ähnliche Masse verändert wird. Es sind wohl zwei Formen, die erste, bei der die Ausartung des Knochengewebes in eine fleischige Substanz, weniger vom Knochen selbst, als von den ihn zunächst umgebenden weichen Theilen ausgeht, heisst dann osteosarcom Knochenfleischgeschwulst; die zweite Form, bei der der Knochen der ursprüngliche Sitz ist, von dem das Leiden ausgeht, und die anliegenden weichen Theile nur allmählig und sekundär an der Krankheit Antheil nehmen, begreift man unter dem Namen:

Knochenspeckgeschwulst, osteosteatoma. Es ist dieses eine ebene mehr oder weniger derbe elastische Geschwulst, deren ursprünglicher Sitz die Beinhaut und obersten Schichten des Knochens sind. Sie liebt schwammige Knochen und Gelenke, allmählig sich verbreitend, über den ganzen Knochen sich ausdehnend. Der Knochen wird weich, gallertartig, biegsam. Unterhalb der Geschwulst Oedem, Stupor. Muskeln, Flechsen und Zellgewebe werden in unförmliche Massen aufgelösst. Endlich erfolgt fauligte Zerstörung. Die Knochen- Fleisch- und Speckgeschwülste haben grosse Aehnlichkeit mit krebsartiger Zerstörung weicher Gebilde, nur sind sie durch die Struktur des ergriffenen Organs modifizirt.

Hieher gehören nun auch noch:
Der Markschwamm, exostosis fungosa. Es ist dieses Uebel mit allgemeinem Leiden verbunden, das kranke Glied schwillt auf der dem Uebel entgegengesetzten Seite an, ohne deutlichen Schmerz. Die Geschwulst wird oft ungeheuer gross, an einigen Stellen hart, an andern schwappend, es erscheinen Tuber-

keln, die eitern, endlich ein Schwamm, der blutet und immer weiter um sich greift.

Die Markschwindsucht, osteophthisis, allenthalben auch im Innern des Knochen vorkommend, Schwinden der Knochenmasse, Verdünnung, Aushöhlung, Durchlöcherung der Knochen. Endlich noch die Knochenbrüchigkeit, osteopsatyrosis, ein der Knochenfleisch- und Speckgeschwulst entgegengesetztes Leiden, in Mangel an Gallerte und Ueberschuss an erdigen Theilen bestehend, durch allgemeine Zersetzung und Einsaugung erfolgend, ohne Caries, ohne Exfoliation, ohne vorhergehenden oder begleitenden Schmerz.

Die nun folgende Klasse der Knochenkrankheiten wirkt zerstörend auf den Knochen durch Brand und Geschwür.

Man hat sie im Allgemeinen mit dem Namen Knochenbrand, osteopyr, belegt, und es gehören hiezu vornehmlich die Arten und Abarten der Caries und Necrosis, Spina ventosa, Pädarthrocace u. s. w.

Der Beinfrass, hat zwei Varietäten, die Caries occulta und osteogangraena, von beiden aber können alle Knochen befallen werden, besonders werden die schwammigen, zelligen von der Krankheit mehr ergriffen, als die aus dichter Substanz bestehenden, diese werden wenigstens nur an dem schwammigen Theile, als den Gelenkköpfen ergriffen. Vornehmlich aber sind Mittelhand und Mittelfuss Knochen, Hand- und Fusswurzelbeine, Wirbel- Schulter- Becken- Kreuzbeinknochen, dem Uebel am häufigsten ausgesetzt.

Entzündung, Schmerz, Geschwulst, Auftreibung, Erweichung, eiterartiger, übelriechender Ausfluss,

Auswüchse, Fleischwucherungen, Weiterverbreitung, Ausfallen von Knochenstückchen, Zehrfieber u. s. w. sind ungefähr die wichtigsten und häufigsten Erscheinungen.

Der Beinfrass, Caries occulta, langsam oder schnell entstehend, aus Dyskrasien, Disposition, oder äusserer Gewalt, ergreift die Knochen mehrentheils von Leuten im jüngern Alter, geht von innen nach aussen. Erst Steifigkeit und Schmerz an einer Stelle, wo man nichts sieht, aber das Glied nicht bewegt werden kann, dann unter den ungefärbten, unverletzten Bedeckungen eine flache, nicht begränzte Geschwulst auf dem Knochen, früher oder später Aufbruch unter Schmerz und Fieber und schwacher missfärbiger Anschwellung der Haut, fistulöse Gänge, Entleerung vieles Knocheneiters, Abmagerung, Zehrfieber.

Der feuchte Knochenbrand, osteogangräna. Lange vor der Anschwellung Schmerz und Druck und Klopfen im kranken Theile. Die Weichtheile erheben sich fast wie eine Windgeschwulst, gespannt, elastisch, schwammig, ungleich, knollig, missfarbig, beim Aufbruch kommt stinkendes, schwärzlichtes, ätzendes Wasser, es bildet sich ein faules fressendes Geschwür, endlich Zehrfieber.

Diese beiden Arten des Knochenfrasses sind nun theils nach der Ursache, nach dem Zeitraum, nach dem ergriffenen Gebilde, der Behandlung u. s. w. tiefer eingreifend, oder oberflächlicher, mehr oder minder schwer zu heilen.

Der Winddorn, Spina ventosa, ist eine Krankheit, meistens der zylindrischen Knochen, eine Gangrän.

die als Folge einer Entzündung der Markhaut die Substanz des Knochens in der Mitte ergreift, und nach der Peripherie hin sich entwickelt und verbreitet, bei welcher die Wandungen der Markhöhle eine allmählige, langsame, aber oft ungeheure Ausdehnung erleiden. Der Knochen wird von innen aus entartet, aufgelockert und zerstört, während die Wände der Knochen gleichzeitig verdünnt, durchlöchert, und einer Rarefaktion der Substanz unterworfen sind. Caries ist oft in Begleitung und die nahen Hart- und Weichgebilde werden zur Verderbniss gebracht, die Geschwulst ist stark, die Zerstörung rasch.

Es giebt dessen zwei Varietäten, die pädarthrocace und andrarthrocace.

Der Beinhautkrebs, pädarthrocace, ist eine Art von Winddorn, eine Gangrän, die vornehmlich von aussen auf die Knochen wirkt, häufig in Gelenken und schwammigen Knochen, vornehmlich bei Kindern. Sie ist dem jugendlichen Alter bis zur Mannbarkeit eigen, ergreift Mittelhand- und Mittelfussknochen und die Phalangen der Finger und Zehen, hängt meistens mit Skropheln zusammen. Sie beginnt mehr mit Entzündung der Bein- und Knorpelhaut, und greift nach aussen und innen zugleich, zerstört den Knochen bis in die Mitte, verwandelt ihn auch wohl in eine flechsenartige Masse. Der Verlauf ist langsam, das Uebel ist häufig ohne Schmerz, und endigt mit Nekrose. Es zeigt meist eine spindelartige Anschwellung der Knochen, anfangs wenigstens ohne Veränderung der umgebenden weichen Theile. Endlich Eiterung, Schwärung, Nekrose, Trennung des Sequesters, Heilung durch missstaltete Narbe.

Der Knochenkrebs der Erwachsenen, andrarthrocace oder ostarthrocace, ist die zweite Varietät des Winddorns. Er ist seltener, aber gefährlicher, als die vorige Form. Er befällt Erwachsene und befällt dann am öftesten die Enden der langen zylindrischen Knochen der Glieder, Oberarm- Oberschenkel- Ellenbogen- Schienbein-Röhren u. s. w. Er entwickelt sich mit und ohne Schmerz, nimmt den ganzen Umfang des Knochens ein, ist hart und ungleich. Nachdem der Umfang der Knochen zwei bis drei mal grösser als natürlich geworden, hört die Krankheit auf fortzuschreiten, bleibt stehen, oder noch häufiger wächst sie fort, es entstehen neue Unebenheiten, Entzündung der Haut, Geschwüre, Eiter, Jauche, die Geschwulst wächst fort, Fisteln, Schwammgewächse, speckartige Massen, Ausfluss stinkender Materie, Zehrfieber, Kolliquation. Man vergleiche hiezu auch noch unten die Arthrokace.

Der trockne Knochenbrand, necrosis, das Absterben und Vertrocknen eines mehr oder weniger ausgedehnten Knochenstückes, an das sich ein neuer Knochen legt, der den alten umschliesst. Alle Knochen sind der Nekrose ausgesetzt, aber weit häufiger sind ihr die Knochen mit fester Substanz als die schwammige und zellige Knochenmasse unterworfen. Auch kommt das Uebel häufiger an flachen Knochen und vornehmlich in der Mitte langer Knochen, als an den Enden und kurzen Knochen vor, und in der schwammigen und zelligen Knochensubstanz nur dann, wenn es von äusserer Gewalt veranlasst ist. Schienbein, Oberarm, Oberschenkel und Unterkiefer sind der Nekrose am häufigsten unterworfen. In keinem

Falle ist der Brand an allen Orten des leidenden Knochens auf gleiche Tiefe ausgedehnt.

Es giebt Fälle von Nekrose, wo die Beinhaut mit dem Knochen verdorben und andere, in denen sie unverdorben und gut ist, der Verlauf besteht gewöhnlich in Entzündung, Eiterung, Geschwür und Absterben des Knochens.

Dagegen nun Entzündung des Periost, sichtbarer werden von dessen Gefässen, Entstehen des neuen Knochens aus der vom Periost ausgeschwitzten gallertartigen Flüssigkeit, die sich verhärtet, und auf einer, oder beiden Seiten des absterbenden Knochens den neuen bildet.

Die Bildung des neuen Knochens geschicht durch die Beinhaut und Markhaut, und nach dessen Bildung wird der Sequester durch Eiterung getrennt und losgestossen.

Das Uebel ist hartnäckig, langwierig, von der Mitte der langen Knochen gegen die Gelenkköpfe zugehend, oft in feuchten Knochenbrand sich umsetzend, oder sich mit ihm verbindend, von Anschwellung und Schmerz aus zu Fisteln und Eiterung übergehend.

Boyer nimmt drei Perioden an: 1. die Einwirkung der Ursachen; die Lostrennung des Sequesters und Erzeugung des neuen Knochens; 3. die Ausstossung des Sequesters.

Knochen- und Beinhaut-Wassersucht, hydrosteon et œdema periostei, erstere eine nicht sehr harte an grossen Röhrenknochen in der Nähe der Gelenke, letztere eine feste nicht schwappende Erhebung auf den Knochen aufliegend. Die darüber liegende Haut ist schlapp, der Druck des Fingers hinterlässt eine Grube.

Beschwerlichkeit der Knochenbewegung, acampsia ossaria, ein chronisches, langsam entstehendes, in den Knochen liegendes Uebel, ohne Missverhältniss in den Muskeln, ohne Härte und Spannung derselben. Die Bewegung erregt Schmerz in den Knochen.

Die Entblössung und Abblätterung der Knochen, exfoliatio, macht den Uebergang von den dynamischen zu den mechanischen Knochenkrankheiten. Die Entblössung von innerer Ursache ist Entzündung des Periosts, welche Eiterung hervorbringt, aber auch äussere Gewalt kann Ursache der Entblössung werden.

Von innerer Ursache geschieht es durch Entzündung und Eiterung der Beinhaut, wobei Abblätterung erfolgt. Häufig bei Nekrose, welche letztere aber nicht von der Beinhaut ausgeht.

Von äusserer Gewalt geschieht es, dass die Beinhaut von mit wenig Fleisch bedeckten Stellen plötzlich abgerissen wird, worauf oft schon ohne Beschädigung des Knochens Abblätterung erfolgt.

Heilung erfolgt durch Anschiessung von Fleischwärzchen.

Mechanische Krankheiten.

Verletzungen und Wunden der Knochen durch unmittelbar angebrachte äussere Gewalt sind nicht möglich, ohne dass zugleich auch Wunden und Verletzungen der Weichgebilde vorhanden sind. Es sind diese Verletzungen verschieden nach der einwirkenden Ursache, als Hieb- Stich- Quetsch- Schuss- Wunden, mit oder ohne Substanzverlust. Der Zusammenhang des Knochens kann ganz aufgehoben sein oder nicht, mit andern gefährlichen Verletzungen und Erscheinungen verbunden, oder nicht.

Knochenwunden können nur entstehen durch unmittelbares Eindringen fremder Körper in die Substanz des Knochens, wobei natürlich die Verletzung der umgebenden Weichtheile stets vorausgeht.

Durch die zugleich nothwendige Mitverletzung und das unmittelbare Einwirken des verletzenden Körpers auf den entblössten Knochen unterscheidet sich die Wunde vom Bruch. Bei der Wunde ist der Knochen im Momente der Verletzung durch Trennung der Weichgebilde entblösst und der Schädlichkeit unmittelbar ausgesetzt und blossgelegt; für den Bruch ist die Mitverletzung der weichen Theile nicht nothwendig, weil hier die äussere Gewalt nur mittelbar wirkt, für den Bruch ist aber gänzliche Trennung der Substanz als zu seinem Wesen gehörend, erforderlich, während bei der Wunde diese Trennung nur partiell sein konnte.

Knochenhalbbrüche (wenn es dergleichen auch geben sollte) kommen nicht zur Erkenntniss; denn so lange der Knochen nicht ganz zerbrochen ist, findet widernatürliche Beweglichkeit, Verkürzung, Verschiebung des Gliedes u. s. w. nicht Statt, was doch zum Wesen des Bruches gehört.

Ist aber der Zusammenhang des Knochens mit oder ohne Verletzung der Aussengebilde ganz getrennt und aufgehoben, so heisst der Zustand Knochenbruch.

Dabei aber kann der Knochen, ohngeachtet Verletzung der Umgebungen nicht wesentlich zu seinem Begriff gehört, wenn er gebrochen ist, selbst seine nächstliegenden Weichgebilde verletzen, und es werden hier oft grosse Zerstörungen angerichtet.

Alle Beinbrüche theilt man nun in einfache und komplizirte, und der Art des Bruches nach in Queer- Schief- und Splitterbrüche.

Die Knochenbrüche im Allgemeinen charakterisiren sich mittelst der hervorstehenden Knochenenden und Höcker, durch Ungestaltheit des Gliedes, Unmöglichkeit das unter der Bruchstelle gelegene Glied zweckgemäss zu gebrauchen, dagegen widernatürliche Biegsamkeit in der Bruchstelle, Schmerz, Entzündung, Geschwulst.

Der Bruch entsteht meist durch äussere Gewalt, die die Substanz des Knochens trifft, oft unter hörbarem Krachen, es entsteht Ungestaltheit, Verschiebung, Verkürzung, des Gliedes, es fehlt die Beweglichkeit des untern Bruchstückes; Schmerz und Geschwulst sind plötzlich entstanden, Knarren der Knochenenden bei der Reibung an einander u. s. w.

Hieher gehört ferner die Zerstückelung des Knochen, Catagma, wobei derselbe verletzt und in mehrere Stücken gebrochen ist, woraus eine passive Beweglichkeit, die nicht in dem noch unverletzten Gliede besteht, erzeugt wird, Crepitation u. s. w.

Das Einknicken der Knochen, welches nicht selten bei Kindern Statt findet, ohne dass der Knochen bricht, wegen Weichheit und Nachgiebigkeit derselben, ist ebenfalls eine Varietät, die hieher gehört.

Die Verrenkungen bilden eine grosse Krankheitsfamilie. Sie betreffen immer beweglich artikulirende Knochen, das Glied ist verlängert oder verkürzt, der Gelenkkopf sitzt an einer falschen Stelle, aus der er nicht leicht zu drücken ist, er bewegt sich mit dem ganzen Gliede zugleich unter Schmerzen. Widernatürliche Erhabenheiten und Vertiefungen, Unbweglichkeit, Spannung, Verzerrung der Muskeln, Schmerz, Geschwulst, plötzliche Entstehung, durch äussere Gewalt u. s. w. sind die Erscheinungen, die die Verrenkungen auszeichnen.

Verrenkungen können wohl Statt finden ohne Bruch eines oder mehrerer Knochen, keine einzige aber ohne Zerreissung der Ligamente, Kapseln, überhaupt des verbindenden Gelenkapparates, wovon unter den Krankheiten der Bänder gehandelt werden soll. Verschieden sind sie nach Art, Richtung, Zeit, Umfang, begleitenden Zufällen u. s. w.

Noch berühre ich hier die Abweichung der Knochenansätze von ihren Körpern, was bei besonderer Lockerheit ihrer Vereinigung durch die Knorpelschichten, und äusserer Gewalt, oder innerer Veranlassung geschehen kann; und endlich noch

Die ungünstige Heilung eines Knochenbruches mit Verkürzung oder Schiefheit, oder die Verheilung und Verwachsung kariöser Knochen, z. B. der Wirbel, von denen aber an andern Orten mehr gesagt wird.

Zum Schlusse der Knochenkrankheiten nur noch einige Worte über die Callusbildung, die durch dynamischen Prozess der Ausschwitzung die krankhaft getrennten Knochenenden mechanisch vereinigt.

Die Dauer der Callusbildung zu bestimmen, ist unmöglich, sie geschieht zwischen zwanzig und siebenzig Tagen.

Die Verschiedenheit der Dauer richtet sich nach dem Alter, und ist um so schneller, als das Individuum der Kindheit näher ist, das Leben des Knochen thätiger, er selbst gefässreicher, und mit hinlänglicher Menge von Gallerte versehen ist. Diese Dauer der Kallusbildung richtet sich ferner nach dem Temperamente, ist schneller bei kräftigen und sanguinischen, als bei schwächlichen und kachektischen Subjekten; nach der Dicke des Knochens und der von ihm zu tragenden Last, zur Befestigung der Knochen ist um so mehr Zeit nöthig, als sie dicker sind; nach der Jahreszeit, milde Wärme ist besser, als grosse Kälte oder Hitze, daher der Frühling und Herbst am günstigsten sind; nach der allgemeinen Gesundheit des Individuums, je gesünder der Mensch ist, desto grösser ist auch die Lebensthätigkeit der Knochen, und um so schneller erfolgt die Vereinigung.

Die Entstehung des Callus oder der Beinnarbe ist aber folgende: in den ersten fünfzehn bis zwanzig Tagen nach der Fraktur erleiden die Bruchenden die Veränderung durch Ausschwitzung der vereinigenden Masse mittelst adhäsiver Entzündung, die die Vereinigung begünstigt, und vom zwanzigsten bis dreissigsten, ja vom dreissigsten bis fünfzigsten Tage arbeitet die Natur an der Befestigung der Narbe.

Pathologie der Muskeln.

Die Muskeln, welche aus Fasern, Scheiden, Flechsenhäuten und Sennen bestehen, haben ebenfalls ihre dynamischen und mechanischen Krankheiten. Die Krankheiten der Muskeln, namentlich ihre übermässigen Zusammenziehungen, unter dem Namen Kontrakturen bekannt, sind eigentlich der Hauptgegenstand der

Orthopädie, von denen im Allgemeinen und Einzelnen noch Manches vorkommen muss.

Die Muskeln sind das edelste und höchste Gebilde des ganzen Gliedersystems, daher haben sie auch die höchste und edelste Funktion, und daher auch das höhere mehr dynamische Wesen ihrer Krankheiten. Bestehen die Muskeln auch nicht, wie oben nur nebenbei angeführt wurde, als Indifferenz zwischen Nerven und Blut, so lehrt doch die Anatomie, dass sie unter allen Gebilden des Gliedersystems am meisten Gefässe und Nerven besitzen, daher auch Neurosen und Entzündungen hier am häufigsten vorkommen, und am klarsten und deutlichsten ausgesprochen sind.

In deren Gefolge erscheinen nun auch deren gewöhnliche Ausgänge, als die Ausgänge der Entzündung in Eiterung, Verschwärung, Verhärtung, Brand, und die Folgen der Neurosen als Atonie, Lähmung u. s. w.

Dynamische Krankheiten.

Eigentliche Nervenkrankheiten gehören freilich nicht hieher, indem diese schon über das Gliedersystem hinausliegen; doch in so fern als der Muskel die Wirkung des Nervens empfindet, durch den Einfluss des Nervens zuckt und Schmerzen fühlt, durch den Reiz des Nervens bewegt wird, und selbst der Bau und die Masse des Muskels vom Nerveneinfluss abhängig ist, und in so fern die Verwebung der die Gefässe begleitenden Nerven unter das Muskelfleisch selbst zum Muskel mehr, als zum Nervensystem gehört, in so weit mögen einige der häufigsten Zufälle der Art hier ihre Stelle finden.

Der Muskelschmerz, myodynia. Unter dieser Benennung versteht man einen Muskelschmerz, durch äussere dynamische, oder ohne äusserliche Ursache aus innerer Entwicklung entstandene Veranlassung. Der Schmerz sitzt in den Muskeltheilen, ist beschränkt, begränzt, verbreitet, an einzelnen Stellen eines Muskels oder im ganzen Verlaufe desselben, in einzelnen Muskeln, oder ganzen Muskelparthieen, oder der Muskulatur eines ganzen Gliedes, wächst bei der Bewegung ohne sichtliche Veranlassung.

Häufig ist der Schmerz, auch entzündlicher oder rheumatischer Natur, oft auch von äusserer Gewalt erzeugt, mit Geschwulst, Spannung, Röthe, Blutunterlaufung, mehr oder minder heftig, die Bewegung hemmend.

Freiwillige oder dynamische Schwerbeweglichkeit, dyscinesia spontanea. Die willkührliche Bewegung ist hier beschränkt, ohne Verletzung oder Ausweichung des Knochens, ohne Bruch, Zerreissung, Verrenkung, oder sonstiges mechanisches Hinderniss in den Gelenken und dem Bewegungsapparat, ohne vorausgegangene äussere Gewalt. Die Ursache liegt also in dynamischen Leiden des Nervens oder des Muskels.

Die vom Nerven ausgehende Art dieses Zufalls heisst Nervenlähmung, paralysis nervosa, die vom Muskel ausgehende, Muskelschwäche, atonia muscularis.

Nervenlähmung, paralysis nervosa. Allmählich oder plötzlich entstehende Unthätigkeit eines oder mehrerer Glieder, einer ganzen Seite, einzelner Muskelparthieen, oder einzelner Muskeln, aus verschiedenen Ursachen erzeugt. Entweder ist die Fähigkeit der

Empfindung oder der Bewegung, oder es sind beide zugleich aufgehoben.

Bei Aufhebung der wahren Empfindung tritt häufig, ohne dass das Nervenleben ganz erstirbt, das Gefühl widernatürlicher Zustände, Kitzeln, Prikeln, das Ameisenlaufen u. s. w., bei Aufhebung der Fähigkeit zur Bewegung tritt oft Schmerz, oft Krampf ein. Selten ist der gelähmte Theil selbst mit Zuckungen befallen, oft der der entgegengesetzten Seite; der Puls des gelähmten Gliedes ist schwach, klein, langsam, ungleich, aussetzend, fehlend. Bei vollkommener Lähmung ist das Glied kalt, schlaff, die Muskeln weich, abgespannt, das Glied ödematös, die Gelenke ohne Festigkeit; Abmagerung, Vertrocknung u. s. w. erscheinen in der Folge.

Als Ursachen dieser Zufälle wirken die verschiedensten Veranlassungen. Entzündung, Verletzung, Erschütterung des Hirns und Rückenmarks, Gifte — aber auch Ausschweifungen, Säfteverlust, Alter. Nicht selten entsteht der Zufall auch ohne wahrnehmbares Causalmoment.

Die andere Art der gestörten Beweglichkeit ist die Muskelschwäche, atonia muscularis. Dieser Zustand selten, vielleicht niemals, plötzlich eintretend, sondern immer allmählich sich entwickelnd, beruht nicht auf Lähmung des Nervens, sondern auf Erschöpfung der Muskelkraft. Es ist dieser Zustand Torpor, ein Gesunkensein der Reizbarkeit des Muskels und seiner Faser, ein Erlöschen der Empfänglichkeit für den Nerveneinfluss; so dass die ungetrübte ganz normale Kraft des Nervens den allzu schlaffen und trägen Muskel nicht zu erregen vermag, und um die Thätigkeit des Muskels zu erwecken, entweder die Nervenkraft höher gesteigert, oder die Reizbarkeit und Empfänglichkeit des Muskels gehoben werden muss.

Es ist dieses Muskelschwäche mit gesunkener Reizbarkeit und Empfänglichkeit, der gegenüber die Muskelschwäche mit erhöhter Reizbarkeit steht, von der noch unten die Rede ist.

In der Muskelatonie ist die Faser zu stumpf, zu wenig empfänglich für die Nervenkraft, so dass der gesunde Nerv den trägen Muskel nicht zu regieren vermag.

Beruht die vorige Varietät der Schwerbeweglichkeit, die Nervenlähmung auf Krankheit der Nerven, so ist die gegenwärtige die Muskularatonie meist in Gefässleiden begründet, entsteht jene meist rascher, schneller, so bildet sich diese langsamer, träger, ja sie erscheint nicht selten als Entwicklungskrankheit.

Sie beruht auf allgemeiner Schlaffheit, fehlerhafter Ernährung, wesentlich auf dem Vorwalten des Lymphsystems vor dem rothen Blutsystem.

Daher zeigt sich diese Muskelschwäche bei leukophlegmatischen, chlorotischen Subjekten; häufiger an Mädchen und Weibern als an Knaben und Männern, und gestaltet sich häufig als Entwicklungskrankheit, so dass sie sogar an den Durchgangs-Perioden der Entwicklung erscheint und verschwindet.

Diese Schlaffheit der Faser mit allgemeiner Schwäche verbunden macht der Orthopädie viel zu schaffen; denn fast alle Seitenkrümmungen des Rückgraths beruhen auf ihr, und es ist dieses daher ein Gegenstand, der in der Folge bei Abhandlung der einzelnen Varietäten der Rückgrathskrümmungen sowohl in diesem, als vorzüglich im nächst folgenden Bande, noch ausführlicher betrachtet werden muss.

Muskelentzündung, myositis. Die Muskelentzündung verhält sich wie jede andere Entzündung. Sie ergreift zwar zuweilen einen grossen Theil der äussern Muskeln, doch häufiger herrscht sie nur in beschränktem Umfang, ein einzelner Muskel kann isolirt leiden. Die Haut ist roth, der Schmerz reissend, stechend, klopfend, oft mit Krämpfen in den Enden der Muskelfasern, die Geschwulst ist fest, heiss.

Die Ausgänge dieser Entzündung sind wie bei andern Entzündungen, wo keine Zertheilung erfolgt, dort kann Eiterung, Verhärtung, Lymphexsudation, Verschwärung, Brand u. s. erfolgen, von denen aber die allgemeine Pathologie und Chirurgie das Weitere ausführlich genug lehrt.

Verschieden sind noch die Entzündungen nach den einzelnen Gebilden des Muskelsystems, die sie befallen. So ist die Faser am reichsten mit Nerven und Gefässen durchwebt, es wird also hier die Entzündung am häufigsten rein und akut verlaufend erscheinen. Je mehr in den Scheiden der Muskeln die Natur des Zellgewebes hervortritt, um so mehr werden diese Gebilde der entzündeten Natur des Zellgewebes ähnlich sein, je mehr in Flechsenhäuten und Sennen der lymphatische Charakter des Gefässsystems vorwaltet, um so mehr werden die Entzündungen dieser Gebilde lymphatischer Art sein, träger, chronischer verlaufen, weniger zur Eiterung als zur Ausschwitzung vom Lymphe sich neigen.

Nach Art und Charakter der Entzündung, nach ihrer äussern oder innern Ursache, nach der Constitution des erkrankten Subjekts, vorzüglich aber nach der Art des leidenden Gebildes im Muskelsystem richten sich die Folgen und Ausgänge der Entzündung. Die Muskelfaser wird also in der Entzündung den rein akuten, entzündlichen Charakter erhalten, mehr zur Eiterung und zum Brande tendiren, und unter gleichen Verhältnissen die Entzündungen der Aponeurosen und Sennen mehr den Entzündungen der Ligamente Gelenkkapseln u. s. w. sich nähern, denen sie an Bau und Struktur ähnlich sind.

Der Gliederfluss, Rheumatismus, scheint ein eigenthümliches Leiden des Muskelsystems und vorzüglich seiner Aponeurosen, Scheiden und Flechsen zu sein. Er sitzt in Muskeln und Flechsen, häutigen und aponeurotischen Theilen. Gewöhnlich leiden nur einzelne Flechsenhäute oder Sennen, und alle andere Muskeln behalten ihre freie Bewegung, sind aber mehrere oder alle Muskeln des ganzen Leibes oder eines einzelnen Gliedes ergriffen, so ist keine Bewegung mehr möglich, und die grausamsten Schmerzen quälen bei jedem Versuche dazu.

Das Wesen des Rheumatismus soll auf einer lymphatischen Entzündung der Muskular- und Flechsen-Gebilde beruhen, durch mehr oberflächlichen Sitz aber in grösserer Ausdehnung, sich von der tiefer greifenden, aber dem Orte nach mehr beschränkten Entzündung unterscheiden, und von Gicht dadurch kenntlich sein, dass wenn sie die Gelenke ergreifen, der akute Rheumatismus springt, und von einem Gelenke zum andern wandert, dagegen die akute Gicht an dem ergriffenen Orte festsitzt; und umgekehrt der chronische Rheumatismus sich in den einmal eingenommenen

Theilen fixirt, und dagegen die chronische Gicht springt und wandert.

Der Schmerz bei dem Rheumatismus ist reissend, ziehend, stechend, brennend, zuweilen schneidend, ausdehnend, zuweilen zusammenschnürend, vertheilt und verbreitet sich auf den ganzen Theil. Den akuten vermehrt die Wärme. Er liebt das Schulter-Arm- und Knie-Gelenke, der Verlauf ist schnell. Er entsteht ursprünglich nicht von innern Ursachen, sondern geht meist erst von aussen nach innen.

Ausser dem heissen Gliederflusse, Rheumatismus acutus, giebt es auch noch einen kalten, den Rheumatismus chronicus. Dieser ist mit seinem Schmerze gewöhnlich festsitzend. Nimmt oft in der Wärme ab.

Rheumatische Geschwulst und Entzündung kommt fast nie zur Eiterung, dagegen hat sie öfter Exsudation, Steifheit, Unbeweglichkeit u. dergl. m. zur Folge.

Muskular-Unruhe, Convulsibilitas, vielleicht mehr im Nerven als im Muskel begründet, doch auch auf erhöhter Empfänglichkeit des Muskelsystems für äussere oder innere Reize beruhend, ist wohl dem oben angeführten Zustand der Muskelschwäche in der Art entgegen und gegenüber zu stellen, dass jene sich auf Schwäche und Schlaffheit der Muskeln mit gesunkener Reizbarkeit und Empfänglichkeit gründet, dass aber die hier in Rede stehende Muskular-Unruhe oder Convulsibilität in Schwäche des Muskelsystems mit gesteigerter Reizbarkeit und Empfänglichkeit bestehet. Es mag diese Convulsibilität einen Uebergang der Muskelkrankheiten zu den Krankheiten der Nerven des Muskels bilden.

Hieher gehören noch: das Schwinden der Muskeln, atrophia musculorum. Dieses Uebel besteht im Abnehmen der Kraft und Masse der Muskeln. Das Glied wird schwächer, magerer, schlaff, die Bewegung erschwert, oder unmöglich, die Knochen werden von den Muskeln nicht mehr getragen und gehalten, der Körper sinkt zusammen, wird gekrümmt.

Ursachen davon sind allgemeine Schwäche der ganzen Constitution, Atrophie, festes Binden, Schnüren, Einzwängen der Muskeln, z. B während der Heilung von Beinbrüchen, oder Lähmung der Nerven, Unterbindung des ernährenden Gefässes, vornehmlich aber auch Mangel an Uebung und Gebrauch des Gliedes.

Ferner das Ausarten der Muskeln in eine fettwachsartige Materie, Erweichung der Muskeln, aber weniger von ihnen selbst ausgehend, als nur durch Krankheit neben liegender Theile den Muskeln mitgetheilt, wie bei Osteosarkom, Osteosteatom u. dergl. m.

Geschwülste der Schleimbeutel mögen auch noch hieher zu zählen sein.

Mechanische Krankheiten.

Wunden der verschiedenen Arten, wie die Chirurgie sie lehrt, durch Stich, Hieb, Schuss, Quetschung, mit oder ohne Substanzverlust, mit oder ohne grössere oder unbedeutendere Nebenverletzungen benachbarter Organe. Verletzungen der verschiedenen Gebilde, nach der anatomischen Eintheilung des Muskelsystems, Wunden der Fasersubstanz, des Muskelbauches der Scheiden, der Sennen u. s. w.

Zerreissungen der Muskelgebilde, seltener durch innere Veranlassung, Krämpfe, Knochenbrüche ohne äussere Verletzung der äussern Bedeckungen, als mehrentheils durch äussere Gewalt entstanden, Zerreissungen der Fasern, Sennen u. s. w.

Verstauchung, Verwendung, Vertretung, als Folgen äusserer Gewalt, wohl immer, oder doch meistens in Folge einer vorübergehenden, mehr oder minder vollständigen Knochenverrenkung, Subluxatio, so dass zwar der Knochen aus seiner natürlichen Lage weicht, und die Muskeln und Flechsen verdehnt, derselbe aber wieder von selbst in seine natürliche Stelle zurückkehrt.

Dahin gehört das Uebertreten der Füsse, Verzucken der Hand, Verdehnung des Rückgraths u. s. w.

Die Verrückung der Muskeln und Flechsen aus ihrer normalen Lage, luxatio oder hernia musculorum vel tendinum, Ausweichung des Muskels oder der Flechse aus ihrer gewöhnlichen Lage, durch starke plötzliche Anstrengung, äussere Gewalt, nach einem Stoss, Schlag, Wurf.

Quetschungen, übermässige Ausdehnungen, bleibende Anschwellungen u. s. w.

Bei allen diesen Zufällen ist keine dynamische Krankheit vorhanden, und alle andern Gebilde des Gliedersystems sind gesund und unversehrt. Es giebt keine neu entstandene ungewöhnliche Biegsamkeit, der Knochen ist weder gebrochen und zersplittert noch aus seiner Lage gerückt. Man bemerkt daher kein Knarren, die Gelenkköpfe fühlt man an der richtigen Stelle. Geschwulst ist oft vorhanden ohne bedeutende Ungleichheiten oder Missstaltungen der Glieder, und wo diese sind, rühren sie nicht von den harten, sondern von den weichen Theilen her.

Die Beweglichkeit ist aber gehemmt, erschwert, aufgehoben, auf längere oder kürzere Zeit, in höherm oder geringerm Grade, je nach Art, Gattung, Grad, Dauer der mechanischen Störung. Hieher gehören z. B. Zerreissungen der Achillessenne, Zerreissung, Verdehnung der Kniestreckmuskeln, Verziehung der langen Senne des zweiköpfigten Armbeugers aus der Rinne des Oberarmkopfes, Verstauchungen des Knöchelgelenkes, der Handwurzel u. dergl. m.

Dahin gehören ferner die Zerreissungen der Muskelscheiden und Flechsenhäute, die theils selbst Bewegung vermitteln, theils Muskeln ihrer Lage erhalten.

Das Ueberbein, Ganglion, eine platte, ebene, rundlichte, elastische unschmerzhafte Geschwulst in den Schleimsäcken an den Flechsen der Handmuskeln kann und muss ebenfalls zu den mechanischen Störungen der Beweglichkeit im Muskelsystem gezählt werden.

Der Hauptgegenstand der mechanischen Muskelkrankheiten sind die Kontrakturen, Verkürzungen, Zusammenziehungen der Muskeln und ihrer Gebilde, und von diesen als den wichtigsten Zuständen für die Orthopädie soll zuletzt die Rede sein.

Die Kontrakturen beruhen auf vorwaltender Kontraktion, von der sie auch den Namen haben, und bestehen in Veränderung des Volumens und der Form ohne Veränderung der Materie. Die Zusammenziehung ist vorwaltend, der Muskel und dessen Flechse verkürzt, daher die Funktion gestört, die Masse des Muskels aber selbst nicht krankhaft umgewandelt.

Ursachen der Kontrakturen sind männliches Geschlecht, robuste, straffe Konstitution, straffe Faser,

Schwäche der gegenüberstehenden expansiven Kraft, oder auch durch Verschwellungen, Verhärtungen; schlechtgeheilte Wunden, Wunden mit Substanzverlust u. s. w. können sie mechanisch erzeugt werden.

Jede Kontraktur giebt sich durch Steifheit, Spannung, Unbiegsamkeit, aber ohne Schmerz zu erkennen; Schmerz entsteht nur, wenn das Glied gestreckt wird, die Kontraktur für sich selbst ist unschmerzhaft. Bei dem Krampf ist immer Schmerz.

Die Muskeln sind aber bei der Kontraktur gegenseitig in einem Missverhältniss; die Beugemuskeln sind verkürzt, verdickt, sennenartig gespannt und zusammengezogen, sehr hart, besonders wenn man versucht das Glied zu strecken, sie lassen sich da, wo das Gelenk noch bis zu einem gewissen Punkte beweglich ist, etwas ausdehnen, dann entsteht aber Schmerz in den Muskeln, nicht im Gelenke, nicht im Knochen, der jetzt und vorher so wie der ganze Gelenkapparat ganz gesund ist.

Das Kontraktsein, eine Verkürzung und Starrheit der Muskeln und Flechsen, wodurch das Glied bleibend steif oder krumm wird, entsteht allmählich nach heftiger Anstrengung, Ausdehnung, Druck, Verletzung, langer Ruhe, Gewohnheit, Schonung, Unthätigkeit des Gliedes; nach Krämpfen, Metastasen, Entzündung u. s. w., die Streckmuskeln sind weich und wenig ausgebildet, ihre Kraft durch die überwiegende Aktion der Beuger aufgehoben und vernichtet, es ist kein Schmerz da, ausser bei der Streckung, ein Gefühl gewaltsamer Zusammenziehung. Nimmt auch Haut und Zellgewebe an der Kontraktur Antheil, so fühlt man dieses leicht, und ausser der Rigidität sieht man auch noch Missfarbe der äussern Bedeckungen.

Unter den einzelnen Arten der Kontrakturen das Einzelne ausführlicher.

Pathologie der Bänder.

Je einfacher der anatomische Bau und die Struktur eines Gebildes oder Organes ist, und seine Funktion niedriger, um so einfacher werden auch seine Krankheiten sein. Daher lässt sich von den besondern Krankheiten der Bänder wenig sagen, und da diese Gebilde fast einzig und allein bei den Gelenken vorkommen, und innig mit den übrigen dort befindlichen Theilen verwebt und verbunden sind, so werden sie auch an allen Krankheiten der Gelenke Antheil haben. So erscheint ihre Theilnahme in der Gelenkentzündung, Arthrokaze, Gliedschwamm u. s. w. und es werden bei Abhandlung jener Krankheiten die nöthigen Erläuterungen über die Krankheiten der Ligamente und ihre Theilnahme an anderweitigen pathologischen Zuständen ihrer Nachbargebilde gegeben werden.

Sollten aber um wissenschaftlicher Consequenz willen einzelne und selbstständige Krankheiten des Bändersystems angegeben werden, wie es denn doch allerdings Zustände giebt, die auf ursprünglichem Leiden der Bänder beruhen, so giebt es deren nach der bisher befolgten Eintheilung ebenfalls dynamische und mechanische Uebel.

Dynamische Krankheiten.

Entzündung, die aber immer mehr lymphatischer Art ist, gleichwie diese Gebilde selbst lymphatischer

Natur sind, meistens nur lymphatische Gefässe und wenig Arterien haben. Daher auch die Art der Ausgänge, der chronische Verlauf, die Neigung zu chronischen Anschwellungen, und überhaupt die Folgen dieser Entzündung. Ursachen sind häufig äussere Beschädigungen, oder innerliche Dyskrasieen.

Fehler des Volumens ohne Ausartung der Masse, chronische Anschwellung mit oder ohne Theilnahme der Nachbargebilde, beim Gliedschwamm, Gelenkwassersucht u. dergl. Alles, was Ligament heisst, Kapseln, Bänder, Seitenbänder sind angeschwollen, dick, schwammartig, turgid, je älter die Geschwulst, um so härter.

Ausartung der Materie selber, Vereiterung, Verschwärung, Erweichung u. s. w. als Folge eigener oder mitgetheilter, akuter, chronischer, idiopathischer dyskrasischer Entzündung.

Verlängerung, Verdickung, Erschlaffung, die Bänder der Wirbel werden durch Druck oft verdünnt, oft ganz verdrängt und vernichtet.

Fehler der Cohäsion, es herrscht zu grosse oder zu geringe Cohäsion. Ursachen sind hier gewöhnlich bei Erschlaffung allgemeine Schwäche, Verstauchungen, unvollkommene oder vollkommene Verrenkungen, übermässige Ausdehnung; Ursachen bei Straffheit, allgemeine Rigidität der Faser, höheres Alter, allzugrosser Lebensturgor, Krankheitsreize, gehemmte oder momentan aufgehobene Bewegung in den Gelenken.

In ruhenden Gelenken entsteht anfangs Straffheit, dann Anchylose. Die Anchylosis spuria, viele Arten der Kontraktur, sind Folge der Rigidität der Bänder.

Fehler der Konsistenz, Erweichung, Verhärtung, Callosität, Verdickung, Verknöcherung, osteogenesis. Letztere bei Unbeweglichkeit des Gliedes, wo zuerst die Knochen verwachsen und dann auch die Bänder verknöchern, vornehmlich an der Wirbelsäule.

Mechanische Krankheiten.

Fehler der Zahl. Es können der Bänder zu wenig oder zu viel sein, im Ganzen findet man an solchen einfachen Gebilden wenig Naturspiele. Zu viele hat man noch nicht beobachtet, zu wenige öfters gefunden. So hat schon häufig der Mangel des innern runden Schenkelbandes eine Art von Hinken veranlasst.

Fehler der Bildung und Lage. Diese Fehler kommen nach dynamischen und mechanischen Krankheiten vor, z. B. die Obliteration eines ganzen Gelenkapparates nach einer uneingerichteten Verrenkung, und die Restitution desselben an einem andern Orte aus den dort befindlichen Flechsen, dem Zellgewebe u. s. w. So können einzelne Ligamente stärker, breiter, länger, kürzer, dünner, mit andern Gebilden verwachsen sein.

Widernatürliche Zusammenziehungen und Verkürzungen oder Verlängerungen und Ausdehnungen, neue Bildungen dem Orte und der Art nach sind nicht ungewöhnlich. Es haben sich Ligamente zwischen gebrochenen Knochenstücken, an Epiphysen u. s. w. erzeugt.

Verdehnungen bei plötzlichen Verschiebungen der Knochen oder grosser Anstrengung, bei Austretungen Verstauchungen u. s. w.

Zerreissung der Ligamente oder einzelner Fasern derselben durch die von innen heraus wirkende Gewalt zerbrochener, gesplitterter Knochen und verrenkter ausgetretener Gelenkköpfe, oder durch äussere Gewalt und Verletzung.

Wunden durch äussere Gewalt verletzend einwirkender Körper mit und ohne Substanzverlust und Nebenbeschädigung der wichtigern Nachbargebilde.

Anschwellungen, die ohne weitere innere Metamorphose stehen bleiben.

Verkürzungen bei Heilungen von Wunden, Zerreissungen, oder der Heilung von Vereiterungen, Verschwärungen, in deren Folge mechanische Fehler zurückbleiben.

Dieses sind nun ungefähr die Krankheiten der Bänder, deren Darstellung schwer ist, wegen bisheriger Vernachlässigung. Ob diese Gebilde gleich nur aus einfachen, weisslichten Fasern bestehen, so ist doch ihre Bedeutung, dem Drucke der Knochen und dem Zuge der Muskeln nachzugeben und zu widerstehen, die Knochen zu vereinigen und verbinden, und doch beweglich zu lassen, wichtig genug, sie in der Orthopädie genauerer Aufmerksamkeit zu würdigen.

An den einzelnen Stellen also in der Folge noch mehr.

Pathologie der Gelenke.

Je komplizirter der Bau eines Gebildes ist, je mannigfacher dessen Zusammensetzung aus verschiedenartigen Organen, und je edler und künstlicher dessen Funktion erscheint, um so vielfältiger werden auch dessen Krankheiten. Dieses lehrt im Gegensatze zu der im Bändersystem vorwaltenden Einfachheit der Bau und die Pathologie der Gelenke.

Unter allen Krankheiten des Gliedersystems sind die Krankheiten der Gelenke die wichtigsten und bedenklichsten, da das Gelenk das höchste Gebilde des Gliedersystems ausmacht, und alle andere untergeordnete Systeme der Artikulation, als die Knochen mit ihren Knorpeln, ihrer Beinhaut und ihrem Marke; die Muskeln mit ihren Flechsenhäuten, Schleimbeuteln, Sennen; die Bänder der verschiedenen Arten, mit dem eigenthümlichen Synovialapparate in den Gelenken zusammentreten.

Wenn auch hie und da eine Krankheit als vom Knochen, Knorpel, von den Bändern, oder Synovialmembranen ausgehend geschildert wird, so darf man hierauf keine systematische Eintheilung gründen, denn ein einzelnes Gebilde leidet bei dem Conflux so vieler wohl kaum allein, und wäre es auch, so lehrt weder die Diagnostik den ganz genauen Unterschied, noch hat die Therapie eine verschiedene Behandlung, höchstens die Leichenöffnung lehrt, was die Diagnose übersah.

Daher werden zwar die einzelnen Krankheitszufälle nach dem anatomischen Bau der Theile geordnet, allein dadurch soll keine spitzfindige Krankheitslehre gebildet werden. So wichtig es nun ist zu wissen, ob eine Krankheit der Gelenke von den harten oder weichen Theilen ausgehe, z. B. von Knochen oder Bändern, als ostarthrocace oder Gliedschwamm, und ob konsensuell die harten Theile durch Krankheit der weichen, oder umgekehrt die weichen Gebilde durch Krankheit der harten in den Krankheitsprozess verwickelt worden sind; so wichtig dieses ist, und so hohen Einfluss dieses auf die Therapie haben muss, so gleichgültig kann es dem Praktiker sein, ob nun ein inneres oder äusseres Kapselband zuerst erkrankte, ob die Gelenkkrankheit von der Knorpelhaut oder der Beinhaut ausgehe, da keines der sämmtlichen Gebilde des Gelenkapparates wohl heftig oder lange erkrankt sein kann, ohne die andern an Struktur ähnlichen oder in der Nähe liegenden in Mitleidenschaft zu ziehen.

Es ist hier einstweilen nur von den idiopathischen Krankheiten die Rede, bei denen der Dyskrasieen höchstens als Kausalmomente erwähnt werden kann, von den spezifischen Krankheiten, die das Gliedersystem noch besonders ergreifen, als der Gicht, Skropheln, Rhachitis, Lustseuche, wird in der Folge noch kürzlich die Rede sein.

Unter den die Gelenke befallenden Krankheiten können nun die Einen das natürliche Verhältniss der Gelenkflächen ändern, indem sie sich blos auf mechanische plötzlich oder allmählich entstandene Veränderungen beziehen, die Andern betheiligen die Substanz der Knochen und Knorpeln an diesen nämlichen Gelenkflächen, oder jene der Verbindungsmittel der Knochen mit einander, und bringen in Bau und Verrichtung mehr oder weniger wichtige Veränderungen hervor. Jenes sind die mechanischen, diese letztern die dynamischen Krankheiten der Gelenke.

Dynamische Krankheiten.

Gelenkentzündung. Idiopathische, sympathische, dyskrasische, traumatische Entzündung eines Gelenkes, an dem ein einzelner Theil oder der ganze das Gelenke konstituirende Apparat entzündet ist. Diese Entzündung ist, wie alle andere Entzündungen, akut oder chronisch, akut in mehr muskulösen, zelligten Theilen, chronisch in mehr knorpeligten, flechsigten, ligamentösen Parthieen. Sie ist charakterisirt durch die Erscheinungen der Entzündung im Allgemeinen, Hitze, Röthe, Geschwulst und Schmerz. Röthe aber mit Ausnahme, weil in manchen Fällen das entzündete Gelenk auch weiss erscheint.

Dabei allgemeines entzündliches Fieber, der Puls gewöhnlich häufig, aber nicht sehr stark und voll, die Symptome in der Regel sehr heftig, der Schmerz oft unerträglich. Die Entzündung ergreift gewöhnlich erst nur einen Theil des Kapselligamentes, theilt sich aber dann sehr schnell den andern in der Nähe liegenden Gebilden mit.

Die Ausgänge sind wie bei Entzündungen anderer Organe.

Zertheilung, wenn die Krankheit nicht sehr heftig war, und durch Natur oder Kunst zur Heilung gebracht wird;

Eiterung, wenn die Entzündung einen sehr hohen Grad erreicht, so kann sich ein Abscess im Kapselligamente bilden, der Theil geht endlich in Verschwärung über, und der Eiter drängt sich hervor;

Exsudation, die Kapselligamente werden gleich andern Theilen häufig durch Entzündung verdickt, und da sich manchmal gerinnbare Lymphe ergiesst, so entstehen Verdickungen, Anschwellungen, ja eigene knorpeligte und knöcherne Körper.

Die gewöhnlichen Folgen der Gelenkentzündung sind aber, wenn sie nicht zeitig zertheilt wird, widernatürliche Absonderung der Synovia, Ergiessung gerinnbarer Lymphe, Verdickung der Synovialmembran u. s. w.

Die Entzündung theilt sich von den Ligamenten sehr leicht den Knorpeln mit, diese entzünden sich ebenfalls und schwären, der Knochen wird dadurch entblösst, entzündet und kariös u. s. w.

Die Gefahr, sogar für das Leben, ist gross.

Die durch den eigenthümlichen Bau der Gelenke besonders modifizirten Krankheitserscheinungen, meistens, wo nicht immer, auf chronischer Entzündung beruhend, sind nun folgende:

Eine äussere Gelenkgeschwulst, sarcophyma articulare. Hier sind die eigentlichen Gelenkorgane, Knochen, Knorpeln, Bänder, Drüsen, Schleimbeutel, wenigstens anfangs noch gesund, die Geschwulst sitzt nicht in der Gelenkhöhle, sondern in den muskulösen Theilen und dem Zellgewebe, die das Gelenk selber umgeben.

Es können hier nun alle Geschwülste vorkommen, eine rheumatische, eine arthritische Geschwulst, Aneurysmen, Varizen, lymphatische Geschwülste, Furunkeln u. s. w. Am häufigsten entstehen diese wohl als Folgen, Begleiter oder Ausgänge oberflächlicher Entzündungen.

Ein äusserer Gelenkabscess, abscessus articuli externus. Es entsteht eine Entzündungsgeschwulst im Gelenke, schmerzhaft, roth, heiss, gespannt, klopfend, nur eine Seite einnehmend, über das Gelenk hinausgehend, und es bildet sich die Eiterung wie bei jedem Abscess im Zellgewebe und den muskulösen Theilen.

Eine wässerigte Gelenkanschwellung, ödema articulare. Es enthält eine wässerigte, eiterigte, blutige, oder milchigte Flüssigkeit im Zellgewebe unter der Haut; ist sehr tiefliegend und scharf, auch Knorpel, Bänder u. s. w. ergreifend.

Eine Gelenksackgeschwulst, arthrophyma saccatum, enthält eine eingeschlossene Flüssigkeit, deutlich umgränzt, hervorragend, mehr oder weniger fluktuirend.

Wassergeschwülste, hydatides-hygroma, schmerzlos verschiebbare Geschwülste.

Balggeschwülste, Ganglien, u. dergl. unschmerzhaft allmählig entstandene Geschwülste.

Schleimbeutelgeschwulst, arthrophyma bursale, ebenfalls ausser der Gelenkhöhle.

Eiterung in den Schleimbeuteln, abscessus bursalis.

Wassersucht der Schleimbeutel, hydrops bursalis. Beide, ebenfalls ausser der Gelenkhöhle.

Gelenkknoten, nodi articulares, sind Knoten unter der Haut, nicht vom Knochen entspringend.

Gichtknoten, nodi calcarei, an Flechsen und Ligamenten sitzend.

Tiefer gelegene innere Gelenkgeschwülste, die eigenthümlichen Organe und Gebilde der Gelenke selbst ergreifend, sind unter dem Gesammtnamen arthrophyma internum begriffen. Es sind Anschwellungen innerhalb der Gelenkkapsel, Knochen, Knorpel, Synovialhäute betreffend, die Bewegung störend, die Knochenenden auseinander treibend, mit Entzündung und Schmerz beginnend, oft Eiterung, oft Zehrfieber zur Folge habend.

Gelenkauswuchs, osteophyma articulare, er nimmt nur eine Seite, nur einen Theil des Gelenkkopfes ein, ist weich oder hart, glatt oder höckerigt, vom Knochen selbst innerhalb der Gelenkhöhle ausgehend.

Gelenkkörper, Corpora articularia, harte, runde, knorpeligte Körper an den Gelenkkapseln, Schleimbeuteln, Knochen, Ligamenten, verschiebbar oder fest, frei oder unbeweglich, die Bewegung störend.

Den Uebergang von den ausserhalb der Gelenkkapsel zu den innerhalb derselben sitzenden Krankheiten bildet wohl

Der Gliedschwamm, tumor albus, auch unter dem Namen lymphatische Geschwulst, schwammige Geschwulst, Gelenkschwamm, falsche Anchylose bekannt.

Das Uebel ist eine chronische, umschriebene Anschwellung der Gelenke, ohne Veränderung der Hautfarbe, bald hart, bald elastisch, bald weich, bald schmerzhaft, bald schmerzlos, junge phlegmatische Subjekte befallend, blos das Gelenk einnehmend, sich nicht weiter ausdehnend. Diese Anschwellungen haben ihren Sitz in den Bändern und zelligen und fettigen Theilen, die man Synovialdrüsen nennt. Es ist eine ausserhalb der Gelenkkapsel in das Zellgewebe ergossene stockende Flüssigkeit, wobei Knochen und Knorpel anfänglich nicht leiden. Es scheint das Uebel von einer chronischen Entzündung der Gelenkbänder auszugehen, die sich verdicken und weich werden, so dass man das Schwappen einer gelatinösen Flüssigkeit zu fühlen glaubt. Der Schmerz ist anfangs stumpf, drükkend, über das ganze Glied spannend, später heftig, die Geschwulst das ganze Gelenk gleichförmig umgebend, wie eine Kugel, oft von ungeheuerm Umfange.

Der weitere Verlauf ist langsam, mit den Bändern und Sennen schwellen endlich die Flechsen, Schleimbeutel, Knorpeln und Knochen an, alles wird hart und schmerzhaft, der Schmerz heftiger bei der Streckung, daher das Glied gebeugt liegt, und leicht Anchylose oder Kontraktur entsteht.

Unter unerträglichem Schmerz bilden sich Eitersammlungen, Varikosität der Hautvenen, Verjauchung, Fisteln, Knochenfrass, Schwammgewächse, Zehrfieber.

Anfangs bildet sich die Geschwulst mit mehr oder weniger Schmerz, die Wärme ist nicht vermehrt, die Hautfarbe natürlich, Steifigkeit durch Verwachsung, oder durch Kontraktur der Muskeln bildet sich erst in der Folge. Alle Gelenke, doch häufiger die Winkelgelenke als die runden, alle Lebensalter, doch häufiger die Kindheit und Jugend, sind dem Uebel ausgesetzt.

Zuweilen entsteht das Uebel von Erschlaffung der Gelenkbänder, als Wirkung eines kalten Flusses oder gewaltsamer Ausdehnung, hier erfolgt ohne entzündlichen Schmerz die Erweichung der Bänder und Ergiessung der gallertartigen Flüssigkeit in das Zellgewebe.

Es giebt von diesem Uebel zwei Formen, eine rheumatische und eine skrophulöse, tumor articuli rheumaticus, tumor articuli scrophulosus.

Die skrophulöse Varietät mehr noch im Knochen selbst beginnend, und dann die weichen Theile sekundär in die Krankheitsmetamorphose hineinziehend; die rheumatische Form an den weichen Theilen zuerst erscheinend, und dann die Knochen erst in den Krankheitsprozess verflechtend, die skrophulöse mehr der Jugend, die rheumatische mehr dem höhern Alter angehörend.

Gelenkwassersucht, hydrarthrus. Es besteht die Krankheit in einer Geschwulst, in der von Anhäufung einer Flüssigkeit gleichförmig ausgedehnten Gelenkkapsel, ohne Veränderung und Leiden der Umkleidung. Es ist eine farblose, weiche, unempfindliche Geschwulst, dem Finger nachgebend, ohne eine Grube zu hinterlassen. Nach dem Inhalte ist der hydrarthrus von widernatürlich angehäufter Synovia ein synovialis, von ergossener Lymphe ein lymphaticus, von ausgetretenem Blute ein cruentus, von gebildetem Eiter ein purulentus, je nachdem eine wässerige, lymphatische, blutige, oder eiterartige Flüssigkeit in der Kapsel enthalten ist.

Verdickung des Gelenksaftes, Synovia spissa, eine Verdickung des Gelenkwassers, schmerzlos ohne Eiterung oder Theilnahme der umgebenden Theile.

Gelenkkrebs, arthrocace, unstreitig die wichtigste von den Krankheiten des Gelenksystems, die alle Gebilde des Gelenkes ergreift und allmählig zerstört. Von einer Erscheinung, die im Verlaufe des Uebels vorkommt, nämlich der Austretung der entzündeten und angeschwollenen Gelenkköpfe aus ihren Gelenkhöhlen, hat man sie auch chronische oder freiwillige Verrenkung genannt.

Es ist die Krankheit ein Gelenkkrebs, langsam mit chronischer Entzündung vorwärts schreitend, anfangs wenig Geschwulst und Fieber, dumpfer Schmerz auf einer kleinen Stelle, Unbeholfenheit, Schwäche des Gliedes, besonders Morgens, späterhin Entzündung, Schmerz, Geschwulst, Auftreibung des Gelenkkopfes, Verlängerung und Abmagerung des Gliedes, Ausweichen des Gelenkkopfes aus seiner natürlichen Stelle, Verkürzung des Gliedes, Eiterung, Beinfrass, Schwammgewächse, Verschwärung, Verjauchung, Zehrfieber.

Die Krankheit bleibt immer dieselbe, nur etwas verschieden nach ihrem Ausgangspunkte vom Knochen selbst, oder vom Knorpel, oder der Synovialmembran. So werden die verschiedenen Formen nach den Organen benannt, die zuerst und ursprünglich leiden,

Dieser ursprünglichen Entstehungsart nach ist nun die Athrocace eine ostearthrocace, ein Gelenkknochenkrebs, ein Winddorn der Gelenke, mit frühzeitigem Schmerz und späterer Auftreibung der Gelenke, von der Geschwulst des Knochens in der Tiefe. Es erfolgen nun Dislokation des Gelenkkopfes, Schwärung der Knochen, Anschwellung und Zerstörung der harten und weichen Gebilde, Abscesse, Fisteln, Knochenfrass.

Eine andere Varietät ist Entzündung, Anschwellung und Vereiterung der Gelenkknorpel, Gelenkknorpelkrebs, chondrarthrocace, vornehmlich bei Kindern und jungen Leuten, meist nur ein Gelenke, Knie, Wirbel, Hüftgelenk u. s. w. befallend. Schmerz, Geschwulst, Abscess, und in der Folge erst durch Mitleidenschaft der entblössten Knochen auch deren Entzündung, Eiterung, Beinfrass u. s. w.

Noch eine Art des Gelenkkrebses ist die meningarthrocace, Entzündung, Anschwellung und Verschwärung der Gelenkkapseln, in deren Folge erst dann die Knorpeln und Knochen angegriffen werden und Zerstörung der Hart- und Weichgebilde eintritt.

Die beiden letztern Arten verlaufen nicht selten günstiger als die erste, indem sie nur oberflächliche Eiterung und Zerstörung verursachen, und öfters heilen. Häufig aber gehen sie in die allgemeine Zerstörung des Gelenkes über, und die Verschiedenheit beruht, bloss auf dem Organe, das zuerst ergriffen wird. Dass ostearthrocace gefährlicher sei, als die beiden andern Arten, ist wohl schon daraus klar, dass sie tiefer liegt, und die Zerstörung schon grösser ist, bis sie erkannt wird.

In wiefern häufig die Athroeace, die vom Knochen ausgeht von Skropheln und Lustseuche herrühre, und diejenige Form, die von Knorpeln und Membranen ausgeht, ihren Ursprung mehr von Gicht und Rheumatismus herleite, kann nur angedeutet werden.

Meistens ist die Ursache eine innere. Gelenkkopf und Pfannengelenk entzünden sich, schwellen an, der Kopf tritt heraus, Geschwulst, Misstaltung, Eiterung u. s. w. Es kann zwar auch die Ursache eine äusserliche sein, Fall, Stoss, Schlag, Quetschung, gewöhnlich bildet aber die äussere Gewalt nur die Gelegenheitsursache, die die Krankheit erweckt, das Uebel selbst aber beruht in der Regel auf innerer Dyskrasie.

Die Athrocace, an sich immer dasselbe Uebel, erleidet nun nach den verschiedenen Gelenken, die sie befällt, einige Modifikationen, und führt davon auch verschiedene Namen, als Spondylarthrocace in den Wirbeln, Coxarthrocace im Hüftgelenk, Omarthrocace in der Schulter, Gonarthrocace im Knie, Oleeranarthrocace am Ellenbogen-Gelenk.

Die weitere Beschreibung der einzelnen Formen darf ich übergehen, und verweise auf die allgemeine Chirurgie. Die Wichtigkeit der Erkenntniss dieser Zustände beruht aber darauf, dass manche krankhafte Erscheinungen bei Verkrümmungen und Verkürzungen der Arthrocace ähnlich sind, und diese oft einer einfachen Verkrümmung zu gleichen scheint.

Z. B. Es kann eine Verkrümmung des Rückgraths aus Schlaffheit und Schwäche der Muskeln entstehen, ohne Erkrankung der Knochen, und eine andere Theilnahme des Gelenkapparates, als die der mechanischen Verziehung, es kann aber eine Verkrümmung des Rückgraths auch durch Entzündung, Anschwellung und Zerstörung der Wirbelknochen entstehen. Im ersten Falle ist orthopädische oder mechanische, im zweiten Falle dynamische Hülfe nöthig. Zu solchen Fällen ist die genaue Diagnose höchst wichtig, und noch leicht, es giebt aber auch noch verwickeltere Fälle.

Es seien z. B. verschobene Rippen, eine Schiefheit der Hüfte, oder eine hohe Schulter das Erste, was man bemerkt, es kann nun bei und von Kindern die Ursache nicht angegeben werden, oder es wird, wie es so häufig der Fall zu sein pflegt, ein Stoss, Fall, oder sonst dergleichen Etwas absichtlich verheimlicht. Hier ist es nun Aufgabe der Diagnostik auszumitteln, ob diese Verschiebung der Rippen, die hohe Schulter, die Schiefheit des Beckens, für sich bestehen, oder ob sie Folgen einer Rückgrathskrümmung sind, die erst aufzufinden ist, und hier entsteht nun erst die Frage, ob die Rückgrathskrümmung von Schwäche und Schlaffheit der Muskeln ausgehe, oder ob sie Folge von Entzündung, Anschwellung und Zerstörung der Wirbelsäule sei, und dazu ist die Kenntniss der anderweitigen nicht orthopädischen Krankheiten höchst nöthig.

Eine solche Verwechslung könnte aber nur dann erst eintreten, wenn eine bestimmte gegebene orthopädische Krankheit, in ihren Symptomen grosse Aehnlichkeit mit einer rein dynamischen z. B. Arthrocaze haben sollte, was anfangs oft nicht ganz leicht auszumitteln ist. Dort aber wo Verwechslung möglich wäre, wird auch von den Unterscheidungsmerkmahlen noch ausführlich genug die Rede sein.

Mechanische Krankheiten.

Aufhebung des Zusammenhanges der organischen Theile durch Wunden, Zerreissungen, und überhaupt Verletzungen sämmtlicher zu den Gelenken gehöriger Gebilde, so wie übermässige Befestigung und Verwachsung bilden die vornehmsten mechanischen Krankheiten.

Wunden der Gelenke sind dadurch charakterisirt, dass die Gelenkkapsel verletzt und geöffnet ist, was das Ausfliessen der Synovia beweisst. Natürlicherweise sind Knorpeln und Ligamente mitverletzt. Die Wunden sind einfach durch stehende, schneidende Werkzeuge, oder komplizirte durch eingedrungene und haften gebliebene fremde Körper, Blutung, Krampf, Entzündung, Eiterung. Solches in höherm Grade die Quetsch- Schuss- und zerrissenen Wunden.

Zerreissungen, Zerschmetterungen u. s. w. sind hier mit den komplizirten, gequetschten, gerissenen Wunden gleichbedeutend. Merkwürdig ist die Elastizität der Muskeln und Flechsen bei Gliedern, die ganz ausgerissen werden.

Anchylose, Gelenksteifigkeit, ist der Zustand, in welchem die Knochen eines beweglichen Gelenkes ihre Bewegungsfähigkeit gänzlich verloren haben, oder ausserordentlich daran gehindert sind, so dass das

Glied in der einmal bestehenden Beugung oder Streklung beharren muss.

Das Uebel beruht auf mehr oder minder vollkommener Verwachsung der Gelenke, so dass die Beweglichkeit dadurch aufgehoben wird.

Man unterscheidet eine vollkommene und unvollkommene Anchylose. Bei der vollkommenen sind die Knochen so mit einander verwachsen, dass sie nur ein Stück ausmachen, und dass die Bewegung für immer verloren ist. Bei der unvollkommenen sind die Knochen nicht verwachsen, sie besitzen noch einen gewissen Grad von Beweglichkeit, und das Uebel kann durch Hebung der Ursachen geheilt werden.

Alle Gelenke sind ihr unterworfen, die Winkelgelenke aber mehr, als die andern. Gemeiniglich folgt diese Gelenksteifigkeit auf eine andere Krankheit als Brüche, Verrenkung, Verstauchung, Wunden, Entzündung, Eiterung, Exsudation, Vernarbung, weisse Geschwülste, Gelenkwassersucht, Knochenauswüchse, Verknöcherung der Ligamente und Knorpel.

Krankheiten der umgebenden Theile als Entzündung, Abscesse, Balggeschwülste, Aneurismen, Geschwüre, Brand, ja Mangel an Bewegung, zu lange Ruhe und Unbeweglichkeit können Veranlassung dazu geben.

Nur die Ausübung der naturgemässen Verrichtung erhält dem Organ die Möglichkeit dazu, bei dem Aufhören der Verrichtung wird auch die Anlage dazu geschwächt, es ändert sich die Absonderung der Synovia, es hört die Weichheit der Bänder und Dehnbarkeit der Muskeln auf, die Gelenkflächen verlieren ihre Glätte, werden trocken, die Reibung ist grösser, die

Bänder werden steif, gewöhnen sich nur an eine Lage, die Muskeln werden schwach, verlieren die Fähigkeit sich zusammenzuziehen; Verzögerung des Kreislaufes, die in deren Folge eintritt u. s. w. sind fernere Ursachen.

Erfolgt nun noch eine Entzündung, so tritt adhäsive Exsudation ein, und die Verwachsung ist gebildet.

Wahre vollkommene Anchylose ist unheilbar, die unvollkommene weicht häufig den angewendeten Mitteln.

Straffheit der Bänder und deren Erschlaffung als Hindernisse der Bewegung wurden oben schon berührt.

Verstauchung ist Folge einer gewaltsamen Bewegung, die das Gelenk erlitten hat, ohne dass die Knochen desselben sich merklich verschoben hätten. Die Bewegungen der Knochen können aber nicht über ihre natürlichen Grenzen gehen, ohne die zu ihrer Vereinigung bestimmten Bänder gewaltsam auszudehnen, oder zu zerreissen, daher Verdehnung der Gelenke eigenthümlicher Charakter der Verstauchung, und Zerreissung der Bänder nicht selten in deren Begleitung ist.

Auseinanderweichen der Knochen, diastasis, ist die Abweichung zweier Knochen von einander, vornehmlich da, wo unbewegliche Gelenke sind, z. B. an der Verbindung von Schienbein und Wadenbein, an den Beckenknochen unter sich u. s. w. Es ist dieser Zufall mit Dehnung, Zerrung und endlich Zerreissung der Bänder verbunden. Von dem Abweichen der durch Knorpelschichten vor der vollendeten Entwicklung vereinigten Knochenstücke, war schon oben die Rede.

Dieses sind nun die wesentlichsten Erscheinungen in den Krankheiten des Gliedersystems, die ich Krankheitserzeugnisse genannt habe.

Noch viele andere Zufälle ergreifen die Gebilde des Gliedersystems, die aber zu deren Wesentlichkeit als Vermittler der Beweglichkeit nicht gehören. So erscheinen Nerven- und Gefässkrankheiten, Hautkrankheiten und überhaupt eine Menge von krankhaften Zuständen, die nicht aufgezählt werden können, ohne die ganze medizinische und chirurgische Pathologie zu verhandeln.

Um namentlich nur einige aufzuführen, so kommen hier noch vor Rückenweh, Lendenweh, Hüftweh, Ischias, Aneurismen, Schwinden, Atrophie u. s. w., deren Erkenntniss aber, so wie die Behandlung aller dynamischen Krankheiten andere Gebiete des ärztlichen Wissens lehren müssen.

Anhang zu den Krankheitserzeugnissen.

Viele Krankheiten äussern aber noch in ihren Folgen und Wirkungen ganz besondern Einfluss auf das Gliedersystem, so dass sie wenigstens in der möglichsten Kürze noch angedeutet werden sollen.

Rhachitis, das Zahnen durch die Glieder, oder die englische Krankheit, (warum nicht katexogen Gliederkrankheit?) ist ein Leiden, bei welchem die Knochen ihrer Festigkeit beraubt sind, und die Wirbelsäule und die langen Röhrenknochen verschiedenen Missbildungen ohne und mit Brüchen ausgesetzt sind.

Dieses Uebel bei Erwachsenen zwar auch, aber vornehmlich bei Kindern vorkommend, vom sechsten bis zehnten Monat bis zum dritten und vierten Jahre, auch schon mit Kindern zur Welt gekommen, ergreift vorzüglich die Knochen, die Gelenkköpfe am Vorderarm, Unterschenkel, die Rippen, Wirbelfortsätze u. s. w.

Gewöhnlich zwischen dem sechsten und neunten Monat, oder wenn die Kinder schon angefangen haben zu gehen, oder während dem Zahnen, werden sie traurig, ernsthaft, das Gehen wird ihnen beschwerlich, sie wollen liegen, sitzen oder getragen sein, es schwellen die Gelenkenden der langen Knochen an, und nehmen an Umfang zu, während das Glied selbst abmagert. Es ist Fieber vorhanden, Appetit und Schlaf gestört.

Die Epiphysen der Knochen werden weich, dick, geschwürig oder brandig, die Beine, Arme, Rückgrath, Becken, krümmen sich, die Zähne werden gelb, schwarz, schadhaft, fallen aus, und erzeugen sich langsam wieder. Dabei skrophulöser Habitus, verspätetes Zahnen, verhindertes Wachsthum, erschwertes oder verlerntes Laufen, aufgedunsenes Gesicht, schlechte Farbe, aufgetriebener Leib, durchfälliger Stuhl, leicht schwitzende, schlaffe, weiche Haut, Weichheit und Schlaffheit der Fasern, Abmagerung, Liegen mit hinaufgezogenen gekreuzten Beinen, und ähnliche Erscheinungen, die schon vor dem Eintritt des Knochenleidens bemerkbar werden.

Einige Kranke sind gut aussehend, aufgeweckt, frühreif, andere einfältig, träge, schläfrig, engbrüstig. Bei jenen entsteht gerne Verschwärung, bei diesen Hirn- und Brustwassersucht.

Ursachen sind feuchtes Klima, lymphatisches, nervenschwaches Temperament, schwächlichter Körperbau, Wechselfieber, schlechte Nahrung, Ausschläge u. s. w.

Skropheln und Syphilis sollen und können Ursache werden, aber am Wahrscheinlichsten ist die Rhachitis ein Uebel, das mit unbekannter Ursache auf die ganze Konstitution wirkt, und von dem die Knochenerweichung nur Symptom ist. Skropheln und Syphilis können in Verbindung mit der Rhachitis erschienen sein, sind aber deren Ursache nicht.

Im Allgemeinen ist die Wirkung der Rhachitis auf die Knochen, dass sie allmählig die Härte derselben vermindert, und ihre Festigkeit beeinträchtigt, denn sie werden bei längerer Dauer derselben weich und biegsam.

Die Knochen sind in dieser Verfassung der Einwirkung der Muskeln, wo diese letztern sich an die erstern ansetzen, nicht zu widerstehen im Stande, so dass sie der Wirkung derjenigen, die in ihrer Verrichtung keinen gleich starken Antagonismus haben, nachgeben, und somit die Abweichung von der Form der fortgesetzten kräftigern Muskelthätigkeit bestimmt wird. So sieht man auch die Wirkung der Krankheit vorzüglich an denjenigen Theilen der Knochen, an denen die Muskeln sitzen.

Der Unterschied zwischen Rhachitis und Osteomalacia besteht darin, dass die Rhachitis allgemeine Knochenerweichung und diese schmerzlos bewirkt, die Osteomalacie aber nur in partieller Knochenerweichung besteht, und mit Schmerz verbunden ist.

Rhachitische Knochenerweichung entsteht langsam ohne Schmerzgefühl, selten partiell, sondern ergreift gewöhnlich viele Knochen gleichzeitig, und trifft gleichförmig den ganzen Knochen ohne Brüchigkeit.

Der Ausgang ist nun glücklich oder unglücklich.

Im ungünstigen Falle kommt Lungensucht, Wassersucht, Abzehrung und endlich der Tod; im günstigen Falle verliert sich die Krankheit, die Knochen befestigen sich in ihren Misstaltungen, gewöhnlich aber bleibt Verunstaltung zurück.

Selten zeigt sich die Rhachitis an Erwachsenen, dann sie ist immer akut, und nach vierzehn Tagen tödtlich. ›Häufig werden Mädchen zur Zeit der Geschlechtsreife davon befallen.

Arthritis, die Gicht. Diese Krankheit entweder zu einer Zeit, im spätern Alter nämlich, oder auf eine Art das Gliedersystem ergreifend, die wenig orthopädische Hülfe gestattet, bedarf auch nur einer kürzern Erwähnung.

Sie kommt vorzüglich in den Gelenken und den ihnen nahen Schleimbeuteln vor, ergreift die grössern Gelenke wie die kleinern. Der Schmerz ist selten, klopfend, mehr schneidend, prickelnd, schiessend, brennend, plötzlich entstehend, mit Steifheit des Gliedes verbunden, die Bewegung aufhebend, oder höchst schmerzhaft machend. Das Uebel wird oft durch Wärme gelindert, ist gerne wandernd, erblich, langwierig, zu Rückfällen geneigt. Fieber, Geschwulst, kalkartige Concremente. Spät erst Kontraktur und Anchylose.

Es scheint das Uebel auf einem eigenthümlichen, noch unbekannten, Leiden der Abdominal- und vorzüglich der Nutritionsorgane und des Pfortadersystems zu beruhen, das sich nach der im Unterleibe schon geschehenen Bildung und Entwicklung metastatisch auf die Glieder und Gelenke wirft. Das Wesen selbst nun ist also noch unerkannt, die nächste Erscheinung ist eine eigenthümliche Entzündung des Gelenkapparates.

Es giebt eine akute und chronische, eine regelmässige und unregelmässige, festsitzende und wandernde Gicht. Die Folgen der Gicht kommen, in so weit sie auf Orthopädie Bezug haben, unter den Ursachen der einzelnen Zufälle in dem zweiten und dritten Bande vor, und das Weitere muss aus der speziellen Pathologie und Therapie ergänzt werden.

Die Skropheln, Drüsenkrankheit, Scrophulosis, greifen schon tiefer in das Gebiet der Orthopädie, so wie in Gestaltung und Mischung der Knochen und Gelenke ein, als die Gicht, und kommen auch zu einer Zeit vor, in der die Entwicklung des Organismus meistens auch die orthopädischen Krankheiten erzeugt, aber auch noch deren Heilung zulässt.

Die grösste Zahl dynamischer Leiden der Knochen und Gelenke an Kindern ist skrophulös, und diese Dyskrasie erfordert bei ihrem immer häufigern Vorkommen die grösste Aufmerksamkeit des Arztes.

Die Skrophelkrankheit selbst oder die Scrophulosis besteht in einem Vorwalten des lymphatischen Systems über das rothe Blutgefässsystem mit Ausartung der Säfte; das nähere Wesen des Uebels aber selbst anzugeben ist eben so unmöglich, als bei andern Krankheiten.

Das Uebel ist nicht ansteckend, selten gefährlich, allmählig sich entwickelnd, aber zu den beschwerlichsten Leiden den Grund legend.

Die allgemeinen Erscheinungen sind der skrophulöse Habitus, Aufgetriebenheit des Gesichtes, Anschwellungen von Mund und Nase u. s. w.

Einzelne Erscheinungen der Skrophelkrankheit sind:
Dyspeptische Zufälle, als Aufgetriebenheit des Leibes, Heisshunger, Regellosigkeit des Stuhles;

Impetiginöse Ausschläge, als Kopfgrind, Schorfe, Nässen und Wundsein an Nase, Mund und Ohren;

Chronische Entzündungen, als der Augen, chronischer Catarrh;

Ausflüsse scharfer, wässeriger oder schleimiger Flüssigkeiten aus Nase, Ohren, Geschlechtstheilen, Wundwerden;

Drüsengeschwülste, als Anschwellen der Hals - Leisten - Armdrüsen u. s. w.;

Gliedschwamm, Psoasabscess,

Geschwüre an den Armen, am Halse, Knochengeschwülste und Knochengeschwüre, Winddorn, Beinhautkrebs;

Chronische Hautausschläge, herpetische, psorische, mit und ohne Ausfluss schleimiger scharfer Säfte.

Zehrformen, schnelle allgemeine Abmagerung und Vereiterung der Drüsen, im Kindesalter Vereiterung der Gekrösdrüsen, als atrophia mesenterica, im Jünglingsalter als Vereiterung der Lungendrüsen pneumophthisis tuberculosa.

Es giebt zwei Formen der Skrophelleiden, eine erethische floride, und eine torpide, atonische, bei der erstern Art ist das Gefässsystem aufgeregt und vermehrte Thätigkeit des irritabeln Lebens, bei der zweiten sind die Kranken stumpf, träge, das irritable Leben ist zurückgedrängt.

Die vorzüglichsten Leiden, die hieher Bezug haben, sind das Ergriffenwerden der Knochen, Bänder, Knorpel, Gelenke u. s. w., von tiefgreifender Skrophelschärfe, die Entzündung und Zerstörung dieser Gebilde veranlasst. Die Wirkung dieser Skrophelschärfe auf die gedachten Theile ist nun chronische Entzündung, Anschwellung und Zerstörung durch Eiterung, Verschwärung, Caries u. s. w. Das Weitere aber lehrt in den folgenden Abtheilungen die Aetiologie der einzelnen Zufälle.

Die Lustseuche, Syphilis. Dieses Leiden nur durch unmittelbare Uebertragung des Contagiums sich mittheilend und primär in den zwei bekannten Formen als Schleimfluss und Geschwür auftretend, ist bekannt genug, als dass es noch besonderer Erwähnung bedürfte.

Hieher gehören blos diejenigen unter den tausend mannigfaltigen Gestaltungen dieser Krankheit, die auf das Gliedersystem einwirken, und diese sind vornehmlich die Affektionen der Knochen.

Es erscheinen, nach allgemeiner Verbreitung der Krankheit, heftige Schmerzen am Brust- und Schlüsselbein, an den Hervorragungen des Schulterblattes, am Schienbein, Armgelenke, und die Bewegung wird erschwert.

Oft schon sehr zeitig schwellen die Knochen an und schmerzen, besonders die Mitten langer Röhren werden leicht ergriffen, Gelenkbänder und Knorpel leiden nicht, oder erst nach langer Dauer des Uebels erfolgt Leiden der Beinhaut, und besonders leiden gern die Gelenke der obern Extremitäten.

Die Lustseuche ergreift gern lange Knochen und deren Mitte, die Skropheln aber die schwammigen Knochen und die Gelenkköpfe der langen Röhrenknochen, so dass diese Erscheinung selbst ein diagnostisches Merkmahl giebt.

Schmerz, Entzündung, Anschwellung und Zerstörung der Knochen erfolgt durch Syphilis auf ähnliche Weise, als wie durch Skropheln.

Das allgemeine ist bekannt und das Einzelne lehrt im Folgenden die spezielle Aetiologie.

Diese Darstellung der einzelnen dynamischen Krankheiten des Gliedsrsystems kann und will nicht auf Vollständigkeit Anspruch machen, da sie bloss als Hülfswissenschaft zu betrachten ist.

Alle diese Erscheinungen kommen nun zwar nicht zur orthopädischen Behandlung, aber ihre Folgen können orthopädische Hülfe erfordern, und daher war wenigstens Berührung der wichtigsten Causalmomente orthopädischer Krankheiten nöthig.

Wenn nämlich diese oben abgehandelten dynamischen Krankheitszustände störend auf das Gliedersystem und dessen Funktionen einwirken, so kann, so lange diese Zufälle selber da sind, von mechanischer Behandlung nicht die Rede sein, denn so lange die Ursache nicht gehoben ist und fortdauert, wird auch deren Wirkung fortdauern und der angewendete Mechanismus erfolglos bleiben; wenn aber die ursächliche Krankheit getilgt und gehoben ist, können Formverletzungen zurückbleiben, die rein mechanisch sind, durch ihren mechanischen Einfluss die mechanische Funktion des Systemes stören, und nur auf mechanische Weise geheilt werden.

In der Regel gilt also bei dynamischen Krankheiten des Gliedersystems der Grundsatz:

    Erst wenn die veranlassenden schädlichen Momente gehoben und nach deren Heilung Strukturfehler und mechanische Formverletzungen zurückgeblieben sind, erst dann kann orthopädische Behandlung eintreten.

Dieses gilt aber nur bei orthopädischen Krankheiten, die aus dynamischen Ursachen herrühren, und auch hier nicht ohne alle Ausnahme; bei den orthopädischen Krankheiten aus Bildungsfehlern verhält sich die Sache ganz anders, wie bald zu sehen ist.

Die ganze Reihe der orthopädischen Krankheiten lässt sich zusammenfassen in Verkrümmungen, Verkürzungen, Verschiebungen der Gebilde des Gliedersystems. Sind nun Glieder verkrümmt, verkürzt, verschoben wegen solcher vorausgegangener dynamischer Krankheitszufälle, oder mechanischer Uebel, und sind dann die dynamischen Zufälle gehoben, die Dyskrasieen getilgt und geheilt, die Wunden vernarbt, Zerreissungen vereinigt, aber vielleicht nun Knochenanschwellungen, Sennenverkürzungen, oder dergleichen etwas zurückgeblieben; so sind nun die ursächlichen Krankheitsmomente als gar nicht bestehend zu betrachten, und die orthopädische Behandlung verfährt wie bei Bildungsfehlern ohne Dyskrasieen, und behandelt diese Zustände als orthopädisch-idiopathisch, weil die ursprüngliche Krankheit wirklich nicht mehr besteht, und sie nur die mechanischen Folgen der ursprünglichen Krankheit zu beachten hat.

Schon hiezu ist einige Kenntniss der ursprünglichen Krankheiten nöthig, noch mehr aber dort, wo die veranlassende Krankheit noch nicht gehoben ist, im Organismus noch fortdauert, und schon mechanische Störungen zugegen sind, denen orthopädisch begegnet werden muss, ehe die Dyskrasie getilgt werden kann, wie z. B. eine durch skrophulöse Dyskrasie erzeugte Abweichung und Verschiebung der Epiphysen mechanische Behandlung erfordern kann, ehe die Skropheln geheilt sind, wie bei Spondylarthrocace Unterstützung der Last des Oberleibes durch mechanische Mittel nöthig werden kann, ehe die ursprüngliche Krankheit geheilt ist, um den Leib vor Missstaltung zu schützen.

Dieses sind zwar Ausnahmen, aber sie sind möglich, in der Therapie davon noch mehr.

Solche Zustände aber, die nach geheilter oder in den seltnern Fällen bei noch bestehender Dyskrasie zur orthopädischen Behandlung kommen, sind Verkrümmungen der Glieder, Verkürzungen an Flechsen, Verschiebungen von Knochen und deren Ansätzen, Verrenkungen von Flechsen u. s. w. Dahin gehören auch Abweichung der Knochenansätze bei Skropheln, Kontraktur nach Gicht, nach schlecht geheilten Wunden, nach Wunden mit Substanzverlust, rhachitische Knochenkrümmung, Verschiebung der Beckenknochen, wegen Schlaffheit der Ligamente u. s. w.

Dieses Alles muss der Orthopäde wissen, sei es auch blos darum — um es nicht zu verwechseln!

Zweite Klasse.

Bildungsfehler.

Die zweite Klasse der Krankheiten des Gliedersystems sind die Bildungsfehler. Von eigenthümlichen Krankheiten ist hier nicht die Rede, es besteht in diesen Fällen weder im ganzen Organismus, noch in den einzelnen Gebilden des Gliedersystems eine für sich integrirende dynamische Krankheit, es ist blos Abweichung von der naturgemässen Struktur des Mechanismus der Bewegung, es sind Fehler des Baues, der Anordnung, der Lage, Missstaltungen in der Zusammenfügung ohne vorhergegangene dynamische Krankheit.

Diese Bildungsfehler also für sich bestehend sind nun entweder in der Entwicklung des Menschen bedingt und kraft der körperlichen Organisation für ein gegebenes Individuum unter dessen Natur und Lebensverhältnissen physiologisch nothwendig, so dass bei eintretender Entwicklung des Organismus auch die krankhafte Gestaltung des Gliedersystems mit ihr eintritt, und mit ihr auch fortschreitet; oder der Fehler ist angeboren und der Mensch hat den anomalen Bau und die regelwidrige Lage der Glieder schon mit zur Welt gebracht.

Nach diesen beiden Arten der Missbildungen ordnen sich nun die beiden Unterabtheilungen der Bildungsfehler und zwar so, dass diejenigen Fehler, die bloss im Verlaufe der Entwicklung sich erzeugen und fortschreiten, unter diesem Namen als Entwicklungsfehler, und die angebornen als Geburtsfehler abgehandelt werden.

Ausführlicher ist über alle in diesen beiden Unterabtheilungen vorkommende Zustände unter dem Artikel „Uebersicht der orthopädischen Krankheiten" die Rede, daher sie auch hier kürzer behandelt sind, und nur das Allgemeinste von ihm angegeben ist.

Entwicklungsfehler.

Entwicklungsfehler erscheinen nur dann, wenn der Organismus im Ganzen, und alle Systeme und Gebilde des Gliedersystems im Einzelnen von Natur aus in ihrer mechanischen Form und Struktur ganz fehlerfrei und vollkommen ausgebildet sind, aber die dem Individuum nöthige Entwicklung beschleunigt oder verzögert, oder aufgehoben, oder umgestimmt wird, so dass das normale Verhältniss des Baues und der Lage gestört, und der Mechanismus der Bewegung aufgehalten und gehemmt wird, ohne dass eine eigenthümliche oder wenigstens für diese Evolutionsstufe und Momente wesentliche kausale oder konsekutive Krankheit im Organismus vorhanden ist.

Es kann zwar neben einem solchen Entwicklungsfehler eine andere Krankheit in dem Organismus bestehen, die aber weder als Ursache noch als Folge zu der orthopädischen Evolutionskrankheit in einem wesentlichen Verhältniss steht, sondern nur in zufällige Verbindung tritt. So können Catarrh, Masern, Scharlach, Entzündungen innerer Gebilde, gastrische Krankheiten s. w. neben einer sich in Folge der Entwicklung zeigenden hohen Schulter, schiefem Halse, Rückgrathskrümmung u. s. w. bestehen, aber gewiss niemals Skropheln, Rhachitis, Spodylarthrokace u. dergl. m.

Denn geht einer orthopädischen Krankheit z. B. einer Rückgrathskrümmung, Kontraktur u. s. w. eine veranlassende Krankheit als Skropheln, Syphilis, Hautausschläge u. dergl. vorher, welche Zufälle auf Knochen oder Gelenke wirkend, diese genannten orthopädischen Zufälle erzeugt haben, so sind diese nicht mehr Entwicklungsfehler, sondern Krankheitserzeugnisse.

Bildungsfehler der Art nun, die nicht durch anderweitige Krankheit erzeugt werden, sind z. B. verkrümmtes Rückgrath bei Schwäche der Muskeln, schnellem Wachsthum; schiefer Hals, hohe Schulter, durch einseitige Lage, schlechte Haltung, schiefes Sitzen erzeugt; Verkrümmungen des Rückgraths der Beine durch zu frühe zu grosse und anhaltende Anstrengung u. s. w.

Kinderwarten von selbst noch nicht Erwachsenen, Heben und Tragen schwerer Lasten und dergleichen sind als ursächliche Momente hieher zu rechnen.

Die nächste Ursache dieser Zufälle sind Zartheit und Weichheit der Knochen, und Schwäche und Schlaffheit der Muskeln und Bänder, die an sich ganz gesund, nur noch zu wenig gereift und ausgebildet sind, und zu wenig Festigkeit und Kraft besitzen, um die ganze Last des Körpers zu tragen, oder gar noch anstrengende Arbeit zu unternehmen.

In solchen Fällen entstehen meist Rückgraths Seitenkrümmungen — Scoliosis — indem die Muskelgebilde zu schwach, die Wirbelsäule und deren Last zu tragen, dieselbe nach irgend einem Punkte ausweichen lassen, und der Mechanismus des Baues dieses Uebel immer mehr vergrössert. Muskeln und Bänder vereinigen die Wirbel nicht hinlänglich fest, um bei Anstrengung oder auch nur im Stehen und Gehen der auf der Wirbelsäule ruhenden Last des Oberleibes zu widerstehen, und es erfolgen Verschiebungen, die sich unter für sie günstigen Verhältnissen verschlimmern.

Aber auch andere Zufälle der Art entstehen als Entwicklungsfehler, z. B. ein Klumpfuss fällt wenig in die Augen, ist unscheinbar so lange das Kind, das ihn mit zur Welt gebracht hat, noch das Stehen und Gehen nicht versucht, sobald aber der Fuss die Last des Körpers tragen soll, wird sich das Uebel in der kürzesten Zeit mächtig verschlimmern.

So entwickelt sich das Uebel ohne wesentliche innere Krankheit der Theile selbst, und giebt den wahren Begriff der Entwicklungsfehler.

So bilden sich nun bei gewissen Beschäftigungen, Verschiebung der Schulter, Verschiebung der Kniee, Abweichung einzelner Knochen, Epiphysen u. s. w., welche Zustände alle mehr oder weniger hieher zu rechnen sind.

In wiefern das Aufhören des schädlichen Einflusses und die Beförderung der Entwicklung des ganzen Organismus und des Gliedersystems insbesondere die Heilung befördert, davon in der Therapie.

Geburtsfehler.

Die angebornen Fehler sind solche Abweichungen von der Norm des gesunden Gliedersystems, die der Mensch bei der Geburt mit sich zur Welt bringt, ohne dass eine Veränderung der Materie der Theile Statt habe; Missbildungen der Form, Lage und Gestaltung.

Hieher gehören alle angeborne Missstaltungen der äussern Bildung, vornehmlich aber für den Orthopäden schiefer Hals, Rückgrathskrümmung, Kontrakturen im Hüft- Ellenbogen- Achsel- Kniegelenke, Klumphände, Klumpfüsse u. s. w.

Es kann der angeborne Fehler auch zum Entwicklungsfehler werden. Z. B. aus Schwäche der Muskeln, die angeboren ist, bildet sich in Folge der Entwicklung die Verschiebung, oder die Anlage zu einem Klumpfusse ist so unbedeutend bei der Geburt, dass sie sich bald verdrängen liesse, aber die Entwicklung, die das Kind zum Gehen bringt, erweckt auch erst den Organisationsfehler zu weiterer Ausbildung.

Diese Bildungsfehler nun als Entwicklungsfehler oder Geburtsfehler oder beides zugleich, sind das eigentliche Element der Orthopädie. Sie sind mechanische Formverletzungen ohne chemische oder dynamische Krankheit der Materie, und sie sind das Feld der orthopädischen Heilkunst. Sie sind mechanisch und durch Mechanismus heilbar.

Angeborne Fehler bringt der Mensch mit sich zur Welt, die der Entwicklung bilden sich erst, oder angeborne Anlage zu Fehlern der Gestaltung entfalten sich weiter.

Bei diesen Abweichungen aber bleiben die Knochen unter einander verbunden, und werden weder in den Gelenken auseinander gezogen noch zerbrochen. Dadurch unterscheiden sich die Verkrümmungen von den Verrenkungen und Knochenbrüchen; denn eine Verrenkung trennt die Vereinigung zweier oder mehrerer Knochen in ihren Gelenkflächen, was bei der Verkrümmung nicht geschieht; denn hier bleiben die Gelenkflächen vereinigt, und sind nur allmähligen mechanischen Missbildungen ausgesetzt, die bei der Luxation plötzlich eintreten.

Ferner ist bei der Curvatur Schmerzlosigkeit, bei andern Zufällen heftiger Schmerz. Die Entwicklung der Verkrümmung dauert Monate, Jahre lang. Es ist keine Empfindung bei Entstehung der Krankheit, höchstens bei Ermüdung.

Alles jedoch, was über die orthopädischen Bildungsfehler im Allgemeinen gesagt werden kann, wird sich im folgenden Abschnitt ergeben.

Allgemeine Uebersicht der orthopädischen Krankheiten.

Abgesehen nun von der streng wissenschaftlichen Eintheilung und Absonderung der Krankheiten des Gliedersystems sei es erlaubt, hier zu dem wichtigsten Punkte vorliegender Pathologie, zu den mechanischen, oder schlechthin orthopädischen Krankheiten überzugehen.

Die Ursachen dieser Krankheiten sind verschieden, und darnach sind die Unterabtheilungen in den Hauptabtheilungen derselben geordnet. Die mechanische Krankheit aber geht immer aus von den Muskeln oder den Knochen, und dieses nun entweder durch äussere Einflüsse veranlasst, oder von innerer Ursache hervorgerufen. Darnach sind die Hauptarten der Verkrümmungen geordnet.

Diese Hauptarten der Verkrümmungen sind nun also wohl:

Die von Gewohnheit, übler Stellung und Haltung ausgehende Curvatura habitualis, durch die eben erwähnten Einflüsse veranlasst;

Die von den Muskeln ausgehende, in deren Schwäche, Torpidität u. s. w. begründete Curvatura muscularis;

Die in Leiden der Knochen beruhende, von deren Weichheit, mangelhafter Entwicklung u. s. w. ausgehende Curvatura ossaria;

Die von eigenthümlichen Krankheiten im ganzen Organismus herrührenden und durch deren Wirkung auf das Gliedersystem erzeugte Curvatura dyscrassica, als Folge von Skropheln, Rhachitis, Syphilis, Arthritis u. s. w.

Unterarten dieser Zustände sind nun:

In der Curvatura habitualis, die Entstehung des Uebels aus Gewohnheit, Anstrengung, Trägheit, einseitiger Beschäftigung, besonders bei Mädchen von Nähen, Sticken u. s. w.

In der Curvatura muscularis die Entstehung des Uebels aus Schwäche, Torpidität, Verletzung, schlechter Heilung von Wunden u. s. w.

In der Curvatura ossaria die Entstehung des Uebels aus Weichheit, mangelhafter Entwicklung; Anchylose u. s. w.

In der Curvatura dyscrasica die Entstehung des Uebels aus dem eigenthümlichen Leiden, als skrophulöser, rhachitischer Komplikation u. s. w.

Nach dieser Aufzählung der Gattungen und Arten nun die Darstellung der einzelnen Uebel nach der anatomischen Anordnung.

Die Verkrümmungen der Wirbelsäule machen hier den Anfang, und die Grundsätze von Feiler und Schreger über die Natur dieser Verkrümmungen sind zu einleuchtend, um sie nicht in der Kürze den einzelnen Varietäten dieser Zustände vorauszuschicken.

Man kann sich die Wirbelsäule als eine Reihe perpendikulär auf einander ruhender Kuben denken, und diese Form ist in den Körpern und Zwischenknorpeln der Wirbel, wenn auch nicht streng ausgedrückt, doch enthalten.

In der horizontalen Lagerung dieser kubischen Körper auf einander ist die Richtung der Wirbelsäule zur allgemeinen Direktionslinie der Schwere begründet.

Im Stehen fällt die Stützungslinie mit der Direktionslinie zusammen, bei einer Krümmung des Rückgraths treten Wirbel und Muskeln aus der Direktionslinie heraus, daher ist der Schwerpunkt verändert.

Die normale Stellung des Menschen hängt aber ab von der Parallelität der obern und untern Fläche der Wirbel. Geht diese Parallelität verloren, so wird die gerade Richtung der Wirbelsäule aufgehoben. Sie geht aber verloren, wenn die Wirbelkörper sammt ihren Knorpeln von der normalen kubischen Form abweichen, und diese Abweichung wird dadurch gegeben, dass sich die horizontale ebene Fläche eines Wirbels in eine geneigte Fläche verwandelt.

Diese Umbildung kann nun in jedem Durchmesser der obern Fläche eines Wirbels geschehen; durch den Queerdurchmesser so, dass der niedrigste Punkt der schiefen Ebene an den rechten oder linken Rand des Kubus, oder in dem Längendurchmesser, so dass dieser niedrigste Punkt in den vordern oder hintern Rand des Wirbels fällt.

Die Wirbel gleiten nun von einander ab nach dem Gesetze der Bewegung auf einer schiefen Ebene, wo alle auf einer solchen ruhende Körper nach dem niedrigsten Punkte sinken. Bildet also nun ein Wirbelkörper eine solche schiefe Ebene, so wird die auf ihm ruhende Wirbelsäule nach dem niedrigsten Punkte dieser schiefen Fläche sich hinneigen.

In Folge dieser Hinneigung entsteht Krümmung, und zwar der gewölbte Bogen der Krümmung nach der Seite, auf welcher die grössere Höhe der schiefen Fläche liegt, und der ausgehöhlte Bogen auf die Seite, wo der niedrigste Theil der schiefen Ebene befindlich ist.

Der Schwerpunkt fällt ausser der Stützungslinie nach dem Bogen der Krümmung hin, Muskeln und Bänder werden geschwächt und ausgedehnt, dadurch bekommen die Antagonisten mehr Kraft sich zu verkürzen und das Rückgrath ist und bleibt verkrümmt.

Der verschobene Schwerpunkt aber, der mit einer seiner Masse gleichen Kraft wirkt, und nach unten drückt, erhält und vergrössert die Krümmung, die erste Ursache mag noch vorhanden sein oder nicht.

Nach dieser Ansicht, die sich vorzüglich durch diejenige Art der Rückgrathskrümmung bestätigt sicht, die hier Curvatura ossaria genannt ist, die aber das Fortschreiten der Krankheit und die Unheilbarkeit derselben durch dynamische Mittel und die Nothwendigkeit der Anwendung des Mechanismus auf das Einleuchtendste darstellt, folgen nun die einzelnen Varietäten der Verkrümmungen an der Wirbelsäule.

Verkrümmungen am Halse.

Die Verkrümmungen am Halse mit oder ohne falscher Achsendrehung des Kopfes finden Statt nach Vorne, nach Rechts oder Links; nach Hinten werden sie dem anatomischen Bau zufolge, wie auch Jörg behauptet, niemals vorkommen.

Der Kopf steht nicht gerade, er neigt sich nach Vorn oder einer der beiden Seiten, der Kranke kann den Hals nicht gerade richten und der Kopf kann nicht in seine normale Lage gebracht, oder darin erhalten werden. Der Kopf ist schiefstehend, der Schulter genähert oder gar auf ihr aufliegend, oder zugleich um seine Achse verdreht; seine Beweglichkeit ist aufgehoben.

Verrenkungen der Wirbel und gewaltsame Verletzungen dieser oder der umgebenden weichen Theile gehören nicht hieher, und sind durch die allgemeine Definition der orthopädischen Krankheiten ausgeschlossen, und die Diagnostik wird in der Folge das Unterscheiden lehren.

Die einzelnen Varietäten dieser Verunstaltung sind aber:

1. Obstipitas habitualis, die von Haltung, Gewohnheit, Beschäftigung entstandene Verziehung des Kopfes und Halses; häufig von anhaltender oder widernatürlicher Anstrengung herrührend, vom Sticken, Nähen, Harfenspielen, Kinderwarten u. dergl. m. Diese Art der Verunstaltung ist erworben, nicht angeboren.

Obstipitas muscularis die von den Muskeln ausgehende Verunstaltung, angeboren oder erworben, jedoch stets so, dass die Anlage dazu im Muskelsystem gegeben war, oder sich entwickelt hat, als widernatürliche Ausdehnung und Erschlaffung der einen, oder widernatürliche Zusammenziehung und Straffheit der andern Muskelparthie. Untergeordnete Ursachen können nun Entzündung, Eiterung, Verbrennung, Zerreissungen werden. Vornehmlich betheiligt sind hier die Kopfnicker und breiten Halsmuskel, die riemenförmigen Kopfmuskeln, die Rippenhalter u. s. w.

3. Obstipitas ossaria, die von Leiden des Knochens ausgehende Art der Verunstaltung, entweder durch ursprügliches Leiden der Knochen, oder durch deren Theilnahme, wenn die beiden vorigen Arten bedeutend und anhaltend bestanden haben. Im ersten Falle durch Erweichung oder mangelhafte Entwicklung; im zweiten Falle wirkt die beständige Beugung des Ko-

pfes auf die Gestalt und Richtung, welche die Halswirbel bei ihrer Entwicklung nehmen, der Theil, nach welchem die Krümmung sich wendet, erleidet einen Druck, dieser verhindert den Wirbelkörper zur gehörigen Dicke zu gelangen, und wenn die Wirbel in dieser Lage sich ausbilden und konsolidiren, so wird es in Zukunft unmöglich den Hals zu biegen, und den Kopf in die normale Richtung zu bringen. Hauptsächlich ist dieses bei der Vorwärtsneigung der Fall.

4. Obstipitas dyscrasica, eine von andern Krankheiten entstandene Verkrümmung des Halses. Es mögen nun Paralysen, Krämpfe u. s. w. die eine oder andere Seite befallen, so dass die gesunde der paralytisch affizirten, oder die krampfhaft kontrahirte der gesunden überwiegt, so werden diese Zustände als ursächliche Schädlichkeiten zu entfernen sein. Noch mehr gehören aber hieher eigenthümliche Krankheiten, die die betreffende Gebilde ergriffen oder gar zerstört haben, Gicht, Rheumatismen, Drüsengeschwülste, Skropheln, Syphilis, Athrocaze und deren Folgen als Eiterung, Knochenfrass, Anchylose u. s. w.

Verkrümmungen am Rückgrathe.

Die Verkrümmungen am Rückgrathe sind die häufigsten, so wie die wichtigsten Verunstaltungen, von denen die Orthopädie zu handeln hat, daher auch schon in der allgemeinen Uebersicht ihnen eine ausführlichere Darstellung gewidmet werden muss.

Es giebt drei Arten der Rückgrathskrümmung, nämlich: 1. die Seitenkrümmung oder Scoliosis, bei der die Krümmungen in der Ebene der Queerfortsätze der Wirbel liegen, die Rückwärtskrümmung, Kyphosis, bei der die Krümmungen in der Ebene der Dornfortsätze liegen, so dass aber der gewölbte Bogen nach Hinten steht, 3. die Vorwärtskrümmung, Lordosis, bei der die Krümmungen gleichfalls in der Ebene der Dornfortsätze liegen, aber so, dass der gewölbte Bogen nach Vorne steht.

Die Scoliosis, mehr von Muskelkrankheit herrührend, ist schlangenförmig nach Rechts und Links, die Kyphosis, mehr aus Knochenkrankheit entspringend, ist winkelförmig nach Hinten, erstere macht weniger Beschwerden, letztere wird durch Druck bedenklicher.

Die Verschiebungen der Flächen der Wirbelkörper beruhen aber auf gestörtem Vegetationsprozess des Knochens, so dass die Destruktion über die Vegetation vorherrscht, und es findet wirklich Massenverlust Statt.

Bald geht aber die Destruktion vom Zwischenknorpel aus, ohne die Knochenmasse selbst zu ergreifen, bald geht sie vom Knochen selber aus, ohne dass der Zwischenknorpel gleichzeitig leidet.

Diese krankhaften Prozesse entstehen nun durch die Relation der Knochen zum Muskelsystem, und die Knochenvegetation wird gestört, entweder primitiv, indem die Wirbelsäule schon in ihrer Bildung und in ihrem Werden die Bedingungen zur abnormen Metamorphose in sich trägt, oder durch Schädlichkeiten und Dyskrasieen, welche Anlagen zu ihrer Zeit in Entwicklung treten.

Ist nun eine Cohäsionsveränderung der Wirbelsäule eingetreten, so ziehen sich die Muskeln im Sinus der Krümmungen zusammen, die Knochen widerstehen weniger, und die Kontraktion der Muskeln wird überwiegend. Dadurch entsteht stärkerer Druck, und Druck befördert die Destruktion und Resorption starrer organischer Gebilde, so dass die Knochen immer noch mehr angegriffen, und der Wirkung der verkürzten Muskeln hingegeben, und diese wiederum durch die Nachgiebigkeit der Knochen zu immer grösserer Verkürzung geneigt werden.

Der aus seiner normalen Stützungslinie verrückte Schwerpunkt drückt mit einem Gewichte, das seiner Masse gleich ist, abwärts, und durch diesen Druck wird die abnorme Stellung und die Destruktion der Knochen noch mehr erhöht.

Oder auch das Erkranken der Knochenvegetation ist sekundärer Art, und geht von dem primitiv ergriffenen Muskelsystem aus, und die einseitig stärkere Kontraktion der Muskeln leitet die Wirbelsäule nach der Seite hin, wo der überwiegend stärkere Zug vorwaltet, und die Folgen davon sind dieselbe gestörte Plastizität des Knochensystems, Krümmung, Druck u. s. w.

Dieses begründet nun die Varietäten der Krümmung als Curvatura ossaria und muscularis.

Jede aber der verschiedenen Arten der Krümmung, die Rückwärts- und Seitenkrümmung, bildet, wenn sie bedeutend wird, eine doppelte Krümmung, und eine einfache Biegung findet nur im Anfange und in wenig bedeutendem Grade Statt.

Der Schwerpunkt rückt nämlich nach der Seite hin, nach der die Wirbel ausweichen, und darin liegt der Grund, warum auf die erste Verschiebung, sobald sie bedeutend wird, noch eine zweite folgt.

Denn es sei z. B. bei einer beginnenden Kyphosis,

siehe die erste Tafel, Figur 16, *a b* die Krümmung der Wirbelsäule, die nach hinten einen konvexen Bogen bildet, und *c* der verschobene Schwerpunkt dieser Parthie von Wirbeln, so drückt die Neigung der Schwere dieses Punktes nach der schiefen Ebene *c b* auf den unten liegenden zur Zeit noch unverrückten Lendenwirbel *b*.

Die Richtung aber, in welcher der Schwerpunkt *c* nach der schiefen Esene *c b* auf den festen Punkt *b* drückt, besteht aus zwei Kräften, der Kraft *c d* von Oben nach Unten, und der Kraft *d b* von Hinten nach Vorn, von denen *b c* die Diagonale ist.

Die Richtung der Kraft *c d* stört die Lage des Stützpunktes *b* nicht, weil er unterstützt ist durch das Becken und die Füsse, aber der Punkt *b* weicht der Kraft *d b*, weil er in dieser Richtung nicht unterstützt ist.

Die Kraft *b c* wirkt also von Oben nach Unten in so fern sie aus *c d*, und von Hinten nach Vornen in so weit sie aus *d b* besteht, die Wirbel unter *b* geben also, da sie in der Richtung *d b* nicht unterstützt sind, dieser nach, und die Wirbelsäule wird nach Innen gebogen, und bildet die Krümmung *b f*, die der obern entgegengesetzt ist.

Wenn man nun bedenkt, dass der verschobene Schwerpunkt *c* mit einem Gewichte auf *b* wirke, welches der Masse und Schwere des ganzen über ihm liegenden Rumpfes gleich ist, so mag man leicht erachten, dass der Erfolg nicht lange ausbleiben, und bald eine zweite Krümmung nach der entgegengesetzten Seite entstehen werde, wenn eine erste vorhanden ist.

Am häufigsten und deutlichsten ist dieses bei der Skoliosis wahrzunehmen, wo der ursprünglichen Krümmung nach Rechts die sekundäre nach Links folgt und umgekehrt.

Das Bisherige zeigt den Mechanismus der Rückgrathskrümmungen, wenn die ursprüngliche Krümmung in den Rückenwirbeln liegt, und die konsekutive in den Lendenwirbeln erfolgt. Aber auch umgekehrt gilt der Satz.

Sei z. B. bei einer Lordosis die ursprüngliche Krümmung $b\,e\,f$ so würde der Schwerpunkt des Körpers zu weit nach Vornen fallen, es muss sich also der Körper über der Krümmung nach Hinten neigen, neigt sich nun der Kopf wiederum Vorwärts, um über der Stützungsfläche zu stehen, so ist die Rückwärtskrümmung der Rückenwirbel als Folge der Vorwärtskrümmung der Lendenwirbel nothwendig gegeben. Dieses ist jedoch der seltnere Fall. Viel häufiger tritt dieser Fall bei der Seitenkrümmung ein, wo die unten erscheinende Krümmung nach Links die obere sekundäre nach Rechts zur Folge hat.

Mögen diese Krümmungen nun aber ihrer mechanischen Erscheinung nach Kyphosis, Skoliosis, oder Lordosis sein, so sind sie ihrem Wesen nach Curvaturæ habituales, musculares, ossariæ, dyscrasicæ.

1. Curvatura habitualis. Eine durch schlechte Haltung erworbene, ohne sonstige andere Krankheitsanlage, durch äussere Einflüsse erzeugte Krümmung. Hieher gehören frühzeitige Anstrengungen, Heben und Tragen von Lasten, einseitige Stellung bei gewissen Beschäftigungen, Sticken, langes Stehen auf einem Fusse, Nachlässigkeit in der Haltung, schiefes Sitzen,

Mangel an Bewegung und Uebung, unpassende Kleidung, langes aufrecht Sitzen oder Stehen nach Anstrengung und Ermüdung u. s. w.

2. Curvatura muscularis, Krümmung durch Leiden des Muskelsystems veranlasst. Dieser Zufall erfolgt durch abnorme Muskelthätigkeit, wenn eine Muskelparthie erschlafft und ausgedehnt, und die andere zusammengezogen und verkürzt wird. Es kann diese Art der Krümmung aus allgemeiner Schwäche des Muskelsystems entstehen, wenn bei leukophlegmatischer, chlorotischer Anlage, schlaffer Faser, Atonie u. s. w. der Muskelapparat nicht kräftig genug ist, um die Wirbelsäule in ihrer normalen Richtung zu erhalten, und die Last des auf ihr ruhenden Körpers zu tragen. Es können aber die Verkrümmungen auch sich bilden durch Krankheitszufälle, wenn durch tonischen Krampf die eine Seite kontrahirt, die andere expandirt wird, die Ausdehnungen und Zusammenziehungen bedeutend und oft erfolgen, und endlich habituell werden. Paralysen einzelner Muskelparthieen geben deren Antagonisten ein stätiges Uebergewickt, desgleichen werden durch Verletzungen die Muskelaktionen aufgehoben und gestört, und entgegengesetzte Muskeln agiren mit überwiegender Kraft. Lange Ruhe, Mangel an Uebung, Unbeweglichkeit und dergleichen schwächen das Muskelsystem im Allgemeinen, oder dessen einzelne Parthieen. Hieher gehört der falsche Gebrauch der Schnürbrüste, Corsets, die zwar bei beginnender Krümmung das Uebel scheinbar mindern, aber dann durch Schwächung der Muskeln das Uebel vergrössern und verschlimmern; hieher gehört die unrichtige Anwendung orthopädischer Maschinen und Apparate,

das allzulange Liegen auf der schiefen Ebene oder im Streckbette, weil durch die gänzliche Aufhebung der Thätigkeit der Muskeln diese aus aller Uebung kommen, und deren Kraft nur von Uebung und Gebrauch bedingt wird.

3. Curvatura ossaria. Diese Krümmung ist durch Leiden des Knochens bedingt, aber nicht durch eigenthümliche Krankheitsprozesse, sondern nur durch Formfehler derselben.

Der vordere Theil des Körpers der Rückenwirbel wird weniger dick als der hintere, bei den Lendenwirbeln ist es umgekehrt, und der vordere Theil ist dicker als der hintere, und die Bänder und Zwischenknorpel haben denselben Bau. Daher besteht schon eine natürliche Neigung zu einer Konvexität der Rückenwirbel nach Hinten, und der Lendenwirbel nach Vornen. Wenn nun dieser natürliche Zustand entweder in übermässig hohem Grade angeboren, oder durch vorausgehendes Leiden der Muskeln und daraus entstandene Krümmung durch die Muskeln erzeugt wird, so entsteht die vom Knochen bedingte Krümmung. Denn die Krümmung erzeugt Druck auf die Wirbel, und diese statt zu wachsen und an Dicke zuzunehmen, bleiben entweder in ihrer Bildung stehen, oder verlieren ihre schon erlangte Dicke und Festigkeit wieder. Auf diese Weise entstehen nun Destruktion und Formfehler der Wirbelknochen, es bildet sich die oben schon berührte schiefe Ebene, so dass der Wirbel an dem einen Ende seines Durchmessers höher, am andern niedriger wird, und der auf ihm aufliegende abgleiten muss. Je nach der Richtung der schiefen Fläche bildet sich nun die Curvatur.

4. Curvatura dyscrasica. Eine aus eigenthümlichen Krankheitszuständen entstandene Krümmung. Hieher gehören denn die Folgen der Skropheln, Syphilis, Rhachitis, Spondylarthrokace u. s- w., die mehr oder weniger einzelne oder alle Parthieen und Gebilde der Wirbelsäule ergreifen und Verunstaltung der natürlichen Form, oder Störung der Beweglichkeit veranlassen. Paralysen, Tabes, Hydrorhachitis u. dergl. m. mögen wenigstens der Bedeutung nach ebenfalls hieher gerechnet werden.

Diese Darstellung der Rückgrathskrümmungen hat nun Alles dahin gehörige aufgenommen, wenn es auch nicht orthopädisch heilbar ist. Man wird aber leicht sehen, welche Zufälle mechanisch heilbar sind, und welche nicht. Lordosis kommt selten vor, Kyphosis geht meist von Zerstörung der Wirbel aus, ist also Curvatura dyscrasica, Scoliosis dagegen ist meist vom Muskelsystem herrührend, also Curvatura muscularis, höchstens ossaria. Diese Varietät nun, mehr an Mädchen als an Knaben vorkommend, da erstere ausser dem Mangel an körperlicher Uebung auch noch durch mannigfaltige Einflüsse, als die Art ihrer Kleidung, Beschäftigung u. s. w. dazu geneigt sind, bildet einen Hauptgegenstand der orthopädischen Therapeutik.

Mit dem Rückgrathe in unmittelbarer Verbindung stehen die Beckenknochen und die Rippen, mit den letztern sind Brustknochen, Schlüsselbeine, Schultern und obere Extremität, mit dem erstern die untere Extremität verbunden. In dieser Reihe nun diese Verkrümmungen.

Verkrümmungen am Becken.

Das Becken wird auf verschiedene Weise verkrümmt. Es können die einzelnen Knochen desselben für sich verunstaltet und unter sich verschoben werden, so dass die Beckenräume in ihren verschiedenen Durchmessern erweitert, verengert, überhaupt misstaltet werden. Es kann aber auch das ganze Becken in seiner Lage und Richtung verschoben, vorwärts, rückwärts geneigt, nach einer Seite gedrängt werden, so dass es Rechts oder Links eine hohe Hälfte bildet, oder nach einer Seite höher und zugleich schief gestellt sein u. s. w.

In seltenen Fällen nur besteht die Verunstaltung des Beckens ohne Krankheit der Wirbelsäule, in den allermeisten ist Verunstaltung des Beckens mit Krümmung des Rückgraths verbunden, und um so bedenklicher, je näher die Rückgrathskrümmung dem Bekken ist.

Die meisten Beckenverunstaltungen sind also durch Rückgrathskrümmungen bedingt und von diesen abhängig.

In der Skoliosis und Kyphosis wiederholt sich die Krankheit auch im Becken, bei der erstern geht die Richtung der Beckenverschiebung seitwärts nach der einen oder andern Seite, bei der zweiten wird die Neigung des Beckens gegen den Horizont geändert, der Kreuzknochen wird zurückgezogen und das Bekken weniger, als es sein sollte, nach dem Horizonte geneigt, so dass der obere Theil des Beckens mehr nach Hinten, der untere mehr nach Vorn gedrängt wird. Bei der Lordosis ist der obere Theil des Beckens nach Vorn, und der untere nach Hinten geneigt.

Die hohe Hüfte bei der Skoliosis steht so, dass das

erhöhte Darmbein immer der Convexität des Bogens der Krümmung entgegengesetzt ist, und wo mehrere Krümmungen sind, der untersten, so dass wenn die Abweichung der Wirbelsäule nach Links erfolgt das rechte Hüftbein höher gestellt erscheint.

Die einzelnen Varietäten nun, die das Becken in seinen verschiedenen Verkrümmungen zeigt, sind:

Curvatura habitualis, wohl niemals als Beckenverkrümmung vorkommend, höchstens in so fern die durch schlechte Haltung, schiefe Stellung u. s. w. erzeugte Skoliosis auch Verschiebung des Beckens zur Folge hat, ohne welche sie niemals vorkommt.

Curvatura muscularis, ebenfalls selten oder gar nicht vorkommend, es müssten denn Schwäche der Ligamente die Verschiebung gestatten, oder die Aktion der Muskeln bei erweichten, oder noch nicht hinreichend konsolidirten Knochen, als solche angenommen werden.

Curvatura ossaria, schon häufiger, und an Curvatura ossaria der Wirbelsäule nimmt das Becken schon mehr Antheil, als an den eben angeführten, von Haltung und Muskeln ausgehenden Krankheitsvarietäten. Der Druck verändert die Neigung, befördert die Resorption der unmittelbar gedrückten Stellen u. s. w.

Curvatura dyscrasica, wohl die am häufigsten vorkommende Varietät der Beckenverkrümmung. Rhachitis, Knochenerweichung, Skropheln u. s. w. sind die häufigsten, fast alleinigen Ursachen der Beckenverunstaltungen, wenn diese für sich selbst bestehen, und nicht erst von Rückgrathskrümmung veranlasst werden.

Das weibliche Becken ist diesen Missstaltungen häufiger ausgesetzt als das männliche.

Welche von diesen Zuständen orthopädische Hülfe gestatten lehrt Prognostik und Therapie.

Verkrümmungen der Rippen.

Eine Verkrümmung der Rippen ist eine Verunstaltung des Thorax durch normwidriges Hervorragen einer oder mehrerer Rippen mit, aber auch ohne Verschiebung der Wirbelsäule.

Sehr häufig haben eine hohe Brust, hohe Schulter, Verkrümmung der Rippen und des Brustbeins ihre Ursache in Krümmung des Rückgraths und werden oft eher bemerkt, als das sie veranlassende Leiden der Wirbelsäule, recht häufig bestehen sie aber auch für sich, so dass sie als eine idiopathische Krankheitserscheinung angesehen und behandelt werden müssen.

Das Hervortreten der Rippen ohne Leiden der Wirbelsäule zeigt sich am Gewöhnlichsten nach Vorn in der Nähe des Brustbeins an den Rippenknorpeln, auch kann das Brustbein Antheil nehmen, und zugleich mit verschoben sein, aber es sind oft auch die Knorpeln allein, die verkrümmt sind und hervorstehen. Der Rippenknochen ist dann weniger gekrümmt und nähert sich mehr der geraden Linie.

Bei einer solchen Rippenkrümmung mit Theilnahme der Brustknochen kann die Brust auf die Art verunstaltet sein, dass sie platter, also ihr Durchmesser von Vornen nach Hinten kürzer, und der Brustknochen dem Rückgrathe genährt ist, oder auch, dass der Durchmesser von einer Seite zur andern verringert ist, wobei die Rippen widernatürlich gerade sind,

und das Brustbein nach Vornen gedrängt wird, so
dass die Brust der Brust eines Vogels oder der eines
Karpfen ähnelt.

Aber auch ohne Theilnahme der Brustknochen können die Rippenknorpel für sich aus ihrer Lage treten
und verkrümmt werden.

Wo die Verschiebung der Rippen durch Krümmung des Rückgraths veranlasst ist, dort geht die
Verunstaltung der Rippen und der Brust entweder von
derselben Ursache aus, die die Krümmung des Rückgraths erzeugt, oder sie ist durch den mechanischen
Einfluss des Druckes und Zuges der ausgewichenen
mit den Rippen fest vereinigten Rückenwirbel entstanden. In diesem Falle werden die Rippen, besonders
bei der Seitenkrümmung auf der konvexen Seite des
Bogens der Krümmung mit den von einander entfernten Queerfortsätzen der Wirbelknochen auseinander
gezogen, und auf der konkaven Seite des Krümmungsbogens mit den zusammengedrängten Queerfortsätzen
zusammengeschoben, dadurch wird nun auch die Brusthöhle und das ganze Brustgebäude auf der einen Seite
höher, als der auf der andern, es wird schief, überhaupt nach der Art der Rückgrathskrümmung verunstaltet.

Verkrümmungen des Brustknochens.

Die mechanische Bedeutung des Brustbeines ist nicht
sehr verwickelt, daher auch seine Krankheiten ziemlich einfach sind.

Das Brustbein kann Oben über seine gewöhnliche
Entfernung von der Wirbelsäule abstehen und hervorgedrängt sein, oder derselbe Zustand kann Unten

Statt haben, oder umgekehrt das Brustbein ist Oben oder Unten der Wirbelsäule zu nahe gerückt, und in diesen Fällen steht es nun Oben ferner, Unten näher, oder Unten ferner und Oben näher an der Wirbelsäule, als es normalmässig stehen sollte.

Oder auch das Brustbein ist Oben und Unten in seiner natürlichen Stellung geblieben, in der Mitte aber hervorgetrieben und hervorstehend, so dass der Knochen an sich selbst verkrümmt ist.

Ausweichen und Schiefstehen nach einer oder der andern Seite ist von Rückgrathskrümmung und Verschiebung der Rippen wenigstens bedingt, so wie eine Rückgrathskrümmung und Brustbeinverschiebung überhaupt nicht ohne gleichzeitige Verschiebung und Verziehung der daran befestigten Rippen entstehen kann. Umgekehrt aber sind Verschiebungen der Rippen möglich ohne Verkrümmung des Rückgraths und Verunstaltung des Brustbeins.

Je mehr aber das Brustbein selbst aus einzelnen noch nicht verwachsenen Knochenstücken besteht, und in seiner Zusammenfügung varirt, um so geneigter ist es in solche verwandte Metamorphosen einzugehen.

Die Varietäten dieser Zustände nach dem kausalen Momente sind die gewöhnlichen, als:

Curvatura habitualis, durch Stellung, Beschäftigung, Kleidung, äussere Gewalt, als einseitiges Hinneigen bei gewissen Beschäftigungen, nach einer Richtung, Schnürbrüste, Stösse, Schläge u. s. w.

Curvatura muscularis, seltener, vielleicht an diesen Orten gar nicht vorkommend, es müssten denn allenfalls der Brustmuskel und andere Muskeln erweichte oder noch nicht hinreichend befestigte Knochen verziehen.

Curvatura ossaria schon häufiger, als Knochenleiden, Erweichung, mangelhafte Entwicklung, zu laxe oder verspätete Befestigung der Knochenstücke an einander, die dem Zuge der Muskeln oder dem Drucke anliegender Knochen weichen.

Curvatura dyscrassica aus andern Krankheiten als Skropheln Rhachitis entstanden, oder von Auftreibung und Anschwellung innerer Organe, der Lungen, Leber, Aneurismen u. s. w. veranlasst.

Verkrümmungen an den Schlüsselbeinen.

Die mechanischen Krankheitserscheinungen an den Schlüsselbeinen sind wohl sehr einfach, da ihre Funktion im gesunden Zustande sehr einfach ist. Sie sind Stützen und Strebepfeiler, um das Vorwärtsfallen der Schultern zu verhüten, und die obere Extremität an den Rumpf zu befestigen, ihre Krankheiten sind daher Verkrümmungen, durch die die Befestigung weniger stark wird, und die Schultern im Vorwärtsfallen nicht mehr aufgehalten werden.

Der Einfluss von Haltung und Muskelthätigkeit wird zunächst auf die Schlüsselbeine nicht sehr wirksam, am häufigsten wohl ihre Verkrümmung in Knochenleiden, als Erweichung, oder in Dyskrasieen zu suchen sein, meistens aber von Verschiebung der Nachbargebilde, vornehmlich der Schultern, mit oder ohne vorhergehende oder zugleich bestehende Knochenerweichung abhängen.

Verkrümmungen der Schultern.

Die Verunstaltungen an den Schultern sind vornehmlich die hohe Schulter, die runde Schulter, die seitwärts hängende Schulter und der runde Rücken.

Sehr oft zwar sind diese Missstaltungen mit Rückgrathskrümmung verbunden von ihnen ausgehend; recht häufig aber auch für sich bestehend, und ohne alle Complikation mit Krankheiten der Wirbelsäule vorkommend, und reine idiopathisch orthopädische Zufälle. Meistens vom dritten bis vierten Jahre an, am häufigsten die rechte Schulter befallend.

Der hintere und untere Winkel des Schulterblattes ist anfangs höher, bald neigt sich das Schulterblatt der leidenden Seite nach vorwärts, und entfernt sich nun am untern Winkel und hintern oder innern Rande vom Thorax und der Wirbelsäule und steht flügelartig hervor.

Varietäten dieser Zustände sind:

Curvatura habitualis. Gewohnheit, üble Haltung, Versuche sich vom Drucke eines lästigen Kleidungsstückes zu befreien, und dadurch beständiges Hinaufziehen der einen Schulter, Gewohnheit Einen Arm in Einer Richtung zu gebrauchen, Handbeschäftigungen, die scharfes Betrachten der Gegenstände nöthig machen, oder einseitige Anstrengung fordern, Sticken der Mädchen, das Hobeln der Tischler u. s. w. besonders vor vollendeter Entwicklung.

Curvatura muscularis. Häufige Ursachen der hohen Schulter ist ein stärker und dicker Werden der Aufhebemuskeln des Schulterblattes auf einer Seite, kräftigere Entwicklung der Muskulatur auf der einen, oder Zurückbleiben und Schwinden derselben auf der andern Seite. Bei der seitwärts hängenden Schulter kann auch Atonie, Erschlaffung und Lähmung der aufhebenden Schultermuskeln die Ursache sein.

Curvatura ossaria ist seltener, doch kann der Knochen selbst verzogen und verkrümmt werden, kann dünner werden, kann in seiner Struktur verändert, verbogen werden u. s. w.

Curvatura dyscrasica bildet hier nur Zerstörung und nicht mehr Verkrümmung.

Der runde Rücken stellt eine Missstaltung dar, bei der beide Schultern verschoben sind. In diesem Falle stehen anfangs beide Schulterblätter höher, allmählig erfolgt Entfernung des untern Winkels und innern oder hintern Randes von dem Thorax und der Wirbelsäule, die Schultergelenke fallen nach Vorn, die Schlüsselbeine werden stärker gekrümmt, die Schulterblätter stehen flügelartig hervor.

Unachtsamkeit in der Haltung, Vorhängen der Oberarme, Schwäche der Muskeln und Schwinden der Muskeln, die das Schulterblatt bewegen, dagegen Zunahme der aufhebenden Schultermuskeln u. s. w. geben auch hiezu die Veranlassung. Vorzügliche Ursache dieses Uebelstandes ist aber Rückgrathskrümmung, mit der der runde Rücken häufig und meist verbunden ist.

Symptomatische Verunstaltungen der Schulter werden durch Rückgrathskrümmungen veranlasst, und es ist die hohe Schulter oft das Erste, was von einer Rückgrathskrümmung in das Auge fällt.

Bei der Skoliosis steht in leichterem Grade erst die Schulter an der konvex hervorgetriebenen Seite höher, biegen sich die Rippen nach auswärts, so wird auch das Schulterblatt nach aussen gezogen. Vorzüglich wenn die Rippen nach Hinten konvex gekrümmt sind, erfolgt Hervorragen des untern Winkels und innern Randes, da die erste bis vierte Rippe nicht so sehr gekrümmt sind, als die fünfte bis achte, und daher erscheint auch das Vorwärtsfallen des Schultergelenkes.

Bei der Kyphosis erfolgt weniger Verunstaltung der Schultern, als bei der Skoliosis, es tritt aber, je nachdem der obere oder untere Theil der Rückenwirbel ausgewichen ist, der obere oder untere Theil der Schulterblätter hervor, und da die Rippen sich gerader ziehen, so gewähren sie den Schultern keine hinreichende Basis mehr, und diese letztern treten daher auch nach auswärts.

Von den Verkrümmungen der Extremitäten.

Die Verkrümmungen der Extremitäten bestehen in den eigentlichen Kontrakturen oder Verziehungen der Knochen durch die Muskeln oder sonstige Veranlassung in den Gelenken, und in den eigentlichen Verkrümmungen und Verbiegungen der langen Röhrenknochen, und diesen Erscheinungen werden noch zwei Krankheitszustände angehängt, nämlich Lähmungen und veraltete Verrenkungen, gegen die ebenfalls orthopädische Hülfe angewendet werden kann. Von diesen Verkrümmungen der Extremitäten nun das Einzelne.

Von den Kontrakturen.

Die Kontrakturen erscheinen auf verschiedene Weise in den Hauptgelenken des Gliedersystems, jedoch meistens mit vorwaltender Flexion.

Das Verzogensein des Oberarmes am Schultergelenke; das Angezogensein des Unterarmes gegen den Oberarm, so dass das Ellenbogengelenke einen beständigen Winkel bildet; das Angezogensein des Oberschenkels gegen den Unterleib, im Hüftgelenke, so dass dessen Streckung unmöglich ist; Fehler in der Abduktion und Adduktion, wo einer oder beide Oberschenkel in ihrer Bewegung nach Aussen gehemmt sind, oder beide gar nicht nach der Seite von einander entfernt werden können; Fehler der Rotation, indem der ganze Schenkel so steht, dass die Fussspitze widernatürlich nach einwärts oder auswärts gekehrt ist; Angezogensein des Kniees an den Oberschenkel, so dass der Unterschenkel im Kniegelenke beständig gebeugt ist; Anziehung des Unterschenkels an dem Oberschenkel nach der Seite, nach einwärts oder nach auswärts.

Alle diese Kontrakturen haben ihre Ursachen in den verschiedenen Varietäten der Krümmungen, von denen schon oft die Rede war.

Curvatura habitualis. Haltung, Gewohnheit, einseitige Beschäftigung, langes Ruhen eines Gliedes in einer Lage, Mangel an Gebrauch und Uebung, z. B. bei langwierigem Krankenlagern, bei Verwundungen, Verbrennungen benachbarter Organe, die Schonung des anliegenden Gliedes erfordern z. B. Geschwüren der Fusssohle, um derentwillen der Kranke auf dem Ballen und den Zehen gehen, und den Unterschenkel beugen muss, und dergleichen Veranlassungen mehr können Ursache der Verkrümmung werden, doch immer mehr prädisponirende, als die nächste.

Curvatura muscularis. Das Hauptsächlichste und die nächste Ursache der Kontrakturen liegt aber in den meisten Fällen in den Muskeln, die selbst verzogen, verkürzt, und deren Sennen verhärtet, verkürzt, verschrumpft, verschwollen, verwachsen sind u. s. w. Meistens ist es das Uebergewicht der Beugemuskeln, das die Kontraktur veranlasst. Diese Art der Kontraktur ist es aber auch, die unter allen am meisten die Heilung zulässt.

Bei Verziehungen des Oberarmes im Schultergelenke sind wohl betheiligt der grosse und kleine Brustmuskel, der breite Rückenmuskel, die Muskeln des Schulterblatts; bei der Anziehung des Unterarmes der zweiköpfigte und innere Armmuskel; bei Anziehung des Oberschenkels der Lenden- Hüftbein- und Kammmuskel, bei mangelhafter Adduktion und Abduktion die Gesässmuskeln und der dreiköpfigte Anzieher, bei Fehlern der Rotation die Gesässmuskeln, Zwillingsmuskeln, Rollmuskeln. Bei der Anziehung des Knies der zweiköpfigte, der halbhäutige und halbsennigte Schenkelmuskel.

Meist werden durch irgend einer Veranlassung diese Muskeln im treffenden Falle verkürzt, ihre Sennen gespannt, verhärtet, und dadurch die Kontraktur erzeugt.

Curvatura ossaria. Aber auch die Knochen sind häufig Schuld in dem Uebel. Sind sie es in den meisten Fällen auch nicht gleich anfangs, so sind sie es doch mitunter, und werden aber in der Folge jedesmal in die krankhafte Metamorphose hineingezogen. Häufig sind Anschwellungen der Gelenkköpfe vorhanden oder Knochen sind erweicht und werden durch den Einfluss der Muskeln verzogen, oder es sind uneingerichtete Verrenkungen, übel geheilte Beinbrüche vorhanden, oder sekundär werden durch den Druck der verkürzten Muskeln und verkrümmter Theile die Knochen verändert, Gelenkflächen abgeschliffen, alte obliterirt, neue gebildet, oder doch die alten destruirt und in ihrer normalen Form umgewandelt. So ‑ B. bei der Kontraktur im Kniegelenke die Gelenkflächen des Schenkelknochens und des Schienbeins.

Curvatura dyscrasica. Aber auch aus Dyskrasieen entstehen Kontrakturen; Rhachitis, Skropheln, erstere durch Erweichung und Verkrümmung, letztere durch Anschwellung und Verschwärung der Knochen, vorzüglich Arthritis durch Exsudationen und Concremente erzeugen Kontrakturen, die aber meist nur sehr wenig oder gar keine orthopädische Hülfe zulassen.

Von den Verkrümmungen der langen Röhrenknochen.

Es ist dieser Zustand so einfach, dass er keiner weitläuftigen Erörterung bedarf. Durch irgend eine Krankheit die den Knochen erweicht, schwächt u. s. w. verliert er an Kraft, er giebt dem Drucke der Schwere auf ihm ruhender Gebilde, oder dem Zuge der überwiegenden Muskelparthie nach und wird verkrümmt.

Mehrere Ausführlichkeit erfordert die Darstellung gewisser, meist angeborner, aber auch erworbener, in der Regel anfangs auf Muskelkontraktion beruhender, späterhin aber auch die Knochen ergreifender Missbildungen, an den Füssen vorzüglich, aber auch an den Händen vorkommend, von denen jetzt die Rede sein soll. Es sind nämlich die Klumpfüsse und Klumphände.

Es sind die Klumpfüsse Missstaltungen der Vorfüsse, meist als Fehler der ersten Bildung angeboren, anfangs auf Verkürzung einzelner Muskeln beruhend, späterhin den Knochen selbst in seiner anomalen Lage und Missstaltung erhaltend.

Ist das Uebel nicht als Bildungsfehler angeboren, und erst in der Entwicklung durch besondere Ursachen als Krämpfe, Geschwüre, Wunden u. s. w. entstanden, so sind doch Verkürzungen der Muskeln die nächste Ursache, und der Knochen wird erst in der Folge in der falschen Situation befesigt, und endlich in Form und Struktur verändert.

Ist das Uebel angeboren, so giebt es wohl keine prädisponirende Ursache, die als

Curvatura habitualis Veranlassung gegeben hätte; ist es aber erworben, so können Gewohnheit, vor allen Wunden, Geschwüre, Verbrennungen, die zu einseitig schiefem Stehen und Gehen zwingen, hinlängliche Veranlassung geben.

Curvatura muscularis ist wohl die Hauptsache. Immer leidet der Muskel an Verkürzung und der Knochen ist anfangs unversehrt. Bald aber entsteht durch den Druck auch

Curvatura ossaria, und der anfangs nur aus seiner normalen Lage verschobene und verdrängte Knochen wird auch in Form und Struktur verändert, ohne jedoch einer eigenthümlichen Zerstörung ausgesetzt zu sein. Das Uebel beruht meist, ja fast immer, auf Missbildung der Muskeln und Knochen, und daher fehlt auch meist die

Curvatura dyscrasica, da die Theile bloss missbildet und nicht von spezifischen Krankheiten ergriffen sind.

Der Klumpfüsse sind hauptsächlich vier Arten, von denen ich noch keine sie bestimmt unterscheidende teutsche Namen weiss, daher ich diese versuche und diese Arten der Klumpfüsse mit den Worten Scheegfuss, Knollfuss, Queerfuss, Spitzfuss bezeichnen will.

Der Scheegfuss (varus). Die Kranken treten nicht auf die Sohle des Fusses, sondern auf den äussern

Rand desselben auf, und die Stelle, welche den Boden berührt, nähert sich dem Rücken des Fusses um so mehr, je stärker die Verdrehung ist. Nur ein kleiner Theil vom äussern Rande des Fusses, der nicht einmal eine Fläche, sondern nur eine abgerundete Erhabenheit bildet, muss den Körper unterstützen. Die Sohle des Fusses steht nach Innen, und an Statt dass ihre Fläche waagrecht den Boden berührt, steht sie auf demselben senkrecht. Gemeiniglich ist sie auch der Länge nach zusammengebogen und dadurch beträchtlich ausgehöhlt. Der äussere Knöchel ragt stark hervor, der innere ist kaum zu fühlen. Die grosse Zehe liegt nach Oben, und die kleine Zehe und deren Mittelfussknochen berühren mit ihrer äussern Fläche den Boden.

Der Knollfuss (valgus). Diese Missbildung ist dadurch ausgezeichnet, dass die Umsenkung des Fusses nach Aussen geschieht, und der Fuss sich so umlegt, dass seine äussere Fläche nach Oben und die innere nach Unten zu stehen kommt. Das Sprungbein verändert seine Lage, in höherm Grade der Verkrümmung subluxirt es sich vom Schiffbein, indem das letztere tiefer sinkt. Hier ist der innere Knöchel sehr hervorragend und tiefer stehend als gewöhnlich, unter dem äussern Knöchel bildet sich eine Aushöhlung. Der Rücken des Fusses ist nicht gewölbt, so dass der Fuss in der Gegend der Knöchel die grösste Breite hat. Die Fläche der Sohle steht auf dem Boden senkrecht, aber nach Aussen gekehrt, die Kranken stehen und gehen auf dem innern Rande der grossen Zehe und deren Mittelfussknochen, die kleine Zehe liegt nach Oben.

Der Queerfuss. Unter diesem Namen ist diejenige Art der Verkrümmung verstanden, bei der die Spitzen der Zehen nach Einwärts gerichtet sind, so dass sie gegen einander stehen. Es können in diesem Falle eine der vorigen Arten von Krümmung zugleich vorhanden sein, oder auch nicht. Es kann ein Scheegfuss vorhanden sein, so dass der Kranke auf dem äussern Rande des Fusses geht, und zugleich die Verdrehung von der Art sein, dass die Sohlenfläche senkrecht auf dem Boden stehend nach Hinten gerichtet ist, der Vorfuss also Statt in der Direktion von Hinten nach Vorn zu stehen von Rechts nach Links steht; oder es kann ein Knollfuss vorhanden sein, so dass der Kranke auf dem innern Rande des Fusses geht, die Richtung des Vorfusses aber eben so nach Einwärts gekehrt sein, dass die auf dem Boden senkrecht stehende Sohlenfläche nach Vorn gerichtet ist; es kann aber auch die Sohlenfläche ganz normal waagrecht den Boden berühren, und nur darin die Verkrümmung bestehen, dass der Vorfuss nach Innen gerichtet ist.

In allen diesen Fällen steht aber der eine, oder stehen beide Vorfüsse so, dass die Fersenbeine nach Aussen, die Fussspitzen nach Innen gegen einander gekehrt sind, und die Achse des Vorfusses nicht von Hinten nach Vorn, allenfalls mit dem geraden Durchmesser des Beckens gleichlaufend, sondern von einer Seite zur andern mit dem queeren Durchmesser des Beckens parallel ist.

Die Stützungsfläche von Hinten nach Vorn ist dadurch sehr vermindert, dadurch entsteht ein wankender Gang, die Fussspitzen stossen leicht an einander, um dieses zu verhüten, muss bei jedem Schritte der aufgehobene Fuss in einem halben Zirkel stark auswärts und vorwärts bewegt, oder der eine Fuss wechselsweise über den andern gesetzt werden, um die halbzirkelförmige Bewegung nach Oben und Vornen zu beschreiben.

Der Pferdfuss oder Spitzfuss. So heisst diejenige Misstaltung, bei der nur die Fussspitze den Boden berührt. Die Ferse ist erhoben, die Zehen sind niedergedrückt. Die Zehen und Enden der Mittelfussknochen berühren einzig den Boden, sie bilden mit den übrigen Theilen des Fusses einen Winkel, der sich weniger oder mehr einem rechten nähert. Die Haut, welche die Sohlenfläche der Zehen bedeckt, wird viel dicker, der Gang ist wankend.

Ursachen sind manchmal Verrenkung des Fusses nach vornen, meistens ein Mangel an Uebereinstimmung der Beuge- und Streckmuskeln, so dass letztere stärker sind, als erstere. Häufig beruht das Uebel auf Verkürzung der Wadenmuskeln.

Jörg sah einen Pferdefuss entstehen nach Verletzung des Sprunggelenkes, ich sah es mit Hervortreibung des Sprungbeins nach einer mit Verkürzung des Schenkels geheilten Coxarthrokaze.

Missbildungen der Zehen, deren schiefe Stellung, Verschiebung, Verziehung, von der Struktur der Knochen ausgehend, oder durch ein Missverhältniss der Streck und Beugemuskeln erzeugt; angeboren, durch Verletzungen, oder den Druck enger Schuhe bewirkt, gehören ebenfalls noch hieher.

Die Klumphand, oder Knollhand. Dieser Uebelstand ist ziemlich selten, daher die Beschreibungen davon ungenügend. Verkürzung der Muskeln und Flechsen veranlassen Verziehungen der Knochen in der Handwurzel, und den übrigen Gelenken der Vorderhand. Häufig ist die Flexion vorwaltend.

Ich behandle ein Individuum, an dem mit einem Ueberbein auf dem Rücken der Wurzel der einen Hand die Finger gebeugt sind, und nicht vollkommen gestreckt werden können, durch Verkürzung der Beugemuskeln der Finger.

Gleichzeitig behandle ich die (nach meiner Benennung) Knollfüsse eines Kindes, bei dem auch beide Hände durch Verkürzung des innern Streck- und Beugemuskels (extensor et flexor carpi ulnaris) im Handwurzelgelenke so gegen den Unterarm gestellt sind, dass sie gegen die Ellenbogenröhre geneigt mit dieser einen Winkel bilden.

Verkrümmungen und Missstaltungen der Finger müssen ebenfalls noch hicher gerechnet werden.

Als deren Ueberzahl oder Missbildung, letztere angeboren oder erworben, der Schneiderdaumen, durch Uebergewicht des Streckmuskels am Daumen; eine vogelklauenartige Hand durch Verkürzung der Beugemuskeln der Finger u. s. w.

Als eines Anhangs zur orthopädischen Pathologie muss noch der veralteten Verrenkungen erwähnt werden, die durch Maschinen ihre successive Einrichtung erhalten können, so wie auch der Lähmungen einzelner Glieder gedacht werden muss, gegen welche ebenfalls orthopädische Apparate gebraucht werden können.

Die bis jetzt gegebene Uebersicht der orthopädischen Krankheiten schliesst mit der Erinnerung an die Wichtigkeit des Einflusses, den dieselben auf die gesammte Oekonomie des ganzen Organismus äussern.

Es wird durch solche Gebrechen die Ausbildung des Körpers gehemmt und die Entwicklung der Seele aufgehalten.

Verkrümmung des Halses bewirkt gehinderte Bildung und Entwicklung des Kopfes, die gekrümmte Seite des Gesichtes bleibt unentwickelt, durch den Druck auf die Blutgefässe wird die Ernährung gestört, durch Druck auf Nerven und Rückenmark erfolgen Störungen in den Funktionen der Sinne u. s. w.

Verkrümmung des Rückgraths veranlasst, abgesehen von der Missstaltung des ganzen Körpers, Druck auf das Rückenmark, Paralysen, Druck der Brust- und Baucheingeweide, Hemmung des Blutumlaufes, Störung der Respiration und Nutrition. Im Allgemeinen Schwäche, Mangel an Ausbildung und Entwicklung, Engbrüstigkeit, Abzehrung u. s. w.

Ausweichung der Rippen bewirkt Druck der Lungen, des Herzens, der grossen Gefässe.

Verunstaltung des Beckens Druck und Leiden der Verdauungs- Harn - und Geschlechtswerkzeuge.

Verkrümmungen der Extremitäten hemmen die Bewegung, Ausbildung, Uebung und Entwicklung des Leibes.

Naturheilung und Prognostik.

In Krankheitszuständen, die so langwierig sind, und deren Heilung für den Arzt und für den Kranken so viele Beschwerden haben, die so anhaltende Geduld und beharrliche Ausdauer fordern, in solchen Fällen, die noch überdiess auf eine bisher wenig gebräuchliche Weise, nämlich durch mechanische Mittel geheilt werden sollen, und deren Behandlung daher noch manchen Vorurtheilen ausgesetzt ist, verlohnt es sich wohl der Mühe, von der Heilung durch die Natur und durch die Kunst, und von der Vorhersagung besonders zu handeln.

Wenn auch in neuern Zeiten Hahnemann sich die Lästerung erlaubt hat, öffentlich zu behaupten, das Heilbestreben der Natur und ihre heilende Kraft sei eine klägliche Selbstquälerei, alle Anstrengungen der Natur und alle ihre Versuche, ein Uebel zu heilen, seien vergeblich und fruchtlos, und zur wahren Heilung einzig und allein seine Kunst erforderlich und dienlich: so wird ihm dieses Niemand glauben, und am meisten der Naturforscher und Arzt erkennen, dass er nicht Herr, sondern Diener der Natur sei, und dass die Naturkraft heile, was kein Geist ergründet und keine Kunst erringt.

Das Wesentliche aber, von dem nun hier die Rede sein muss, beschränkt sich darauf, den Gegensatz zwischen Heilung durch die Natur und Heilung durch die Kunst zu ermitteln, und für den Praktiker handelt es sich darum, in jedem gegebenen Falle zu ermessen, was in diesem bestimmten Falle die Natur thun werde, was ihrer heilenden Kraft überlassen bleiben dürfe und müsse, und was im Gegentheil die Natur und ihre Heilkraft nicht thun werde, was die Kunst unternehmen solle, was diese versuchen dürfe, ja was sie wagen müsse, und was nicht.

Diese Aufgabe ist aber im Grunde Eins mit der Prognostik, und wird durch die Vorhersagung gelösst.

Was der gewöhnlich sogenannte innerliche Arzt durch seine Arzneien zum Wohl oder Nachtheil seiner Kranken thut oder auch nicht thut, darüber ist das Urtheil schwierig, weil die Sache tiefer verborgen, nicht vor Jedermanns Augen liegt, zuverlässiger ist diese Bestimmung in chirurgischen und mechanischen Zufällen, die äusserlich und unverhüllt Jedermanns Blicken offen vorliegend, dem Urtheile des gebildeten und ungebildeten Publikums weit mehr ausgesetzt sind, als die Resultate innerlicher ärztlicher Behandlung.

Im Allgemeinen ist es aber auch gar nicht zu läugnen, dass in äusserlichen, besonders mechanischen Krankheitsfällen dem behandelnden Arzte der Krankheitszustand klarer vor Augen liegt, als in innerlichen Leiden, deren unmittelbare Anschauung und Betastung unmöglich ist; vorausgesetzt, dass der Reproduktions- oder Destruktionsprozess, Konstitution, Dyskrasieen u. s. w. keinen Einfluss haben, oder wenn er vorhanden sein sollte, seine Wirkung erkannt ist.

Daher auch der Arzt in seiner eigenen Ueberzeugung hier mit viel mehr Sicherheit angeben kann, was er zum Besten des Kranken gethan hat, als sich solches bei innerlicher Behandlung bestimmen lässt.

Nun giebt es aber auch unter den Aerzten der Ansichten viele und verschiedene. Der Eine überlässt Alles der Natur, und lässt seine Patienten auch sterben oder krüppelhaft werden, weil er der Heilkraft der Natur zu viel, und der Kunst zu wenig vertraut. Der Andere glaubt mit Medikamenten alles erstürmen zu müssen, überschüttet den Kranken von Innen und Aussen mit Arzneien, und stört am Ende die Natur in ihrer heilenden Kraft, weil er dieser zu wenig, und seiner Kunst zu viel vertraut. Der Eine vertraut schwachen, leicht wirkenden Mitteln, der Andere greift kräftig zu, der Eine chemisch, der Andere dynamisch, der Dritte psychisch; Einer innerlich, der Andere äusserlich, und in der Regel gilt es wohl, dass der junge Arzt und Operateur der Kunst, die er gerne übt, gewöhnlich zu viel huldigt und rasch handelt, während der alternde Arzt mit den Jahren zögernd und zaudernd wirkt, und der Kunst misstrauend, der Natur zu viel überlässt.

Daher theilten schon die ältern Aerzte sich in die Spectatores, die Alles von Kochungen und Krisen erwarteten, und in Actores, die rascher handelnd, der Natur mehr in das Handwerk griffen.

Viele werden den Feind bestürmen, im Sturme aber auch sein Land zertreten. Viele werden mit Fabius zaudern, niemals aber den Hannibal schlagen.

Die Erfahrung ist misslich und das Urtheil schwierig. Hauptsache bleibt aber für jeden Fall immer die

Frage: was in einem gegebenen Krankheitsfalle die Natur und ihre heilende Kraft bewirken, und was diese nicht leisten werde, welche Anforderungen und Aufgaben daher der Kunst gestellt werden können und müssen.

Heilungsprozess oder Genesung sind als Akt und Wirkung von der Heilkraft der Natur verschieden, und die Heilkraft der Natur als Ursache des Heilungsprozesses zu betrachten.

Die ältern Aerzte hatten dieses schon unterschieden, Reil hat es wieder zusammen geworfen. Ob nun nach ältern und neuern Autoren die Heilkraft der Natur eine Physis oder Dynamis, eine Psyche oder Archäus sei, ob man diese Thätigkeit eine ideelle, eine Seele nenne, die den Körper baut und restaurirt, oder ob man das Ernährende, Materielle, die Plastizität als Ursache der Genesung ansehe, oder ob man gar glaubt, dass ein eigenes System von Kräften im Organismus bestehe, das blos dazu bestimmt sei, zu seiner Zeit im Erkrankungsfalle den Körper wieder zu heilen — gleichwie auf den Munitionswagen das fünfte Rad hinten aufgebunden wird — ob man nun Eines von diesen oder Alle zugleich annehme, solches wird hier zu nichts führen, und kann mich auch nichts kümmern.

Heilkraft der Natur ist aber der Inbegriff aller organischen Lebenskräfte, der ideellen und materiellen, die bewusstlos aber dennoch nach Ideen thätig, vereint das Leben bilden und umbilden, und eben so, wie das Leben selber, Krankheit erzeugen, umgestalten und vernichten.

Es sind alle Kräfte des Organismus zusammen, die

geistigen und leiblichen, die den Körper umbilden, wie zum Vortheil, so zum Nachtheil.

Die Heilkraft der Natur fällt daher zusammen mit der Lebenskraft und dem Bildungstrieb, und ist in der Erscheinung Eins mit ihnen. Lebenskraft, Bildungstrieb und Heilkraft sind also wesentlich Eines und identisch.

Alles endliche Ding, so wie das menschliche Leben, besteht in Raum und Zeit, und seine Pole sind Erzeugung und Tod, zwischen diesen Polen liegt ein Prozess, und die Gesammtzahl aller Erscheinungen, die sich zwischen Zeugung und Tod in der Zeit und im Raume an der menschlichen Organisation äussern, bildet deren Lebensprozess.

Diese Erscheinung des Lebensprozesses besteht aus vielen Thätigkeiten, die aber ihre Einheit haben in der Lebenskraft; der Akt aber, durch den diese Thätigkeiten sich offenbaren, ist eben der Lebensprozess.

Der Lebensprozess als Bildungskraft erscheinend, heisst Bildungstrieb; als zerstörendes Prinzip erscheinend, heisst er Krankheitsprozess, als heilende Thätigkeit auftretend Genesungsprozess, oder Heilkraft der Natur. Erst wenn Krankheit gegeben ist, die geheilt werden soll, erscheint der Lebensprozess als Heilkraft.

Da aber für die Erscheinung Alles materiell ist, so erscheint auch der Genesungsprozess im Physischen und Plastischen, also in der Reproduktion.

Die Lebenskraft, bei anwesender Krankheit als Heilkraft, ist innere Bedingung der Heilung, und kann vom Arzte nicht modifizirt werden, indem aber die Erscheinung dieser Kraft an der Krankheit als Heilungs- oder Genesungsprozess modifizirt ist, kann sie durch den Arzt wieder modifizirt werden, und in so fern als der Arzt auf die Art, wie die Natur die Heilung bewirkt, Einfluss hat, kann auch er als heilender Künstler erscheinen.

Um einen mechanischen Fall als Beispiel anzuführen, wähle ich eine Verrenkung. Die Zusammenziehung der Muskeln würde die Heilung bewerkstelligen, wenn der luxirte Knochen nicht gegen einen andern z. B. der verrenkte Oberarm gegen die untere Seite des Schulterhalses gedrängt, und dadurch von der Rückkehr in seine Pfanne abgehalten würde. Der Arzt dehnt die Muskeln aus, schiebt den Oberarmkopf über den im Wege stehenden Knochen, und die Muskeln ziehen ihn in seine Pfanne zurück. Den vollständigsten Beweis hiezu liefert die Einrichtung dieser Luxation nach La Mothe.

Noch auffallender zeigt sich dieses bei Subluxationen, bei denen der Knochen aus seiner Lage getreten ist, die Bänder gedehnt oder gar zerrissen sind, die Muskeln aber den Knochen augenblicklich wieder an seine rechte Stelle reponiren.

Heilkraft der Natur ist mehr der ideelle Begriff, ein Psychisches, Heilungsprozess mehr ein Materielles, Körperliches, meist auf vegetative Reproduktion, auf die Plastizität des Organismus beschränkt, und wenigstens in dieser mehr in Erscheinung tretend. Eine solche Heilkraft der Natur offenbart sich nun allgemein und örtlich. Allgemein als Wundfieber, Fieberkrise, örtlich als Eiterung und Callusbildung u. s. w.

Heilen ist also nichts anders, als den krank gewordenen Organismus so umstimmen, dass er wieder Normgemäss seine Funktionen verrichten könne; Heilung setzt also Krankheit voraus. Wenn nun der Leib immerfort sich bildet, und eine Reihe von Entwicklungen, an deren Schluss erst das Leben aufhört, durchläuft, so ist auch im kranken Organismus immer die Kraft, das Wohlbefinden wieder herzustellen.

Diese Kraft ist nun eine und dieselbe mit der Urkraft des Lebens, und besteht so lange als das Leben selber. Indem diese Kraft ideell Thätigkeit, materiell bildend und reproduzirend ist, weil alle Kraft sich an der Materie offenbaren muss, geht sie einen Prozess ein, und erscheint als Heilungsprozess.

Was nun auf den Organismus den Einfluss hat, dass die verlorne Harmonie der Funktionen wieder hergestellt werde, und was eine Metamorphose hervorrufen kann, dass das Leben in seiner Integrität wieder bestehe, dass heisst Heilmittel.

Heilkraft der Natur ist stets vorhanden, so lange ein Leben individuell ist und für sich besteht, es ist der egoistische Trieb, sich selbst in den Zustand möglichster Vollkommenheit zu versetzen und sich darin zu erhalten. Der Genesungsprozess kämpft gegen die bestehende Krankheit, und sucht sie zu entfernen, dieser Prozess selbst aber kann von verschiedener Art sein.

Der Heilungsprozess kämpft gegen die Krankheit mit einer Kraft, die dieser gleich ist, durch allgemeine und örtliche Krisen und Reproduktion, und heilt die Krankheit. Dieses heisst der erethische Charakter.

Der Heilungsprozess kämpft gegen die Krankheit mit einer Kraft, die grösser ist, als diese, er äussert sich stürmisch, so dass der Kampf selbst dem Leben gefährlich wird. Dieses heist der synochale Charakter.

Der Heilungsprozess kämpft gegen die Krankheit mit einer Kraft, die geringer ist, als diese, es fehlt ihm die Macht die Krankheit aufzuheben. Dieses heisst der torpide Charakter.

Der Heilungsprozess kämpft gegen die Krankheit mit einer Kraft, die der Krankheit in unrechter Richtung entgegen gesetzt ist, so dass z. B. in Zehrformen zwar Reproduktion besteht, aber statt gutartiger Granulation, wucherndes Fleisch, oder statt kritischer Ausscheidung, Colliquation, dieses nenne ich den perversen Charakter.

Neben dem allgemeinen Charakter einer jeden Krankheit steht nun das Eigenthümliche, das Individuelle einer jeden Krankheitsform. Krankheitsform ist aber das Eigenthümliche, das jeder Krankheit als solcher nach Gattung, Art, Organ, Zeitraum u. s. w. zukommt, Form und Charakter bilden die Krankheit in ihrer Erscheinung. Der Arzt kann nun durch seine Heilmittel die Lebenskraft nicht umstimmen, aber auf Form und Charakter der Krankheit kann er wirken, und dadurch heilen.

Fragt man nun, wie viel von der Heilung einer Krankheit sich der Arzt beilegen dürfe, so heisst die Antwort: der Arzt bezweckt die Herstellung in einem Organismus, der sich selbst heilen will, der aber in diesem Heilgeschäfte auf viele Hindernisse und Schwierigkeiten stösst; und die Natur in solche Verhältnisse gebracht zu haben, die den Heilungsprozess befördern und die Krankheit entfernen, und zur Herstellung der ungetrübten Normalität beitragen, dieses ist der Beruf und das Verdienst des Arztes, und sein Verdienst ist um so grösser, je mehr die Natur in Verhältnisse verwickelt war, die der Heilung widerstrebten, je schwerer der Kampf der Krankheit gegen den Heilungsprozess war, je mehr die Einsicht und Erfahrung des Arztes die Hindernisse erkannte, die dem heilenden Streben der Natur in den Weg treten mussten, und je mehr Schwierigkeit es hatte, diese zu entfernen und den mangelhaften Heilungsprozess zu erregen, zu beschwichtigen, zu bethätigen, umzustimmen u. s. w.

Dieser Satz ist zu allen Zeiten durch die Erfahrung bestätiget worden, und alle Jahrhunderte huldigten ihm. Nur der Brownianismus wollte ihn nicht erkennen. Wie aber dieser die Natur verläugnete, so hat diese ihn auch wieder verläugnet, und solches wird auch der Homöopathen Schicksal sein.

Schwierig ist die Diagnose, und schwer ist es, alle Erscheinungen zu erforschen, sie gehörig zu trennen und zu verbinden, an die rechte Stelle zu setzen, und richtig zu würdigen. Ist dieses aber auch mit grösster Klugheit, Einsicht, Scharfsinn und Erfahrung geschehen, ist das Wesen, die Erscheinung, Verlauf und Ausgang der Krankheit erkannt, so folgt die Aufgabe: die krankhaften Verhältnisse des Organismus zu entfernen, die Harmonie des Organismus zurückzuführen, und die Gesundheit herzustellen.

Der Arzt muss aber bei dem Heilplan den rechten Weg verfehlen, wenn er die Weise verkennt, auf die die Natur selbst sich heilen will. Daher genaueste Beobachtung nöthig, und grösster Scharfsinn erforderlich ist,

Die Heilkraft und der Heilungsprozess der Natur handeln nach blindem Drange, ihr Wirken folgt nicht freier Erkenntniss und Einsicht, ihre Thätigkeit gehorcht keinen von dem Geiste und der Vernunft entworfenen Gesetzen und Regeln, sondern sie entwickeln eine Reihe von Thätigkeiten, dem allgemeinen Caussalitätsgesetz unterworfen, daher finden sie zwar meist den rechten Weg, weil der Gang, den die Natur sie führt, unbewusst zum Ziele leitet.

Es kann aber in seinem heilsamen Streben der Genesungsprozess auch auf Abwege und Verirrungen gerathen, und Kämpfe und Stürme erregen, so dass die heilenden Bestrebungen gefährlicher sind, als die Krankheit selber; daher sagt schon Gaub: Auch die Natur duldet ihre Irrsale und erzeugt Stürme, die wenn sie übermässig toben, oder allzuschwach sind, oder auf Irrwege gerathen, zu Schaden führen und Untergang bringen.

Wären diese Stürme nicht, so brauchte man keinen Arzt und keine Heilkunst, hier ist aber des heilenden Künstlers Beruf, dass er die Natur, wenn sie auf Abwege geräth, zurückführe zum rechten Pfad — und so wird der Arzt durch seine Erkenntniss und Wissenschaft Beschützer und Pfleger der unmündigen Natur und ersetzt durch bewussten Geist und Einsicht, was sie versieht in ihrem dunkeln Drang.

Die Heilkraft der Natur kommt aber wie dem ganzen Organismus so jedem einzelnen Systeme und Organe zu.

Aus diesen Sätzen, die der Natur ihr Recht einräumen, und dem Arzte seinen Wirkungskreis anweisen, geht als Resultat hervor: die Heilkraft der Natur ist Eins mit der Lebenskraft und bewirkt den Heilungsprozess, dieser kann durch äussere und innere Einflüsse auf Abwege gerathen, und das ganze Heilgeschäft des Arztes beruht darauf, der heilenden Kraft der Natur zu vertrauen und zu folgen, dann aber, wenn die Natur im blinden Triebe handelnd den rechten Weg verfehlt; durch Vernunft und Erfahrung in frei bewusster Thätigkeit das Toben zu beruhigen, den Sturm zu beschwichtigen, die Windstille durch kräftigen Hauch zu beleben, das verschlagene Fahrzeug durch richtiges Steuer zu leiten u. s. w.

Nach diesen allgemeinen Ansichten nun die Untersuchung der Frage:

Wie viel darf in jedem gegebenen Falle orthopädischen Leidens der Arzt der Natur zur Heilung überlassen, und was muss seine Kunst zur Herstellung des Kranken leisten und versuchen?

In der Abhandlung von der Pathologie sind alle Krankheiten des Gliedersystems aufgeführt, in so fern sie auf orthopädische Leiden Einfluss haben, und am häufigsten als Ursachen mechanischer Uebel und Missstaltungen vorkommen.

Nachdem diese, wie sie heissen, Krankheitserzeugnisse einmal in die Darstellung aufgenommen sind, wesentlich aber in andere Gebiete der Heilkunde gehören, so müssen sie durch Andeutung ihrer Prognostik und Therapie auch wieder daraus entfernt werden; denn es handelt sich hier bloss um eine Prognostik der orthopädischen Krankheiten.

Im Ganzen genommen fordert die ganze erste Abtheilung der Krankheiten des Gliedersystems, die Krankheitserzeugnisse, therapeutische Hülfe der Medizin und Chirurgie, je nachdem sie dynamisch oder mechanisch sind, in der zweiten Abtheilung, den Bildungsfehlern ist mehr die mechanisch orthopädische Hülfe angezeigt. Es ist aber wohl zu beachten, dass bei den orthopädischen Krankheiten, die als Krankheitserzeugnisse bestehen, oder in deren Folge entstanden sind, die Vorhersagung der veranlassenden Krankheit eintritt, so z. B. bei Verkrümmung der Wirbelsäule durch Vereiterung und Zerstörung der Wirbel, die Vorhersagung dieser Caries eintritt, von der die Heilung der Verkrümmung mit mehr oder minder Verunstaltung oder gar die Unheilbarkeit des Uebels abhängig bleibt.

Hat aber die veranlassende Schädlichkeit ganz aufgehört, ist das Uebel und Leiden, das die Formverletzung und orthopädische Krankheit zurückliess, ganz geheilt und gehoben, dann kann dieses als nicht bestehend betrachtet, und der orthopädische Fehler als solcher der Vorhersagung unterworfen werden, die die Orthopädie zu lehren hat. Z. B. Bei einer durch Verwundung und schlechte Vernarbung entstandenen Kontraktur bleibt die Wunde ausser Betracht und die Verkrümmung wird als schlechthin orthopädisch behandelt.

Bei den eigentlichen Bildungsfehlern findet dieses nun nicht Statt, und diese sind unmittelbar, idiopathisch-orthopädisch.

In der Regel ist also der ursächliche Krankheitsprozess, der eine Verkrümmung veranlasste, erloschen, wenn diese zur mechanischen Behandlung kommt, und der orthopädische Arzt hat es bloss mit der im Gliedersysteme zurückgebliebenen Wirkung der kausalen Schädlichkeit zu thun.

In der Regel sagte ich; denn es kann doch auch Fälle geben, in denen ehe die veranlassende Schädlichkeit geheilt ist, oder geheilt werden kann, mechanische Hülfe nöthig ist. So bei skrophulösen Zufällen bei Rhachitis, bei höchst schwachem Muskelsysteme, welche Zustände bedeutende Verkrümmungen ergeben können, wenn ihnen nicht noch vor Heilung der Dyskrasie, wenigstens in manchen Fällen, durch mechanische Hülfe begegnet wird.

Im Allgemeinen aber setzt die Orthopädie eine übrige relative Gesundheit voraus, und bestimmt darnach ihre Prognostik und Therapie.

Mit orthopädischen Krankheiten können aber andere Zufälle komplizirt und verbunden sein, die weder in ursächlichem Verhältniss zur Verkrümmung stehen, noch deren Folge sind. Rheumatismus, Gicht, Skropheln, Syphilis, können neben einem angebornen Klumpfuss bestehen; ein Mädchen mit Rückgrathskrümmung kann Catarrh, Masern, Scharlach bekommen, ohne dass die Zufälle im ursprünglichen Verhältniss zu einander stehen.

Es können aber von Verkrümmungen auch Zufälle erzeugt werden, durch Druck eines verschobenen Rückgraths und verkrümmter Rippen Engbrüstigkeit, Schwerathmigkeit; Störungen der Nutrition durch Verschiebungen der tiefer gelegenen Theile des Rückgraths, Beschwerden der Sekretion und Exkretion durch Verkrümmung und Missstaltung des Beckens.

Die Arten dieser Zufälle und ihr Verhältniss zu einander müssen genau betrachtet werden und ich bezeichne sie als:

Kausale Zufälle, die eine Verkrümmung veranlassen, als Rhachitis Skropheln, Muskelschwäche, Knochenerweichung u. s. w.

Konsekutive Zufälle, die in Folge der Verkrümmung erst entstehen, als Engbrüstigkeit, Abzehrung u. s. w.

Komplizirte Zufälle, die ohne das Verhältniss von Ursache und Folge neben der orthopädischen Krankheit bestehen, als Masern, Scharlach u. s. w.

Die Prognose der orthopädischen Krankheiten ist im Allgemeinen bei Weitem besser, als man sie bisher genommen hat, und in Fällen, wo auch keine vollständige Heilung mehr möglich ist, lässt sich doch noch recht häufig Besserung bewirken. Der Erfolg orthopädischer Heilungen ist für jetzt sogar oft überraschend, weil man gewohnt war, dem Mechanismus nichts zu vertrauen, derselbe aber an seinem Orte eben so viel bewirkt, als alle andere Kurmethoden nur immer bewirken und leisten können.

Die Krankheitszustände, die die Orthopädie heilen soll, sind häufig organische Krankheiten d. h. solche, bei denen die Masse und Form organischer Theile, wenn auch nicht in ihrer Materie durch einen spezifischen Krankheitsprozess ergriffen, doch in ihrer Struktur und Gestaltung eine Umbildung erlitten hat, es beruht also die orthopädische Heilung häufig auf Rückbildung und Umbildung der Form und Struktur organischer Theile zum Normaltypus.

Die Wunder, die in der Art die Natur zur Heilung wirkt, sind oft ganz ausserordentlich, und wo diese nichts mehr thut, wird weder Dynamik noch Mechanismus des Arztes etwas ausrichten; Beispiele solcher Umbildungen sind aber zu Anfang der Pathologie schon angegeben.

Heine sagt mit Recht, dass orthopädische Heilungen, wenn auch durch mechanische Mittel, nur auf dynamischen im vegetativen Prozess zu erregenden progressiven und regressiven Metamorphosen, in Umbildung pathologischer Produkte, sowohl in knöchernen als in weichen Gebilden bestehend, beruhen.

Diese progressive und regressive Metamorphose liegt nun für die Orthopädie in der Ernährung und Bildung des Gliedersystems, und je mehr diese Organe als Flechsen, Knorpeln, Knochen, Bänder u. s. w. unter diejenigen Gebilde gehören, die mehr lymphatischer Natur sind, und in denen der Bildungsprozess träger vor sich geht um so langsamer ist auch die progressiv fortschreitende Destruktion der Krankheit, und der regressiv wieder zu erweckende Rekonstruktionsprozess der Genesung.

Das edelste Gebilde des Gliedersystems sind die Muskeln, das zusammengesetzteste die Gelenke, in demselben Verhältniss steht auch ihr Erkranken und Genesen. Die Krankheiten der Muskeln werden sich schneller umwandeln, als die der Knochen u. s. w.

Ueber diese Verhältnisse hat die der anatomischen Beschreibung des Gliedersystems angehängte Bildungsgeschichte schon einigen Aufschluss gegeben, so weit er für den jetzigen Zweck nöthig ist.

Die gesammte Bildung und Umbildung der organischen Theile, sowohl in Umwandlung der Materie selber, als in Umgestaltung deren Form und Struktur, ist aber für jedes Individuum eigenthümlich und hängt ab von der Energie und Thätigkeit seines Bildungstriebes, der Eins und dasselbe ist mit dem Lebensprozess.

Es ist also auch die Rückbildung ausgearteter, erkrankter Theile zur Normalität, oder der Heilungsprozess, bedingt von der Energie des Lebensprozesses. Dieser aber wird von verschiedenen Einflüssen und

Zuständen abhängig gefunden. Deren sind ungefähr folgende:

Das Alter. Im kindlichen Alter überwiegt die Bildung und Reproduktion, im mittlern Alter halten diese das Gleichgewicht mit der Destruktion, und im höhern Alter überwiegt diese. Heilung orthopädischer Krankheiten gelingt aber am besten bei noch unvollendeter körperlicher Ausbildung, also vor dem ein und zwanzigsten Jahre. Doch machen recht zarte Subjekte auch hievon Ausnahme.

Das Geschlecht. Das weibliche Geschlecht ist zarter, der Knochen weniger gross und stark, der Muskel schwächer. Mädchen leiden mehr als Knaben an Verkrümmungen, sie sind aber an diesen auch leichter zu heilen.

Die sechs natürlichen Dinge. Speisen und Getränke, Luft und Licht, Ruhe und Bewegung, Schlaf und Wachen, Absonderungen und Ausleerungen, Gemüthsbewegungen und Leidenschaften, äussern grossen Einfluss auf die Entwicklung und deren Gestaltung.

Constitution und Anlagen. Deren Verschiedenheit und Mannigfaltigkeit nur angedeutet, nicht ausgeführt werden kann.

Beschäftigung. Art des Erwerbes, Unterricht, Gewohnheiten, Idiosynkrasieen, Reife des Körpers, und einzelner Systeme desselben.

Dyskrasieen kausale, komplizirte, angeborne, erworbene Krankheitsanlagen, wirkliche Krankheiten u. s. w.

Durch solche Momente wird der Lebensprozess, oder was einerlei ist, der Heilungsprozess der Natur modifizirt, und umgestimmt. Das Auffinden des einzelnen treffenden Punktes bleibt immer dem Scharfsinne des Arztes überlassen.

Am sichersten lässt sich aber die Vorhersagung bestimmen nach den Varietäten der orthopädischen Krankheiten. Dahin setze ich nächst der Aufstellung einer organischen Mechanik das grösste Verdienst meines Buches. Es giebt nämlich hier die Diagnose schon von selbst die Prognose und Therapie. Diese Varietäten sind aber die Curvatura habitualis, muscularis, ossaria et dyscrasica. Von diesen nun etwas ausführlicher.

Curvatura habitualis. Die von Gewohnheit, Stellung, Haltung, Art der Beschäftigung, zu früher und grosser Anstrengung, vom Einfluss der Kleidung u. s. w. herrührende Krümmung und Missstaltung erleidet wohl die günstigste Vorhersage, indem oft nur Aufhebung der Ursachen zur Heilung erforderlich ist.

Curvatura muscularis. Die von Verkürzung der Muskelgebilde erzeugte Missstaltung ist schon hartnäckiger und langwieriger, als die vorige Art, giebt jedoch ebenfalls eine günstige Vorhersage. Erweichung verhärteter, Stärkung erschlaffter, vor Allen aber Ausdehnung verkürzter Muskelparthicen gestatten und bewirken die Heilung.

Curvatura ossaria. Noch hartnäckiger als die beiden vorigen Arten ist die von Form- und Strukturveränderungen der Knochen bewirkte Missstaltung des Körpers, ohne dass jedoch hier noch eine eigenthümliche Krankheit des Organismus besteht, die den Knochen spezifisch ergreifet. Zur Curvatura ossaria gehören Erweichung, Abschleifung, Störung der Reproduktion, Verbiegung, Rarefaktion der Knochen u. s. w. Auch hier erfolgt, wiewohl schwerer, als in den vorigen Arten, die Genesung.

Curvatura dyscrasiea. Hier besteht eine spezifische Krankheit im Organismus, deren Resultat die Missstallung ist. Hier ist die Curvatur sekundär, und die Prognose von der der Dyscrasie bedingt. Diese aber zu erkennen und zu heilen gehört in die Therapie.

Dass nur die drei ersten Arten mechanische Heilung zulassen und schon die dritte nur mit grosser Rücksicht auf allgemeine und örtliche Ernährung und Reproduktion, und dass bei der letzten Art höchstens hie und da palliativ oder gar nicht durch Mechanismus gewirkt werden kann, versteht sich wohl von selbst.

Endlich ist noch die Dauer und der Zeitraum des Uebels, seine Grösse und Ausdehnung u. s. w. in Erwägung zu ziehen um dessen Prognostik zu entwickeln.

Die Vorhersagung der Einzelnen Arten der Verkrümmungen ist ungefähr folgende:

Am Halse. Am leichtesten heilt die durch Verkürzung der Haut, schwerer die durch Verkürzung der Muskeln, am schwersten die durch Destruktion der Knochen begründete Schiefheit. Spondylarthrokaze und Anchylose gehört nicht mehr in das Gebiet der Orthopädie.

Am Rückgrath. Die Seitenkrümmung scheint am günstigsten zu sein. Vor dem sechsten bis achten Jahr kann gänzliche Heilung erfolgen, auch wenn das Uebel gross ist; ein Alter von neunzehn bis zwanzig Jahren verspricht weniger, ist aber noch immer günstig, bei Weibern mehr als bei Männern. Die Rückwärtskrümmung ist ungünstig nach der Periode der Pubertät. Die Vorwärtskrümmung ist die ungünstigste, aber sie ist selten gross, und nicht sehr häufig vorkommend. Den Varietäten nach ist natürlich die durch Stellung und Haltung veranlasste, ihr zunächst die durch einseitige Ausdehnung und anderseitige Verkürzung der Muskeln entstandene Krümmung am leichtesten zu heilen. Abhängig ist die Heilung von der Möglichkeit erschlaffte Muskeln zu stärken, verkürzte auszudehnen. Destruktion der Knochen erfordert lange Zeit zu ihrer Wiederbildung, z. B. an einseitig abgeschliffenen Wirbeln, Gelenkköpfen. Complikation mit andern Krankheiten, Caries, Skropheln u. s. w. giebt die schlimmste Vorhersage. Anchylose ist unheilbar.

Am Becken. Diese Verunstaltungen sind meist bedingt von Krümmungen des Rückgraths oder Dyskrasieen, haben daher die diesen zukommende üblere Vorhersage.

An Rippen, Brust- und Schlüsselbeinen. Die Vorhersage ist günstiger, weil das Uebel leicht zu erkennen und ihm leicht beizukommen ist, und die Verunstaltungen häufiger von Muskeln und Knochen, als von Dyskrasieen herrühren. Bei Leiden innerer Organe, Anschwellung der Lungen, Aneurismen, gilt eine von diesen, bei Rückgrathskrümmungen eine von diesen und deren Ursache bedingte Prognose.

Die Verkrümmungen an den Extremitäten. Diese beruhen meist auf Verkürzung der Muskeln, und haben daher auch eine ziemlich günstige Prognose, so lange Alter des Kranken und der Krankheit, Dyskrasieen u. s. w. nicht besonders im Wege stehen. Theils die Zugänglichkeit der Krankheit, theils der Sitz in den Muskeln, lässt hier mehr von der Behandlung hoffen, als sonst der Fall sein würde.

Syphilitische Knochenauftreibungen, skrophulöse Caries, arthritische Concremente, Anchylose u. s. w. wird der Orthopäde nicht heilen.

Auch die angebornen Missbildungen, die Klumpfüsse und sonstige Missstaltungen geben, so lange sie sich in ihrer anomalen Lage noch nicht zu sehr befestiget haben, eine günstige Prognose.

Aus dieser Prognostik ergiebt sich nun, was der Orthopäde in vorkommenden Fällen der Natur überlassen dürfe, was er zur Heilung in andere Gebiete der Arzneikunde verweisen, und was er durch den Mechanismus seines Verfahrens bewirken und erreichen müsse.

Bei einer Missstaltung, die aus übler Haltung entstanden ist, wird die Natur Vieles, vielleicht Alles zur Heilung beitragen, sobald nur die veranlassende Schädlichkeit gehoben ist, bei einer Krümmung, aus einseitiger Zusammenziehung der Muskeln entstanden, wird Erweichung der verkürzten Parthieen und Stärkung der erschlafften Antagonisten erforderlich, und die Heilung ohne Ausdehnung und Streckung durch mechanische Mittel nicht gelingen; bei Verunstaltungen, die sich aus Formfehlern der Knochen gebildet haben, ist dem Mechanismus das weiteste Feld geöffnet, indem die Maschine die Kraft der Muskeln ablösen und den zu rekonstruirenden Knochen vor Druck und den ganzen Körper vor Missstaltung sichern muss; bei Krümmungen endlich aus eigenthümlichen Krankheiten, so lange diese selbst noch als Destruktionsprozesse des Gliedersystems bestehen, hat der orthopädische Arzt sehr wenig oder gar nichts zu thun.

Am Ende dieses Abschnittes noch die Beantwortung

einer Frage, die schon zu manchem Missverstand Anlass gegeben hat, nämlich: Sollen neben dem Gebrauche der mechanischen Mittel gegen die Missstaltung auch noch andere Mittel gegen andere im Körper gleichzeitig bestehende Krankheitszustände angewendet werden?

Die Antwort geht dahin: Causale und komplizirte Krankheiten müssen gleichzeitig neben dem Mechanismus auf andere Weise behandelt werden, d. h. deutlicher, alle Krankheitszustände, die als Ursache und Veranlassung auf die Missstaltung einwirken, als Schwäche der Muskeln, Skropheln, Rhachitis müssen gleichzeitig auf das Sorgfältigste behandelt werden; desgleichen Catarrhe, Ausschläge und alle Uebel, die ohne kausales Verhältniss zur mechanischen Missstaltung bestehen, dagegen alle konsekutive Zufälle, d. h. solche, die als Folge der Verkrümmung entstanden sind, als z. B. Engbrüstigkeit und Schwerathmigkeit bei Verkrümmung der Rippen, Störung der Reproduktion und Ernährung bei Druck der Wirbel auf die Verdauungswerkzeuge, paralytische Zufälle beim Druck verschobener Knochen auf die Nerven u. s. w. keiner eigenen Behandlung bedürfen, sondern mit der Heilung des mechanischen Fehlers von selbst verschwinden.

Langwierig sind alle diese Heilungen, sie fordern viele Zeit, und an Geduld darf es weder dem Kranken noch dem Arzte fehlen. Beharrlichkeit und Ausdauer werden zu einer Heilung Monate, ja Jahre, und mehrere Jahre lang erfordert.

Therapie.

Die Erfahrung lehrt, dass die Natur nicht alle Gebrechen des menschlichen Leibes heile, sondern der ärztlichen Kunst auch noch Vieles zu thun übrig lasse; in dem Abschnitte, in dem ich von der Naturheilung handelte, habe ich mich zu zeigen bemüht, Wann und Wo die heilende Kunst eingreifen und der Natur zu Hülfe kommen solle, in dem gegenwärtigen Abschnitte von der Therapeutik soll das Wie, die Art und Weise dieses Eingreifens in den Prozess der Natur dargestellt werden.

Wie aber die ganze vorliegende Abtheilung meiner Orthopädie nur eine allgemeine ist, so ist auch die Therapie die allgemeine, der in den folgenden Theilen die spezielle folgt; und in diesem Abschnitte, von aller Litteratur mehr noch, als bisher verlassen, und auf einzelne hingeworfene Andeutungen beschränkt, muss ich auch in diesem Abschnitt, als erstem Versuch einer systematisch zusammengestellten orthopädischen Therapie, auf die Nachsicht des Lesers Anspruch machen.

Die Heilkraft der Natur ist ein dynamisch-chemischer Prozess des Bildens, der also im Mechanismus erlöscht, und wenn derselbe auch mechanisch erkrankte Gebilde des menschlichen Leibes umbildet und rückbildet, so greift er doch nicht unmittelbar in den Mechanismus ein, und man sieht leicht, welch ein grosser Wirkungskreis dem unmittelbar eingreifenden heilkünstlerischen Mechanismus überlassen bleibt.

In dieser Hinsicht ist die Metamorphose und Rekonstruktion erkrankter Theile nur ein mittelbarer Akt, der allmählig die Gebilde umgestaltet und dadurch auch ihren Mechanismus ändert, und es ergiebt sich von selbst die Wichtigkeit, die der auf den erkrankten Mechanismus des menschlichen Leibes unmittelbar angewendete Mechanismus der Heilkunst haben und äussern müsse. Daher man denn die Restauration und Rekonstruktion ausgearteter Gebilde unter den treffenden Verhältnissen der Natur überlassen, auf den abnormen Mechanismus aber unmittelbar mechanisch einwirken kann.

Ob wirklich zur Heilung mechanischer Gebrechen heilkünstlerischer Mechanismus nothwendig sei? ist eine Frage, die für einen allenfallsigen Zweifler etwas genauer erörtert werden muss.

Es ist zwar die heilende Kraft der Natur eine göttliche Kraft, die mehr thut, als alle Kunst der Aerzte, es giebt aber dennoch Fälle, in denen sie nicht zureicht und der Unterstützung bedarf, wie schon im vorigen Abschnitte gezeigt worden ist. Es sei nun um Beispielsweise zu sprechen, eine Rückgrathsseitenkrümmung in etwas bedeutendem Grade gegeben, allenfalls die Varietät, die Curvatura ossaria heisst. Es sind hier die Muskeln an der konvexen Seite der Bogen widernatürlich ausgedehnt, an den konkaven Seiten der Bogen übermässig verkürzt, die Wirbelknochen nach einer Seite niedriger als der andern, so dass sie die schiefen Flächen bilden, von denen in der Pathologie die Rede war. Nun müssen um Heilung zu erzielen die ausgedehnten Muskeln verkürzt, die verkürzten ausgedehnt werden, es muss der Druck auf die abgeschliffenen Wirbelflächen vermindert oder aufgehoben werden, weil dieser nicht allein der Rekonstruktion im Wege steht, sondern im Gegentheil die Resorption befördert, das Uebel also schlimmer macht. Die Konträktion steigert sich nun in den einmal kontrahirten Muskeln immer mehr, der einmal verschobene Schwerpunkt drängt immer mehr gegen die niederste Stelle, durch den Zug der verkürzten Muskeln wird das Rückgrath immer mehr verkrümmt, die Resorption der Wirbel also durch vermehrten Druck gesteigert; das Nachgeben der Wirbel aber reizt die Muskeln zu immer grösserer Kontraktion, und das Uebel wird immer grösser.

Wird die Heilkraft der Natur dieses Alles überwinden? Wohl nicht.

Aber eine dynamische Heilmethode möchte vielleicht Hülfe leisten? Wohl auch nicht.

Denn Muskelexpansion und Kontraktion sind ja so gut heilende als krankmachende Thätigkeit; ist aber die heilende Thätigkeit auf falschem Wege, kontrahirt wo sie expandiren, expandirt wo sie kontrahiren sollte, so wird sie nicht heilen. Das Gesetz der Bildung und Umbildung erzeugt Resorption wo Druck, neue Bildung wo Freiheit von demselben ist, es ist dieses so gut heilende als krankmachende Kraft; resorbirt aber diese Kraft wo sie rekonstruiren sollte, so wird sie nicht heilen. Eine dynamische Behandlungsweise wird nie dem Uebel das Gleichgewicht halten, eine Dynamik wird den verkürzten Muskel nicht strecken, und den sinkenden Schwerpunkt nicht unterstützen, also den Druck des Oberleibes auf die Wirbel nicht aufheben. Die Natur heilt also dieses Uebel so wenig als die Dynamik, und es bleibt dem Mechanismus überlassen.

Man betrachte Klumpfüsse; die verkürzten Muskeln ziehen den ganz normalen Knochen aus seiner Lage, er bleibt und befestigt sich dort, wohin die Muskeln ihn gebracht haben und festhalten, und wird endlich selbst missbildet. Oder ruht die Last des ganzen Körpers auf einem halbverkrümmten Gliede, das keine Unterstützung der Kunst erhält, so wird die Missbildung immer grösser, und nicht Natur und nicht Dynamik wird Hülfe gewähren, wenn es nicht der Mechanismus thut.

Die Nothwendigkeit des Mechanismus zur Heilung mechanischer Gebrechen ist also hinlänglich nachgewiesen.

Darf nun der organische Leib auch mechanisch behandelt werden? Dieses ist eine andere Frage, die aber durch die Nothwendigkeit der mechanischen Behandlung schon bejahend beantwortet ist. Die Natur der Sache giebt es schon, dass wenn der organische Leib auch ein mechanisches System in sich trägt, und dieses auf mechanische Weise erkranken kann, solches auch mechanisch geheilt werden könne.

Bei den so häufig vorkommenden Verrenkungen und Beinbrüchen ist der Mechanismus schon längst anerkannt und angewendet, und die Orthopädie sucht ihn nur zu vollenden.

Uebrigens ist aber hier der Ort nicht, durch spitzfindige Theorieen und viele Worte beweisen zu wollen, was die Erfahrung schon längst mit höchster Evidenz entschieden hat, und Der wird an der Nothwendigkeit und Nützlichkeit der mechanischen Behandlung nicht mehr zweifeln, der die Resultate der Behandlung mechanischer Krankheiten durch mechanische Mittel gesehen hat.

Die Orthopädie behandelt nun zwar mechanische Krankheiten durch mechanische Mittel, aber nicht durch den künstlichen Mechanismus allein; denn ohne Ernährung und Erhaltung durch das Blut, und ohne Erregung und Belebung durch den Nerv vermag das organische Gebilde auch in seinem Mechanismus nicht zu bestehen; in diesem Verhältnisse steht sein Erkranken, in diesem Verhältnisse muss auch seine Heilung stehen. Das Wechselverhältniss von Dynamik und Mechanismus in der Organisation ist unauflösslich, so wie Eines durch das Andere besteht, muss es auch erkranken und geheilt werden.

Die Anforderungen aber, die der orthopädische Arzt zu erfüllen, die Aufgaben die er zu lösen hat, sind die

Heilanzeigen oder Indikationen, nämlich:
1. Entfernung der Ursachen, die die Verkrümmung hervorgebracht haben;
2. Zurückbringung der verkrümmten und missstalteten Gebilde zur normalen Struktur und Funktion, und Erhaltung darin;
3. Erregung eines dynamischen Prozesses zur Umbildung und Umgestaltung der erkrankten Organe und deren Rekonstruktion;

4. Palliative Behandlung und Linderung der Beschwerden bei unheilbaren Uebeln.

Die Ursachen der orthopädischen Krankheiten sind meist chronisch-dynamische Uebel; in den meisten Fällen, die Heilung zulassen, Leiden des Muskelsystems, allgemeine Schwäche, Verkürzung der einen, Ausdehnung der andern Parthie, diese bedürfen allgemeine Stärkung, Erweichung oder Reizung, je nachdem sie verkürzt oder ausgedehnt sind. Eben dahin gehören auch die pathologischen Zustände der Knochen, die ganz besondere Rücksichten zu ihrer Umgestaltung erfordern. Eben so gehören anderweitige Krankheiten des Organismus hieher. Diese erste Indikation, die Berücksichtigung der Ursachen ist grösstentheils dynamischer Art.

Die Zurückbringung und Erhaltung der ausgewichenen und verkrümmten Gebilde, als zweite Indikation, ist mehr mechanischer Art und fast ausschliesslich im Mechanismus begründet; und dieses ist das eigentliche Gebiet der orthopädischen Methanik.

Die Erregung eines Umbildungs- und Rekonstruktionsprozesses ist unter Mitwirkung des Mechanismus wieder mehr dynamisch; und endlich

Die möglichste Abhülfe von Beschwerden in unheilbaren Zuständen, so weit es strenghin die Orthopädie vermag, wiederum mehr mechanischer Art.

Die Ausführung dieser Heilanzeigen geschieht nun aber auf dynamische oder mechanische Weise, und meistens kann nur von einem zweckgemässen Ineinandergreifen der Dynamik und des Mechanismus ein günstiger Erfolg erwartet werden. Einer genauern Uebersicht wegen sind diese beiden Arten der Behandlung hier, getrennt, indem sie als mechanische und dynamische Heilmittel, gleichsam als apparatus medicamentorum orthopädicus dastehen, und ein fernerer Abschnitt, der von Ineinandergreifen der dynamischen und mechanischen Behandlungsweise handelt, bildet eine therapia generalis orthopædica.

Dynamische Behandlung.

Sie zerfällt in die diätetische und therapeutische. Beide führen zu einem Zwecke und müssen daher sich entsprechen, und da hier meistens die langwierigsten chronischen eingewurzelten Uebel zu behandeln sind, so muss oft eine zweckmässig geregelte Diät mehr leisten, als alle arzneiliche Behandlung.

Die Varietäten der orthopädischen Krankheiten als Curvatura habitualis, muscularis, ossaria, dyscrasica, geben hier vorzügliches Licht für die Therapie, und ist die Diagnose richtig gefunden, so kann es der Behandlung nicht fehlen.

Hieher gehört vorzüglich die Erfüllung der ersten und dritten Heilanzeige, nämlich Entfernung der Ursachen und Erregung des Rekonstruktionsprozesses.

Wenn daher nun ausfindig gemacht ist, dass eine dynamische Krankheit, und welche, der orthopädischen zu Grunde liege, so muss diese geheilt werden. Es ist daher höchst nöthig zu untersuchen, ob diese Krankheit selbst noch fortdaure, oder bloss ihr Produkt, nachdem sie selbst erloschen ist. Schwierig ist Diagnose und Heilung, wenn eine eingewurzelte noch nicht ganz, oder nur halb erloschene dynamische Krankheit die orthopädische begründet. Dauert diese Krankheit noch fort, so muss sie geheilt werden, und es kann bis zur Heilung dieser Krankheit die orthopädische Behandlung nur palliativ eintreten.

Ganz streng genommen gehören aber solche Zufälle gar nicht in die Orthopädie, und erst nach Heilung der ursprünglichen Krankheiten kommen die zurückgebliebenen Bildungsfehler zur mechanischen Behandlung, oder was Hauptsache sein muss, die Orthopädie behandelt eigentlich nur Formverletzungen und Strukturfehler, die für sich, ohne Komplikation mit, und ohne Erzeugung durch eine anderweitige dynamische Krankheit bestehen, oder gar schon angeboren sind.

Dennoch macht aber auch in solchen ganz rein orthopädischen Fällen die dritte Heilanzeige, die Erregung des Rekonstruktionsprozesses ein dynamisches Heilverfahren nöthig.

Wie man eine Arthrokaze, Rhachitis, Skropheln, Caries u. s. w. durch Diät und Arzneien heilt, das geht den Orthopäden nichts an, dieses muss in andern Gebieten der Heilkunde gelehrt werden.

Es muss jedoch recht oft die Resorption übermässig wuchernder, oder die Bildung und Ernährung verkrümmter Organe, die Konsolidation erkrankter oder unvollständig gebildeter Knochen bewirkt werden, vor Allem aber die Stärkung erschlaffter und geschwächter, die Erweichung und Ausdehnung verkürzter Muskeln, es muss auf Erschlaffung, Anschwellung und ähnliche Zustände der Ligamente gewirkt werden u. s. w.

Wie auch dieses auf die sogenannte innerliche Weise durch Diät und Arzneien geschehen müsse, davon soll hier nicht die Rede sein, es ist Gegenstand der allgemeinen Therapie und Chirurgie, nur die wichtigsten

Mittel, die schlechthin orthopädisch wirken, sollen aufgezählt werden.

Dahin gehören:

Einreibungen auf die erkrankten Gebilde von fetten erschlaffenden, oder aromatischen spirituösen Mitteln, so dass hier nicht der Mechanismus des Reibens, sondern die eingeriebene Substanz wirkt. Man reibt daher auch auf der verkürzten Seite erweichende, erschlaffende, auf die ausgedehnte Seite geistige und reizende Mittel ein.

Dergleichen sind bei Straffheit und Verkürzung öligte Mittel, Ochsenmark, Gänsefett, Eibischsalbe; bei Schlaffheit geistige Dinge, Melissengeist, Rosmarin, Lavendelgeist, Kajeputöl, Therbenthin, Phosphoräther, Kantharidentinktur. Bei Entzündung und Anschwellung Quecksilber, bei Empfindlichkeit und Schmerz Opium, Belladonna, bei Muskelschwäche Chamillenpulver u. s. w.

Man gebraucht Dämpfe, Cataplasmen, Fomentationen, Waschungen, Bäder, kalte, warme, von Wasser, Seife, Kräutern, Wein, Stahl, Malz, Trebern, Sand, Asche, Schwefel, ferner Dampfbäder von Wasser-Schwefeldämpfen, endlich Tropf-Sprützbäder u. s. w.

Elektrizität und Galvanismus zur Erregung der Muskeln, müssen auch hier noch genannt werden.

Der Apparat der hier genannten Mittel ist zwar sehr gering, er könnte aber ausserordentlich erweitert werden, wenn man aus der Arzneimittellehre die Medikamente und aus der allgemeinen Chirurgie das Verfahren abschreiben wollte, und der grösste Theil des dynamischen Verfahrens gehört doch nicht hieher, wo eigentlich nur von mechanischen Heilmitteln die Rede sein soll.

Mechanische Behandlung.

Die mechanische Behandlung ist ein unmittelbares Eingreifen auf äussere Gebilde, um auf sie selbst und die tiefer liegenden Theile zu wirken. Ihre Wirkung geht zunächst fast immer nur auf die Lage und Form der Gebilde, seltener, dass durch mechanische Mittel auch zur Erregung der Metamorphose beigetragen wird, doch ist auch dieses oft genug der Fall.

Hier steht mit Recht der von Scarpa zuerst aufgestellte Satz:

Verkrümmte Theile werden am Besten durch eine gradweise angebrachte und allmählig verstärkte Kraft zur Normallage zurückgeführt.

Die mechanische Behandlung, die nun eigentlich der Hauptgegenstand der orthopädischen Therapie ist, zerfällt in die Leibesübungen, die Manipulationen, Bandagen und Maschinen.

Leibesübungen.

Darunter gehören:

Haltung, Stellung, Aufmerksamkeit auf üble Gewohnheiten, Bemühung solche zu vermeiden, schlechte Stellung, schiefes Sitzen, Angewöhnung in dieser oder jener Lage zu arbeiten abzulegen, Uebung des festen Willens zu besserer Haltung, und Verhütung der Ursachen u. s. w.

Liegen auf ebenen Flächen, Matratzen ohne Kissen, auf festen Matratzen von Haaren, Seegras, Stroh, ohne Federkissen, Liegen auf der künstlichen schiefen Ebene, planum inclinatum, aber mit gehöriger Rücksicht auf

Ruhe und Bewegung, weil zwar die Knochen während des Liegens in ihrer Lage bleiben, aber bei zu langem Liegen durch Mangel an Gebrauch und Uebung die Muskeln schwach werden und erschlaffen; und dagegen Liegen nach langem Sitzen oder Stehen, besonders bei muskelschwachen Subjekten.

Bewegungen, Gehen, Laufen, Springen, Spielen, Wälzen im Grase oder auf Sand, als aktive, in Schaukeln, Caroussel, Rollbetten, Sesselwägelchen, als passive Bewegung.

Beschäftigung, entweder allgemeine Entwicklung des Körpers befördernd, und als Uebung; oder der Verkrümmung entgegengesetzte Haltung und Anstrengung nothwendig machend, als Heilmittel.

Leibesübungen im eigentlichen engern Sinne. Strekken, Springen, Klettern, Tragen von Gewichten, Hängen; letztere aber mit Umsicht und Auswahl. Das Tragen von Gewichten nicht in der Art, um erhobene Theile durch den Zug und Druck der Schwere niederzuziehen und niederzudrücken, sondern zur Aufregung der Muskelaktion, denn der Muskel wird durch Widerstand nur zu höherer Kraft gereizt. Das Aufhängen an Achseln und Armen ist gut zur Ausdehnung, wird aber nicht sehr lange vertragen. Am Kopfe ist es nicht sehr zu empfehlen, weil die ganze Schwere des Körpers auf den Hals wirkt, und die Verbindung des tragenden und umdrehenden Halswirbels nur schwach ist. Das Hängen an den Händen wirkt nicht auf die obern Theile der Wirbelsäule, weil der Körper von dem grossen Brust- und breiten Rückenmuskel getragen wird. Auf beide Seiten gleichwirkend ist das Hängen in der Kyphosis am zuträglichsten, obgleich es auch streckend in jeder andern Rückgrathskrümmung wirkt.

Manipulationen.

Darunter gehören:

Reiben der Theile, theils um höhere Lebensthätigkeit in ihnen zu erwecken, theils um die Muskeln zu reizen. Es geschieht mit der blossen Hand, mit wollenen Lappen, oder mit Bürsten. Es wirkt unmittelbar auf die Oberfläche und nicht durch eine mitgetheilte eindringende Substanz, sondern bloss einzig und allein durch die Aktion des Reibens. Wird es nicht mit sehr grosser Gewalt ausgeübt, so bewirkt es Veränderung der Thätigkeit der Haut, Belebung der Cirkulation erregt tiefer gelegene Theile, übermässig angewendet kann es die Haut röthen, entzünden und zerstören.

Streichen mit den Fingern, vornehmlich den Daumen an den Seiten der Dornfortsätze der Wirbel. Es ist von grosser Wirksamkeit, befördert die Reposition ausgewichener Wirbelparthieen, stärkt die Rückgrathstrecker, erhöht überhaupt die Muskelthätigkeit.

Drücken ist schon gewaltsamer, aber sehr wirksam. Es werden ausgewichene Wirbel, verkrümmte Rippen anhaltend und mit Kraft in ihre Normallage zurückgedrängt, und geschieht es methodisch, anhaltend und häufig, so bleibt der günstige Erfolg nicht lange aus.

Ziehen ist eines der wirksamsten Mittel, das in diese Klasse gehört. Man zieht die Theile auseinander, um sie zu strecken, man zieht abgewichene Wirbel, an den Dornfortsätzen gefasst, mit starker Kraft in ihre Lage zurück, man zieht an verkrümmten Gliedern um die verkürzten Flechsen und Muskeln auszudehnen. Häufig, anhaltend, methodisch gebraucht, ist die Wirksamkeit dieser Manipulation sehr bedeutend.

Reiben und Streichen wirkt mehr auf die Muskeln, das Drücken und Ziehen mehr auf die Knochen. Hieher gehört auch das Kneten, Schlagen, Puffen, Kneipen, lauter mechanische Mittel um die Thätigkeit und den Bildungsprozess in den leidenden Theilen zu erhöhen. Je nachdem diese Mittel mehr oder minder häufig, anhaltend und eingreifend angewendet werden, ist auch ihre Wirksamkeit verschieden.

Einrichtung verschobener, so wie der aus ihrer Funktion getretenen Organe vereint alle diese methodischen Manipulationen zusammen. Aber plötzliche Einrichtung, wie sie nach Beinbrüchen und Verrenkungen vorkommt, findet hier wohl niemals Statt, wohl aber die allmählige Einrichtung, so wie auch die Abweichung aus Lage und Funktion allmählig geschah.

Eine Einrichtung und Reduktion zur Normal-Struktur und Funktion ist immer der Zweck orthopädischer Behandlung. Hier vereinigen sich die angegebenen Manipulationen, das Ziehen, Drücken, Streichen u. s. w. es möge die Missstaltung angeboren oder erworben sein.

B a n d a g e n.

Hieher gehören alle an den Körper unmittelbar angelegte und ihre Wirkung unmittelbar auf dessen Oberfläche äussernde Binden. Ueberhaupt unterscheidet sich die chirurgische Bandagenlehre oder Akologie von der Mechanurgie oder der Maschinenlehre dadurch, dass bei der Akologie die Binden unmittelbar mit den Theilen, auf die sie wirken, in Berührung kommen, weniger eingreifend und mehr oberflächlich wirken, und einmal angelegt in derselben Lage und Aktion ruhig liegend, durch die Theile des Leibes, denen sie anliegen, selbst erst ihre Form, Befestigung und Wirkung erhalten; da im Gegentheil die Maschinen meist mittelbar, d. h. durch Hülfe der Bandagen angelegt, nicht ihre Form und Wirkung durch die organischen Theile erhalten, sondern selbsständiges Bestehen haben, und von einer in ihnen selbst liegenden, dem Organismus fremden Kraft getragen werden, und dieser zu Folge wirken. Dadurch wird das Wirken der Maschinen kräftiger und tiefer eingreifend, kann aber ohne Bandagen nicht bestehen.

Einzelne Binden und Bandagen, die hier vorkommen, sind für den Kopf und Hals:

Eine den Kopf stützende, Binde eine Binde gegen den schiefen Hals, die Binde von Evers, die Köhlerische Mütze.

Für die Schultern:

Die Schulterriemen oder sogenannten Geradhalter, und einige andere auch in der gewöhnlichen Verbandlehre vorkommende Binden.

Zur Befestigung der Gelenke:

Die Binden, die sonst zur Befestigung nach Verrenkung des Ellenbogens, des Kniees gebraucht werden, auch die Binde nach Verrenkung des Vorfusses.

Für Klumpfüsse:

Die Brückner'sche Binde u. dergl. m.

Ueber diese Binden und alle, die auf diese und jene Weise noch angewendet werden, ist im Allgemeinen wenig zu sagen, nur über die Schulterriemen muss erinnert werden, dass diese nicht gerade ein so vorzügliches Mittel sind, Verkrümmungen der Schulter zu heilen; sie drücken zwar die hohe Schulter hinab, die vorwärts hängende zurück u. s. w., sie verhindern aber durch ihre Wirkung die Muskeln, dieses selbst zu thun, und der Widerstand, den die Muskeln, die die Schulter aufheben, an der Wirkung der Riemen finden, reizen diese nur noch zu grösserer Thätigkeit, so dass durch Aufhebung der Wirksamkeit jener Muskeln, die die Schulter bewegen, und Reizung derjenigen, die sie aus ihrer Lage verschieben, das Uebel nur vergrössert wird. Gerade so verhält es sich mit den auf erhöhte Schultern gelegten Gewichten, die die erhöhte Schulter nicht nieder drücken, sondern die aufhebenden Muskeln nur zu noch grösserer Thätigkeit reizen.

Daher sollten solche Geradhalter der Schultern vom allerfeinsten Gewebe verfertigt, und sehr leicht zerreissbar sein, damit sie zwar durch den geringen Widerstand, den sie geben, das Kind an die Verkrümmung erinnern, dieses aber zwingen, aus Besorgniss die zarte Binde zu zerreissen, die bewegenden Muskeln des Schulterblattes zu gebrauchen und solche anzustrengen, um die Schulter nach unten zu ziehen.

Hieher gehören auch einige Ansichten über die Schnürbrüste, die theils zu den Kleidungsstücken, theils unter die Bandagen, theils unter die Maschinen gezählt werden können, daher wohl am Besten zwischen diesen erwähnt werden.

Das Tragen der Schnürbrüste dient zwar zu Vielem, und hat in der Orthopädie grossen Werth, oft aber werden sie auch hier eben so nachtheilig, als ihr Missbrauch als Kleidungsstück schädlich ist.

Diejenigen, die keine Schnürleiber tragen, haben

stärkere und voluminösere Rückenmuskeln als Solche, die sie gebrauchen. Die Rückenmuskeln nämlich sollen das Rückgrath tragen, wenn nun die Schnürbrust diese Muskeln drückt und einzwängt, werden sie dadurch dünner und schwächer, und da die Schnürbrust die Stelle der Muskeln ersetzt und ihre Funktion aufhebt, weil sie das Rückgrath trägt und hält, so verlieren die Muskeln ihre Spannkraft, kommen ausser Uebung und erschlaffen. Nach Ablegung der Schnürbrust tritt also eine Verkrümmung um so sicherer ein, so dass diese Ablegung unmöglich wird. So ist es vornehmlich bei Kindern. Eine beginnende Verkrümmung des Rückgraths oder eine hohe Schulter verbirgt die Mutter anfangs durch die Schnürbrust, und freut sich einige Zeit der angeblichen Heilung, aber bald bricht das Uebel nur auffallender und unaufhaltsamer hervor.

Die Schnürbrust fügt sich überall an und drückt allenthalben gleichmässig, die Theile werden unbeweglich gehalten, aber nicht in die rechte Lage zurückgeführt. Da nun durch diesen Druck der Schnürbrust die Muskeln ausser Uebung kommen und schwinden, muss nach Ablegung derselben die Verkrümmung schlimmer werden.

Die Schnürbrüste gefährden ausserdem noch die Artikulation der Rippen und ihrer Knorpel; Bewegung, Circulation und Respiration werden gehemmt, durch den Druck auf die Brust- ja die Bauch-Eingeweide, weil bei der Schnürbrust, wenigstens der gewöhnlichen, der Gegendruck auf die der kranken entgegengesetzte ausgehöhlte Seite eben so stark ist, als auf die gewölbte ausgetretene.

Uebrigens kann die Wirkung der Schnürbrüste durch zweckgemässe Einrichtung derselben bei Verkrümmungen sehr vortheilhaft werden, aber immer muss der Rath des Sachverständigen die Anwendung leiten. Ueber den zweckgemässen Bau dieser Werkzeuge der Orthopädie und ihre methodische Anwendung erst in der Folge.

Maschinen.

Den Unterschied zwischen der Desmiurgie und Mechanurgie habe ich oben schon angegeben, und wiederhole hier nur, dass unter chirurgischer Mechanurgie dasjenige Verfahren des Wundarztes zu verstehen sei, bei dem durch Apparate und Werkzeuge auf den Leib gewirkt wird, die aus festen Stoffen mannigfaltiger Art bereitet sind, und die wenn sie einmal angelegt sind durch eine nicht im Leibe, sondern in ihnen selber liegende Kraft eine fortwährende gleichmässige Wirkung äussern.

Es handelt sich häufig hier nicht um die durch die Maschinen auszuübende Gewalt, sondern um die lang anhaltende gleichmässig fortdauernde Stätigkeit der Wirkung, die auf keine andere Weise erzielt werden kann.

Alle Kraft aber ist in ihrem Gegensatze anziehend oder abstossend, und so die Mechanik in Druck und Zug.

Die Wirkung der Maschinen ist entweder eine direkte, um geradezu auf das verschobene oder verkrümmte Gebilde, fast immer den Knochen, einzuwirken, und selbiges der Ausweichungslinie entgegen zur Normallage zurückzuführen, dieses ist der Druck; oder die Wirkung der Maschine ist eine indirekte, indem durch Hebung der Hindernisse, Ausdehnung von Verkürzungen, Unterstützung und Herstellung der natürlichen Kraft, die Heilung mehr der Heilkraft der Natur selber überlassen wird, sobald die mechanischen Hindernisse gehoben sind, und dieses ist der Zug.

Darauf gründet sich die verschiedene Ansicht, die bei Erfindung solcher Maschinen leitete. Dadurch unterscheidet sich die Maschine von Jörg, zur Heilung des Buckels von der nach Feiler u. s. w. Die Würdigung dieser Ansichten einzeln, kann erst unten folgen.

Da aber die Krankheitszustände, die zu orthopädischer Behandlung sich eignen, fast einzig und allein auf Abnormitäten der Lage und Verbindung der Knochen beruhen, die von aufgehobener, übermässiger oder verkehrt wirkender Muskelaktion aus ihrer Normallage verschoben und verzogen sind; so ist es Hauptaufgabe der orthopädischen Mechanik, die erkrankten Theile theils einander zu nähern, theils von einander zu entfernen, theils in der natürlichen oder der ihr genäherten Lage zu erhalten, theils schon gebildete Form- und Strukturveränderungen wieder umzubilden, und die Maschinen erfüllten diese Anforderungen durch den Druck und den Zug als Compressions- und Extensions-Werkzeuge.

Die orthopädischen Maschinen wirken aber auch zur Unterstützung und Befestigung geschwächter, so wie zum Ersatz verlorner oder unheilbar missbildeter Theile.

In dieser Beziehung bilden die Maschinen ein künstliches Skelett, künstliche Knochen, Muskeln, Bänder und Gelenke. Die Funktion der Knochen in Stützen und Tragen verrichten Stäbe und Biegel; das Muskelsystem mit seiner Ausdehnung und Zusammenziehung wird durch die Elastizität der Federn ersetzt; und künstliche Gelenke bilden Gewinde, Schrauben und Charniere, in denen die Stäbe und Biegel durch den Druck der Schwere und die Kraft der Federn sich zweckgemäss bewegen.

Diese Dinge sind realisirt in künstlichen Gliedern, man vergleiche Geisler's künstliche Hände; Heine's künstliche Füsse; aber streng genommen gehören diese nicht zur Orthopädie. Der Triumph dieser Mechanik wäre aber ein alle menschliche Bewegungen frei nachahmender Automat.

Die Bestimmung der chirurgischen Mechanik, zunächst auf die Heilung verkrümmter und verkrüppelter Glieder berechnet, ist also ein Wirken durch vielfach zusammengesetzte, aus verschiedenen festen und elastischen Stoffen bereitete Werkzeuge, Maschinen, Apparate, die mittelst Bandagen an den Körper befestigt werden, um eine auf den Knochen drückende, auf den Muskel ziehende Kraft auszuüben, die stätig anhaltend und stark genug wirkt, um den gewünschten Erfolg zu erreichen. Diese Maschinen, einmal angelegt, wirken nach eigener, in ihnen selbst liegender Kraft, und es braucht keine neue mehr von aussen hinzuzutreten. Sie wirken nach den Gesetzen der Schwere, des Hebels, des Keils, der Schraube, der Federn u. s. w.

Sie sind Mittel zur Heilung und werden in heilbaren Fällen nach der Genesung abgelegt, aber mit Vorsicht, und wenn der Theil erst die gehörige organische Umbildung in seiner Struktur erlangt hat, die der Mechanismus begünstigt. Wo sie nur palliativ zur Abhülfe der Beschwerden in unheilbaren Uebeln wirken, dort werden sie, so wie, wo sie zum Ersatze von Mängeln und nach dem Verluste von Gliedern angewendet werden, immer fort gebraucht.

In dieser Hinsicht giebt es nun Maschinen zum schiefen Halse, für Rückgrathskrümmungen, hohe Schultern, Klumpfüsse u. s. w. die zur radikalen Heilung beitragen, und Maschinen zur Unterstützung bei halb oder ganz unheilbaren Uebeln, künstliche Glieder u. s. w.

Vollständig und ausführlich kann von diesen erst in der Folge gehandelt werden.

Von dem Ineinandergreifen der dynamischen und mechanischen Behandlung.

Stellt man dem orthopädischen Arzte die Frage: ob er seinen Patienten während des Maschinengebrauches auch innerliche und äusserliche Arzneien anwenden, also zu gleicher Zeit ein dynamisches Heilverfahren eintreten lassen werde? so wird er die Frage bejahend beantworten. Mit etwas mehr Beschränkung wird er sie beantworten, wenn man fragt: Ob während dem noch die Anwendung dynamischer Mittel innerlich oder äusserlich nöthig ist, auch dann schon Maschinen gebraucht werden können? Die Wichtigkeit der Sache fordert etwas nähere Erwägung.

Es ist oben in der Einleitung schon gesagt worden, dass jedes Gebilde des menschlichen Leibes auch ein mechanisches Bestehen neben seiner Metamorphose habe; dass dieses Mechanische auch mechanisch erkranken könne, hat die Pathologie gelehrt; und die Wirksamkeit mechanischer Behandlung die Erfahrung bestätigt. Wenn nun der Mechanismus und das dynamische Bestehen in einem Gebilde sich gegenseitig bedingen, so kann keines ohne das andere erkranken oder genesen.

Es ist einer der wichtigsten Lehrsätze der Orthopädie, den Heine aufgestellt hat: dass jedes Organ in seinem Baue etwas Mechanisches habe, und dass die Störung des Mechanismus eines Gebildes auch auf seine Funktion zurückwirke. Setzt man hiezu noch die allgemein bestätigte Erfahrung, dass Krankheiten und üble Zustände, die von der Verkrümmung des Körpers bedingt werden, von selbst verschwinden, so bald ihre mechanische Ursache gehoben ist, und erinnert man sich des Satzes, dass mit dem Aufhören einer Ursache auch ihre Wirkung aufhöre, so ist die Antwort auf jene Fragen gegeben.

Es müssen daher alle Krankheiten, die zur Verkrümmung und Missstaltung Veranlassung gegeben haben und noch geben, behandelt und geheilt werden, dagegen werden Uebel, die erst aus dem gestörten Mechanismus entspringen, mit diesen von selbst verschwinden.

So heilen Lungenübel und Respirationsbeschwerden, die von Verschiebung des Rückgraths, der Rippen und des Brustbeins herrühren, sobald die Wirbelsäule zu ihrer Normalität zurückgebracht ist, so hören Verdauungsbeschwerden auf, wenn die Verkrümmung, die die Digestionsorgane beeinträchtigt, gehoben ist. Es entsteht oft an verkrümmten Patienten ein wohlthätiges Gefühl, wenn sie auf dem Streckbette stark angespannt werden, durch das frei Werden gedrückter Nerven, durch freiere Cirkulation u. s. w.

Solche Zustände also, die ich oben konsekutive genannt habe, bedürfen keiner besondern Behandlung, sie verschwinden von selbst, dagegen complizirte Krankheitszustände, d. h. solche, die unabhängig von der orthopädischen Krankheit, ohne das Verhältniss von Ursache und Folge gegen sie zu haben, allerdings anderweitig behandelt werden müssen.

Zur Behandlung der Zufälle, die Ursachen von orthopädischen Krankheiten geben, leiten die Varietäten der Curvaturen, als Curvatura habitualis, muscularis, ossaria, dyscrasica. Die Diagnose lehrt hier die Therapie.

Alle ursächlichen Momente, die auf dynamischem Wege zu entfernen sind, müssen auf diesem entfernt werden, und ist es möglich die ursächliche Krankheit ganz zu heben, ehe der Mechanismus eintritt, so ist es um so besser.

Oft ist es der Fall, dass eine dynamische Krankheit als ursächliche Schädlichkeit die orthopädische bedingt, diese Ursache aber nicht zu heben ist, und dass die mechanische Behandlung eher eintreten muss, als die dynamische die Ursache gehoben hat. So z. B. bei rhachitischer Krümmung eines Knochens, bei Verkrümmung aus skrophulösen Ursachen, bei Verkrümmungen aus Schwäche der Muskeln, oder deren Verkürzung, hier kann man das Eintreten der mechanischen Behandlung nicht so lange verschieben, bis die Rhachitis geheilt, die skrophulöse Dyskrasie ganz im Körper getilgt ist, bis die Muskeln in Folge der Entwicklung und Reife des Organismus gestärkt sind, sondern hier muss der Mechanismus eintreten, und Dynamik und mechanisches Heilverfahren sich gegenseitig unterstützen.

Hier muss während dass innerliche Arzneien noch gegen die Ursache kämpfen, und Rhachitis, Skropheln,

Muskelschwäche durch die passenden Mittel geheilt werden sollen, schon die mechanische Behandlung eintreten, weil die Heilung der Ursache zu lange dauert, und bis dorthin die grössten Störungen im Mechanismus entstehen könnten.

Umgekehrt, wenn in einer Krümmung, die ich Curvatura ossaria genannt habe, z. B. die Flächen der Wirbel einseitig abgeschliffen sind, und die Maschine den Druck der obern Wirbelknochen auf den untern aufhebt, um die Reproduktion der Knochen zu begünstigen, soll nicht durch passendes diätetisches und arzneiliches Verfahren dieser Rekonstruktionsprozess unterstützt werden?

Eben so bei einer Krümmung aus Schwäche der Muskeln, sollen nicht hier stärkende Arzneien innerlich und äusserlich, bei einer Kontraktur der Muskeln, sollen hier nicht erschlaffende, erweichende Mittel die Wirkung der Maschinen unterstützen?

Am Klarsten tritt dieses hervor bei denjenigen Verkrümmungen, die aus Leiden des Muskelsystems entsprungen sind, die auch das eigentliche Gebiet der Orthopädie ausmachen. Bei einer solchen Curvatura muscularis müssen nun die verkürzten Sennen durch Einreibungen von Salben, Oelen, durch Fomentationen, Bäder u. s. w. erweicht, die erschlaffen durch spirituöse Waschungen, Sprütz- oder Tropfbäder gestärkt und erregt, dabei noch innerlich der Bildungsprozess der Knochen, der Zustand des Nervensystems berücksichtigt werden.

Das kurz wiederholte Resultat dieser Untersuchung ist also:

Alle kausalen Krankheitszustände der orthopädischen Verunstaltungen müssen dynamisch behandelt werden;

Alle konsekutiven Zufälle der orthopädischen Krankheiten bedürfen keiner anderweitigen Behandlung;

Alle komplizirten Krankheiten müssen behandelt werden, und können, wenn sie dringend sind, sogar ein momentanes Aussetzen der orthopädischen Kur nöthig machen;

Und endlich die Beantwortung der oben aufgestellten Fragen heisst:

Dass während des Maschinengebrauches innerliche und äusserliche Mittel denselben unterstützen müssen, und

Dass während bei kausalen Schädlichkeiten noch innerliche Mittel gebraucht werden, desshalb auch die Maschinen nicht ausgeschlossen bleiben.

Die Ausführung der einzelnen Indikationen, so weit diese durch dynamische Behandlung geschieht, und die Art und Weise, wie man Muskelschwäche, Skropheln, Rhachitis, Spondylarthrokaze, heilt, gehört in die Therapie und Chirurgie und muss von dort aus ergänzt werden.

Bei dem Ineinandergreifen der dynamischen und mechanischen Behandlung muss ich noch auf das lange Liegen auf schiefen Ebenen oder Spannbetten aufmerksam machen, indem solches, zu lange fortgesetzt, die Muskeln zu sehr ausser Thätigkeit bringt, so dass nach dem Verlassen der Extensionsapparate zwar augenblicklich die Heilung gelungen scheint, aber aus Mangel an Kraft der Muskeln die alte Verschiebung bald wieder eintritt. Hier bewirkt der Mechanismus nur scheinbare Heilung, und Bethätigung der Dynamik in der Muskelaktion muss diese erst verwirklichen und befestigen.

Von dem Wesen und Wirken der Maschinen.

Die orthopädischen Maschinen haben zum Zweck die Einrichtung verschobener und verkrümmter Gebilde, oder die Unterstützung geschwächter Organe zur Ausführung der Bewegung, sie wirken drückend und ziehend, verhalten sich in dieser Hinsicht ganz nach den Gesetzen der übrigen allgemeinen und chirurgischen Mechanik.

Jede Maschine muss ihre Stützpunkte und Wirkungspunkte habe, an jenen ist sie befestigt, auf diese äussert sie ihre Kraft. Der Punkt ihrer Wirkung geht immer auf das erkrankte Gebilde, der Stützpunkt ist in festen gesunden Theilen des Organismus, oder es liegt der Stützpunkt ausser dem Organismus, und bloss die Wirkung geht auf den Körper.

Zu der erstern Gattung gehören alle Maschinen zur Ausdehnung und Streckung der Schenkel, Kniee, Arme, zur Streckung des verkrümmten Rückgraths, des schiefen Halses, der Klumpfüsse u. s. w.; zur zweiten Gattung gehören die Spannbetten, an denen die Stützpunkte der wirkenden Kraft ausser dem Organismus gelegen sind.

Die Maschine soll nicht an den kranken Theil befestigt sein, sondern nur ihre Wirkung auf ihn äussern, bei einer Verkrümmung des Rückgraths z. B. geschieht die Befestigung am Becken und Kopfe, bei Kontrakturen des Knies am Becken und den Knöcheln u. s. w.

Nur die Muskeln lassen sich strecken, verkrümmte Knochen lassen sich allenfalls gerade biegen, aber strekken nicht. Daher dürfen die Muskeln eines Gliedes, das eingerichtet werden soll, nicht gedrückt werden, und die Befestigungspunkte der Maschinen müssen so gewählt werden, dass die zu streckenden Muskeln ganz frei liegen. Bei der zu hebenden Kontraktur des Kniees liegen die Maschinen an Knöchel und Becken, um die Beugemuskeln des Kniees nicht zu drücken, zur Streckung des Rückgraths kommen die Maschinen an Kopf und Becken, oder Schultern und Becken nun die längs der Wirbelsäule vorlaufenden Streckmuskeln des Rückgraths nicht zu drücken.

Ausdehnende und gegenausdehnende Kraft müssen sich gleich sein, Druck und Gegendruck sich entsprechen.

Die Ausdehnung muss in der Achse des kranken Gliedes geschehen, das gestreckt werden soll, und die Kraft muss in der Richtung dieser Achse wirken.

Die Gegenausdehnung muss senkrecht auf die Achse des zu streckenden Gliedes wirken.

Bei dem Drucke gelten andere Gesetze, der Druck einer Maschine wirkt senkrecht auf die Achse des Gliedes, das genähert oder entfernt werden soll, und vom Gegendrucke gilt dasselbe.

Die Wirkung und Kraft der Maschine muss der Kraft des Widerstandes der kranken Theile angemessen sein, und diese mechanische Aktion darf nicht zu schwach und nicht zu stark sein, weil sonst Wirkungslosigkeit oder Beschädigung und Verletzung eintreten würde. Es muss also die Kraft der Maschine nach der Stärke der Muskeln und Ligamente, der Straffheit oder Erschlaffung der Faser, Härte oder Erweichung der Knochen, nach dem Alter des Patienten u. s. w. auf das Genaueste berechnet und bemessen sein. In diesem Falle erregt verhältnissmässig starkes Spannen auf dem Streckbette häufig ein wohlthätiges Gefühl, weil die krankhafte Kontraktur aufgehoben und die Lebensthätigkeit der umgebenden und anliegenden Gebilde freier wird.

Die Kraft der Maschinen, so wie der von ihnen zu überwindende Widerstand werden wohl am Besten nach Gewichten berechnet, um sie gegenseitig auszugleichen.

Die Maschinen selbst werden in ihrer Wirkung durch Gewichte und Federn ermässigt, deren vergrösserter oder verminderter Druck, deren erhöhte oder verringerte Spannung sich der lebendigen Kraft des Körpers anfügen. Auf diese Weise gebraucht man Gewichte, die über Rollen laufen, an Hebeln hängen, oder auf schiefen Flächen sich bewegen, und Federn die sich ausdehnen und in ihre alte Lage wieder zurückspringen.

Die Wirkung des Druckes und Zuges der Maschinen also, ihre zu bezweckende Annäherung oder Entfernung, Zusammenfügung oder Ausdehnung der kranken Gebilde, muss allmählig und nach und nach geschehen, anfangs mit der schwächsten Kraft beginnen, sich stufenweise verstärken und erhöhen. Wie die Krankheit selbst das Vorbild giebt, in ihrem Verlaufe allmählig zunimmt, und sich steigert, so muss nun die orthopädische Behandlung dieses Verhältniss umkehren, das Progressive der Krankheit zum Regressiven der Heilung umbilden. Wenn gleich die Kraft der Maschinen mit der gelindesten Wirkung anfangen und sich bis zur Genesung, oder dem ihr möglichst nächsten Ziele steigern und fortsetzen soll, so darf man doch nie vergessen, dass dieses Wirken mechanisch sei, also immer schon gleich anfangs eine ziemlich bedeutende Kraft erfordere.

Das Steigern der Kraft findet in doppelter Hinsicht Statt. Einmal der Intensität der Wirkung nach, oder der Zeit nach, die der Kranke der Wirkung der Maschine unterworfen ist. Zur Steigerung der Kraft gebraucht man immer schwerere Gewichte, stärkere oder schärfer gespannte Federn u. s. w. Der Beschwerden wegen, die der Gebrauch der Maschinen macht, kann man den Kranken anfangs dieselben nicht immerfort aufbürden, bis er durch Gewohnheit sich diesen Beschwerden leichter fügt. Daher der Zeit nach die Maschinen auch anfangs kürzer, späterhin länger und nach Verhältniss immerfort gebraucht werden müssen.

Die Maschinen müssen möglichst langsam, ununterbrochen mit allmählig zunehmender und verstärkter Kraft wirken. Plötzliche Ausdehnung oder Steigerung der Kraft würde Krämpfe und Zerreissungen erregen, eine Unterbrechung der Anwendung die gewonnene Wirkung wieder verloren gehen lassen; je mehr aber die kranken Theile schon ausgedehnt oder zusammendrückt sind, und dieses noch mehr geschehen soll, um so stärker und kräftiger muss die Einwirkung der Maschinen sein; daher langsam bis die Theile sich der Wirkung fügen, ununterbrochen damit das Gewonnene nicht wieder verloren werde, und mit allmählig zunehmender Kraft, um den immer grössern Widerstand zu überwinden.

Die Maschinen müssen in einem gegebenen Falle so lange gebraucht, oder mit andern vertauscht werden, bis die Heilung vollkommen erreicht ist; bis entweder die Muskeln so gestreckt, und die Knochen in ihre Lage und Funktion zurückgebracht sind, dass sie keine Verkürzung mehr gestatten, oder bis die Knochen zu solcher Consolidation und Festigkeit gelangt sind, ihre Reife und Ausbildung erreicht haben, dass eine Rückbildung zur Krankheit nicht mehr möglich ist. Ist daher einmal der Gebrauch einer Maschine nothwendig geworden, so muss sie auch während der Entwicklung des Knochensystems so lange getragen oder angewendet werden, als der Knochen zunimmt und sich ausbildet, sonst wird nach Ablegung der Maschine die Verkrümmung wieder schlimmer.

Die Theile, an denen die Maschinen befestigt werden, müssen vor Druck und Schmerz geschützt werden. Es muss daher eine Vertheilung des nothwendigen Druckes auf die grösstmöglichste Fläche Statt finden, die Punkte, an denen die Maschine anliegt, müssen also zu grossen Flächen ausgedehnt werden, die Unterlagen und Bandagen gut gefüttert, weich, nachgiebig u., s. w. überhaupt zweckmässig gearbeitet sein.

Die Maschinen sollen durch ihren Druck und ihren Zug nicht allein die ausgewichenen Theile in ihre normale Lage zurückführen, sondern sie auch in derselben erhalten, daher müssen sie lange liegen bleiben, weniger Veränderungen bedürfen, nicht zerbrechlich sein u. s. w.

Die Maschinen müssen zweckmässig gebaut sein, damit sie den Kranken so wenig als möglich belästigen, und zu den unvermeidlichen Beschwerden, die ihre Anwendung mit sich bringt, nicht noch unnöthige bringen. Sie dürfen während sie auf einen Theil wirken dem andern keinen Schaden bringen, während

sie ein Glied heilen, die Integrität des andern nicht
gefährden. Sie müssen genügende Festigkeit mit möglichster Leichtigkeit vereinigen u. s. w.

Die Maschinen müssen dem Kranken so viele Bequemlichkeit gewähren, als möglich, sie müssen der
Schaamhaftigkeit schonen, diese nicht verletzen, sie
sollen auch dem Aussehen nach einen möglichst erträglichen Anblick gewähren u. s. w.

Von der Streckung und den Streckapparaten.

Sowohl aus Sektionen als aus gelungenen und nicht
gelungenen Heilungen hat die Erfahrung gelehrt, dass
die meisten orthopädischen Krankheiten, wenn nicht
alle, die Heilung zulassen, entweder auf Verkürzung
der Muskeln beruhen, die die Knochen aus ihrer Lage
verziehen, oder widernatürlich in derselben festhalten,
so dass durch beide Zustände die Form und Beweglichkeit des Leibes aufgehoben wird, der Knochen aber
anfangs normal bleibt, und bloss aus seiner Lage und
Verbindung gebracht, oder widernatürlich in derselben befestigt wird, und erst in der Folge Form und
Struktur verändert; oder dass zuerst der Knochen leidet, erweicht, geschwächt, biegsam, zerbrechlich ist,
so dass er derjenigen Aktion der Muskeln nachgiebt,
die mit überwiegender Kraft auf ihn wirken, in diesem Falle aber die Muskeln anfangs normal bleiben,
und in der Folge nur aus Mangel an Widerstand von
Seite des Knochens sich verkürzen.

Dieses ist die oben aufgestellte Curvatura muscularis und ossaria. In jedem dieser beiden Fälle ist aber
das Leiden der Muskeln das Vorherrschende, und die

Verkürzung der Muskeln immer die Hauptsache. Es sei nun die Missstaltung, welche sie wolle, so ist sie im ersten Falle durch ursprünglich im Muskel entstandene Verkürzung, im zweiten Falle durch eine aus Mangel an Widerstand von Seite der erkrankten Knochen gebildete Verkürzung der Muskeln erzeugt, denn der Muskel würde sich in diesem Falle nicht verkürzen, wenn der Knochen nicht widernatürlich nachgiebig wäre. Die Verschiebung, Verziehung, Verkrümmung der Knochen, d. h. die Missstaltung des menschlichen Leibes beruht aber allemal auf einseitig überwiegender Muskelthätigkeit, sie sei nun bedingt oder unbedingt durch die Muskeln entstanden.

Alle orthopädische Krankheiten, die mechanische Hülfe zulassen, schiefer Hals, Rückgrathskrümmung, Klumpfüsse, Kontrakturen der Gelenke, beruhen auf einseitig überwiegender, oder widernatürlicher Zusammenziehung der Muskeln und Nachgiebigkeit der Knochen; wie sich aber diese gegenseitig entsprechen, davon ist an seinem Orte die Rede gewesen.

Ist nun eine solche Krankheit im Organismus vorhanden, die die Natur nicht selbst mehr heilen kann, so ist es Aufgabe der Kunst, diese zu heilen, das Normalverhältniss der Form und Funktion des Organismus wieder herzustellen, oder wenigstens dem Fortschreiten des Uebels Einhalt zu thun.

Ist nun die Missstaltung des Körpers durch einseitig überwiegende oder widernatürliche Zusammenziehung der Muskeln entstanden, so muss diese übermässige Thätigkeit derselben, die den Knochen in unnatürliche Lagen hinzieht, oder dort befestigt, aufgehoben werden, damit der Knochen zur Normalität der Funktion und Gestaltung zurückkehren könne.

Ist die Misstaltung entstanden aus Erweichung, Nachgiebigkeit, Zerbrechlichkeit des Knochens, oder aus Schlaffheit der Ligamente, die der Muskelaktion keinen Widerstand leisten können, so muss die Muskelwirkung aufgehoben werden, damit der erweichte Knochen nicht ferner verschoben und verbogen werde, sondern zu seiner Normallage zurückkehren könne.

Hat die Pathologie gelehrt, dass durch den Druck verschobener Knochen aufeinander deren Resorption und Destruktion befördert werde, so muss derselbe aufgehoben werden, ist derselbe aber durch Kontraktur der Muskeln veranlasst, so muss diese gehoben werden.

Will man den Rekonstruktionsprozess der Knochen bethätigen, und ihre Vegetation erhöhen und beleben, so ist Aufhebung des von Zusammenziehung der Muskeln veranlassten Druckes, mithin Aufhebung dieser Zusammenziehung nöthig.

Zur Reduktion der verschobenen Gebilde in ihre Normallage ist aber Raum nöthig, ist dieser Raum nun durch übermässige Muskelzusammenziehung verengt, so muss derselbe durch Aufhebung des Hindernisses erweitert, also die Muskelaktion aufgehoben werden. Bei der Einrichtung einer Verrenkung oder eines Beinbruches geschieht dieses schnell, bei der Einrichtung einer orthopädischen Missstaltung allmählig.

Auch der Druck und die Neigung der Schwere, die Last der obern Gebilde, die über einer Verkrümmung ruhen, muss aufgehoben werden, weil dieser Druck die verschobenen Theile immer noch mehr verschiebt. Der Schwerpunkt muss daher gestützt werden.

Die Muskelzusammenziehung befördert aber den Druck und vergrössert die Verschiebung, also muss sie auch hier aufgehoben werden.

Es entsteht also für die Kunst die Aufgabe, den Einfluss der Muskeln auf die Knochen aufzuheben; ist aber nun dieser Einfluss die Zusammenziehung, so kann die Wirkung der Kunst nur ihre Ausdehnung veranlassen, Ausdehnung der Muskeln ist aber ihre Streckung.

Dieses wäre also der direkte Beweis, dass Streckung oder Ausdehnung die erste und Hauptaufgabe des orthopädischen Mechanismus sei.

Gegenüber der Extension steht die Compression. Es wird wohl einleuchtend sein, dass bei der Anwendung des Druckes vorzüglich von den Rückgrathskrümmungen und Verschiebungen der Rippen, Schultern und Brustbein die Rede ist. Abgesehen nun von der nachtheiligen Wirkung der Schnürbrüste lehrt die Erfahrung, dass der Druck unmittelbar angewendet, nicht den guten Erfolg habe, den man erwarten zu dürfen glaubte. Z. B. die Jörg'schen Maschinen sind auf den unmittelbar anzuwendenden Druck berechnet. Der Druck bei verschobenen Wirbeln wirkt aber nicht auf diese selbst, sondern auf den hintern Bogen der Rippen, diese aber als sehr nachgiebige Gebilde werden in einen spitzigen Winkel gedrängt, dadurch wird die Wirkung des Druckes geändert, und seine Kraft zerlegt, und wenn die noch übrige stark genug wäre, die Wirbel zu verschieben, so würde sie es thun, weil das Ende der Rippe als Hebel wirkt, bei dem die einwärts gerichtete Kraft an die Spitze des Winkels der Rippen, ihr Stützpunkt aber in die Gelenkfläche fällt, wo das kleinere Köpfchen mit den Queerfortsätzen der Wirbel verbunden ist; und die Wirkung des Druckes also den Wirbelkörper auch nach hinten und aussen drängt. Man vergleiche hiezu die Wirkung der Druckmaschinen bei Skoliosis.

Dieses ist nun ein indirekter Beweiss für die Vortheilhaftigkeit der Ausdehnung und Streckung und es ist nun wohl anerkannt Ausdehnung und Streckung sei das Hauptmoment der Orthopädie.

Der Druck ist zwar nicht zu verachten; denn bei der Kyphosis bei Verkrümmungen langer Röhrenknochen ist er wohl für sich schon gut, in den meisten andern Fällen aber wirkt er erst als unterstützend, während und nach der Ausdehnung, und dieses ist der Standpunkt in den er gestellt sein und bleiben soll.

Die Ausdehnung oder Streckung geschieht aber durch den Zug, und dieser ist das Hauptmoment der Orthopädie.

Anforderungen, die man an die Streckung macht, sind:
1. sie wirke der überwiegenden Kontraktion verkürzter Muskeln durch künstliche Extension entgegen, ersetze die Unwirksamkeit erschlaffter Antagonisten und den mangelnden Widerstand von Seite der Knochen;
2. sie hebe die abwärtssinkende Kraft des natürlichen, oder verschobenen Schwerpunktes über der Krümmungsstelle von dem Druck durch Neigung der Schwere oder Muskelkontraktion.

Aber nur Muskeln können gestreckt werden, darnach richtet sich nun die Art und Weise, wie die Streckung vorgenommen wird.

Der Antagonismus der Muskeln als Strecker und Beuger, oder dieser zusammen auf verschiedenen Seiten lehrt ein wichtiges Gesetz: dass, wenn die überwiegende Thätigkeit einer Muskelparthie aufgehoben wird, die unterdrückte entgegengesetzte von selbst erfolgt. So wird bei schiefem Halse nach Streckung des verkürzten Brustschlüsselbeinmuskels die Wirkung des audern von selbst erfolgen, so wird bei Kontraktur im Knie nach Aufhebung der Verkürzung der Beuger die Streckung von selbst eintreten u. s. w.

Die Anforderungen an einen guten Streckapparat sind nun, dass derselbe die verkürzte Muskelparthie langsam ununterbrochen, mit allmählig zunehmender Kraft ausdehne, und dieses mit Sicherheit, Leichtigkeit und den mindesten Beschwerden für den Kranken geschehe.

Das Resultat dieser mechanischen Therapie ist also, dass Streckung und Ausdehnung als Zug das Hauptmoment orthopädischer Behandlung seien, und dass erst nach bewirkter Extension eine zweckmässig angebrachte Compression, als Druck, die Heilung unterstützen könne und müsse.

Die weitere Ausführung in den folgenden Abtheilungen.

Zur Erklärung der Abbildungen.

Die der ersten Abtheilung beigefügten Abbildungen können auf Originalität keinen Anspruch machen, und wollen daher ihren Ursprung, den der Kundige leicht erkennen wird, gar nicht verläugnen. Sie sollen aber eine bildlich anschauliche Darstellung derjenigen Zustände geben, die dem Orthopäden am häufigsten vorkommen, und dieses möge für jetzt genügen.

Die erste Tafel mit den mathematischen Figuren hat schon im Abschnitte von der Mechanik, Seite 128 und dem Folgenden ihre Erläuterung gefunden, daher deren Wiederholung überflüssig wäre.

Die drei andern Tafeln geben nun eine allgemeine bildlich anschauliche Darstellung orthopädischer Zustände.

Die zweite Tafel zeigt

Figur 1 eine Verkrümmung des Halses, von der Seite 207 die Rede ist;

Figur 2 eine Rückgrathsseitenkrümmung mit Verschiebung der Schultern, von der Seite 209 und Seite 222 die Rede ist;

Figur 3 zeigt beide Zustände in noch auffallenderem Grade.

Die dritte Tafel zeigt

Figur 1 den Spitzfuss oder Pferdfuss, siehe Seite 252.

Figur 2 eine Kontraktur des Kniegelenkes mit Anziehung des Unterschenkels gegen den Oberschenkel, vergleiche Seite 225;

Figur 3 einen Klumpfuss, und zwar den Scheegfuss, (varus) Seite 229.

Figur 4 eine Klumphand mit vorwaltender Extension, Seite 232;

Figur 5 das Auswärtsweichen der Knice, siehe Seite 226.

Die vierte Tafel zeigt

Figur 1 eine andere Art von Scheegfuss;

Figur 2 den Knollfuss (valgus), siehe Seite 230;

Figur 3 eine andere Art von Pferdefuss mit Missstaltung der Zehen;

Figur 4 einen Scheegfuss in sehr auffallendem Grade.

Sind auch diese Abbildungen nicht eigenthümlich, sondern aus Shaw, Jörg und Delpech entlehnt, so werden sie doch dem Zwecke, eine allgemeine bildliche Anschauung der wichtigsten orthopädischen Zustände zu gewähren, entsprechen. Den folgenden Abtheilungen sollen auch eigene Zeichnungen orthopädischer Zustände, so wie vorzüglich Abbildungen der zu ihrer Heilung erforderlichen Maschinen beigegeben werden.

ORTHOPAEDIE

oder

Werth der Mechanik

zur

Heilung der Verkrümmungen

am

menschlichen Leibe.

Von

F. W. HEIDENREICH,

praktischem Arzte zu Ansbach.

Zweite Abtheilung,

die

Verkrümmungen der Wirbelsäule und des Rumpfes
enthaltend.

Mit fünf Tafeln Abbildungen.

Berlin bei Reimer.

1831.

ORTHOPAEDIE

oder die

Verkrümmungen

der

Wirbelsäule und des Rumpfes

und

deren Heilung.

Von

Dr. Heidenreich

Ansbach.

Mit fünf Tafeln Abbildungen.

Berlin bei Reimer.

1831.

Vorrede.

Die Heilkunde in ihrer praktischen Tendenz hat alle Wissenschaften sich untergeordnet und ihrem Zwecke dienstbar gemacht.

In dieser Beziehung erscheint nun hier auch die Mechanik.

Nur dann, wann der Mechanismus des menschlichen Leibes entwickelt, in seinen anatomischen und physiologischen Beziehungen nachgewiesen und eine Lehre des mechanischen Erkrankens aufgestellt ist, wird auch eine mechanische Therapie möglich werden.

Da aber der Mechanismus in der gesammten thierischen Organisation nur eine untergeordnete Rolle spielt, so werden auch alle diese Beziehungen eine gleiche Stufe des Ranges einnehmen müssen.

Da aber wiederum das Chemische, Dynamische, überhaupt das Höhere in der Organisation so unendlich oft schon behandelt, betrachtet, beleuchtet und beschrieben worden ist, so hat es sich der Verfasser hier zur Aufgabe gemacht, das Mechanische hervorzuheben.

Dass aber dieser physische Mechanismus kein geistiger sei, wird wohl kaum der Erinnerung bedürfen.

Die erste Abtheilung dieses Werkes, die vor ungefähr vier Jahren erschien, hatte es sich zur Aufgabe gemacht, im Allgemeinen die Bedeutung des Mechanismus in der menschlichen Natur nachzuweisen und seine Stufe festzustellen.

Sie hat auch wirklich den Mechanismus in der Anatomie, Physiologie, Pathologie und Therapie hervorgehoben und in seinen gegenseitigen Beziehungen betrachtet.

Die vorliegende Abtheilung ist rein praktisch, und auch unabhängig von der ersten als selbstständiges Werk zu betrachten.

Sie behandelt die Lehre von den Verkrümmungen der Wirbelsäule und des Rumpfes, wie es auf nebenstehendem Inhaltsverzeichnisse angegeben ist.

Inhalt.

	Seite
I. Mechanik des menschlichen Leibes	1
1. Anatomische Beschreibung	9
A. Wirbel und ihre Fortsätze	9
B. Bänder und Verbindung der Wirbel	14
2. Wirkende Kräfte	22
A. Druck der Schwere	24
B. Zug der Muskeln	34
Mechanik der Verkrümmungen	47
II. Pathologie der einzelnen Formen	56
Nackenkrümmung	61
Schlangenkrümmung	75
Winkelkrümmung	100
Kreuzbein- und Beckenverkrümmung	129
Missstaltung der Rippen	142
Missstaltung des Brustbeins	147
Missstaltung der Schlüsselbeine	150
Missstaltung der Schultern	151
III. Varietäten	157
Krümmung von Haltung und Stellung	160
Krümmung von Muskelwirkung	174
Krümmung von Knochenleiden	184
Krümmung von eigenthümlichen Krankheiten	193
Untersuchungsweise orthopädischer Kranken	106

	Seite
IV. Behandlung	213
1. Therapeutisch - diätetische Behandlung der Varietäten	223
Behandlung der Krümmung von Haltung	223
Behandlung der Krümmung von Muskelwirkung	232
Behandlung der Krümmung von Knochenleiden	247
Behandlung der Krümmung von eigenthümlichen Krankheiten	255
2. Mechanisch - gymnastische Behandlung der Formveränderungen	257
Mechanische Behandlung	258
Gymnastik	310

Mechanismus des menschlichen Leibes.

Die Wirbelsäule ist die Längenachse des thierischen Leibes, die die Haupttheile des Skelettes verbindet, und steht bei dem Menschen allein aufrecht unter allen übrigen Geschöpfen der Erde.

Um Beweglichkeit mit Stärke zu vereinigen ist die Wirbelsäule in sich selbst gebrochen, aber die einzelnen Bruchstücke sind auf das Innigste verbunden, und je geringer die Beweglichkeit eines jeden einzelnen Wirbels ist, um so beweglicher ist das ganze Rückgrath. Man hat diese Wirbelsäule mit dem Kiele eines Schiffes verglichen, an welchem sich die einzelnen Theile des Fahrzeugs befestigen, so dass derselbe seine Gestaltung nicht ändern kann, ohne die anhängenden Theile in Mitleidenschaft zu ziehen.

Die Grundfeste des thierischen Körpers muss aber stark und kräftig sein, wie der Kiel des Fahrzeugs, daher auch das Rückgrath, das den gesammten Rumpf trägt, eine säulenförmige Gestalt erhalten hat; ganz den Gesetzen des Gleichgewichts angemessen unten dicker als oben. Da aber der thierische Körper beweglich und nicht starr sein soll, so durfte auch dieser Kiel oder diese Säule nicht aus einem Stücke bestehen, sondern ist in deren mehrere getheilt und gebrochen.

Das Rückgrath besteht also aus einzelnen Theilen, die je ihrem natürlichen Zwecke entsprechen, und man unterscheidet vorerst vier Hauptgegenden: den Nacken, den Rücken, die Lenden und die Kreuzgegend. Diese Gegenden sind aber wieder getheilt, der Nacken in sieben Halswirbel, der Rücken in zwölf Rückenwirbel, die Lenden in fünf Lendenwirbel, und das Kreuzbein besteht aus fünf in einander verschmolzenen Wirbeln.

Das Rückgrath bildet also eine starke, gegliederte, bewegliche Säule, ist eine Reihe aufeinander geschichteter Zylinder, so wie ein Säulenschaft aus mehreren über einander gestellten zylindrischen Stücken besteht, nur dass diese Wirbel-Zylinder vielfache Fortsätze und Ansätze theils um der Festigkeit und Beweglichkeit willen, theils zur Anheftung des Rumpfes und Befestigung der Extremitäten besitzen.

Die Wirbel nehmen, je tiefer sie liegen, an Höhe, Breite, Dicke und Rundung zu, so wie auch die dazwischen liegenden Knorpelscheiben, daher an jedem einzelnen Wirbel der Umfang seiner untern Fläche grösser ist, als der seiner obern, wodurch denn auch die Säule kegelförmig und um so mehr geeignet wird, die Last des Körpers zu tragen.

Im Ganzen nehmen die Wirbel dieser Säule vom dritten Halswirbel bis zum Kreuzbein an Grösse immer zu, vom Kreuzbein an nimmt die Grösse der Wirbel wieder ab; der erste und zweite Halswirbel stellen einen Säulenknauf vor, dann wird sie vom dritten bis siebenten Halswirbel breiter, dann bis zum dritten

Rückenwirbel schmäler, dann aber wieder regelmässig bis zum Kreuzbein breiter.

Von der Seite angesehen werden die Wirbelkörper vom dritten Hals- bis fünften Rückenwirbel breiter, an den übrigen Rücken- und Lendenwirbeln aber sind sie fast gleichbreit, oder nehmen nur wenig zu, ihre Höhe nimmt gleichfalls gegen unten zu, ausser dass sie an den untern Halswirbeln gleich ist.

Die Basis dieser Säule ist das Becken, es ist dieses der Untersatz, das Postament, auf dem der Säulenschaft ruht, das Kreuzbein ist nun der Pfeiler, die Stütze, auf dem die kegelförmige Wirbelsäule ruht, die die Last des ganzen Körpers trägt.

Das Becken selbst bildet gleichsam ein Gewölbe, von dem das Kreuzbein der Schlussstein ist, auf dem nun wieder die Last ruht; die Hüftknochen sind in dieser Hinsicht die Widerlager dieses Gewölbes, und es bilden im Sitzen die Sitzknochen, im Stehen die Schenkel die Pfeiler, auf denen die Widerlager und das ganze Gewölbe ruhen.

In aufrechter Stellung ruht also der gesammte Rumpf mittelst der Hüftknochen und des Pfannengelenkes auf den Köpfen der Oberschenkel, und es wird dadurch die Stellung des Beckens von grösstem Einfluss auf die Stellung der Wirbelsäule und Haltung des ganzen Rumpfes sein.

Das Becken balancirt nämlich auf seiner Queerachse, die durch die Mittelpunkte der Pfannengelenke geht, da nun aber seine Längenachse den Horizont unter einem spitzen Winkel schneidet, so wird von der Grösse dieses Winkels, d. h. von der Neigung des Beckens, die Stellung der Wirbelsäule abhängig werden, weil sie am obersten Kreuzbeinwirbel und seiner Fläche keine senkrechte, sondern eine veränderlich schiefe Stützungsfläche findet, über der sie selbst sich aufrecht erhalten muss — umgekehrt wird die Last des Rumpfes bei der Beweglichkeit der Lendenwirbel unter sich und mit dem Kreuzbein unter Mitwirkung der Muskelkräfte auch auf die Richtung des Beckens Einfluss äussern.

Die Wirbelsäule steht aber nicht ganz senkrecht, sondern von der Seite angesehen ist sie sanft gewölbt, und in einer Wellenlinie gebogen, und zwar ist dieselbe mit den Halswirbeln sanft nach Vornen gewölbt und etwas vorwärts strebend, mit den Rückenwirbeln dagegen nach Hinten ausgebogen, so dass die Wölbung des Bogens nach Hinten gerichtet ist, allmählich wird die Richtung wieder umgekehrt, so dass die Lendenwirbel mit der Wölbung ihres Bogens sich wieder vorwärts neigen, bis endlich das Kreuzbein diese Richtung abermals aufhebt und seine Wölbung nach Hinten kehrt.

Die grösste Höhe der Ausschweifung liegt bei der ersten Wölbung nach Vornen in der Gegend des vierten Halswirbels; die Mitte der zweiten Ausschweifung nach Hinten in der Gegend des siebenten bis achten Rückenwirbels, dem untern Brustbein gegenüber; die Mitte der dritten Abweichung in der Gegend des lezten Lendenwirbels abermals nach Vornen, und endlich die vierte in der Mitte des Kreuzbeins wieder nach Hinten.

Diese natürlichen Ausbiegungen steigern sich häufig zu krankhaften, und so wird die natürliche Beugung der Rückenwirbel nach Hinten, krankhaft gesteigert, Rückwärts- die natürliche Neigung der Lendenwirbel nach Vornen, krankhaft vermehrt, Vorwärts-Krümmung.

Diese Beugungen des Rückgrathes werden nicht nur nothwendig durch die Funktion der Wirbelsäule, wie sogleich gezeigt werden soll, sondern die stumpfen Winkel der Beugungen sind auch erforderlich für das im Innern des Wirbelkanals enthaltene Rückenmark, das bei den Bewegungen des Leibes keinen Druck erleiden darf, den es von einem spitzigen Beugungswinkel erfahren würde. Bei dem bestehenden Baue bilden aber je zwei Wirbel immer nur einen sehr stumpfen Winkel, und das Rückgrath geht in die nöthigen Bewegungen ein, ohne das Mark zu drücken. Daher auch bei der Winkelkrümmung grösseres Rückenmarksleiden entsteht, als bei der Schlangenkrümmung.

Die nächste Ursache der natürlichen Rückgrathskrümmungen liegt aber in der Neigung des Beckens und Entwicklung des Stehens und Gehens, und fällt mit dieser zusammen.

Man hat die Wirbelsäule und ihre natürlichen Krümmungen mit einer Feder verglichen, deren Widerstand gegen die drückenden Kräfte im Quadrat der Zahl der Biegungen zunimmt, und aus diesem Grunde die Krümmungen ableiten wollen; so wie man aus der Erfahrung, dass an einer Säule mehrere aufeinander geschichtete Kuben oder Zylinder eine grössere Last tragen, als der einfache Schaft, die Gliederung des Rückgraths in die einzelnen Wirbel entwickeln wollte. Man hat darüber kunstreiche Berechnungen angestellt, es sind aber dieses wohl Uebertreibungen in der Anwendung des mathematischen Calculs auf organische Kräfte.

Besser erklären sich die Biegungen der Wirbelsäule, die sie sich bei der Entwicklung der aufrechten Haltung als natürlich aneignet, folgendermassen:

Das Gleichgewicht der Wirbelsäule so wie des ganzen Körpers in Bewegung und Ruhe hängt von dem Umfange der Stützungsfläche und dem senkrechten Abstande des Schwerpunktes von derselben ab, so dass nämlich der Mensch nur stehen und gehen kann, wenn die Neigungslinie seiner Schwere noch innerhalb der Stützungsfläche fällt. Da die Wirbelsäule sich nun hinter den Schenkelpfannen auf das Becken stüzt, so würde, wenn sie gerade auf demselben stünde, die Senkrechte, die vom Schwerpunkte des Körpers den Boden trifft, ausser der Stützungsfläche oder nahe an ihre Gränze fallen, und dadurch das Gleichgewicht beeinträchtigen.

Diese natürlichen Krümmungen begünstigen das Sitzen, Stehen und Gehen, überhaupt die aufrechte Haltung des Rumpfes nun dadurch, dass sie die Neigungslinie der Schwere mehr nach Vornen setzen, und für die Muskeln, die sich an das Becken heften, einen Hebel unter einem weniger spitzigen Winkel bilden.

Aus diesem Grunde, und weil die obere Fläche des Kreuzbeins selbst nicht horizontal ist, sondern mit der Conjugata mehr oder weniger parallel laufend den Horizont unter einem spitzen Winkel schneidet, so muss der untere Theil der Wirbelsäule nach Vornen drängen, also die natürliche Lendenkrümmung nach Vornen veranlassen; da aber diese den ganzen Rumpf zu weit nach Vornen schieben würde, so dass der Körper vorwärts fiele, so muss die natürliche

Rückenkrümmung diesem Vorwärtsdrängen das Gleichgewicht zu halten und den Schwerpunkt rückwärts zu schieben suchen; zumal da der Kopf, der durch seine Einlenkung an der Wirbelsäule den grössten Theil seiner Schwere nach Vornen äussert, das Uebergewicht zu sehr vergrössern würde. Die natürliche Rückenkrümmung ist also die Vermittlerin zwischen den verschiedenen Schwerpunkten der einzelnen Parthieen des Rumpfes.

Es ergiebt sich von selbst, dass diese Krümmungen um so auffallender und hervorstechender sein werden, je grösser die Neigung des Beckens ist, oder je mehr eine Abweichung in der Gestaltung und Schwere des Rumpfes selbst Statt findet.

Endlich fernere und Nebenbedeutungen haben die Beugungen der Wirbelsäule noch, z. B. dass die der Rückenwirbel nach Hinten die Brust erweitert und dem Herzen und den Lungen grössere Freiheit gewährt; dass die der Lendenwirbel nach Vornen den Muskeln, die das Rückgrath strecken, grössern Raum gestattet; dass die Wölbung des Kreuzbeins, die Eingeweide des kleinen Beckens aufnehme, und die Ausschweifung der Halswirbel den Nackenmuskeln Platz gewähre.

Bei Menschen, die anstrengende Arbeiten verrichten müssen, als Taglöhnern, Lastträgern, sind diese Krümmungen grösser, besonders dort, wo einförmige Haltung ohne Wechsel der Muskelthätigkeit Statt findet, bei Kindern und Menschen, die mehr im einfachen Naturzustande leben, und wenig arbeiten, sind sie geringer.

Bei Kindern, die noch nicht stehen und gehen können, findet man nur eine einzige Krümmung nach

Rückwärts, durch das Vorwärtshängen des Kopfes und Oberleibes veranlasst; die übrigen bilden sich erst nach und nach während des Stehens und Gehens, und das Stehen- und Laufenlernen selbst besteht vielleicht nicht weniger in der Uebung der Muskeln, deren Festigkeit und Kraft; als in der allmählig zu erwerbenden Krümmung der Wirbelsäule, um dieselbe in aufrechter Stellung über der Stützungsfläche erhalten zu können.

Auch scheinen diese Krümmungen am männlichen Geschlechte mehr hervorzutreten als am weiblichen, daher bei Männern die Winkelkrümmungen, bei Weibern die Seitenkrümmungen häufiger sind. Die Art der Beschäftigung hat natürlich vielen Einfluss darauf.

Die Wirbelsäule ist also eine konische, bewegliche, gebogene Säule, gleichsam ein Winkelhebel, der durch seine Biegung die Tragung und Unterstützung der auf ihm liegenden Last allerdings erleichtern hilft.

Das ganze Rückgrath ist nun von der Seite angesehen auf die angegebene Weise vierfach ausgeschweift, in der Regel aber von Hinten angesehen gerade, und lässt sich durch eine Senkrechte in zwei ganz gleiche Hälften theilen.

Häufig ist aber auch die Wirbelsäule etwas nach der einen oder der andern Seite, nach Rechts oder Links gebogen, am Meisten nach Rechts, zwischen dem dritten und fünften Rückenwirbel, und es liegen in diesem Falle auch die Spitzen der Dornfortsätze nicht in einer geraden Linie.

Man glaubte diese Wölbung nach Rechts von der Bewegung der Aorta ableiten zu müssen, und hat noch mehrere Meinungen darüber aufgestellt. Es kommt aber wohl diese Krümmung nur vom häufigern Gebrauch des rechten Armes, der, theils durch die Stellung, theils durch die Anstrengung der ihn mit Rumpf und Rückgrath verbindenden Muskeln, die Wirbel nach sich zieht.

Und die Erfahrung hat gelehrt, dass diese Seitenkrümmung mit der Wölbung nach Links bei solchen Individuen gefunden werde, die die linken Gliedmassen mehr gebrauchen als die rechten.

Es rührt diese natürliche Seitenkrümmung also blos von überwiegender Kraft der am Meisten gebrauchten Muskeln her, und ist so häufig, dass sie auch für normal gehalten werden kann.

Es giebt diese Wahrnehmung einen deutlichen Fingerzeig zur Erklärung der Entstehung mehrerer Arten von Misstaltungen, besonders der, wo die konvexe Seite auch die volleren und stärkeren Muskeln hat, und die Krümmung nicht auf Kontraktur der konkaven, sondern auf grösserer Entwicklung und Energie der konvexen Seite beruht.

Der weitere Verfolg der Mechanik der Wirbelsäule ist umfasst

1) durch anatomische Beschreibung der Wirbel und Bänder,
2) durch die wirkenden Kräfte, den Druck der Schwere und Zug der Muskeln.

1. Anatomische Beschreibung.

A. Wirbel und ihre Fortsätze.

Alle Wirbel bestehen aus dem Körper, den Bogen, den Querfortsätzen, den Dornfortsätzen und den schiefen oder Gelenkfortsätzen.

Halswirbel.

Die Halswirbel sind die kleinsten von allen, die Körper klein niedrig, die Gelenkfortsätze oben flach unten schüsselförmig, die Dornfortsätze gespalten, die Queerfortsätze kurz, durchbohrt.

An den Halswirbeln findet die meiste Beweglichkeit der ganzen Wirbelsäule Statt, die Beweglichkeit der Wirbel unter sich ist grösser als an dem Rücken und den Lenden, denn die Halswirbel vereinigen alle Arten der Bewegung in sich.

Die Gelenkflächen sind fast eben und sehr nach dem Horizonte geneigt, so dass die drehende Bewegung hier leichter ist, als irgendwo. Durch die vordere Konvexität und Kleinheit der Körper bildet sich auch die Achse der Drehung gleichsam als um eine eingebildete Angel, vorzüglich wird diese grosse Beweglichkeit begünstigt durch die Kleinheit der Wirbelkörper, durch die Dicke der Zwischenknorpel und Bänder, durch Kürze der Queerfortsätze, Richtung und Kürze der Dornfortsätze, und am Meisten wird die Drehung befördert durch Bau und Richtung der Gelenkfortsätze.

Der erste Halswirbel, der Träger, ist zur Artikulation mit dem Kopfe bestimmt, bildet mit den Gelenkfortsätzen des Kopfes das Gelenk zur Vorwärts- und Rückwärtsbeugung, und selbst an den Kopf befestigt dreht er sich um den Zahn des

zweiten Halswirbels oder Umdrehers wie um seine Achse, so dass zwischen dem Hinterhauptsbein und dem Träger die Bewegung nach Vorwärts und Rückwärts, zwischen dem Träger und Umdreher die drehende Bewegung nach Rechts oder Links Statt findet.

Der siebente Halswirbel ist durch seinen längern,

gespaltenen, mehr gerade nach Hinten stehenden Dornfortsatz ausgezeichnet, die übrigen Halswirbel haben nichts Besonderes.

Dass die Einlenkung des Kopfes nicht in dessen Mitte, sondern mehr gegen Hinten Statt finde, und sowohl die natürlichen Krümmungen der Wirbelsäule als grosse Muskelkraft erforderlich sei, denselben aufrecht zu halten und seinem Vorwärtssinken zu begegnen, ist schon angedeutet worden.

R ü c k e n w i r b e l.

Hier ist die Beweglichkeit mehr beschränkt, das allmählige Zunehmen der Grösse der Wirbelkörper, die schuppenartig auf einander liegenden Dornfortsätze und die dünnern Zwischenknorpelscheiben beschränken die Beweglichkeit. Dazu kommen strafferе Bänder und die Anheftung der Rippen, die die Beweglichkeit noch mehr erschweren. Dagegen begünstigt aber die Stellung der Gelenkfortsätze die Drehung nach der Seite, gleichsam um die Achse der Wirbelsäule.

Die Rückenwirbel sind unbeweglicher als andere wahre Wirbel, und zwar hinsichtlich der Bewegung nach Vornen und Hinten, nach Rechts und Links; keineswegs aber hinsichtlich der Drehung der grössern Zahl um ihre eigene senkrechte Achse.

In der Rückengegend zeigen nämlich die Gelenkflächen der schiefen oder Gelenkfortsätze einen sehr spitzen Winkel mit der Transversalfläche der Körper, und ihre Richtung von Innen nach Aussen und Hinten nach Vornen begünstigt mehr die seitliche, am meisten die drehende Bewegung.

Die Körper dieser Wirbel werden immer grösser

und höher je tiefer sie liegen, an den Queerfortsätzen artikuliren die Rippen, die Dornfortsätze liegen schuppenförmig, die Gelenkfortsätze verlaufen aber so ziemlich in der Richtung von Innen nach Aussen, die sich aber unten immer mehr in die von Hinten nach Vornen umwandelt.

Lendenwirbel.

Diese sind wieder beweglicher, sie sind aufrechtstehende Zylinder, die sich mit ihren Fortsätzen gegenseitig aufnehmen. Hier sind dickere Zwischenknorpelscheiben, weniger straffe Ligamente, kürzere, gerade stehende Dornfortsätze, längere Queerfortsätze. Die Richtung der Gelenkfortsätze ist von Hinten nach Vornen, die obern des untern Wirbels nehmen die untern des obern Wirbels auf. Die längern Queerfortsätze unterstützen die Festigkeit, die kürzern Dornfortsätze die Beweglichkeit, die Gelenkfortsätze verhindern aber die Drehung völlig, und beschränken die Seitenbewegung in Etwas.

Die Lendenwirbel können also Vorwärts und Rückwärts bewegt, auch etwas Rechts und Links gebogen, keineswegs aber um ihre Längenachse gedreht werden.

Das Kreuzbein.

Das Kreuzbein ist fest und unbeweglich zwischen den Hüftbeinen eingekeilt, verschiebt sich aber, wenn die auf ihm ruhenden Wirbel sich verschieben, und mit sich die Richtung des Beckens, so dass das eine Hüftbein höher wird, als das andere, oder das Becken Vorwärts oder Rückwärts geneigt, oder, der Drehung der Wirbelsäule folgend, verdreht und das eine, meistens das niedere Hüftbein nach Vornen gedrängt wird.

In Hinsicht der Bewegungen nach Vorwärts und Rückwärts und Rechts und Links ist in der Gegend zwischen den Rückenwirbeln und Lendenwirbeln eine Stelle, und eine zweite zwischen dem Kreuzbein und den Lendenwirbeln, in der die Bewegung vorzüglich stark geschieht, und zwischen diesen zwei Stellen liegen Wirbel, die zwar auch beweglich verbunden, aber doch beträchtlich weniger beweglich sind, als die an jenen zwei Stellen verbundenen.

Die obere biegsame Stelle ist an dem Orte, wo der unterste Rücken- und oberste Lendenwirbel liegen, und besteht häufig selbst wieder aus zwei beweglichen Stellen, die durch einen unbeweglichen Wirbel getrennt wird.

Anderweitige Untersuchungen wollen zwei neue Gelenke an der Wirbelsäule entdeckt haben, das eine soll jedesmal zwischen zwei Dornfortsätzen der Lendenwirbel, das zweite an einigen Rückenwirbeln, namentlich am neunten, zehnten, eilften, deutlicher in der Regel am zwölften und sodann an den ersten zwei Lendenwirbeln mit zwei kleinen Gelenkflächen und Gelenkköpfchen Statt haben.

An einem nackenden Körper, der rückwärts gekrümmt ist, bemerkt man, wenn er von Hinten betrachtet wird, dass die Wirbelsäule an den untersten Rückenwirbeln und den Lendenwirbeln nicht gleichförmig gebogen ist, sondern dass sie an den bestimmten Stellen stumpfe Winkel bildet. Bei Verkrümmung aus übler Haltung besonders zu beachten.

Dass zwischen dem eilften Rücken- und erstem Lendenwirbel die Berührungsflächen der Wirbelkörper selbst mehr konkav ausgehöhlt seien, um mehr Knorpelsubstanz aufzunehmen und freiere Bewegung zu gestatten, finde ich unter drei vor mir liegenden Skeletten nur an einem angedeutet.

Im Ganzen ist das Resultat der bisherigen Untersuchung der Wirbel:
1) Die Rückenwirbel sind beschränkter in der Vorwärts- und Rückwärts-, Rechts- und Linksbewegung, aber geneigter zur Drehung um ihre senkrechte Achse;
2) die Halswirbel sind die beweglichsten, denn sie vereinigen alle Arten der Bewegung in sich;
3) die Lendenwirbel können Vorwärts, Rückwärts und Seitwärts gebogen, aber nicht um ihre senkrechte Achse gedreht werden.

B. Bänder und Verbindung der Wirbel.

Die Bänder oder der ligamentöse Apparat, wodurch die Wirbel und deren Fortsätze vereinigt werden, theilen sich in

1) die Verbindung der Wirbelkörper, diese geschieht wie folgt:

Die vordere Wirbelbinde verlauft auf der vordern Seite der Wirbelsäule vom zweiten Halswirbel bis zum Kreuzbein, als flaches faseriges Bändchen, schmal und dünn am Nacken, breiter und dicker am Rücken und den Lenden; ihre hintere Fläche liegt auf den Wirbelkörpern und Faserknorpeln.

Die hintere Wirbelbinde verlauft an der hintern Fläche der Wirbelkörper im Rückenmarkskanale vom zweiten Halswirbel bis zum Kreuzbein, als langes Bändchen, schmäler als die vordere.

Die faserigen Zwischenwirbelknorpel sind gleichsam geschmeidige elastische Kissen zwischen den Wirbelkörpern in den Zwischenräumen, die die Wirbel trennen, vom zweiten und dritten Halswirbel bis zur Verbindung des lezten Lendenwirbels mit dem Kreuzbein. Ihre Gestalt ist in jeder Gegend, mit der der Wirbel, zwischen denen sie liegen, genau übereinkommend, sie wachsen an Grösse und Dicke vom Nacken an, wo sie ziemlich dünn sind, bis zu den Lenden, wo sie am dicksten sind. Im Nacken und an den Lenden sind sie Vornen dicker als Hinten, am Rücken Hinten dicker als Vornen. Sie hängen mit ihrer obern und untern Seite fest an den entsprechenden Flächen der Wirbel, ihr vorderes Ende vereinigt sich mit der vordern, ihr hinteres mit der hintern Wirbelbinde. Die Zwischenwirbelknorpel sind an ihrer Aussenseite von faserigen Bändern eingeschlossen. Sie sind fest, haben einen gemeinschaftlichen Mittelpunkt und die Fasern liegen schräg kreuzweise gegeneinander. Diese Fasern weniger an der Zahl Hinten als Vornen, lassen Räume zwischen sich, die gegen die Mitte jedes Knorpels zunehmen. Man findet in den Zwischenräumen eine saftige klebrige Masse, die in ihnen eingeschlossen ist. Diese Faserknorpel geben der Wirbelsäule ihre Biegsamkeit und Schnellkraft.

2) Die Verbindung der schrägen oder Gelenkfortsätze.

Die Oberflächen der Gelenkfortsätze sind mit Knorpelscheibchen überkleidet, und durch starke Bänder, die aus kurzen Fasern bestehen, zusammengehalten, und im Rücken und den Lenden durch die gelblichten Bänder verstärkt.

3) Die Verbindung der Wirbelbogen.

Die gelblichten Bänder erfüllen den Raum zwischen den Wirbelbogen vom zweiten Nacken- bis lezten Lendenwirbel. Es sind eigene, starke, feste, sehr elastische, gelbliche Bänder, am Halse dünn und schmal, gegen Unten zu immer dicker und stärker.

4) Verbindung der Dornfortsätze.

Die Zwischendornbänder füllen die Räume zwischen den Dornfortsätzen im Rücken und den Lenden aus. Im Nacken sind sie durch Muskeln verstärkt. Sie gleichen schmalen, häutigen Bändern, und erhalten ihre Gestaltung nach den Räumen, in denen sie liegen. Sie sind zarter am Rücken, derber an den Lenden. Hieher gehören noch

5) die Bänder zwischen den Spitzen der Dornfortsätze, die die Spitzen der Dornfortsätze hinten vom siebenten Halswirbel bis zum Kreuzbein verbinden, und endlich

6) die Verbindung der Queerfortsätze, die durch bandartige Fasern an den untern Rückenwirbeln bewirkt wird.

Von den grossen Band-Apparaten, die einerseits den Kopf, anderseits das Becken mit dem Rückgrathe vereinigen, wird an seinem Orte die Rede sein.

Von den Bandscheiben, die wie ein zusammendrückbares und ausdehnbares Polster zwischen den Wirbelkörpern liegen, hängt die Beweglichkeit der Wirbelsäule ab. Die Höhe der Bandscheiben scheint den Grad der Beweglichkeit zu bestimmen. Die unbeugsamsten Wirbel haben die niedrigsten Bandscheiben; die Lendenwirbel die höchsten. Die Bandscheibe zwischen dem zweiten und dritten Halswirbel ist sehr dünn, und diese beiden Wirbel können auch kaum aufeinander gebogen werden, weil sonst der Zahn des zweiten das Rückenmark drücken würde.

Am Halse und an den Lenden sind diese Bandscheiben Vornen dicker als Hinten, am Rücken ist es umgekehrt.

Obwohl die Bandscheiben der Halswirbel bei Weitem nicht so hoch sind, als die der Lendenwirbel, so kann die Beweglichkeit der erstern dennoch grösser sein, weil ihre Verbindungsflächen klein, und die Körper selbst niedrig sind.

Das Mittel der Höhe aller Bandscheiben Vornen, in der Mitte, wo sie am höchsten, und Hinten, wo sie am niedrigsten sind, gemessen, beträgt ungefähr ein Fünftheil des senkrechten Abstandes des obersten und untersten Punktes der Säule der wahren Wirbel, die Höhe der in der Mitte gemessenen Bandscheiben etwas mehr als ein Vierzehntheil der Höhe des ganzen Körpers. Durch den Druck der Last des Körpers auf diese Knorpelscheiben verliert die Wirbelsäule am Tage während der aufrechten Haltung des Körpers einige Linien von ihrer Höhe, die sich während der Nacht wieder ersetzen.

Die Schnellkraft der Bänder mässigt den Stoss, der auf die Achse der Wirbelsäule trifft, sie sind die Kraft, um die gerade Stellung wieder herzustellen, wenn das Rückgrath gebogen war.

Die Zwischenwirbelknorpel sind einer Art von Angel zu vergleichen, um die die Bewegung Statt findet.

Ueber die Kraft, mit der diese Bänder wirken, sagt schon Borelli:

Wenn ein Knorpelband, das die Fläche zweier Wirbel verbindet, schief vom obenliegenden Wirbel zusammengedrückt wird, so wird ein Theil des Knorpels zusammengedrängt, ein anderer auseinandergezogen, und da derselbe die Natur eines elastischen Bogens hat, so muss er, je mehr er auseinander gedehnt wird, um so mehr auch nach Zusammenziehung streben, und auf diese Weise den obern entfernten Theil des Knochens gegen den andern ziehen; und der allzusehr gedrückte Theil des Knorpels strebt sich auszudehnen, und strebt die zu sehr genäherten Knochen von einander zu entfernen.

Dieses muss nothwendig geschehen, weil die Substanz der Knorpel fest und zähe ist, ob sie gleich mitunter auch weich erscheint, daher sie die Wirkung eines elastischen Bogens äussert, wie auch die Erfahrung lehrt.

Da nun die Fasern der Knorpel auch im ausgedehntem Zustande stärker sind als die Fasern der Rückenmuskeln, sogar nach ihrer Zusammenziehung, so folgt, dass wenn Wirbelknorpel und Rückenmuskeln mit gesammten Kräften zur Unterstützung einer Last zusammentreten, diese mit grösserer Kraft von den Knorpeln gestüzt werde, und die Muskeln nur geringere Wirkung dabei äussern als diese.

Da die Festigkeit und Haltbarkeit der Knorpel grösser ist, als die der Muskeln von gleicher Dicke; (denn die Knorpel tragen ein schwereres Gewicht) und die Kraft der Muskeln ihre Zähigkeit und Haltbarkeit nicht überschreitet, denn sonst würden sie zerreissen, so ist die Wirksamkeit der Knorpelfasern auch grösser, als die der Muskelfibern. Die Kraft der

Knorpelfasern stüzt also in der Ruhe eine grössere Last, als die der Muskeln; da nun die Muskeln, die das Rückgrath bewegen, schlaffe und weniger gedrängt liegende Fasern haben, und die Dicke der Bänder, die die Wirbel vereinigen, kaum überschreiten, so kann man annehmen, dass die Kraft der Bänder, indem sie der Beugung und Ausdehnung der Wirbelsäule widerstreben, das Dreifache sei von der Kraft, die die Rückenmuskeln üben.

Da aber die Rückenmuskeln sich an die Spitzen der Dornfortsätze heften, die Knorpel aber ihre Kraft nur auf der ganzen Fläche der Wirbel äussern, und es scheint, dass der Raum vom Mittelpunkt des Wirbels bis zum Wirkungspunkt des Muskels um das Dreifache grösser sei, als die Linie, in der die Ligamente wirken, so werden dadurch die Kräfte der Muskeln ersezt, und das Moment der Wirkung der Knorpelbänder und Muskeln kann als gleich angenommen werden.

So viel Borelli.

Wenn gleich auf organischem Boden der mathematische Kalkul allein nicht fruchtbringend sein mag, da es gar viele unberechenbare Potenzen giebt, so resultirt doch auch hieraus die Wichtigkeit der Ligamentösen Apparate.

Aus dieser kurzen anatomischen Beschreibung erhellt, dass jeder Wirbel mit sechs besondern Gelenkverbindungen versehen sei, unabhängig noch von der Verbindung der Bogen, der Quer- und Dornfortsätze. Es artikuliren immer die zwei Flächen jedes Wirbelkörpers mit der je obern und untern Fläche der zunächst liegenden Wirbel, dann die vier schiefen Fortsätze, davon je zwei obere mit den untern des oberhalb liegenden, und die untern mit den obern des unterhalb liegenden Wirbels in genauester Gelenkverbindung stehen.

Ein solches so sehr zusammengesztes Gebilde ist auch bei aller Sorgfalt, die die Natur zu seinem Schutze verwendete, während seiner Funktion vielen Unbilden und Misshelligkeiten ausgesezt.

Wenn kräftige Männer durch ihre Arbeit und Beschäftigung angegriffen werden, so ist es um so, erklärlicher bei zarten Weibern, die in unnatürlichen Stellungen, Kleidern, Moden, täglich viele Stunden aushalten müssen oder wollen.

Die Bewegung der menschlichen Wirbelsäule ist aber einer ausdehnenden Bewegung nach Vorwärts, Rückwärts, nach Rechts und Links, und einer Drehung um ihre senkrechte Achse fähig.

Um diese vielen Bewegungen zu erklären, müssen wir nur betrachten, dass jeder Wirbel sechs bewegliche festvereinigte Gelenkverbindungen habe. Die Gelenke der schrägen Fortsätze sind sehr frei beweglich, die Knochenflächen sind schmal, die Kapselligamente dünn, die umgebenden Muskelfasern wenig, und die Artikulation ist aller Richtungen fähig. Die faserigen Knorpelscheiben zwischen den Wirbelkörpern sind grosser Ausdehnung fähig, und können zusammengedrückt werden, während ihr mittlerer Theil keiner oder nur weniger Zusammendrückung fähig ist. Dadurch werden sie die Stütze, durch welche sich die Wirbelsäule mit gradweisem Nachgeben der ligamenlösen Substanz in jeder Richtung bewegen kann, so dass das Rückgrath vor den Folgen von Erschütterungen und Stössen gesichert ist.

Es ist klar, dass das Zentrum der Bewegung bei den verschiedenen Stellungen geändert werde.

Wenn wir uns Vorwärts neigen, so drückt der aufwärts bewegte Theil auf die Wirbelkörper, die sich dadurch näher gerückt und an einander gedrängt werden. Wenn wir uns Rückwärts neigen, tragen die Gelenkfortsätze die ganze Last. Wenn wir uns Seitwärts neigen, so ruhen wir theils auf den Gelenkfortsätzen, theils auf der Seite der Wirbelkörper. Wenn wir gerade stehen, haben alle Wirbelkörper und Gelenkfortsätze gleichen Antheil an unserer Unterstützung.

Die Beschränkung der Beugungen und Ausdehnungen liegt mehr in den gelben Bändern, als den Kapselligamenten, die das Gelenk unmittelbar umgeben, die erstern sind stark und widerstehen mit grosser Kraft. So lange sie ihre Spannkraft erhalten, entsteht keine Ausweichung, wenn aber durch heftige und wiederholte Anstrengungen, oder anhaltender, wenn auch geringer, Verdrehung ausgesezt, ihre Spannkraft nachlässt, so geben sie nach, verlängern sich, und lassen die Wirbel ausgleiten in einer oder der andern Richtung. Die Krümmung ist erst klein, unscheinbar, wächst aber nach und nach zur grössten Misstaltung.

Die Krümmung folgt nicht ihrer eigenen Richtung, sondern die Wirbel werden Rückwärts, Vorwärts, Seitwärts getrieben, oder verdreht, nach der Richtung der veranlassenden Ursachen.

So ist es wenn die Wirbel selbst gesund sind, sind diese krank, dann ist es anders.

2. Wirkende Kräfte.

Bei den Kräften im Allgemeinen, die das Rückgrath bewegen, muss man unterscheiden diejenigen, die der Wirbelsäule eigen sind, und diejenigen, die ihr von Aussen kommen.

Eigen sind der Wirbelsäule der Druck ihrer eigenen Schwere und der Zug ihrer eigenen Muskeln.

Diese Kräfte lassen sich auf die Grundkräfte der Mechanik zurückbringen oder sind diese eigentlich selbst, nämlich Druck und Zug.

Der Druck der Schwere der Wirbelsäule selbst und der ihr angehefteten Theile des Körpers ist ihr eigenthümlich, und wirkt unmittelbar; das Heben schwerer Körper, Tragen von Lasten, kommt ihr von Aussen, und wirkt mittelbar; die Muskeln, die Rückgrath und Rumpf bewegen, wirken unmittelbar, und deren Kraft und Wirkung ist dem Rückgrathe eigenthümlich; mittelbar wirken diejenigen Muskeln, die z. B. die Extremitäten mit dem Rumpfe und Rückgrath verbinden, und wenn diese durch Beschäftigung fixirt und dirigirt sind, so kommt diese Kraft der Wirbelsäule von Aussen.

Die Schwere wirkt in ihrer natürlichen Eigenschaft, die jeden Körper zur Erde zieht, und jeden Körper, der nicht unterstüzt ist, fallen lässt, so dass er in jedem Falle sich den tiefsten Standpunkt wählt, der ihm möglich ist; die Muskeln wirken nach dem Gesetze des Hebels, sie heften sich an die knöchernen Hervorragungen der Wirbel und ihrer Fortsätze; Grösse und Richtung ist je nach der Stelle des Rückgraths und dem zu beabsichtigenden Zwecke verschieden.

Jeder Wirbel ist ein Hebel ersterer Gattung, dessen Stützpunkt der Wirbelkörper ist, und der Zwischenknorpel bildet den Untersatz, auf dem er beweglich ruht. Wo die Bewegung grösser sein soll, sind die Hebelarme verlängert, und treten der Muskelkraft unter einem weniger schiefen Winkel entgegen, daher sind an den Lenden, wo die Bewegung nach Vornen und die Wiederaufrichtung des gebogenen Rückgraths erleichtert sein soll, die Dornfortsätze lang und horizontal. In der Rückengegend stehen sie schief von Oben nach Unten, weil das Rückgrath in dieser Gegend wenig von Hinten nach Vornen beugsam sein soll; hier ist es daher auch genug, dass die Muskeln sich an die schuppenförmig abwärts laufenden Dornfortsätze heften, um die allgemeine Bewegung nach Vornen aufzuhalten.

Am Halse sind die Dornfortsätze kurz und weniger schief, dieses begünstigt die drehende Bewegung, und die Spaltung der Dornfortsätze giebt den Muskeln noch Raum genug zur Anheftung, um den Vorwärts sinkenden Kopf zurück zu ziehen. Aber hiezu befinden sich hier eine grosse Zahl von Muskeln, und als eigenthümliches Band das Nackenband vom Hinterhaupt zu den sieben Halswirbeln.

Die Queerfortsätze sind an den Lenden weit länger, als an dem Rücken, und mehr nach Vornen gerichtet. Diese Struktur bietet den Kräften, die an der Seite wirken, einen längern Hebelarm, und ersezt was am Rücken die Rippen gewähren. In der Rückengegend sind die Queerfortsätze kürzer, aber die Muskeln, die sich Hinten und Seitwärts an die Rippen heften, dienen zur Ausgleichung der Kräfte.

Die Queerfortsätze des Halses sind kurz, weil diese Wirbel durch den Bau ihrer Gelenkfortsätze und der Anheftung so vieler Muskeln zur drehenden Bewegung bestimmt sind.

A. Druck der Schwere.

Der Druck der Schwere ist im mechanischen Sinne eine todte Kraft, im Organismus äussert sie aber eine lebendige Wirkung.

Sehr einfach ist diese Lehre, wenn unter dem Einflusse der Schwere blos die gewöhnliche Neigung jedes Körpers zum Fallen verstanden, und das Streben jedes nicht unterstüzten Körpers, die niedrigst mögliche Stellung einzunehmen, gemeint ist. In diesem Falle erklärt sich sehr leicht das Vorwärtssinken des Kopfes und die Krümmung des Rückgraths in früher Jugend und spätem Alter, wo die Muskeln das Rückgrath nicht zu tragen und aufzurichten vermögen.

Eben so leicht erklärt sich daraus das Abweichen der Wirbelsäule bei Schwäche der Muskeln und Bänder nach einer oder der andern Seite; auch das Ineinandersinken der einzelnen Wirbel bei rhachitischer Knochenerweichung ist eine sehr einfache Folge davon, indem die nicht genugsam befestigten Wirbel nach der niedrigst möglichen Stelle sinken.

Mehr aber, als diese einfachsten Ursachen sind es die verschiedenen Stellungen und Beschäftigungen, in denen der Einfluss der Schwere sich auf den Körper äussert. Meistens treten hier zusammengesezte Zustände ein, die hier in ein etwas helleres Licht gesezt werden sollen,

Dupin hat in seiner Mechanik bei der Lehre vom

Schwerpunkte auch den des menschlichen Körpers berührt, und auf einer Tafel, die durch veränderten Schwerpunkt bedingten Stellungen bezeichnet. Ich erlaube mir, diese Tafel (besser als im Original) hier wieder zu geben, und die angedeutete Idee zu einer Lehre von der Wirkung der Schwere auf die menschliche Stellung auszuführen.

Der Schwerpunkt des menschlichen Leibes fällt in das kleine Becken, so dass er sich zwischen dem lezten Lendenwirbel und der Schoosfuge und beiden Hüftgelenkpfannen Mitten innen befindet.

Dieser Schwerpunkt ändert seine Lage wenn der Mensch eines seiner Glieder bewegt, oder eine Last trägt, dann haben die Last, die der Mensch trägt, und der Körper selbst zusammengeworfen, einen gemeinschaftlichen Schwerpunkt, durch welchen die Neigungslinie als mittlere Kraft der vereinigten Schwere des Leibes und der Last senkrecht zu Boden fällt.

Wenn der Mensch gerade aufrecht steht, so kann man seine Fusssohlen als Anlegungspunkte von Kräften betrachten, die gleichlaufend von Unten nach Oben wirken, und die Widerstandskraft des Bodens darstellen, auf dem der Mensch steht. Alle diese Widerstandskräfte haben eine einzige lothrecht wirkende mittlere Kraft in einem gewissen Punkte A. Erste Tafel.

Damit das Gleichgewicht bestehe, muss diese mittlere Kraft durch den Schwerpunkt unseres Körpers gehen, sonst wird der Körper auf die Seite gezogen, auf der der Schwerpunkt sich befindet, und wir müssten unfehlbar fallen, wenn wir nicht eilten diesen Schwerpunkt gerade in die Scheitellinie der mittlern Kraft der Widerstandskräfte zurück zu bringen, z. B. durch Ausstrecken einiger unserer Glieder nach der entgegengesezten Seite, als nach der wir anfangen zu fallen.

Der Schwerpunkt unseres Körpers muss also betrachtet werden, als jeden Augenblick wechselnd durch die verschiedenen Bewegungen, welche unsere Bedürfnisse nöthig machen.

Man vergleiche nun die erste Tafel. B ist der Schwerpunkt des Menschen, C der Schwerpunkt der Last, D der gemeinschaftliche Schwerpunkt des Körpers und der Last.

Figur 1 und 2 stehen, Figur 3 wird fallen, weil der gemeinschaftliche Schwerpunkt D, mit seiner Neigungslinie a noch hinter die Senkrechte von der Unterstützungsfläche A fällt; denn das Gleichgewicht erfordert, dass der vereinigte Schwerpunkt des Menschen und der Last auf derselben Scheitellinie sei, wie der Widerstand, den die Fusssohle des Menschen erleidet.

Würde der Lastträger Figur 3 nun gerade stehen bleiben, so läge der gemeinschaftliche Schwerpunkt D und seine Neigungslinie D a hinter den Sohlen, der Mann müsste also Rückwärts fallen.

Der Lastträger muss also, sobald er eine Last auf seinen Rücken nimmt, den Obertheil seines Leibes vorwärts beugen, damit der gemeinschaftliche Schwerpunkt des Körpers und der Last auf die gehörige lothrechte Linie gebracht werde.

Die gehörige Lothrechte ist aber hier diejenige, die die Neigung des gemeinschaftlichen Schwerpunktes stüzt, und heisst hier in der Figur 4 D a. Dieser Packträger wird also stehen und gehen, so lange der Punkt D oder seine Neigungslinie innerhalb der Stützungsfläche fällt.

Bei einer hinten befindlichen Last wird also der Körper nach Vornen gebogen, und zwar so lange und so viel, als bis der gemeinschaftliche Schwerpunkt über der Unterstützungsfläche senkrecht steht.

Figur 5. Die Aufwärterin wird fallen, und zwar Vorwärts, weil der Schwerpunkt ihres Waarenbrettes C vom Schwerpunkte des Körpers B so weit absteht, dass der gemeinschaftliche Schwerpunkt D und seine Neigungslinie noch vor die Stützungsfläche fällt.

Figur 6. Das Fischerweib wird stehen, sie beugt den Obertheil des Körpers zurück, um durch dieses Zurückziehen des Schwerpunktes ihrer Last den gemeinschaftlichen unter die Stützungsfläche der Fusssohlen zu bringen. Oft stemmt sie die Hände auf die Hüften und hält die Ellenbogen rückwärts, um die Stellung des Gleichgewichts zu befördern.

Um ein beträchtliches Gewicht Vornen tragen zu können, muss man die Füsse weit Vorwärts stellen und die Mitte des Körpers Rückwärts beugen, um den Schwerpunkt des Körpers so weit Rückwärts zu schieben, dass der gemeinschaftliche noch über die Stützungsfläche kommt. Auf diese Weise kann die Wäscherin Figur 7 ihren Krug füllen.

Diese Zeichnungen geben recht anschaulich das Bild der Veränderung des Schwerpunktes und der jedesmal dadurch bedingten Stellung und zwar in vorübergehenden Fällen und in einfacher Gestalt, indem hier eine körperliche Bewegung, eine Aenderung der Stellung hinreicht, für kurze Zeit das durch äussere Einwirkung gestörte Gleichgewicht des Körpers herzustellen.

Der Lastträger trägt aber seinen Pack nicht immer,

die Aufwärterin, das Fischweib, die Wäscherin bringen nur kurze Zeit in der bezeichneten Stellung zu, in denen ihre Last sie zwingt, durch Veränderung der Stellung und Haltung das Gleichgewicht herzustellen.

Ganz anders ist es aber wenn ein solches Verhältniss, das Veränderung der Stellung nöthig macht, immer fort oder wenigstens sehr lange dauert.

Bei den angegebenen Stellungen des Lastträgers, der Aufwärterin und Wäscherin, reicht eine abwechselnde Bewegung und andere Stellung hin, den Eindruck der durch die Last erzwungenen Stellung zu verwischen.

Ganz anders ist es aber, wenn die Nothwendigkeit die Stellung zu verändern, immer fort dauert. Hier werden endlich im Bau der Wirbelsäule gewisse Verhältnisse fixirt, die zur Erhaltung des Gleichgewichts nothwendig geworden sind. Wie die natürlichen Krümmungen des Rückgrathes zur Tragung des Kopfes und Rumpfes sich beim Beginnen des Stehens und Gehens entwickeln, so entwickeln sich hier auch die unnatürlichen bleibend.

Der dicke Herr Figur 8 wird durch das Gewicht seines Unterleibes nach Vornen gezogen und geräth in Gefahr leicht dahin zu fallen, daher zieht er seinen Oberleib zurück, um den Schwerpunkt seines Körpers wenigstens noch etwas zu stützen, da aber diese Haltung im Stehen und Gehen immer währen muss, so tritt durch die lange Gewohnheit am Rückgrath auch eine entsprechende Veränderung ein, die ebenfalls bleibend wird.

Eben so die schwangere Frau Figur 9. Wenn ihre Schwangerschaft zunimmt, so zwingt sie die schwerere Last, die sie Vornen trägt, den Obertheil des Leibes mehr zurückzuhalten, um das Vorwärtsfallen zu vermeiden.

Wenn nun Veranlassungen, die eine solche fortgesezte Haltung für immer oder längere Zeit nothwendig machen, eintreten, so bilden sich auch die entsprechenden Veränderungen im Bau und der Gestaltung des Rückgraths.

Hält ein Mädchen durch üble Gewohnheit, Kleidung oder Beschäftigung veranlasst, ihren Körper längere Zeit in einer eigenthümlichen unnatürlichen Stellung, so ändert sich die Struktur ihrer Wirbelsäule, und der Fehler wird bleibend.

Bisher zeigte ich den Einfluss der Schwere auf Vorwärts- und Rückwärtskrümmung; er äussert sich aber eben so auf Seitenkrümmung.

Denken wir uns einen auf beiden Füssen gerade stehenden Menschen, der sich plötzlich auf einen Fuss stellt, so wird er, wenn sein Körper gerade bleibt, unvermeidlich auf die Seite des erhobenen Fusses fallen. Um aber den Fall zu verhüten, rückt der Mensch seinen Körper etwas nach der Seite des auf dem Boden stehenden Fusses, und der Schwerpunkt befindet sich auf der Scheitellinie, die in den Theil des Bodens geht, den der stehende Fuss bedeckt.

Durch dieses einfache Experiment erklärt sich der Anfang jeder Seitenkrümmung, und wieder am Einfachsten die Seitenkrümmung bei Ungleichheit der untern Extremitäten, z. B. Verkürzung eines Fusses. Uebrigens darf man sich aber nur Statt der aufgehobenen Stützung eine Last auf die eine Seite denken, so wird das Gleichgewicht ebenfalls gestört, der Schwerpunkt verändert, und die Wirbelsäule, die grössere Stützung sucht, verkrümmt werden.

Wenn ein Wasserträger nur einen Eimer in der Hand trägt, so ist der Schwerpunkt des Eimers und Körpers nicht nach Vornen, und Hinten, sondern nach der Seite verschoben. Figur 11. Er muss sich auf die Seite neigen, was immer mühsam ist.

Dauert dieses Verhältniss sehr lange, oder zwingt überhaupt ein Schmerz, kurzer Fuss oder irgend eine Veranlassung zu langer Fortsetzung dieser Haltung, so wird dieser Einfluss bleibend werden, und eine Veränderung in der Wirbelsäule eintreten.

Am deutlichsten sieht man dieses an dem Kindermädchen Figur 10. Ihre Muskelfasern sind noch schwach, die Ausbildung ihres Körpers noch nicht vollendet, um so eher ist sie zur Aufnahme bleibender Eindrücke geeignet.

Das Kind, das sie auf dem linken Arme trägt, zieht den Schwerpunkt ihres Oberleibes nach Links, sie beugt also, um sich in aufrechtem Stand zu erhalten, Kopf und Oberleib nach Rechts, und an der Wirbelsäule entsteht eine Krümmung mit der Konkavität nach Rechts. Diese Krümmung sucht sich nun wieder zu stützen; denn sobald eine Krümmung mit der Konkavität nach Rechts und Konvexität nach Links in den Rückenwirbeln entstanden und bleibend geworden ist, würde das Mädchen, so bald sie ihr Kind nicht trägt, nach Rechts fallen, weil ihrer Stellung das Gleichgewicht in der Schwere des Kindes fehlt, um sich nun vor dem Rechtsfallen zu verwahren, tritt die Wirbelsäule in den Lenden konvex nach Rechts, um den darüber stehenden Oberleib und Kopf unter die Stützungslinie zu bringen, und so erzeugt sich nun eine zweite Krümmung, von der alsbald die Rede sein wird.

Die Kindsfrau mit zwei Kindern Fig. 12, der Gärtner mit zwei Eimern Figur 13, das Gärtnermädchen mit einem Korbe auf dem Kopfe Figur 14, der Trödler mit dem Queersack Figur 15, bleiben im Gleichgewicht.

Diese Verschiebungen des Schwerpunktes geschehen aber an der Wirbelsäule, und je mehr solche Beugungen habituell werden, oder der Körper dafür empfänglich ist, um so mehr erzeugen sich die Verkrümmungen.

Jede Krümmung ist im Anfange einfach, sie sei nun auf die angegebene oder eine andere Weise entstanden. Sobald sie aber einen etwas bedeutenderen Grad erreicht hat, bleibt sie nicht mehr einfach, es tritt eine neue hinzu. Es ist auf diese Art die einfache Krümmung als das erste, die zweite als das zweite Studium zu betrachten, und es ist anfangs blos die erste ursprüngliche Krümmung bleibend, und die zweite sekundäre vorübergehend, bis auch diese fixirt und bleibend wird.

Ist nämlich eine Krümmung eingetreten und bleibend geworden, so erregt das Streben nach Gleichgewicht eine zweite ihr entgegengesezte, und heisst die erstere die ursprüngliche oder Urkrümmung, so nenne ich die zweite die sekundäre oder Gegenkrümmung.

Ist die Wirbelsäule einmal nach einer oder der anderen Seite abgewichen, so würde der Mensch nach der Seite, auf der die Wölbung sich befindet, fallen, wenn die Natur nicht Vorkehrungen träfe, diesem Falle vorzubeugen. Diese Vorkehrungen bestehen aber darin, dass die Wirbelsäule sich nach der entgegengesetzten Seite über oder unter der Urkrümmung wölbt, um der Neigung des Schwerpunktes nach der einen Seite ein Gleichgewicht durch die Neigung auf die andere zu bieten, um den Schwerpunkt dadurch von der Seite der ursprünglichen Krümmung auf die Stützungslinie zurückzuführen; und durch Niedrigerwerden des Rückgraths die Last des Körpers leichter zu tragen.

Dieser Hergang ist abermals ganz analog der Bildung der natürlichen Krümmungen des Rückgraths bei der Entwicklung des Stehens und Gehens.

Nach dem Gesetz der Schwere erklärt sich die Sache ungefähr so:

Es sei eine Krümmung anfangs nach Rückwärts, so tritt der Schwerpunkt zurück nach Hinten, und die Wirbelsäule krümmt sich an einer andern Stelle nach Vorwärts, um das verlorne Gleichgewicht wieder herzustellen. Eben so, war die erste Krümmung nach Vorwärts, bildet sich die zweite nach Rückwärts.

Noch häufiger ist dieses bei der Seitenkrümmung, so dass auf die primäre Krümmung nach Rechts die sekundäre nach Links; auf die Urkrümmung nach Links die Gegenkrümmung nach Rechts erfolgt.

Es sei, wie im ersten Theile Seite 211 und auf der ersten Tafel, Figur 16 nachgewiesen — man vergleiche auch jezt der ersten Tafel 16te Figur — der Bogen a h c g b die ursprüngliche Krümmung der Rückengegend nach Hinten, und c der verschobene Schwerpunkt dieser Parthie von Wirbeln, so drückt die Neigung der Schwere dieses Punktes nach der schiefen Ebene c b auf den unten liegenden zur Zeit noch unverrückten Lendenwirbel b. Die Richtung aber, in der der nach Hinten verschobene Schwerpunkt den Wirbel c nach der schiefen Ebene c b drückt, besteht aus zwei Kräften, nämlich der Kraft c d von Oben nach Unten, und der Kraft b d $=$ i c von Hinten nach Vornen von denen c b die Diagonale ist.

Die Richtung c d stört die Lage des Stützungspunktes b nicht, weil er selbst unterstützt ist durch das Becken, er weicht aber der Kraft d b weil er in dieser Richtung nicht befestigt ist. Die Kraft c b wirkt aber als aus den Kräften c d und b d zusammengesezt, von Oben nach Unten und Hinten nach Vornen.

Der Wirbel b und die unter ihm liegenden werden also durch den Druck von b c im Verhältniss von c d von Oben nach Unten, und im Verhältniss von d b von Hinten nach Vornen geschoben, und da sie unter einander selbst fest vereinigt sind und sich nicht trennen, bilden sie die neue Krümmung b e f.

Bedenkt man nun, dass der Schwerpunkt c mit einer Kraft auf b wirkt, die der Schwere der Masse des ganzen über c liegenden Rumpfes gleich ist, so kann man sich auch leicht vorstellen, dass die Entstehung der zweiten Krümmung der ersten bald folgen werde.

Wäre nun die ursprüngliche Krümmung Unten und nach Vornen z. B. b e f, so würde der Schwerpunkt des Körpers zu weit nach Vornen gegen e fallen, der über diesem Bogen liegende Körper würde sich also nach Rückwärts neigen, und über b den Bogen b g c nach Rückwärts bilden, da nun aber der Kopf sich wieder über die Stützungsfläche und den Schwerpunkt des gesammten Körpers setzen muss, wird dieser das Rückgrath in einen Bogen c h a Vorwärts neigen, also die ursprüngliche untere Krümmung ihre Gegenkrümmung Oben erzeugen.

Gerade so verhält es sich mit den Seitenkrümmungen. War dieses Verhältniss etwas schwerer darzustellen in der Richtung von Vornen nach Hinten in unserer ersten Tafel 16ten Figur; so erscheint es noch klarer in der Seitenkrümmung. In unserer zweiten Tafel 5ten Figur ist das gedachte Parallelogramm der Kräfte in ein verkrümmtes Rückgrath hineingezeichnet, und alles Uebrige wird sich durch die Anschauung erklären.

Ist durch Verkürzung eines Fusses, Stehen auf einem Fusse, Verschiebung des Beckens und Lendenkrümmung nach Links entstanden, so bildet die Schwere durch das Streben nach Gleichgewicht die Gegenkrümmung nach Rechts; ist aber wie in den allermeisten Fällen von Verkrümmung der Wirbelsäule die Rückenkrümmung nach Rechts die ursprüngliche, so versteht sich nun von selbst, wie sie ihre Gegenkrümmung bildet, und das gegebene Rechteck der Kräfte bezeichnet die Entstehungsweise.

Die Gegenkrümmung ist aber auch oft durch Einfluss der Muskeln bedingt, und daher wird auch unter der Muskelwirkung noch öfters von ihr die Rede sein.

D. Zug der Muskeln.

Der Einfluss der Muskeln auf die Wirbelsäule ist sehr mannigfaltig. Obgleich die Wirbelsäule sehr fest und haltbar ist, so kann sie doch in ihrer Gestaltung und ihren gegenseitigen Beziehungen verändert werden, wenn eine stätige Kraft auf einen oder mehrere Punkte ihrer Continuität, fortwährend oder wenigstens anhaltend Einfluss äussert.

Diese Kräfte sind aber hier die Muskeln, und ihre Anheftungspunkte am Rückgrathe sind die Wirbel und deren Fortsätze.

Die Muskeln wirken nun aber auf doppelte Weise, wenn sie eine Veränderung der Gestaltung veranlassen, entweder durch Mangel an Kraft, an Uebung und Thätigkeit, so dass dadurch die normale Kraft der Antagonisten die entgegengesezten Schwächlinge beherrscht, oder dadurch, dass einzelne Parthieen besondere Thätigkeit entwickeln, und deren überwiegende Kraft die normal gebliebenen Antagonisten überwältigt.

Die Erfahrung zeigt uns häufige Beispiele davon an solchen Menschen, die sich oftmaliger Wiederholung oder immerwährend derselben Thätigkeit hingeben müssen, und es werden in diesem Falle die häufig gebrauchten Muskeln voluminöser, kräftiger, die in Unthätigkeit ruhenden magerer und schlaffer.

Die Seiltänzer machen Stellungen und Bewegungen, die ganz unmöglich wären, wenn nicht nach langer Wiederholung derselben Uebung durch den Einfluss der Muskeln einige Theile des Skelettes und der Ligamente ihre Gestaltung verändert und neue Beziehungen angenommen hätten.

So z. B. bei den Tänzern, aber die einseitige Ausbildung der Bewegung der Füsse ist keine allgemeine Vervollkommnung: die allzuhohe Entwicklung der Muskeln an den Füssen ist ein Missverhältniss, wodurch der Gang des Tänzers nur mühsam wird und den Anschein des Hinkens gewinnt.

Die Ausübung eines jeden Geschäftes, das fortgesezte Haltung in einer Richtung verlangt, bewirkt eine entsprechende Veränderung in der Gestaltung des Körpers.

Bei Malern, Kupferstechern, Uhrmachern, deren Rumpf in der Mitte seiner Länge gebogen gehalten wird, entwickelt sich oft eine andauernde Verkrümmung der Wirbelsäule. Die Streckmuskeln der Wirbelsäule, deren Zusammenziehbarkeit bei der fortwährenden Vorwärtskrümmung durch Mangel an Uebung endlich erlischt, überlassen es den Ligamenten gegen die Schwere anzukämpfen, und diese geben in der Länge der Zeit der gegen sie wirkenden Kraft nach, dehnen sich aus, und erlauben den Wirbeln sich auf einander zu verschieben, abgesehen nun von der fernern Metamorphose, die entstehen kann.

Dieselbe Ursache bewirkt dieselben Folgen bei Arbeitern, Schnittern, Taglöhnern, Handwerkern aller Art.

Schneider und Schuhmacher entgehen zum Theil diesen Misstaltungen, ob sie sich gleich auch vorwärts neigen, die Wirbel werden aber hier nicht auf einander gepresst, wie bei den vorigen, wo die Drehung des Beckens auf den Schenkelköpfen die einzige Bewegung des Rumpfes ausmacht.

Bei der Stellung der Schneider ist der Kopf vorwärts geneigt und bildet mit dem Becken eine Krümmung, so dass das Gleichgewicht ohne beträchtliche Anstrengung der Streckmuskeln nicht erhalten werden könnte, aber ihre Thätigkeit braucht keine fixirte

Stellung zu erhalten, sondern bewirkt die Zurückbeugung des Kopfes und Rumpfes bei jeder Bewegung des Armes, der die Nadel führt.

Es ist also hier eine abwechselnde Anspannung und Erschlaffung der Muskelfasern, deren Kraft sich vermehrt statt vermindert, was nur bei stätiger Uebung und Bewegung geschieht. Das Vordertheil der Zwischenwirbelknorpel ist keinem stätigen Drucke ausgesezt, erhält seine natürliche Dicke und bewahrt dadurch die Gestalt der Wirbelsäule.

Diese Beobachtung zeigt sich noch deutlicher bei der geneigten Stellung der Schuhmacher, und der Einfluss, den sie auf die Gestaltung des Rückgraths haben könnte, wenn sie beständig fortdauerte, ist völlig aufgehoben durch die Zurückbeugung des Rumpfes und das regelmässige Ausfahren der Arme, welches das Nähen nöthig macht.

Dieser Einfluss der Beschäftigung gilt allgemein, nur ist er bei den gedachten Handwerkern auf die untern Extremitäten und den Gang verschieden, weil die Art zu sitzen bei diesen Beschäftigungen in verschiedenen Ländern verschieden ist.

Was aber die Haltung des Oberleibes betrifft, so erhalten die Kappen- und Rautenmuskeln, die die Bewegung nach Rückwärts bewirken, dadurch einen Zuwachs an Kraft, um die Geradehaltung der Wirbelsäule zu bewahren.

daraus geht hervor, dass gewisse Bewegungen, die oft dem Körper nachtheilig scheinen, der Regelmässigkeit der Gestaltung weniger schaden, als gewisse andere Stellungen, denen er unterworfen werden kann.

Jedermann weiss, wie beschwerlich es ist, auch nur eine kurze Zeit gerade ohne Stütze aufrecht und unbeweglich zu stehen oder nur zu sitzen. Es rührt dieses daher, dass die willkührlichen Muskeln Abwechslung in ihrer Thätigkeit, Ruhe nach Bewegung, Erschlaffung nach Anspannung bedürfen, um ihre Kraft zu erhalten.

Sehr langsames Gehen veranlasst ebenfalls häufig Ermüdung, und oft findet man nur in der Beschleunigung der Bewegung ein Mittel gegen die Müdigkeit, was nur durch raschern Wechsel der Zusammenziehung und Ausdehnung der Muskeln zu erklären ist.

Unverändertes Beharren in einer Stellung, die stets dieselben Muskeln in Thätigkeit oder Unthätigkeit sezt, wirkt gegen das Prinzip, welches die Integrität ihrer Funktion erhält, während Bewegung demselben entspricht, weil diese das Resultat abwechselnder Ausdehnungen und Zusammenziehungen ist, auf dem die ganze Muskelthätigkeit beruht.

Wenn das Gefühl, welches anzeigt, dass die normale Dauer der Thätigkeit der Kräfte vorüber sei, zu beschwerlich wird, so müssen wir eine andere Stellung annehmen, die dasselbe beruhigt, ohne uns aus der bisherigen zu sehr zu entfernen.

Z. B. der Körper befinde sich sitzend, der Rücken sei ohne Stütze, und diese Situation daure lange, so werden die Rückgrathstrecker, die das Rückgrath halten müssen, ermüdet und unfähig gegen die Schwere anzukämpfen, wenn andere ähnlich wirkende Muskeln sie nicht unterstützen; da aber diese aushelfenden Muskeln klein sind, und die Richtung ihrer Kraft mit der Bewegung, der sie widerstreben sollen, nicht gleichlaufend ist, können sie keinen genügenden Widerstand leisten, wenn sie nicht ihre Kraft so richten, dass sie den Punkten, an denen ihre Enden befestigt sind, eine hebelartige Gestaltung zu geben suchen, um dadurch ihre nun zu entwickelnde stellvertretende Thätigkeit zu unterstützen.

Dieses ist der Mechanismus, durch den die Muskeln, die längs der Wirbelsäule herab seitwärts liegen, und gewöhnlich nur zu den Seitenbewegungen bestimmt sind, auch dem Falle des Rumpfes nach Vorwärts widerstehen können.

Diese Wirkung der Seitenmuskeln giebt aber dann Veranlassung zur Verdrehung der Wirbelsäule, wovon später die Rede sein wird.

Es dürfte doch nicht der Mühe unwerth sein, diese wirkenden Kräfte, die Muskeln, etwas näher zu betrachten.

Ich theile sie in verschiedene Parthieen je nach ihrer Lage und Wirkung.

Die erste Parthie umfasst diejenigen Muskeln, die dem Rückgrathe ganz eigenthümlich sind, von einem Theile der Wirbelsäule entspringen, sich an den andern heften, und einzig und allein auf das Rückgrath wirken. Dahin gehören:

der äussere und innere Rückgrathstrecker, der äussere als sacrolumbalis, der innere als longissimus dorsi, beide mit einem Bauche an der hintern Kreuzbeinfläche entspringend, so wie an den Fortsätzen der Lendenwirbel, der äussere Bauch an die untern Ränder der Rippen Fleischbündel gebend und das Ende sich an die Queerfortsätze der sieben Halswirbel heftend; der innere und stärkere Bauch ebenfalls an die Rippen und Queerfortsätze aller Rückenwirbel sich heftend, — streckt das Rückgrath nach Hinten und etwas nach seiner Seite. Beide zugleich wirkend ziehen das nach Vorwärts gebogene Rückgrath gerade, und halten es straff. Der äussere Strecker wirkt mehr auf die Rippen, die er herabzieht, der innere mehr auf die Wirbelsäule selbst.

Die Dornmuskeln des Nackens und Rückens und Halbdornmuskeln des Rückens strecken das Rückgrath nach Hinten, wirken sie nur auf einer Seite, so ziehen sie das Rückgrath nach Hinten und seitwärts.

Der Queernackenmuskel, transversalis cervicis, von den Queerfortsätzen der obern vier oder fünf Rückenwirbel entspringend und sich an die Gelenkfortsätze der Halswirbel heftend, zieht den Hals nach seiner Seite, beide zugleich wirkend halten ihn ausgestreckt.

Die Zwischendornmuskeln ziehen die Wirbelsäule nach Hinten, die Zwischenqueermuskeln zur Seite.

Der vieltheilige Rückgrathmuskel, multifidus spinae, an der ganzen Länge des Rückgraths zwischen den Dorn- und Queerfortsätzen der Wirbel, vom Kreuzbein bis Umdreher — beugt das Rückgrath nach Hinten, richtet es auf, zieht es schief rückwärts, scheint es etwas nach seiner Seite zu drehen. Beide zugleich wirkend strecken das Rückgrath und krümmen es nach Hinten.

Die zweite Parthie umfasst die Muskeln, die von der Wirbelsäule ausgehend an irgend einen Theil des Rumpfes sich heften, und diesen nach dem Rückgrath, oder das Rückgrath nach dem Rumpfe ziehen. Hier muss ausser dem Becken auch das Schulterblatt zum Rumpfe gerechnet werden. Es gehören hieher:

die Rippenheber, levatores costarum, die kurzen und langen, von Hals - und Rückenwirbeln an die Rippen — sie heben dieselben nach Hinten auf.

Die Zwischenrippenmuskeln in ihren zwei Schichten, vom Queerfortsatze des Wirbels bis gegen das Brustbein, die untern Rippen gegen die obern aufhebend.

Der absteigende Nackenmuskel, cervicalis descendens, von den Queerfortsätzen der Halswirbel an den Rand der obersten Rippen, zieht den Hals nach seiner Seite.

Die Rippenhalter, scaleni, an der Seite des Halses zwischen den Halswirbeln und der Brust, von den Queerfortsätzen der Halswirbel an die obersten Rippen, beugen den Hals schief zur Seite, oder beide zugleich wirkend, ziehen ihn nach Vornen.

Die Aufheber des Schulterblattes, levatores anguli scapulae, von den Queerfortsätzen der Halswirbel an den obern Winkel der Schulter, heben das Schulterblatt auf und ziehen es in die Höhe.

Die hintern Sägemuskeln, serrati postici, von Hals- Rücken- und Lendenwirbeln entspringend und an die Rippen sich setzend, der obere zieht die Rippen hinauf, der untere herab.

Die Rautenmuskeln, rhomboidei, von den Hals- und Rückenwirbeln an die Basis des Schulterblattes, ziehen das Schulterblatt nach Aufwärts und Rückwarts.

Der Kappenmuskel, cucullaris, vom Hinterhaupte und den Dornfortsätzen aller Hals- und Rückenwirbel an die Schultergräthe — der obere Theil zieht den Kopf zurück, wenn das Schulterblatt, das Schulterblatt in die Höhe, wenn der Kopf befestigt ist, der mittlere

Theil zieht das Schulterblatt queer nach Hinten, der untere nach Unten.

Der viereckige Lendenmuskel, quadratus lumborum, vom hintern Theil des Darmbeinkammes und den Queerfortsätzen der obern Lendenwirbel und sich an den Rand der untersten Rippe heftend, zieht die Rippen herab und den Rumpf nach seiner Seite. Beide helfen den Rumpf ausgestreckt erhalten.

Der Wirkung nach müssen hieher auch gezählt werden die Bauchmuskeln, sowohl gerade als schiefe, die, wenn sie auch nicht vom Rückgrathe ausgehen, doch in naher Beziehung zu ihm stehen.

Die dritte Parthie begreift diejenigen Muskeln in sich, die die Wirbelsäule und den Rumpf mit dem Kopfe verbinden, und gegenseitige Wirkung äussern. Dazu gehören:

die kleinen Muskeln des Kopfes, die hintern, vordern, seitlichen, geraden, schrägen, der lange Halsmuskel.

Die riemenförmigen Kopfmuskeln, der zweiköpfige verschlungene, der Nackenwarzenmuskel.

Die Brustschildknorpel- und Brustzungenbeinmuskeln.

Der breite Halsmuskel, platysmamoides, vom Schlüsselbein zur Seite des Halses gegen den Unterkiefer, und endlich

der Kopfnicker, sternocleidomastoideus, vom Schlüsselbein und Brustbein zur Seite des Halses an den Zitzenfortsatz hinter dem Ohre, den Kopf nach Vornen und seiner Seite ziehend.

Die vierte Parthie umschliesst diejenigen Muskeln, die vom Rumpfe zu den Extremitäten gehen, und von leztern aus, Rückwirkung erst unmittelbar auf den Rumpf, und dann mittelbar auf die Wirbelsäule äussern.

Hier ist vorerst der vordere Sägemuskel zu erwähnen, serratus anticus, von den obersten acht Rippen an die Basis des Schulterblattes verlaufend, das Schulterblatt aufwärts und vorwärts ziehend.

Der breite Rückenmuskel, latissimus dorsi, von den Dornfortsätzen der Rücken - und Lendenwirbel und dem Kreuzbein ausgehend, vielseitig mit den Muskeln der Seite und des Rückens sich verbindend, und seine Sense endlich an den kleinen Hügel des Oberarmes heftend.

Der Lendenmuskel, psoas, von den Lendenwirbeln durch das Becken an den kleinen Rollhügel des Oberschenkels.

Der dreieckige Armmuskel vom Schlüsselbein und der Schulter an den Oberarm.

Der Hüftmuskel, iliacus, von der innern Fläche des Hüftbeins an den Oberschenkel.

Der Unterschulterblatt- Ober- und Untergräthenmuskel, der grosse und kleine runde Muskel.

Die Strecker, Beuger, Dreher des Schulter- und Hüftgelenkes überhaupt u. s. w.

So unvollkommen auch immer dieser Versuch einer Charakteristik der Muskeln ausgefallen sein mag, so zeigt er doch wenigstens die Grösse und Ausdehnung der wirkenden Kräfte und ihre Mannigfaltigkeit.

Will man sich nun die Misstaltungen der Wirbelsäule durch Muskelkraft erklären, so wird sich die Sache ungefähr folgendermassen verhalten.

Die Muskeln wirken durch Zug, und sind im Gegensatz gegen die Schwere lebendige Kräfte, und ihre Gesetze gelten, wie die der Schwere, für alle Gattungen von Krümmungen. Wie nun Muskeln und Schwere die natürlichen Krümmungen bilden, so erzeugen sie auch die krankhaften.

Bei der Schwierigkeit treffende Originalzeichnungen zu erhalten, habe ich einige Abbildungen aus Lachaise Abhandlung über die Rückgrathskrümmungen entlehnt, am Ende aber doch noch eine Originalzeichnung beigefügt, die zur Erklärung der komplizirten Krümmungen unerlässlich ist.

Man betrachte nun unsere zweite Tafel.

Die zweite Figur zeigt eine Seitenkrümmung in der Rückengegend nach Rechts, die häufigste unter allen, die vorkommt. Ihre grösste Ausbiegung nach Rechts ist ungefähr mit der Achselhöhle in gleicher Richtung stehend. Meistens geht sie nicht von Kontraktur der konkaven, sondern von grösserer Entwicklung der konvexen Seite aus, durch deren überwiegende Kraft die andere Seite überwältigt wird, so dass hier nicht nur die Muskeln der konvexen Seite das Uebel veranlassen; sondern auch, wenigstens Anfangs, das vollere Aussehen dieser Seite weniger schon von Verschiebung der Knochen, als von Völle und Vergrösserung der Muskeln herrührt.

Die grössere Entwicklung erscheint vorzüglich an den Unterschulterblatt, Unter- und Ober-Gräthenund runden Armmuskeln.

Der Kappen-, die Rauten-, der hintere obere Sägemuskel ziehen das Schulterblatt nach der horizontalen Linie AB, welche ihre mittlere Richtung ist, nach Hinten und die am Schulterblatt befestigten Armmuskeln erst dieses, und dann die Wirbelsäule selbst nach Rechts oder Aussen, und überwältigen ihre Antagonisten. Die Neigung nun, die alle Leute, die Rechts sind, nach Links sich geben, fällt in die Linie CD und diese Neigung vergrössert die Krümmung über die Punkte hinaus, an denen die Schultermuskeln sich anheften.

Bei der Krümmung nach Links verhält es sich eben so, nur geht Alles nach der entgegengesezten Seite.

Uebrigens ist diese Krümmung einfach, und in der Lendengegend noch keine Gegenkrümmung, wie die Senkrechte über den Rücken herab zeigt.

Die dritte Figur stellt die nächst häufige Krümmung dar, nämlich die Seitenkrümmung in der Rücken-Lendengegend, meist durch fehlerhafte Gewohnheit, sich auf eine Seite des Beckens zu neigen, oder Verkürzung einer untern Extremität entstanden, eben so oft nach Rechts als Links.

Die Wirbelsäule wird nicht durch die überwiegenden Rückenmuskeln gezogen, sondern durch das Herabsinken der Brust verbogen, was durch Zusammenziehung der von der Brust zum Becken gehenden Muskeln geschieht, und hier ist die überwiegende Kraft und Kontraktion auf der konkaven Seite. Die Muskeln wirken in der Richtung AB, welches eine mit der Wirbelsäule beinahe parallellaufende Kraft bezeichnet, die sie an ihren mittlern und untern Theil niederzuziehen sucht.

Zugleich ist noch auf dieser Zeichnung angegeben, wie sich eine im Rücken entstandene Krümmung komplizirt, und durch Druck der Schwere und Zug der Muskeln ihre Gegenkrümmung erzeugt.

Figur 4 stellt eine Krümmung dar von Vornen nach Hinten, durch übermässige Aktion der Muskeln an den Vorder- und Seitentheilen des Halses und der die Brust gegen das Becken herabziehenden Bauchmuskeln. Die Wirbelsäule folgt dieser Kraft der sinkenden Brust und dem Zuge der Muskeln, und krümmt sich unter dem Einfluss einer wie AB auf sie wirkenden Kraft, wie ein Bogen, dessen Sehne durch diese Linie bezeichnet wird.

Die fünfte Figur zeigt eine Verkrümmung nach Vornen, wohl immer nur in der untern Rücken- und Lendengegend vorkommend, auch meist mit einer Wölbung des Rückens nach Hinten und Neigung des Kopfes nach Vornen verbunden. Es heben der viereckige Lendenmuskel, der lange Rückenmuskel, überhaupt die Rückgrathstrecker das Becken in die Höhe, während sie die untersten Rücken- und obersten Lendenwirbel gegen dasselbe herabziehen. Die Muskeln wirken in der Richtung AB, und die Wirbelsäule stellt einen Hebel der dritten Art vor, dessen Kraft durch eine auf das Becken senkrecht fallende Linie vorgestellt wird, und die sich zwischen der Last, die durch alle über dem Punkte A liegenden Theile gebildet wird, und dem Stützpunkt, der die Knochenverbindung des untersten Lendenwirbels mit dem Kreuzbein ausmacht, befindet.

Muskeln und Schwere wirken aber meist zugleich neben- und ineinander, und wenn sich diese Kräfte kompliziren, so entstehen auch verwickeltere Wirkungen. Mag Druck der Schwere oder Muskelzug das Erste gewesen sein, so tritt das andere hinzu, und beide sind im Grunde untrennbar. Beide zusammen geben nun aber eine spezielle

Mechanik der Verkrümmungen,

von der ich in diesem Abschnitte noch Einiges verhandeln muss.

Aus der weiter unten zu gebenden Eintheilung der Verkrümmungen wird erhellen, dass ich als Hauptgattungen eine Winkelkrümmung und eine Schlangenkrümmung aufstelle, deren jede von Vornen nach Hinten oder von Rechts nach Links ihre Richtung nehmen kann.

Winkelkrümmung.

Die Winkelkrümmung hat und bedarf keine besondere Eigenschaft im Mechanismus des menschlichen Leibes.

Winkelkrümmung entsteht nur da, wo die Wirbel oder ihre Ligamente durch Vereiterung, Verschwärung, Tuberkelbildung u. s. w. zerstört und vernichtet sind, und dann neigen sich die obere und untere Parthie des Rückgraths dort in einen Winkel gegeneinander, wo der Substanzverlust am grössten ist.

Die Wirbelkörper sind aber vermöge ihres schwammigen Baues der Zerstörung durch tuberkulöse Anschwellung, Erweichung und Vereiterung viel mehr unterworfen, als die Fortsätze; und Leichenöffnungen haben sehr häufig gezeigt, dass die Fortsätze dort noch übrig geblieben sind, wo die Wirbel selbst längst zerstört waren. Weil nun die Zerstörung und der Substanzverlust grösstentheils die Wirbelkörper trifft, und die Fortsätze und Bogen übrig bleiben, so biegt sich auch die Wirbelsäule in diesem Falle meist in der Art, dass sie sich nach Vornen neigt und nach Hinten krümmt, Kyphosis.

In sehr seltenen Fällen, vielleicht niemals, mag dieses auch nach Vornen Statt finden, wenn die Fortsätze und Bogen zerstört und die Körper der Wirbel geblieben sind. Die Vorwärtskrümmung, Lordosis, ist meist anderer Art.

In beiden Fällen aber wirkt der Druck der Schwere und der Zug der Muskeln auf die rechte und linke Seite ganz gleichförmig, daher ausser der Mitverunstaltung der der Wirbelsäule anhängenden Theile, und der allenfalsigen Gegenkrümmung, nichts weiter zu bemerken ist.

Schlangenkrümmung.

Anders verhält es sich bei der Schlangenkrümmung. Hier besteht keine krankhafte Veränderung der Substanz, Wirbel und Ligamente sind und bleiben fürs Erste gesund, und die Wirbel unter sich fest verbunden. Tritt daher eine Verbiegung ein, so muss sie bogenförmig nach der einen Seite sein, weil kein Wirbel aus seiner Verbindung mit dem andern weicht, keiner vom andern lässt, und es muss, wenn durch die Schwere der Muskeln die Gegenkrümmung hinzutritt, die ebenfalls bogenförmig nach der andern Seite wird, das Rückgrath also in die Form einer Schlangenkrümmung verändert werden. Auch die Gegenkrümmung bei einer ursprünglichen Winkelkrümmung wird stets bogenförmig sein.

So wie aber nicht die Schwere allein, sondern auch die Muskeln zur Bildung der natürlichen Krümmungen des Rückgrathes beitragen, so thun sie es auch bei den krankhaften.

Bei der Krümmung nach der Seite, sie möge nun in höchst seltenen Fällen bei seitlicher Zerstörung der Wirbelsubstanz eine Winkelkrümmung, oder, was fast immer der Fall ist, eine Schlangenkrümmung sein, tritt mittelst Druck und Zug der wirkenden Kräfte noch die Drehung der Wirbelsäule um ihre Achse hinzu.

Ueber die Drehung der Wirbelsäule ist viel gesagt worden. Jörg versichert keine Seitenkrümmung ohne etwas Verdrehung, niemals aber eine Drehung bei der Winkelkrümmung von Vornen nach Hinten gesehen zu haben. Dods nennt jede Verunstaltung oder Abweichung der Wirbelsäule von ihrer normalen Form eine Rotation oder Contortion, so dass man hier sogar über den Begriff nicht einig zu sein scheint.

Unter der Verdrehung der Wirbelsäule versteht man aber eine Windung der Wirbel um ihre senkrechte Achse, so dass kein Wirbel aus der Verbindung mit den andern getrennt, eine ganze Parthie' aber um ihre Achse gewunden erscheint. Der eine Queerfortsatz des Wirbels steht dann mehr oder weniger nach Hinten und Aussen, der andere nach Vornen und Innen.

Siebenhaar im Gräfe und Walthers Journal nimmt eine seitliche Verdrehung ohne Seitenkrümmung an, was mir vor seiner Bekanntmachung nicht vorgekommen war, und was ich auch nach derselben bei sorgfältigen Nachforschungen nicht finden konnte. Siebenhaar behauptet ferner, diese idiopathische Verdrehung sei bisher übersehen, und nur als malum accessorium der Seitenkrümmung behandelt worden, jede soll aber ohne die andere bestehen können, sogar die seitliche Verdrehung primitiv, und die seitliche Verkrümmung erst als deren Folge auftreten. Aber auch Heine führt dieses Uebel nicht besonders auf, daher ich glaube, dass hier Täuschung obwalte, so sehr schön auch die Auseinandersetzung des hiezu erforderlichen Mechanismus im gedachten Journal von Siebenhaar gegeben ist.

Die Drehung geschieht aber durch den Druck der Schwere und Zug der Muskeln:

1) durch den Druck der Schwere. Wenn man sich die Verbindungsflächen der Gelenkfortsätze vergegenwärtigt, ist leicht einzusehen, dass sich die Wirbelsäule in der Rückengegend niemals geradezu und absolut seitwärts verkrümmen könne. Sei dieselbe nun veranlasst sich in irgend einem Punkte ihrer Länge von Links nach Rechts oder Rechts nach Links zu krümmen, so wird die Kraft, die jeden Wirbel auf den unmittelbar unter ihm gelegenen neigen will, auf die Gelenke der Gelenkfortsätze treffen, die symetrisch von Hinten nach Vornen und Innen nach Aussen gerichtet sind, und an denen die untern Fortsätze der obern Wirbel immer über und hinter den obern Fortsätzen der untern Wirbel liegen, so dass die untern Fortsätze des obern Wirbels mit Gewalt auf und gegen die obern Fortsätze des untern Wirbels gedrängt werden.

Durch die schräge Stellung dieser Gelenkfortsatzflächen zerlegt sich nun diese Kraft in zwei andere, in eine nach Unten ziehende und eine drehende. Der Erfolg ist hier gleich, es möge diese Kraft der Druck der Schwere oder der Zug der Muskeln sein; am Meisten aber ist es die Schwere.

Wenn man nun aber den Bau der Gelenkflächen der schrägen Fortsätze in der Rückengegend noch näher betrachtet, dass nämlich diese Flächen nicht allein schief von Innen nach Aussen, und schief von Hinten nach Vornen, sondern auch schief von Unten nach Oben laufen; so ist es klar, dass der Druck, den die schrägen Fortsätze des untern Wirbels von denen des obern auf der konkaven Seite erfahren, indem die Gelenkflächen auf einander abgleiten, die Wirbel nach der konkaven Seite drehet.

Diesen Satz halte ich für einen der schwierigsten in der ganzen Mechanik; und erlaube mir, ihn noch etwas weiter auszuführen.

Es sei, wie es am Häufigsten der Fall ist, die Krümmung in der Rückengegend nach Rechts, so werden auf der entsprechenden linken Seite die Wirbel und ihre Gelenkfortsätze näher an- und aufeinander gedrängt. Indem nun auf dieser linken konkaven Seite jeder untere Gelenkfortsatz des obern Wirbels schief auf den entsprechenden obern Fortsatz des untern Wirbels drückt, drängt er, vermöge seiner schiefen Stellung, diesen nach Vornen, dreht aber dadurch den ganzen Wirbel, so dass der Dornfortsatz mehr nach Links, der linke Queerfortsatz mehr nach Vornen und Innen, und der rechte Queerfortsatz nämlich der der konvexen Seite mehr nach Hinten und Aussen gerichtet wird.

Der Satz heisst demnach: die Konkavität dreht das Rückgrath nach ihrer Seite, was jedesmal die Richtung des Dornfortsatzes, der für die Mitte gehalten werden muss, anzeigt; oder kürzer: die Richtung der Drehung ist immer der Krümmung entgegengesezt. Denkt man sich nun, dass die Kraft, die jedesmal auf einen schiefen Fortsatz eines Wirbels drückt, gleich sei der Schwere aller über ihm liegenden Theile, so ist leicht zu berechnen, wie weit eine solche Verdrehung gehen könne. Und nicht selten ist sie in dem eben bezeichneten Falle so weit gediehen, dass der Dornfortsatz fast die Stelle des linken Querfortsatzes und der rechte Querfortsatz fast die Stelle des Dornfortsatzes einnimmt.

Ist in dem bezeichneten Falle der Rückenkrümmung nach Rechts auch schon eine Lendenkrümmung mit der Konvexität nach Links vorhanden, so dreht die ihr entsprechende Konkavität der rechten Seite den untern Theil der Wirbelsäule nach Rechts, so dass die Dornfortsätze dieser Gegend nach Rechts, die rechten Querfortsätze nach Vornen und Innen, die linken Querfortsätze nach Hinten und Aussen gerichtet sind.

In dieser Art begegnen sich an ihrem Mittelpunkte die obere Drehung nach Links, und die untere nach Rechts, wie zwei umgekehrt gewundene Spiralen.

Die Drehung geschieht ferner
2) durch den Zug der Muskeln. Sie geschieht hier ebenfalls wie die Krümmung, entweder durch Ueberwiegen der konvexen, oder Kontraktur der konkaven Seite.

Bei aufrechter Haltung des Körpers im Sitzen oder Stehen müssen wir oft, wenn es den Rückenmuskeln an Kraft gebricht, und diese ermüdet sind, seitlich liegende Muskeln zu Hülfe nehmen, um die Wirbelsäule zu stützen, namentlich wenn der Mensch auf einem Beine steht.

Da nun die meisten und stärksten Muskeln des

Rumpfes weder parallel mit den Rippen, Schulterblättern und Extremitäten laufen, noch mit diesen Theilen senkrecht verbunden sind, wird, sobald die Kraft in Einem von zwei bedeutenden Antagonisten vermehrt oder vermindert ist, die mittlere Richtung der durch sie erzeugten Bewegung aufgehalten, und in eine seitliche oder schräge verwandelt; die unmittelbare Wirkung davon ist eine Beugung der Wirbelsäule nach der Seite hin, wo die überwiegenden Muskeln ihre Anheftungspunkte haben. Dieses giebt eine seitliche Verdrehung.

Ist nun einmal eine Seitenkrümmung im Werden, aus welcher Ursache sie wolle, so sind nun die eigentlichen Rückgrathmuskeln nicht mehr im Stande, das nach der Seite sinkende Rückgrath zu tragen. Es treten nun seitwärts liegende Muskeln hinzu, die sonst zu diesem Zwecke nicht bestimmt sind, und helfen das Rückgrath tragen. Zwischen diesen und den wirklichen Rückgrathmuskeln entsteht nun eine mittlere Richtung, weder nach der Seite noch nach Hinten, sondern schief, und dieser Muskelzug hat die Drehung zur Folge.

Diese vicarirend wirkenden Muskeln brauchen aber gar nicht sehr stark zu sein; auch wenn sie schwach sind können sie viel wirken, weil sie sich der Rippen- und Schulterblätter als Hebel bedienen.

Sind es aber die Rückgrathmuskeln auch allein, so wirken diese bei einer Seitenkrümmung auf jeder Seite verschieden, und es ist zur Genüge bekannt, dass die eigentlichen Rückgrathstrecker selbst, wenn sie auf einer Seite allein wirken, das Rückgrath nach Hinten und ihrer Seite hinziehen. Auch diese veränderte Wirkung der Rückgrathstrecker giebt eine Richtung weder ganz nach der Seite, noch ganz nach Hinten, sondern schief nach der Seite, was ebenfalls die Drehung begünstigt. Diese Muskeln sind aber die eigenthümlichen Rückgrathstrecker und der viereckige Lendenmuskel, ferner die Säge- Kappen- Rautenmuskeln, und wirken ganz übereinstimmend mit der Thätigkeit, die die Krümmung erzeugt, nämlich so, dass entweder die grössere mehr entwickelte Parthie das Rückgrath nach sich dreht, oder die Kontraktur der andern Seite die Drehung bewirkt. Es wird also in diesem Falle bei der Rückenkrümmung nach der rechten Seite die überwiegende Kraft der Kappen-, der Rauten hintern Säge-, ja breiten Rückenmuskeln das Rückgrath nach ihrer Seite von Rechts gegen Links drehen, so dass die Dornfortsätze der Rückengegend nach Links, die Queerfortsätze der rechten Seite nach Hinten und Aussen, die der linken nach Vornen und Innen gerichtet werden. Rippen und Schultern stehen auf der rechten Seite nach Hinten hervor, die Brust ist meist Vornen flach. Umgekehrt ist nun die Richtung, wenn in der Lendengegend eine Gegenkrümmung vorhanden ist, hier drehen der kontrahirte viereckige Lendenmuskel und die übrigen kontrahirten Rückgrathstrecker die Wirbelsäule nach ihrer Seite, also nach Rechts. Ganz entgegengesezt der Richtung vom Rücken sind nun die Dornfortsätze nach Rechts, die rechten Queerfortsätze nach Innen und Vornen, die linken nach Hinten und Aussen gewendet.

Es ist also hier eine doppelte oder es sind zwei Drehungen der Wirbelsäule vorhanden, die sich als zwei entgegengesezt gewundene Spiralen an ihrem Mittelpunkte zwischen dem obersten Lenden- und untersten Rückenwirbel, wo am meisten Beweglichkeit herrscht, als an ihrem Pole begegnen.

Dieses Verhältniss durch den Zug der Muskeln steht nun aber in strengster Uebereinstimmung mit den Resultaten, die ich aus dem Druck der Schwere abgeleitet habe, und aus dem Zusammentreten zwei so grosser Agentien kann man sich leicht die möglichen Grade der Verunstaltung einer übrigens festgebauten Wirbelsäule erklären.

Aus diesen Erörterungen glaube ich das Resultat ziehen zu dürfen, dass keine Seitenkrümmung ohne Drehung, aber auch keine Drehung ohne Seitenkrümmung Statt finden könne, und beide neben einander, und mit einander gleichzeitig entstehen.

Von den Verhältnissen der Winkelkrümmung zur Drehung ist wenig zu bemerken. Bei der in der Richtung von Vornen nach Hinten wirken Schwere und Muskeln gleichförmig auf beiden Seiten, und es giebt daher keine Drehung; bei der Winkelkrümmung nach der Seite (wohl höchst selten) werden ähnliche Verhältnisse der Gesetze des Druckes und Zuges wie sie bisher gezeigt, eintreten.

Die sechste Figur der zweiten Tafel zeigt eine komplizirte Seitenkrümmung wie ich sie am häufigsten beobachtete. Das Rückgrath ist schlangenförmig gekrümmt, mit der Urkrümmung gewölbt nach Rechts und zwei Gegenkrümmungen gewölbt nach Links, so wie auch zwei Drehungen angedeutet sind, die in der Rückengegend nach Links und die in der Lendengegend nach Rechts.

Pathologie der einzelnen Formen.

Je klarer man in einer Sache wird, um so einfacher erscheint dieselbe. Man hat über Eintheilung und Namen der Verkrümmungen viel gesprochen; und eine falsche Ansicht, eine unrichtige Benennung hat oft zu fehlerhafter Behandlung geführt. Je bestimmter und deutlicher die Begriffe werden, desto sicherer und zweckmässiger wird auch die Behandlung sein.

Am Einfachsten theilt man wohl die orthopädischen Krankheiten der Wirbelsäule in die Schlangenkrümmung und Winkelkrümmung.

Die Schlangenkrümmung ist diejenige, bei der die Wirbelsäule sich bogenförmig verkrümmt, ohne dass ein Theil aus seiner Verbindung mit dem andern weicht, oder gar in seiner Substanz zerstört wird; und weil die Bogenkrümmung, wenn sie einigermassen weiter schreitet, nicht einfach bleibt, sondern zwei oder gar mehrere Bogen nach entgegengesetzten Richtungen entstehen, und daher die Wirbelsäule schlangenförmig gekrümmt erscheint, wie ein umgekehrtes S, so hat man diese Art mit dem Namen Schlangenkrümmung bezeichnet.

Die Winkelkrümmung führt ihre Benennung von der winklichten Gestalt, die die Wirbelsäule annimmt, und beruht meistens auf Zerstörung der Substanz; und an der am Meisten zerstörten Stelle neigen sich die Parthieen der Wirbelsäule in einem oft sogar spitzigen Winkel gegen einander.

Jede dieser zwei Gattungen kann aber entweder in der Durchschnittsebene der Dornfortsätze, d. h. in der Richtung von Vornen nach Hinten, oder in der Durchschnittsebene der Queerfortsätze, d. h. in der Richtung von Rechts nach Links vorkommen; und es giebt eine geschlängelte Krümmung von Vornen nach Hinten, so wie es eine winklichte Krümmung nach der Seite giebt.

Da aber die Schlangenkrümmung fast ausschliesslich nur nach der Seite Statt findet, so wird diese Bezeichnung auch gleichbedeutend mit Seitenkrümmung; und da die Winkelkrümmung fast immer nur nach Hinten erscheint, so wird unter diesem Namen auch oft nur die Rückwärtskrümmung verstanden.

Die winklichte sowohl als die geschlängelte Krümmung mit ihren Unterarten nach Hinten, Vornen, Rechts und Links, können aber an allen Theilen der Wirbelsäule vorkommen, und in dieser Beziehung heisse ich die Krümmung, wenn sie am obern Theile der Wirbelsäule, am Halse oder Nacken erscheint, die Nackenkrümmung; wenn sie die Brust- oder Rückenwirbel ergreift, die Rückenkrümmung, wenn sie die Lendengegend befällt, die Lendenkrümmung, und wenn sie am Kreuzbein vorkommt, die Kreuzbein- oder Beckenverkrümmung.

Jede Krümmung, die zuerst entsteht, heisst die ursprüngliche, primitive, oder Urkrümmung. Diejenige, die in deren Folge sich bildet, heisst die sekundäre, die Gegenkrümmung. Die ursprüngliche Krümmung selbst ist oft erst nur vorübergehend, fixirt sich aber bald; sodann ist die Gegenkrümmung Anfangs noch vorübergehend, d. h. in liegender Situation oder beim Aufheben, Aufhängen des Körpers verschwindend, fixirt sich aber ebenfalls bald. Die Gegenkrümmung ist wohl immer bogenförmig, auch der winklichten entgegengesezt.

Jede Seitenkrümmung hat ihre Drehung, jede Gegenkrümmung ihre Gegendrehung.

Alle diese eben angeführten Arten von Krümmungen unterliegen noch einer Bestimmung ihrer Verschiedenheit, nämlich: ob die Krümmung von übler Haltung, Gewohnheit, Kleidung, Beschäftigung herrühre; oder ob Schwäche, Lähmung der Muskeln einerseits, und überwiegende Muskularität andererseits die Ursache sei; ob das Uebel im Bau und der Konstruktion der Knochen begründet liege; oder ob endlich eine eigenthümliche Krankheit, als Skropheln, Rhachitis, Veranlassung dazu gebe, und in dieser Hinsicht unterscheide ich eine Curvatura habitualis, muscularis, ossaria und dyscrasica.

Leicht wird man jezt einsehen, wie unbedeutsam nun die Benennungen Scoliosis, Kyphosis, Lordosis, Contorsio, u. s. w. seyn mögen.

Man hat bisher die Nackenkrümmung unter der Benennung schiefer Hals von den Krümmuugen der Wirbelsäule getrennt, und besonders abgehandelt, und auch nicht mit Unrecht, denn diese Art von Krümmung hat durch Einlenkung des Kopfes an den obersten Halswirbel eben so viel Eigenthümliches, als die Verkrümmung des Kreuzbeins durch seine Verbindung mit dem Becken.

Jede Parthie des Rückgraths hat aber ihre besondern Eigenthümlichkeiten. So sind die Halswirbel ausgezeichnet durch besondern Bau, namentlich der erste und zweite, und durch die Einlenkung des Kopfes — die Rückenwirbel durch Anheftung der Rippen — die Lendenwirbel durch ihre Freiheit und Verbindung mit den grössten Muskeln, und das Kreuzbein durch seine innige Verbindung mit den übrigen Beckenknochen.

Rücken- und Lendenwirbel sind durch die fast jedesmal entstehenden Gegenkrümmungen, in der der Urkrümmung entgegengesezten Gegend, sowohl bei Schlangen- als Winkelkrümmung, sich so verwandt, dass sie kaum von einander getrennt abgehandelt werden können. Zumal da die eine Krümmung oft in beide Parthieen, d. h. Rücken- Lendengegend fällt.

Nacken und Becken sind durch ihre Eigenthümlichkeiten streng geschieden.

Am Einfachsten zerfallen daher die sämmtlichen Missstaltungen der Wirbelsäule
in die
Nackenkrümmung oder den schiefen Hals,
Schlangenkrümmung ⎫
Winkelkrümmung   ⎬ der Rücken- und Lendengegend.
Kreuzbein- oder Beckenverkrümmung.

Als zum Rumpfe gehörig kommen noch hinzu die Missstaltungen
der Rippen,
der Brustbeine,
der Schlüsselbeine,
der Schultern,
und dieses ist der Umfang, über den die gegenwärtige Abtheilung sich zu erstrecken hat.

Vor der speziellen Behandlung der Misstaltungen gebe ich noch eine kurze Schilderung der natürlichen Gestaltung, wie sie Lachaise Seite 31 beschrieben und auf seiner sechsten Tafel abgebildet hat.

Man vergleiche auch Sömmerring über die Schnürbrüste. Uebrigens sehe man auch unserer zweiten Tafel erste Abbildung.

1) Bei Mädchen, die noch nicht ihre vollkommene Ausbildung haben.

Um gut gestaltet zu sein, müssen die Schultern ganz gleiche Höhe haben, ihr oberer Theil muss mit der ersten Rippe vollkommen wagrecht sein, die innern Ränder der Schulterblätter müssen einander sehr genähert sein, und wenn die Arme am Körper herabhängen nur einen kaum bemerkbaren Vorsprung bilden, beide Schultern müssen gleich abgerundet und gleich hervorstehend sein. Es sind dann die Schlüsselbeine schief von Innen nach Aussen, von Vornen nach Hinten und ein wenig von Unten nach Oben gerichtet, und die Brust ist oben am breitesten. Ein schmales Band mit Gewicht gerade am Scheitel angelegt, muss die ganze Reihe der Dornfortsätze berühren, welche durch eine leichte Bewegung nach Vornen zum Vorschein kommen, das Band muss senkrecht auf die Linie fallen, die wagrecht auf den Hüften aufliegt.

2) Bei vollkommen Ausgebildeten.

Die Mitte des Körpers bei einem regelmässig gebildeten Weibe muss der Einlenkung des Kreuz- und Steissbeins entsprechen, der Rumpf muss eine Pyramide bilden, die ihre Spitze oben, ihre Grundfläche unten hat, so dass das Bleiloth an die Schulterhöhe angelegt, von der Hüfte abgestossen wird. Wenn die Schultern gleich stehen, und die Arme ausgestreckt am Körper liegen, so muss die Handwurzel auf den grossen Umdreher des Schenkels zu liegen kommen.

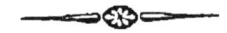

Nackenkrümmung.

Man versteht unter Nackenkrümmung oder schiefem Halse diejenige Misstaltung, durch die der Hals seine natürliche Lage verlässt, und eine widernatürliche gezwungene nach einer oder der andern Seite, nach Hinten, nach Vornen annimmt; wobei der Kopf, stets aus seiner Lage gerückt, nach Vornen überhängt, schief nach einer Seite geneigt auf einer Schulter aufliegt, oder sogar sich rückwärts zwischen beide Schultern drängt.

Auch die falsche Achsendrehung des Kopfes auf dem Umdreher gehört hieher, die hier, dem Baue der Knochen nach, so wie der Konstruktion der Muskelwirkung gemäss, allerdings allein, aber doch kaum je, ohne gleichzeitige Verkrümmung des Halses vorkommen dürfte.

Der Hals ist bei der Nackenkrümmung meist nach der einen oder andern Seite geneigt, so dass der Kopf seitwärts und vorwärts gehalten wird. Die freie Beweglichkeit des Kopfes ist aufgehoben, und er kann gar nicht, oder mit grösster Anstrengung, oder nur durch äussere Gewalt aus seiner unnatürlichen Lage in seine natürliche zurück gebracht werden.

Der Hals ist dann auf einer Seite gewölbt, auf der andern konkav eingebogen, dort sind die Wirbel, namentlich deren Queerfortsätze, aus einander gezogen, von einander entfernt, hier zusammengedrängt auf einander liegend.

Meistens ist der Hals dadurch auch ungleich gebildet, die konkave Seite ist stark, voll, wegen der in einen kleinern Raum zusammengedrängten und verkürzten Muskeln, die hart und gespannt sind; die konvexe Seite ist magerer, leerer, weil die Muskeln ausgedehnt und dünn sind, und trotz ihrer Wölbung erscheint diese Seite dadurch leerer.

Dabei ist aber der Kopf immer mehr oder weniger durch das Alleinwirken einiger Halsmuskeln auf einer Seite, nach dieser verdreht. Vorzüglich geschieht dieses durch die einseitige Zusammenziehung des Kopfnickers.

Der Kopf selbst ist gegen die Seite gerichtet, gegen die der Hals konkav verkrümmt ist, dass wenn z. B. die Wölbung der Halswirbel nach Links und die Konkavität nach Rechts steht, der Kopf gegen die rechte Schulter geneigt ist, oder gar auf derselben aufliegt.

Das Gesicht ist bei der Seitenkrümmung des Halses meist nach der andern Seite hin gerichtet, als die Neigung des Kopfes, so dass, wenn Konkavität des Halses und Neigung des Kopfes nach der rechten Seite gerichtet ist, das Gesicht wieder schief nach Links und Unten steht.

Es ist dieses Folge des Alleinwirkens des Kopfnickers und geschieht, weil nach früher schon angegebenen Gründen, Seitenkrümmung nicht ohne Verdrehung bestehen kann.

Jörg bestreitet was Bernstein und Richter behaupten, dass das Gesicht bei der Seitenkrümmung nach der entgegengesezten Seite, wo der Kopf hinneige, und nur selten nach derselben gekehrt sei, und Jalade Lafond hat es ihm, wie alles Uebrige, gläubig nachgeschrieben.

Wenn man aber die weitere Beschreibung verfolgt, und mit den Wahrnehmungen am missstalteten Patienten vergleicht, so scheinen beide Partheien Recht zu haben, nämlich Eines und dasselbe zu behaupten, nur dass der Ausdruck verschieden ist.

Und so lehrt denn die Beobachtung, dass das Gesicht in den meisten Fällen nach einer andern Seite gekehrt sei, als derselben, gegen welche der Kopf geneigt ist.

Auch diese Beobachtung bestätigt, wenn man beachtet, dass durch dieses Abgewendetsein des Gesichtes der Kopf um seine Achse verdreht und die Dornfortsätze im angegebenen Falle nach Rechts gerichtet werden, den Satz, dass die Konkavität der Wirbelsäule nach ihrer Seite drehe, und umgekehrt erklärt sich aus diesem Satze die Stellung des Gesichtes.

Ist also die Konkavität nach Rechts und der Kopf eben dahin geneigt, so ist das Gesicht nach Links und schief nach Unten gerichtet.

Der Kopf ruht häufig auf einer oder der andern Schulter, oder ist ihr wenigstens genähert, oder er hängt nach Vornen über, und zieht die Wirbel nach sich, so dass diese gegen Hinten gewölbt werden, oder es ist die natürliche Wölbung der Halswirbel

nach Vornen durch das Ueberhängen des Kopfes nach
Hinten vergrössert. Das Kinn entfernt sich von der
Brust, und der Kopf scheint zwischen oder sogar auf
beiden Schultern zu sitzen.

Ist das Seitwärtshängen des Kopfes dem jugendlichen Alter eigen; so erscheint das Vorwärtshängen
im höhern; das Rückwärtsneigen aber bei rhachitischen
Kindern und Erweichung der Wirbel.

Eine andere Misstaltung des Halses, die auch dem
Bau der Wirbel nach für sich bestehen könnte, meist
wohl aber in höherem oder niedrigerem Grade mit
der Seitenkrümmung verbunden erscheint, ist die Verdrehung des Kopfes um seine Achse, die falsche Ax-
drehung, wie Heine sie benennt.

Sie beruht auf einseitiger Wirkung eines Kopfnickers, der mehr in seiner Richtung vom Sternalende
her wirkt, und verkürzt ist, ohne nach der Seite zu
krümmen.

Hier kann die Verdrehung auch ohne Krümmung
sich zeigen, da die natürliche Verrichtung in Drehung besteht.

Es ist in diesem Falle das Gesicht nicht nach Vorwärts gerichtet, sondern mehr nach der Seite gekehrt,
ohne jedoch dabei, wie bei der Halskrümmung nach
Unten gerichtet zu sein. Das Gesicht kann nur mit
Mühe oder gar nicht in seine normale Lage zurück
gebracht werden, und das Uebel beruht auf einer kon-
stant gewordenen seitlichen Drehung des Kopfes um
den Zahn des Umdrehers.

Diese sämmtlichen Veränderungen der Stellung
des Kopfes haben allerdings einige Aehnlichkeit mit
der Verdrehung und Verschiebung des Beckens am

untern Ende der Wirbelsäule, worauf wir noch zurückkommen können.

Die Verkrümmung des Halses oder Nackenkrümmung im Allgemeinen ist ein Uebel, das Kinder und Erwachsene befällt. Es entsteht plötzlich oder allmählich, mit oder ohne bemerkbare Ursache.

Häufiger erscheint es im kindlichen Alter, weil bei der zarten Organisation des kindlichen Leibes alle äussern Einflüsse schädlicher wirken.

Im höhern Alter erscheint das Uebel seltner, weil bei ganz ausgebildetem Zustande der Theile, wie jede Umbildung, so auch die Missbildung schwerer eintritt, und die Schädlichkeiten die gereiften vollendeten Gebilde weniger leicht ergreifen.

Bei Erwachsenen bildet das Uebel sich nicht selten als unheilbarer Ueberrest früherer krankhaften Affektionen, deren Folgen sich in das höhere Alter übergetragen haben, oder sich in demselben ausbilden. Arthritis äussert hier nicht selten ihren verderblichen Einfluss.

Häufiger wohl kommt diese Krümmung bei Alten vor, indem die Muskeln das Rückgrath nicht mehr tragen, und Anfangs sich die Wirbelsäule nach Hinten krümmt, bis endlich der Kopf sich nach Vornen neigt und den Hals nach sich zieht.

Diese fast immer unheilbaren Gattungen der Nackenkrümmung des höhern Alters kümmern uns aber weniger, als die des kindlichen und jugendlichen Alters, auf die unser orthopädischer Heilzweck sich erstreckt.

Bei Kindern entsteht das Uebel allmählich, ohne deutlich bemerkbare Ursache, langsam sich entwickelnd, oft sieht man aber auch das Uebel schnell sich bilden, plötzlich mit oder ohne einen andern Zufall, der auf Entzündung oder dergleichen Etwas deuten könnte.

Die Krankheit hat nichts Akutes, als den oft scharf bezeichneten Augenblick des Entstehens, selten ist sie mit einem höhern Grade von Schmerzlichkeit oder Fieber verbunden.

Bei Kindern häufiger, und oft schwer zu bekämpfen, da ihre zarte Natur die Anwendung von Heilmitteln oft unmöglich macht.

Ungleichförmige Entwicklung einzelner Theile, deren Ausgleichung man vergeblich von der Natur erwartet, erzeugt das Uebel allmählich, convulsivische Bewegungen der Halsmuskeln und bleibende Zusammenziehungen derselben können das Uebel plötzlich und für immer erwecken.

Je mehr das Gleichgewicht der Entwicklung und Ernährung gestört ist, um so schwieriger ist das Uebel zu heilen. Im höhern Alter sind auch die Schädlichkeiten nicht so bedeutend, als wenn die Theile noch der Ernährung bedürfen, um zu ihrer Vollkommenheit zu gelangen. Dagegen geht aber auch im höhern Alter die Heilung wieder schwerer, als wo die Theile noch rascherer Umbildung fähig sind.

Bei längerer Dauer des Zustandes wird der Kopf selbst missbildet, die Seite, die verkrümmt nach den Schultern hinsteht, wird verkümmert, schlechter ernährt, verzerrt, die Muskeln dieser Seite bleiben in ihrer Entwicklung zurück, die ganze Seite bleibt kleiner, ihre Ernährung ist durch den erfahrenen Druck geschmälert.

Die Jochmuskeln, Backenmuskel, Kaumuskel bleiben kleiner, als die der andern Seite, der Mund ist verzogen, das eine Auge steht tiefer, die Hälfte des Kopfes ist entstellt, giebt einen unangenehmen Anblick und zeigt die Gewalt, die er erleidet.

Die Kranken können den Kopf nicht erheben, nicht drehen, nicht in die Höhe oder gerade richten, oder mit der grössten Anstrengung nur wenig, sie bleiben in ihrer Stellung, weil es ihnen beschwerlich ist, sie zu verändern, und geben dadurch nur Veranlassung zur Verschlimmerung des Uebels.

Man glaubt häufig und erwartet das Uebel solle sich mit der Zeit von selbst heben, der Wachsthum werde es beseitigen, die Ernährung und Entwicklung im Allgemeinen würde das Versäumte nachholen; aber es ist nicht an dem. Im Alter der Entwicklung kommt Alles darauf an, dass die Entwicklung gleichförmig sei.

Wie weiter Unten sich ergeben wird, theile ich alle Missstaltungen nach ihrer verschiedenen Entstehungsart oder ihrem Verhalten in vier Klassen, nämlich: die Curvatura, habitualis, muscularis, ossaria und dyscrasica. Auch die Krümmungen des Halses sind dieser Eintheilung in Varietäten unterworfen, und die Darstellung der Varietäten selbst ist als Actiologie und Diagnostik zu betrachten. Um Wiederholung zu vermeiden, verweise ich auf jenen Abschnitt.

So viel jedoch muss bemerkt werden, dass auch hier, wie Ueberall, nur die aus übler Haltung und Stellung, und die aus Muskelleiden erworbene Krümmung — die aus Leiden der Knochen entstandene nur zum Theil — sich für streng orthopädische Heilung eigne; und der grössere Theil auch idiopathischer Knochenleiden, so wie die dyskrasischen ganz, wenigstens aus den engsten Gränzen der orthopädischen Heilungsweise ausgeschlossen seien.

Im Verhältnisse zu den übrigen Krümmungen der Wirbelsäule ist die Nackenkrümmung die oberste, kann als ihre Folge Gegenkrümmung erzeugen, selbst aber auch als Gegenkrümmung die Folge einer vielleicht oft übersehenen tiefer liegenden ursprünglichen Krümmung sein.

Einzelne Verschiedenheiten der Nackenkrümmung sind folgende:

Die Krümmung des Nackens ist entweder nach Hinten, so dass die Konvexität des Bogens nach Hinten steht, und der Kopf nach Vorwärts hängt, was bei alten Leuten sehr häufig ist, indem die Muskeln schwach werden und den Kopf nicht mehr tragen und aufrecht erhalten, oder in selteneren Fällen die Wirbel ergriffen sind, und zwar ihre Körper. In diesem Falle zieht der Kopf, der an seinem Gelenke hängt, den Träger, dieser den fest durch seinen Zahn verbundenen Umdreher, und dieser die übrigen Halswirbel mit sich nach Vornen, so dass die Dornfortsätze auseinander treten, und die Körper zusammengedrängt werden. Da die Einlenkung des Kopfes an der Wirbelsäule so sehr nach Vornen ist, so wird dieses Uebel durch die Schwere sehr begünstigt, das Kinn wird der Brust genähert, der Hals ist hinten konvex, der Kopf hängt nach Vornen.

Die Muskelthätigkeit wirkt hier auf beiden Seiten gleichförmig, gleich viel oder gleich wenig, und diese Krümmung, wenn sie nicht in der Jugend, allenfalls aus übermässiger Kontraktion beider Kopfnicker und deren Uebergewicht über die Rückgrathstrecker und hintern Halsmuskeln entstanden ist, gestattet in den übrigen Fällen wenig orthopädische Hülfe.

Die Krümmung nach Rechts oder Links, zugleich mit etwas Drehung, ist bei Weitem der häufigste Fall unter allen Arten der Nackenkrümmung, meist im kindlichen oder jugendlichen Alter, meist von einseitig überwiegender Muskelkraft herrührend, und am öftersten Heilung gestattend. Da einseitige Uebung der Halsmuskeln wohl kaum vorkommt, wo die mehr thätige Muskelparthie den Hals nach ihrer Seite wölben könnte, so beruht das Uebel wohl meist auf Kontraktur der konkaven Seite.

Die eine Seite des Halses ist also konvex, die andere konkav, der Kopf nach der einen oder andern Schulter gerichtet, das Gesicht etwas nach Vornen verdreht.

Der Kopfnicker ist in den meisten Fällen die Ursache, und da seine eine Portion vom Schlüsselbein, die andere vom Brustbein kommt, so geht seine Gesammtwirkung nach der Diagonale; und die Richtung der Clavicular-Portion nach Unten und die der Sternal-Portion nach Vornen geben eine mittlere Richtung nach der Seite.

Sei nun die Neigung des Kopfes nach Rechts, so wird er nach Rechts und etwas Vorwärts stehen, das Gesicht nach Links und Vornen und Unten gerichtet, die Nase über dem linken Schlüsselbein sein.

Eine fernere Verunstaltung ist die Beugung des Kopfes nach Hinten, mit Vergrösserung der natürlichen Konvexität des Halses nach Vornen.

Diese Krümmung hat Jörg geläugnet und Jalade Lafond es abermal nachgeschrieben. Wir selbst haben Solches zwar früher auch gethan I. 207, müssen es aber widerrufen, und die Möglichkeit der Neigung des Kopfes nach Hinten anerkennen.

Nicht wieder einer Autorität folgend, wozu sich allenfalls Lachaise Seite 14 anführen liesse, sondern weil wir dieses Uebel selbst an ein Paar rhachitischen Kindern beobachtet haben, ist auch diese Missstaltung hier aufgenommen.

Lachaise sagt darüber, dass diese Art viel seltener vorkomme, als die übrigen, dass sie Folge der fehlerhaften Gewohnheit der Ammen sei, den Kopf der Kinder, die sie in ihren Armen horizontal tragen, oder auf ihren Knieen ausstrecken, nicht zu unterstützen.

Auch Drüsen-Anschwellungen Vornen und an der Seite des Halses, ja ein Kropf selbst, können Veranlassung hiezu geben.

Es ist bei diesen Individuen das Kinn nach Vornen gerichtet, das Hinterhaupt dem Rücken sehr genähert, so dass der Kopf dem Anschein nach zwischen die Schultern versenkt, und die drehende Bewegung des Halses gehindert ist.

Durch die bis jezt angegebenen Veranlassungen erzeugt, habe ich diese Form noch nicht beobachtet, wohl aber bei rhachitischen Kindern, an denen ich das Uebel für Gegenkrümmung gegen eine schon bestehende Vorwärts- und Rückwärtskrümmung und das Streben der Natur nach Gleichgewicht und Erniedrigung der Wirbelsäule gehalten habe.

Die Vorwärtskrümmung des Kopfes ist wohl neben Atonie der Muskeln meist Curvatura ossaria, die Rückwärtsneigung meist Curvatura dyscrasica, und nur die Seitenkrümmung meist Curvatura habitualis und muscularis.

Ueber die falsche Achsendrehung des Kopfes habe ich keine eigene Erfahrung.

Ueberhaupt scheint unsere Nackenkrümmung weniger beobachtet und berücksichtiget zu sein, als die übrigen Formen der menschlichen Verkrümmungen.

Um des seltenern Vorkommens willen sei es mir erlaubt, ein Paar Krankheitsgeschichten zu erzählen.

Vor einigen Jahren wurde ich zu einem Kinde gerufen, dessen bisheriger Arzt nicht gerade zu finden war.

1) Es war ein ungefähr anderthalb Jahre alter Knabe von einem fast drei Fuss hohen Kinderstuhle herabgefallen. Der Kopf stand ganz schief. Es war derselbe nach Rechts und Hinten geneigt, das Gesicht aufwärts gekehrt, das Kinn von der Brust entfernt. Im ersten Augenblicke hielt ich das Uebel durch sein plötzliches Entstehen für eine wahre Verrenkung des Kopfes vom Träger, ich hob und zog den Kopf mit leichter Mühe in seine Normallage und bewirkte einigen Erfolg. Die Krümmung kehrte jedoch bald wieder, doch nicht ganz so stark.

Die begleitenden und folgenden Symptome mussten mich jedoch bald von der Meinung, dass es eine Verrenkung sei, zurückbringen. Ich vermuthete nun in dem Bruche des Schlüsselbeins die Ursache der Annäherung des Kopfes gegen die Schulter zu finden. Ebenfalls vergeblich. Des nächsten Tages entdeckte ich eine aus rhachitischer Ursache entstandene, wenn auch nicht sehr bedeutende, Rückwärtskrümmung der Wirbelsäule, und nun war mir das Entstehen der Halsverkrümmung klar geworden.

Das Uebel war schmerzlos, der Hals liess sich leicht ausdehnen und der Kopf in seine natürliche Stellung zurück bringen; kehrte aber bald in seine verkrümmte Lage zurück.

Ausser zweckmässiger Lagerung, Waschungen und Bädern wurden keine Heilmittel angewendet, und das Uebel verlor sich allmählich von selbst.

Nach ungefähr drei Jahren suchte ich den Jungen wieder auf, und fand ihn ganz gesund, rhachitische Anlage und Rückenkrümmung verschwunden, von der Nackenkrümmung kaum eine Spur mehr.

Die rhachitische Anlage und Rückenkrümmung war hier die entfernte, die Erschütterung durch den Fall die nächste Ursache der Halsverkrümmung, und die ursprüngliche Krümmung bedingte die Richtung der neuen.

2) Vor ungefähr einem Jahre brachte man den eilfjährigen Sohn eines hiesigen Zeugmachers zu mir, um wegen seines schiefen Halses um Rath zu fragen.

Ich erkannte an dem erdfahlen Aussehen, der Abmagerung der Glieder, Auftreibung des Unterleibes, Anschwellung der Halsdrüsen u. s. w. die Dyskrasie der torpiden Skrophelform.

Der Kopf war nach Links geneigt und etwas nach Vorwärts, das Gesicht nach Rechts gerichtet, die Muskeln des Halses schienen wenig betheiligt, aber es war eine leichte Krümmung der Wirbelsäule nach Rechts in der ganzen Länge des Rückgraths vom

Kreuzbein bis zu dem untersten Halswirbel vorhanden.

Ich verfuhr Lage und Haltung, abgerechnet gegen die Dyskrasie, ohne mechanische Mittel. Bald bildeten sich auf der rechten Seite skrophulöse Drüsengeschwülste, die immer grösser wurden und den Kopf immer mehr nach Links drängten, endlich in Eiterung übergingen, und nun zeigte sich der Knochenfrass an den Querfortsätzen und Körpern der Halswirbel.

Die genauere Untersuchung zeigt den Kopf gegen die linke Schulter sehr geneigt und etwas nach Vornen gerichtet, das Gesicht nach Unten und Rechts gekehrt.

Auf der linken gegen die Schulter geneigten Seite ist die Hälfte des Gesichtes kleiner, das Auge tiefer, die Backen kleiner, kürzer, der Mund etwas verzogen. Der Kopfnicker ist auf keiner Seite sehr gespannt, auf der konvexen Seite jedoch etwas ausgedehnt, gestreckt, und verlängert.

Der Knabe hält den Kopf mit beiden Händen wenn er sich bewegen soll, und klagt dabei über Schmerz.

Die Dornfortsätze der Wirbel, die dem Kopfe zunächst liegen, stehen etwas nach Links, die untern etwas mehr nach Rechts. Die Querfortsätze sind rechts aus einander gezogen. Dermalen Eiterung der Halswirbel auf der rechten Seite, tiefe Geschwüre, grosse Abmagerung, hektisches Fieber, wahrscheinlicher Tod.

Die aus dyskrasischem Leiden entsprungene Nackenkrümmung hatte, ganz unsern angegebenen Grundsätzen zu Folge, die Rücken- Lendenkrümmung erzeugt, und der durch Skrophelgeschwülste nach Links getriebene Kopf hatte das unter ihm gelegene Rückgrath durch den Druck der Schwere nach Rechts gedrängt,

Die Folgen der Nackenkrümmung auf den übrigen Körper sind gehinderte Entwicklung und Ausbildung des Kopfes und Gesichtes. Die Hälfte des Gesichtes ist verkümmert, Auge, Jochbogen, Unterkinnlade stehen tiefer, und das Gesicht hat dadurch ein verschobenes und verzogenes Ansehen.

Haltung und Bewegung des Kopfes ist gehindert, Ungleichheit oder wenigstens Beschränkung in der Bewegung des Kopfes, die Kranken stehen in einer gezwungenen Stellung, können den Kopf nicht drehen, daher sie bei jedem Seitenblicke sich selbst mit dem ganzen Körper umdrehen müssen.

Das Uebel ist mit vielen Beschäftigungen unverträglich. Störung in der Entwicklung des Hirns- und Rückenmarkes und dadurch in den Geistesfunktionen.

Curvatura habitualis geht in muscularis, diese in ossaria über; die Gewohnheit zieht den Muskel, dieser den Knochen in das Spiel, und die Sache wird anhaltender.

Es entstehen andere Krümmungen aus dieser; der Kopf steht nicht mehr senkrecht auf der Wirbelsäule, sein natürlicher Schwerpunkt verändert sich, fällt ausser der Stützungslinie, und dadurch; und die Bemühungen des Patienten ihn auf dieselbe zurückzubringen, entstehen Gegenkrümmungen.

Die Vorhersagung über die Heilbarkeit des Uebels richtet sich nach den Ursachen und Varietäten.

Wo Gewohnheit, Haltung, Stellung die Ursache, dort ist es am Günstigsten. Ebenfalls so, wo die Ursache in den Muskeln liegt. Grad und Dauer des Uebels, Härte, Spannung, Ausdehnbarkeit oder Ausartung, Lähmung oder Kontraktur u. s. w. bestimmen die Möglichkeit der zu leistenden Hülfe. Leiden der Knochen ist ungünstig, es sei denn höchstens der Druck und Mangel der Ernährung, der beseitigt werden könnte. Dyskrasieen müssen nach ihrem eigenthümlichen Charakter beurtheilt werden.

Schlangenkrümmung.

Schlangenkrümmung oder Bogenkrümmung bezeichnet diejenige Missstaltung des Rückgraths, bei der die Wirbelsäule bogenförmig oder wellenförmig von einer Seite zur andern, oder nach beiden zugleich, auch in der Richtung von Vornen nach Hinten, aus ihrer natürlichen Lage abgewichen ist; so dass die eine Seite gewölbt die andere ausgehöhlt erscheint, wobei mehrere Wirbel mit ihren anhängenden Gebilden ihre bisherige Stellung, keineswegs aber ihre Verbindung unter sich selbst verlassen haben.

Die Krümmung ist einfach, doppelt oder mehrfach; ist sie einfach, so dass nur ein Bogen mit seiner Wölbung auf der einen und seiner Höhlung auf der andern Seite besteht, so passt die Benennung Bogenkrümmung besser; selten aber, oder fast niemals, bleibt es bei der einfachen Krümmung, diese ist meist nur der erste Zeitraum, Vorläufer und Zeichen der kompletten Krümmung; denn bald folgt der ersten Abweichung die zweite; ist aber Krümmung und Gegenkrümmung vorhanden, so ist das Rückgrath wellenförmig gebogen, oben nach der einen, unten nach der andern Seite gewölbt, und auf der entsprechenden Seite gegenüber ausgehöhlt. Wenn sich dieses, wie es sehr häufig geschieht, zwei bis drei Male wiederholt, so hat die Wirbelsäule eine geschlängelte Richtung, und die Benennung Schlangenkrümmung ist die bezeichnendste.

Da diese Krümmung fast immer nur nach der Seite, nach Rechts oder Links vorkommt, ist ihre Benennung, auch, wo es nicht besonders angegeben wird, gleichbedeutend mit dem Namen Seitenkrümmung.

Diese Krümmung ist die häufigste unter allen Verunstaltungen, und kommt nach Lachaise so oft vor, dass unter zwanzig Mädchen, die ihr fünfzehntes Jahr erreicht haben, kaum zwei davon frei sein sollen. Diese Behauptung ist aber übertrieben, es kommt auf den Stand, Erziehung, Lebensweise u. s. w. sehr viel an, und ich glaube es ist schon genug gesagt, wenn ich behaupte, dass unter zehn Mädchen aus den höhern Ständen, die eine verhältnissmässig künstlichere Bildung in Instituten, Töchterschulen u. s. w. erhalten, gewiss sieben, mehr oder minder deutliche Spuren davon an sich tragen.

Das eigentliche Leiden bleibt dem ungeübten Auge, wenigstens Anfangs, immer verborgen, die Stellung des Mädchens erscheint zwar schief, die eine, meist die rechte Schulter voller, mehr nach Hinten, vom

Rückgrath abstehend, die eine, meist die linke Brust voller, grösser, eine Hüfte höher oder verschoben — aber an den Zusammenhang dieser Zustände und die wahre Ursache wird in den meisten Fällen nicht gedacht.

Der Hergang der Sache selbst ist aber ungefähr folgender:

Ein oder mehrere Wirbel verlassen ihre Stelle und treten nach einer oder der andern Seite aus. Am Häufigsten treten die obern oder mittlern Rückenwirbel nach Rechts. Die rechte Schulter wird dadurch etwas höher, und tritt etwas mehr und voller nach Hinten hervor, weil die Queerfortsätze und die Rippen der verschobenen Wirbel etwas auseinander gezogen und nach Rechts geschoben sind.

Dieses ist die erste Spur oder einfache Krümmung. Diese wird nur selten erkannt, und dann leicht geheilt, öfter aber übersehen und vernachlässigt. Nun verschlimmert sich das Uebel immer mehr. Der Druck des Oberkörpers auf die von einander abgleitenden Wirbel, und der Zug der Muskeln vergrössern diese ursprüngliche Missstaltung; sie nimmt zu, und zieht immer mehrere Theile in Mitleidenschaft

Das Streben des Körpers nach Gleichgewicht erzeugt nun die Gegenkrümmung über- oder am häufigsten unter der ersten Krümmung; oder an beiden Stellen zugleich. Und somit geht das erste Stadium des Uebels in das zweite über, wie diesen Uebergang Delpech sehr gut bezeichnet.

War die ursprüngliche oder primäre Krümmung erst kurz entstanden und selbst noch nicht fixirt, so wird sie nunmehr perpetuell, und nur die Gegenkrümmung ist zur Zeit noch vorübergehend, d. h. da sie die Knochen noch nicht verbildet hat, sondern bloss noch auf dem Druck der Schwere und Zug der Muskeln beruht, verschwindet sie bei Aufhebung dieser Kräfte, z. B. im Liegen, oder wenn der Körper aufgehoben wird, und bleibt nur im Stehen oder Gehen.

Mit Vergrösserung der ursprünglichen und Entstehung der Gegenkrümmung werden die anliegenden Theile, Rippen, Brustbein, Becken, Schultern, mit in das Spiel gezogen, auch die Gegenkrümmung wird bleibend, immer mehrere Gebilde in die Krümmung verwickelt, es gesellt sich am Ende noch die Verdrehung hinzu, und das Uebel wird so gesteigert, dass die Missstaltung oft an das Staunenswerthe und Unglaubliche gränzt.

Selten wird der erste Anfang des Uebels entdeckt, meistens wird man erst dann darauf aufmerksam, wenn die Verunstaltung schon weiter gegriffen hat, und schon Gegenkrümmung mit Drehung, Verschiebung der Rippen, Brustbeine, Schultern, Hüftknochen, vorhanden ist.

Gewöhnlich beim An- und Auskleiden wird die Mutter oder Erzieherin aufmerksam auf die Schultern, wenn es ein jüngeres, auf Schultern und Brüste zugleich, wenn es ein älteres Mädchen ist, das sich der Mannbarkeit nähert.

Die eine Brust scheint grösser, voller als die andere, oder der Brustknochen scheint herausgetrieben und ausgewachsen, oder die Rippen bilden nächst dem Brustbein die hervorstehende Erhabenheit. Noch häufiger aber ist es die Schulter, und am Meisten die rechte, die die Aufmerksamkeit durch ihre Missstaltung auf sich zieht.

Dieselbe ist nämlich gewöhnlich grösser und weiter vom Rückgrath entfernt, als die linke, und während die linke flach vertieft, wie in einer Grube mit ihrem innern Rande am Rückgrath, und ihrem untern Winkel auf den Rippen liegt, ist die rechte weiter davon entfernt; mehr nach Hinten und Aussen gerichtet, und namentlich ihr unterer Winkel ist vom Rückgrathe abstehend und hervorragend.

Am häufigsten bemerkt man dieses beim Einschnüren, wenn man mit dem untern Winkel der rechten Schulter nicht so gut zurecht kommen kann, als bei der linken.

Nicht selten bemerkt man auch jezt schon eine verschobene, hohe, oder nach Vornen gedrängte Hüfte oder diese ist es, die zuerst die Aufmerksamkeit erregt.

Untersucht man nun ein solches Mädchen genauer, so findet man Folgendes:

Es ist eine Schlangenkrümmung des Rückgraths vorhanden, die Mitte des Rückgraths unter dem Schulterblatte ist konvex nach Rechts und etwas nach Hinten gerichtet, die linke Seite ist in dieser Gegend eingebogen; die grösste Konvexität nach Rechts ist ungefähr zwischen dem 3ten — 5ten Rückenwirbel, der Achselhöhle zugleich.

Die untere Rücken- und obere Lendengegend sind konvex nach Links, und rechts konkav,

die Rippen der rechten Seite unter der Schulter sind gewölbt nach Hinten und Rechts, die Rippen unter der linken Schulter sind hinten flach, vertieft, nach Vornen gedrängt,

die rechte Brust mit dem Brustbein ist flacher, kleiner, die Rippen gerade gezogen, die linke Brust ist grösser, voller, mit dem Brustbein nach Vornen gedrängt, die Rippen vornen gewölbt, oder deren Knorpel neben dem Brustbein hügelartig hervorragend.

Die Rippen sind ferner nach Rechts in der Mitte konvex, auseinander gezogen, unten konkav, mehr zusammengedrängt und über einander geschoben; umgekehrt sind die Rippen links in der Mitte übereinander geschoben und auf derselben Seite unten auseinander gerückt.

Die rechte Schulter ist voll, gross, ihr innerer Rand vom Rückgrath entfernt nach Aussen, ihr unterer Winkel vom Rückgrath entfernt und auf den nach der Seite und Hinten gedrängten gewölbteren Rippen aufliegend, zum Theil frei nach Hinten stehend; die ganze Schulter voller, stärker, im Liegen nach der rechten Seite und nach Aussen fallend.

Das rechte Schulterblatt steht aber in Beziehung auf die Höhe niedriger, und eine Linie an die beiden Schulterwinkel oder Schulterhöhen gelegt, wird nicht horizontal laufen, sondern Rechts den Horizont unter einem spitzen Winkel schneiden.

Die linke Schulter ruht an und auf Rückgrath und Rippen, mit ihrem innern Rande und untern Winkel den gedachten Theilen anliegend, gleichsam in eine Vertiefung versenkt, die zunächst dem Rückgrath durch Vorwärtsdrängen der Rippen entstanden ist.

Das Schulterblatt selbst aber in Beziehung auf seine senkrechte Höhe steht höher, als das rechte.

Hiebei ist eine Erscheinung auffallend, die ich den Halsausschnitt nenne. Nämlich wenn die Person gerade steht, so ist die rechte Schulter mehr nach Hinten aber niedriger, die linke mehr an das Rückgrath mehr vertieft, aber höher, und nun ist die Ausschweifung des Halses vom Haupte bis zu der Schulterhöhe auf jeder Seite verschieden. Gegen die niedrigere rechte Schulter läuft nämlich diese Ausschweifung in einer geraden Linie schräg herab, so dass eine Ausschweifung eigentlich gar nicht vorhanden, sondern nur eine schiefe gerade Linie gebildet ist, die etwas unter der Höhe des Ohres oder Zitzenfortsatzes anfangend, bis zum Oberarmkopfe fast wie ein Dach vorläuft, auf der linken Seite dagegen fängt diese Schweifung ebenfalls unter dem Ohre an, steigt mehr am Halse abwärts, fast senkrecht, und läuft dann in einem gefällig geschweiften Bogen, oft ein Bischen vertieft und dann wieder etwas erhaben, zum Oberarmgelenk. Man sehe der zweiten Tafel sechste Zeichnung.

Auch das Becken ist verschoben, und zwar meistens so, dass der rechte Hüftbeinkamm höher steht, als der linke, die obere und vordere Spitze desselben aber auf der linken Seite mehr nach Vornen gedrängt ist, als rechts.

Unter diesen Erscheinungen ergiebt sich nun eine dreifache Rückgrathskrümmung und Verdrehung.

Die grösste Ausbeugung der obern und mittlern Rückenwirbel steht nach Rechts, eine Ausbiegung der untern Rücken- und obern Lendenwirbel ist nach Links, und eine kleine Ausbeugung der obersten Rücken- und untersten Halswirbel ebenfalls nach Links gerichtet.

Die eine Verdrehung des Rückgraths um seine Achse ist in der Rückengegend von Vornen nach Hinten und Links, in der Lendengegend von Vornen nach Hinten und Rechts, so dass in der Rückenge-

gend die Rippen rechts nach Hinten gezogen, links
nach Vornen geschoben; in der Lendengegend, die
Queerfortsätze wenigstens, links nach Hinten gezogen
und rechts nach Vornen geschoben werden, und die
Dornfortsätze oben gegen Links unten gegen Rechts
gedreht sind.

Dieses ungefähr ist das Bild des Zustandes, bei
einer etwas weiter vorgerückten Krümmung, und es
braucht aber der Grad des Uebels nicht gerade besonders hoch zu sein, um dem geübten Blicke Alles dieses wahrnehmen zu lassen.

Es giebt viel grössere und viel geringere Missstaltungen, als die hier verzeichnete, diese aber ist
ganz genau nach der Natur gezeichnet, wie ich diese
Zustände am Häufigsten beobachtet habe.

Wenn ich auch gerne zugestehe, Vieles in mei-
nem Buche aus andern Schriften entlehnt zu haben,
so ist diese Schilderung gewiss mein Eigenthum und
selbst gefunden.

Das Höherstehen der linken Schulter, oder derjenigen, die der ursprünglichen und grössten Krümmung gegenüber steht, die Halsausschweifung, und
die Art der Stellung des Beckens habe ich nirgends
so, wie hier, geschildert gefunden, und weil ich auch
keine solche Zeichnung kannte, ein siebenjähriges
Mädchen, bei dem alle diese Erscheinungen zugegen,
aber in nicht sehr hohem Grade vorhanden sind, dazu
abbilden lassen. Man vergleiche nochmals der zweiten Tafel sechste Figur.

Pravaz giebt ein etwas verschiedenes Bild, das
er aber selbst aus Shaw entlehnte. Z. B.

„Zwischen dem siebenten und achten Jahre findet man Kinder beiderlei Geschlechts, doch mehr Mädchen, als Knaben, eine Veränderung der Gestalt ihres Körpers erleiden."

„Man bemerkt, dass die rechte Schulter mehr hervorragt, voller ist, als die linke; wenn man die beiden Schulterblätter in ihrer Beziehung zum Rückgrath vergleicht, entfernt sich der innere Rand des rechten, indem er sich schief von Innen nach Aussen und Oben nach Unten zieht, sein unterer Winkel, statt auf den Rippen aufzuliegen, ist erhaben, so dass der innere Rand des breiten Rückenmuskels, der ihn im normalen Zustande bedeckt, unter ihm liegt."

„Die linke Hüfte ist voluminöser, als die rechte, und ihre Entfernung von der Achsel kleiner. Dieses erregt eine Art von Hinken, und im Gange drängt sich die eine Seite vor. Der rechte Theil der Brust ist rundlicht und erhaben, während Seite und Lendengegend eingedrückt sind. Umgekehrt verhält es sich links, wo der Thorax eingedrückt und die Lenden bedeutend aufgetrieben erscheinen. Hier ist doppelte Krümmung, Oben konvex nach Rechts und Unten konkav dahin."

„Die Konvexität des Dorsaltheiles entfernt die Querfortsätze und vergrössert die Entfernung zwischen den Rippen, erzeugt die Auftreibung des Thorax und die Wölbung der Rippen nach Hinten, und treibt das Schulterblatt nach Oben und Vornen."

„Die linken Rippen in der Konkavität des Bogens sind zusammengedrängt und genähert, daher das Niedrigerstehen der Schulter und die Verkleinerung der Brust. Die umgekehrte Biegung zeigt unten Eindrückung der rechten Seite und Auftreibung der linken Lendengegend."

Diesem von Pravaz aufgestellten Krankheitsbilde kann ich meine Zustimmung nicht ganz gewähren; nach langem Nachdenken, um diese Schilderung mit meiner Beobachtung und Erfahrung zu vereinigen, fand ich endlich in Shaw eine Stelle, wo es heisst: „Wenn das Rückgrath nicht sehr, oder erst anfangend verkrümmt ist, so ist die Schulter der konvexen Seite höher und die Brust grösser, ist aber die Krümmung weiter fortgeschritten, so kann an derselben konvexen Seite die Schulter gross und rund, die Brust platt und kontrahirt sein."

„Es wird auch beobachtet, dass die Brust und der obere Theil des Halses auf der linken (konkaven) Seite höher sind, während dieselben Theile der rechten Seite, obgleich das Schulterblatt hervorstehender ist, niedriger sind."

Ich habe fast jedesmal das linke, d. h. dasjenige Schulterblatt, das der ursprünglichen und grössten Krümmung entgegengesezt war, höher gefunden. Niemals fehlte die Gegenkrümmung in der Lendengegend, sehr häufig glaubte ich eine zarte Gegenkrümmung in der Nackengegend zu bemerken.

Nun bin ich in dem Falle, fast allen französischen und englischen Schriftstellern über diesen Gegenstand — teutsche, mit Ausnahme Jörgs, giebt es nicht — widersprechen zu müssen, indem ich behaupte, dass fast immer das linke Schulterblatt das höhere sei, und ich kann meiner Erfahrung zu Folge mich von nichts Anderem überzeugen, als dass eine Urkrümmung in der Rückengegend zwei Gegenkrümmungen, die eine in der Lenden- und die andere in der Nackengegend erzeuge, deren erstere das Becken auf der rechten, deren zweite die Schulter auf der linken Seite erhöht. Doch glaube ich auch den Widerspruch lösen zu können, wenn ich auf die Zeiträume der Missbildung aufmerksam und bemerkbar mache,

dass, so lange die Krümmung einfach ist, d. h. nur ein Bogen, nämlich die Konvexität nach Rechts besteht, auch die rechte Schulter die vollere und höhere, so wie auch in diesem Falle die linke Hüfte die vollere und höhere sei, dieses aber den ersten Zeitraum des Uebels bezeichne, wie Tafel II Figur 2; dass bei ausgebildetem Uebel im zweiten Zeitraum, wo mehrere Krümmungen vorhanden sind, die rechte Schulter voller, die linke höher, die rechte Hüfte höher, die linke nach Vornen gedrängt sei,

und in dieser Hinsicht mögen Shaw und Pravaz, aber auch ich, Recht haben, wenn jene vom Beginne und Ursprunge handeln, ich aber von dem ausgebildeten Uebel spreche.

Nach diesen Erörterungen nun noch mehrere Einzelnheiten.

Durch irgend eine Veranlassung, sei es üble Haltung und Stellung, Schwäche oder Uebermass der Muskelthätigkeit, treten mehr oder weniger Wirbel nach einer oder der andern Seite hervor, gewöhnlich zwischen dem fünften oder sechsten Halswirbel bis zehnten oder zwölften Rückenwirbel, nach Rechts; oder die untere Rücken- und obere Lendengegend nach Rechts oder Links — so dass die Seite, nach der die Hervortretung geschieht, gewölbt wird, die andere Seite wird konkav. Im geringern Grade, beim

Ursprung des Uebels bemerkt man nichts weiter, als dass die konvexe Seite, breiter und voller, die Schulter dieser Seite etwas höher, und das Rückgrath etwas nach dieser Seite ausgewichen ist.

Die konkave Seite bildet eine Falte, zu der sich bald mehrere gesellen, was deutlich von der vorhandenen Einbiegung zeugt.

Höchst selten erfolgt Naturheilung, im Gegentheil wird das Uebel immer schlimmer, die Krümmung wird nach und nach immer grösser, die Falten der konkaven Seite vermehren sich, die konvexe Seite nimmt an Breite und Völle zu. Nun beginnen auch bald die anhängenden Gebilde, Rippen, Becken und Schultern an der Missstaltung Theil zu nehmen.

Jezt ist noch die Schulter der rechten, oder überhaupt der Seite, auf der die ursprüngliche Krümmung ist, die höhere, eben so die Hüfte der entgegengesezten Seite die vollere und höhere.

Diesen so eben geschilderten Zustand begreife ich unter dem ersten Stadium des Uebels.

Nun tritt aber das zweite Stadium ein, und Alles gewinnt eine andere Gestalt. Es kommt die Gegenkrümmung hinzu, unten die erste, oben die zweite, und zwar in entgegengesezter Richtung, so dass, wenn wie hier, die ursprüngliche Krümmung nach Rechts, die Gegenkrümmungen nach Links gerichtet sind. Ist also die ursprüngliche Krümmung der Rückengegend gewölbt nach Rechts, so ist die untere Gegenkrümmung in der Lendengegend und die obere in der Nackengegend gewölbt nach Links. Sollten sich noch mehrere Gegenkrümmungen bilden, so würde die dritte wieder nach Rechts sich wenden, und dadurch wird die ganze Wirbelsäule schlangenförmig verbogen.

Wo mehrere solche Krümmungen sind, da hebt eine die andere auf, sie bewirken nur Ausgleichung der Schwere und Erniedrigung der Wirbelsäule.

Die Person erscheint kleiner, aber nicht schief. Wo die Krümmungen gross sind, dort sind es nur oder gar nur eine, und hier ist die Missstaltung viel grösser, als wo mehrere kleinere Krümmungen sind, von denen jede die Richtung der andern wieder aufhebt.

Während der Entwicklung der Seitenkrümmung bildet sich nun auch schon die Drehung, und je mehr die Wirbel leiden, um so mehr werden auch die Rippen missstaltet.

Die Rippen werden an der gewölbten Seite konvex, am Meisten nach Hinten, und während sie nach Hinten eine Hervorragung und einen Höcker bilden, wird die Brust Vornen flach, und wohl in der Gegend des Brustbeins eingedrückt. Ihre Erhebung und grössere Wölbung ist nahe am Rückgrath nach Hinten und Aussen, durch diese Biegung werden sie aber, wenn das Brustbein fest steht, in der Mitte und von Vornen her gerade gezogen, und der Durchmesser der Brust dadurch von einer Seite zur andern verkleinert.

Auf der konkaven Seite weichen aber die Rippen zu sehr nach Vornen ab, und machen dadurch in der Gegend des Brustbeins eine Hervorragung, während sie nach Hinten am Rückgrathe eine Vertiefung bilden, in der die Schulter liegt. Nur ist vornen wegen Nachgiebigkeit der Rippenknorpel, die sich in ihrer natürlichen Lage zu erhalten suchen, die Verschiebung geringer.

Wenn man nun erwägt, wie einerseits die Rippen durch die Krümmung auf der konvexen Seite auseinander gezogen, und auf der konkaven über einander geschoben, und durch die Drehung zum Theil nach Hinten gezogen, zum Theil nach Vornen geschoben werden, so lässt sich die Grösse der Verunstaltung erklären, die man oft erblicken muss.

Bei diesen bis jezt geschilderten schon ziemlich komplizirten Missstaltungen, indem Seitenkrümmung und Verdrehung zusammengetreten sind, stehen die Wirbel des Rückgraths schlangenförmig gestellt über einander, zugleich haben aber einzelne oder mehrere der Verdrehung nachgegeben, und es sind die Dornfortsätze oft so aus ihrer Normallage abgewichen, dass sie sich nach der konkaven Seite gewendet und gleichsam dort verschlüpft haben, und die Queerfortsätze der konvexen Seite fast an ihre Stelle getreten sind.

An den untern Rücken- und den Lendenwirbeln macht jedoch die Verdrehung weniger Missstaltung, als an den Rückenwirbeln, weil sich da nur kürzere freistehende, oder gar keine Rippen befinden, und der Bau der Gelenkfortsätze an den Lendenwirbeln der Drehung so sehr entgegen steht.

An den Rippen ist das Brustbein befestigt, das je nach Verhältniss der Verbiegung und Verschiebung der Rippen in diese Umgestaltung eingegangen ist, so dass es, seltener oben, meistens in der Mitte oder unten hervorgedrängt erscheint, eben so auch auf der einen oder andern Seite.

Das Becken ist durch das Kreuzbein zunächst an die Wirbelsäule befestigt, und die Wirbelsäule ruht selbst darauf, daher der gegenseitige Einfluss der Beckenstellungen und Rückgrathskrümmungen, von dem oben schon die Rede gewesen ist. Je grösser die Verunstaltung des Rückgraths ist, und je näher diese dem Becken liegt, desto grösser ist ihr Einfluss auf das Becken. Hoch gelegene und leichtere Krümmungen der Wirbelsäule bringen wenig Nachtheil.

Nimmt das Becken Antheil, so ist die Art seiner Missstaltung doppelt. Es tritt nämlich eine Verschiebung und eine Verdrehung ein.

Die Verschiebung geschieht von einer Seite zur andern, so dass der Kamm des einen Hüftbeins höher steht, als der des andern. Ist nur eine einzige Krümmung vorhanden, so ist die höhere Hüfte auf der Seite der Konkavität, die Wirbelsäule selbst neigt sich an dieser Seite herab und der Raum zwischen Achselhöhle und Becken wird kleiner, als auf der andern Seite. Die Richtung der Schwere selbst drängt das Becken in die Höhe und nach Aussen, um dem nach der entgegengesezten Seite ausgetretenen Schwerpunkt leichter zu stützen, der Druck der Wirbelsäule auf das Kreuzbein hilft dieses und damit das Becken in die angegebene Richtung drängen, und am Meisten wohl sind es die Muskeln, die auf der konkaven Seite Rückgrath und Becken gegen einander ziehen und zu nähern suchen.

Ist nur eine einzige Krümmung, z. B. nach Rechts, da, so ist das Becken an der linken Seite höher, und seine Queerdurchmesser werden Rechts den Horizont unter einem mehr oder minder spitzen Winkel schneiden. Man sehe der zweiten Tafel dritte Figur. Sind aber mehrere Krümmungen vorhanden, und tritt die Beckenverkrümmung hinzu, so behält die Konkavität der untersten Krümmung die Eigenschaft, dass auf ihrer Seite das Becken höher steht.

Ist also die ursprüngliche Krümmung in der Rückengegend nach Rechts und die Gegenkrümmung in der Lendengegend nach Links, so ist wieder das rechte Hüftbein das höhere und die Queerdurchmesser neigen sich nach Links.

Man sieht aber, dass diese Stellung des Beckens nur eine Gegenkrümmung des Kreuzbeins ist, das seine Längenachse in eine der Wirbelkrümmung entgegengesezte Richtung zu bringen sucht.

In die Verdrehung muss das Becken eingehen durch die Verbindung des Kreuzbeins mit der Wirbelsäule.

Besteht bei einfacher Rechtskrümmung auch nur eine einfache Linksdrehung, so wird Kreuzbein und Becken dieser folgen, und die auf der konkaven Seite bereits in die Höhe geschobene linke Hüfte auch nach Vornen verdreht sein; sind aber zwei Krümmungen mit ihren Drehungen vorhanden, so ist die Stellung noch komplizirter. Es sei nämlich die Urkrümmung, wie immer angenommen, nach Rechts, und die Gegenkrümmung nach Links, so steht die rechte Hüfte höher, und wie diese der untern Krümmung folgt, so muss sie auch der untern Drehung gehorchen. Dreht nun die Urkrümmung von Rechts nach Links, so dreht die Gegenkrümmung von Links nach Rechts, und es müsste demnach die höhere rechte Hüfte auch die nach Vornen gedrängte sein. Es ist aber dem nicht so.

Da nämlich in der Rückengegend die Drehung gegen Links sehr stark, und die Lendengegend dem Bau ihrer Knochen nach zur Drehung wenig geeignet ist, so kann die Gegendrehung die Richtung der Urdrehung nicht ganz aufheben. Sieht man auch, dass die Querfortsätze der Lendenwirbel etwas nach Hinten heraustreten und ihre Gegend voller machen, so vermag diese geringe Ortsveränderung die grössere obere nicht aufzuheben, die gesammte Wirbelsäule folgt also der ersten Drehung, und drängt mit ihrem Ueberschusse über die Gegendrehung die linke Hüfte nach Vornen.

Es ist also in diesem Falle die rechte Hüfte die höhere, und die linke ist nach Vornen geschoben.

Nicht so unmittelbar als das Becken sind die Schultern mit der Wirbelsäule verbunden, es erleiden aber dennoch die Schulterblätter bedeutende Veränderung in ihrer Stellung und Lage, und wiederum gilt der Grundsatz, je mehr die Wirbel betheiligt sind, um so mehr leiden die Rippen, je mehr die Rippen, desto mehr die Schultern.

Im leichtern Grade und bei einfacher Krümmung tritt das Schulterblatt der konvexen Seite, so wie nach Hinten so auch nach Oben, und ist auch das höhere, weil es die Rippen nach Hinten, und die Konvexität der Wirbelsäule nach Oben heben.

Werden die Rippen sehr gewölbt, wie gewöhnlich die 4te bis 8te mehr, als die 1ste bis 4te, so treiben sie den untern Winkel nach Hinten, und der obere Theil tritt mehr nach Vornen. Ist die Konvexität der Rippen nahe am Rückgrath und gross, so drängen sie auch das Schulterblatt nach Aussen, so dass es nicht mehr an der hintern, sondern an der äussern Seite des Rumpfes liegt.

Entsprechend ist die linke Hüfte die höhere.

Ist Gegenkrümmung eingetreten, so ist die Gestaltung anders, die rechte Schulter bleibt die vollere nach Hinten und Aussen, die linke wird aber durch die Konvexität der in der Nackengegend entstehenden obern Gegenkrümmung nach Oben geschoben, und höher, als die rechte, bleibt aber immer näher am Rückgrath, in der durch die Vorwärtsdrehung der linken Rippen entstandenen Höhlung.

Dabei verändert sich nun die Halsausschweifung in der Art, wie oben schon angegeben, das die linke Seite bogenförmig geschweift, die rechte gerade herabhängend wird.

Auch die Schlüsselbeine gehen in diese Umgestaltung ein, und zeigen Vornen die linke Schulter höher als die rechte.

Dieses wäre eine Schilderung der ausgebildeten Schlangenkrümmung, und weil ich glaube, dass diese Darstellung eigenthümlich, und bloss nach der Natur, wie ich sie unzählige Male, und fast nie anders, beobachtet habe, gezeichnet ist, so wiederhole ich nochmals kürzlich die einzelnen Momente, wie sie auf der zweiten Tafel sechsten Figur abgebildet sind.

Ursprüngliche Rückenkrümmung nach Rechts;
untere Gegenkrümmung in der Lendengegend⎫
obere Gegenkrümmung in der Nackengegend⎭ n. Links;
Drehung in der Rückengegend nach Links,
Gegendrehung in der Lendengegend nach Rechts;
rechte Hüfte höher;
linke Hüfte niedriger nach Vornen gedrängt;
rechte Schulter voller nach Hinten und Aussen;

linke Schulter höher, nahe am Rückgrath;
Halsausschweifung rechts gerade, links bogenförmig.
In Beziehung auf Schultern und Hüften besteht
nun der Gegensatz:
rechte Hüfte und linke Schulter höher, linke Hüfte
nach Vornen, rechte Schulter nach Hinten.

Nicht selten tritt zur Seitenkrümmung auch eine
geringe Neigung nach Hinten, so dass dann die Missstaltung aus drei Richtungen, der nach der Seite, der
nach Hinten, und der Drehung zusammengesezt ist.

Meine Erfahrung zeigte mir in solchen Fällen die
Seitenkrümmung in der Rücken-, und die Neigung
zur Rückwärtskrümmung in der Lendengegend, so
dass die seitliche Gegenkrümmung in der Lendengegend auch etwas nach Hinten gerichtet war.

Zustand der einzelnen Theile.

Alle Verkrümmungen der einzelnen Theile des
Rumpfes sind bis jezt als von der Missstaltung der
Wirbelsäule abhängig betrachtet worden. Sie können
aber auch alle für sich bestehen, ohne Beziehung zum
Rückgrath. Doch davon wird noch später die Rede
sein.

Hier nur einige Notizen über den Zustand derjenigen Gebilde, die die Wirbelsäule konstituiren.

Die ganze Wirbelsäule selbst ist verbogen, missbildet, schlangenförmig verkrümmt, und die Grösse
der Bogen und ihre Wölbung selbst wieder verschieden.

Die Knochen sind verschoben, doch nie verrenkt, nie aus ihren Gelenkverbindungen getreten; so wohl im Ganzen an der Wirbelsäule, als im Einzelnen sind sie aber ungleich gestellt, höher tiefer, niedriger, sind verdreht, so dass oft der einzelne Wirbel an seiner obern Fläche anders verdreht ist, als an seiner untern.

Von der Abschleifung der Wirbel, als Kuben, ihren dann erworbenen schiefen keilförmigen Flächen, und ihrem Abgleiten aufeinander ist schon I. 205 — 207 die Rede gewesen, und überhaupt zu bemerken, dass die Schlangenkrümmung grösstentheils varietas habitualis und muscularis, selten varietas ossaria, fast niemals dyscrasica sei; daher von Entartung der einzelnen Gebilde weniger zu bemerken ist.

Von Muskeln und Bändern gilt fast dasselbe.

Kleine Krümmungen sind oft nur vom Nachgeben der Bandscheiben abhängig, ohne Leiden der Muskeln und Knochen; überhaupt sind die Bänder auf der konvexen Seite mehr ausgedehnt und gespannt, auf der konkaven mehr zusammengezogen.

Ueber eigenthümliche Krankheiten der Bänder und Muskeln ist I 159 — 174 genug verhandelt.

Die Muskeln sind dort stärker, wo sie durch überwiegende Kraft wirken, schwach, ausgedehnt, wo sie durch Paralysen ihrer Thätigkeit beraubt sind, im Gegentheil hart, gespannt, fest, unbeweglich, wo Kontraktur vorherrscht.

Die Missstaltung durch die Seitenkrümmung ist oft auf das Höchste getrieben. Die Wirbelsäule ist oft wenig verkrümmt und die Wirkung einer kleinen

Krümmung auf den ganzen Körper sehr bedeutend. Eine etwas grosse Missstaltung einiger weniger Wirbel ist auffallender, als eine schlangenförmige Krümmung des ganzen Rückgraths. Die Verunstaltungen der Seitenkrümmung sind sich auf beiden Seiten nicht gleich, oft auf jeder Seite anders, und sich entgegengesezt.

Die Eintheilung in Varietäten betreffend ist schon gesagt worden, dass die Seitenkrümmung mehr und häufiger von Gewohnheit, Haltung, Muskelgebrauch ausgehe, und Knochenleiden oder Dyskrasieen seltener getroffen werden.

Die einzelnen Formen sind:
Verkrümmung in der Nacken - und Rückengegend, Verkrümmung in der Rücken - und Lendengegend, jede nach Rechts oder Links.

Die Verkrümmung der Rückengegend nach Rechts ist die häufigste, ihr Mittelpunkt ist meistens unter dem Schulterblatt, zwischen dem 5ten und 6ten Hals- und 10ten bis 11ten Rückenwirbel, von denen einer nach Rechts ausgewichen ist, und am Meisten leidet. Dieses ist meist die ursprüngliche Krümmung, und durch überwiegende Muskelkraft der rechten Seite veranlasst. Im Grunde nur Vergrösserung der natürlichen Rechtskrümmung der Wirbelsäule. Das Uebel ist daher meistens Anfangs Curvatura muscularis, der Kappen - Rauten - hintere obere Säge-Muskel, und überhaupt die Muskeln, die das Schulterblatt fixiren, um dem Oberarm einen festen Stützpunkt zu geben, überwältigen ihre Antagonisten und ziehen durch das Schulterblatt die Wirbelsäule nach Rechts. Alle Leute, die Rechts sind, beugen sich bei der Anstrengung nach Links und begünstigen die Abweichung nach Rechts. Die rechte Schulter wird voller höher, als die linke, und steht weiter ab. Volleres Aussehen ist Anfangs weniger Verschiebung der Rippen, als einstweilen das Vollerwerden der Muskeln, die Verschiebung folgt aber bald nach.

Der zweiten Tafel zweite Figur hat diesen Zustand bezeichnet.

Eben so gut tritt aber derselbe Zustand nach Links ein, und ich erinnere mich gerade eines eilfjährigen Mädchens, bei der das Rückgrath kaum, oder nur höchst unbedeutend nach Links gebogen ist, die linke Schulter höher, etwas weiter vom Rückgrath entfernt steht, als die rechte, und der 4te — 6te Rippenknorpel rechts zwischen Brustbein und Rippenknochen hügelartig nach Vornen getrieben ist.

In diesem Falle, wie in dem auf der zweiten Figur gezeichneten, ist noch keine Gegenkrümmung vorhanden. In diesen Fällen bildet sich aber die Gegenkrümmung unterhalb der Urkrümmung wie solches auf Figur 5 angedeutet ist. Ueber die Art der Entstehung der Gegenkrümmung ist schon genug gesagt, so dass die Figur sich von selbst erklärt.

Die Seitenkrümmung in der Rücken - Lendengegend beruht auf fehlerhafter Gewohnheit sich auf eine Seite zu neigen, auf einem Beine zu stehen, Verkürzung oder sonstiger Verkrümmung des einen Fusses. Dann ist sie idiopathisch, selbst Urkrümmung, und erzeugt ihre Gegenkrümmung oben in der Rückengegend.

Ist im vorigen Falle die Ursache der Krümmung mehr in überwiegender Muskelkraft der gewölbten Seite, so ist es hier das Ueberwiegen der Kontraktur an der konkaven.

Die Wirbelsäule wird durch die Schwere des herabsinkenden Thorax nach der Seite geneigt, wodurch die seitlichen von den Rippen zum Becken verlaufenden Muskeln sich zusammen zu ziehen, und Wirbelsäule und Becken zu nähern suchen.

Endlich darf hier nicht übergangen werden die Schlangenkrümmung von Vornen nach Hinten, oder umgekehrt, was übrigens ganz nach den abgehandelten Gesetzen der Mechanik des menschlichen Leibes, nur ohne Drehung, geschieht.

Vergrösserung der natürlichen Krümmungen ist hier meistens der Anfang, und Gewohnheit, Beschäftigung, Muskelschwäche, oder irgend eine Veranlassung lassen nun das Uebel grösser werden.

Der zweiten Tafel vierte Figur zeigt eine solche Rückwärts-, derselben Tafel fünfte Figur eine Vorwärtskrümmung, deren jede ihre entsprechende Gegenkrümmung, doch ohne Drehung, zur Folge hat.

Die Missstaltung ist auf jeder Seite gleichförmig, bleibt in der Lendengegend als Vorwärtskrümmung wohl immer nur auf niedriger Stufe ihrer Ausbildung stehen, kann aber allerdings auch endlich einen höhern Grad erreichen. In Figur 5 wirken die Rückenmuskeln und die Lendenmuskeln in der Richtung der bezeichneten Linien auf beiden Seiten gleichförmig, und nähern die Lenden- und untere Rückengegend der Wirbelsäule dem Becken, wodurch die Lendenwirbel ihre natürliche Vorwärtsbeugung vergrössern, und endlich konvex nach Vornen gedrängt werden müssen.

Grosse Neigung des Beckens ist wohl Hauptursache. Seltener entsteht diese Art von Lendenkrümmung idiopathisch, in diesem Falle erzeugt sie auch ihre Gegenkrümmung in der Rückengegend, meist ist sie selbst nur Gegenkrümmung der Urkrümmung in der Rückengegend, und hier meistens mit der Winkelkrümmung in Verbindung. Aber auch bei Winkelkrümmung der Rückengegend aus Zerstörung der Substanz der Knochen und Ligamente, bleibt die Lendenvorwärtskrümmung meist nur auf der Stufe der Curvatura muscularis stehen.

Die Rückwärtskrümmung **Figur 4** beruht auf Muskelthätigkeit, nämlich durch Ueberwiegen derjenigen Parthieen, die die Brust vornen gegen das Becken herabziehen, und denen die Rückenmuskeln das Gleichgewicht nicht mehr halten können. Die Wirbelsäule krümmt sich unter dem Einflusse einer Kraft, die auf beiden Seiten gleichförmig wirkt, wie die Linien bezeichnen, und das Rückgrath wird endlich der Bogen, von dem diese Linie die Sehne ist. Vorwärtsneigen, Arbeiten an zu niedrigen Tischen, Muskelschwäche und dergleichen geben die häufigsten Veranlassungen dazu.

Das Rückgrath wölbt sich nach Hinten, die Rippen werden an den Seiten gerade gezogen, weil sie der Ausweichung der Wirbel folgen, die Schultern stehen meist mit dem untern Winkel nach Hinten, mit dem obern nach Vornen, die ganzen Schulterblätter steigen etwas in die Höhe, fallen aber nach Aussen, nach Rechts und Links; das Gesicht nimmt eine eigenthümliche Haltung an, indem der Buckligte den Kopf zurückzieht; auch das Becken erleidet Veränderungen. Ein Mehreres über diese Art von Krümmung im folgenden Abschnitt unter der Winkelkrümmung.

Je ausführlicher die Schriftsteller über die Folgen der Schlangenkrümmung gewesen sind, als Jörg, Shaw, Harrison, Delpech, um so kürzer werde ich diesen Gegenstand behandeln.

Die Hauptfolgen dieser Verkrümmung sind der Druck und die Verschiebung aus ihrer Lage, die die mit der Krümmung in Beziehung stehenden Theile erfahren müssen.

In der Brust werden die Lungen gedrückt, eingeengt, aus ihrer Lage geschoben, und so giebt die Krümmung Veranlassung zu vielen Krankheiten des Respirationssystems und der Lungensubstanz selbst. Schwerathmigkeit, Husten, Lungenknoten u. s. w. sind die nächsten Erscheinungen.

Das Herz und die grossen Gefässe der Brusthöhlen werden verschoben und ihrer Freiheit beraubt, dadurch entstehen Fehler in der Zirkulation des Blutes, Herzklopfen, Fehler des Pulsschlages, Kälte der Glieder u. s. w.

Im Unterleibe geschieht dasselbe, Druck und Verschiebung des Magens, der Gedärme, Leber, Milz, Nieren, erzeugen die mannigfaltigsten Uebel in der Ernährung. Stockungen im Drüsen- und Pfortadersystem, Fehler in den Ab- und Aussonderungen werden dem Drucke entsprechender Gebilde bald folgen.

Eben so leiden die Eingeweide des Beckens an Fehlern der Entwicklung und Funktion.

Nervenzufälle aller Art durch Druck, Spannung, Zerrung, veranlasst, treten ein, Krämpfe, Zuckungen, Schmerz, Lähmungen u. s. w.

Endlich Abmagerung, Zehrfieber, und noch viele andere Zufälle, die sich in jedem einzelnen Falle leicht als Folgen der Krümmung werden ermitteln lassen.

In wie fern solche Zufälle Folgen der Krümmung sind, und mit deren Heilung auch von selbst verschwinden, davon ist in der ersten Abtheilung schon die Rede gewesen.

Die Vorhersagung über die Heilbarkeit ist nicht sehr günstig.

Das Uebel ist schwer zu heben, weil es vielfache Missstaltungen des Körpers mit sich bringt. Die Krümmung der Wirbelsäule selbst ist meistens nicht einfach, und dann sind noch Rippen, Brustbein, Becken, Schultern, in die Verunstaltung verwickelt.

Die Dauer und Grösse des Uebels, das Alter der leidenden Person, der Grad des Ergriffenseins der Substanz an den verkrümmten Theilen, geben Anhaltspunkte zur Prognose.

Die Varietät, der jede Krümmung zugezählt wird, entscheidet wohl das Meiste.

Geduld und Ausdauer der Kranken ist auch kein kleines Moment bei einer orthopädischen Heilung.

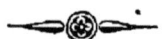

Winkelkrümmung.

Man versteht unter Winkelkrümmung diejenige Art der Verunstaltung des Rückgraths, bei der die Wirbelsäule in einen Winkel gebrochen ist, so dass die obere und untere Parthie nicht allmählig und durch einen Bogen in einander übergehen, sondern diese beiden Stücke an der Biegungsstelle unter einem Winkel an einander stossen.

Meistens beruht diese Art der Missstaltung auf mehr oder weniger tiefgreifender Zerstörung der Wirbelsubstanz.

Es ist bei diesem Uebel die Wirbelsäule also nicht bogenförmig, nicht schlangenförmig verkrümmt, wie in der vorigen Art, sondern die Wirbelsäule ist in einen stumpfen, rechten, ja mehr oder weniger spitzigen Winkel gebrochen, und die Dornfortsätze der konvexen Seite liegen nicht einer neben dem andern in einer wenig verschiedenen Richtung, sondern ein Dornfortsatz macht ein spitziges Ende der Konvexität, ist der am Meisten hervorragende Punkt der Wirbelsäule.

Diese Gattung der Missstaltung ist fast eben so mannigfaltig als die vorige.

Die Richtung dieser Missstaltung ist aber fast immer in der Durchschnitts-Ebene der Dornfortsätze, d. h. in der Richtung von Vornen nach Hinten, oder Hinten nach Vornen.

Ich will dadurch keinesweges läugnen, dass die Winkelkrümmung auch nach der Seite vorkommen könnte, es dürfte nur ein oder der andere Wirbelknochen auf der Seite eine Zerstörung oder Substanzverlust erlitten haben, so würde auch hier die winklichte Verkrümmung eintreten, wo sonst nur die schlangenförmige zu erscheinen pflegt, und, so wie ich auch erst am Ende des vorigen Abschnitts eine schlangenförmige Krümmung in der Richtung von Vornen nach Hinten bezeichnet habe, wo eigentlich nur die winklichte zu Hause ist, eben so werde ich auch am Ende dieses Abschnittes ein Beispiel von Winkelkrümmung nach der Seite aufstellen.

Dass es nicht Willkühr von mir sei, die Krümmung nach Hinten als winklichte aufzuführen, zeigt die Erfahrung, und auch Jörg äussert sich hierüber eben so. „Eigen ist es, sagt er, und muss es dieser Verunstaltung sein, dass sie weit weniger, als die Skoliose, in der Form eines regelmässigen Bogens existirt. Meistentheils nähert sich dieselbe einem Winkel mehr, als einem Bogen, so wie es bei der Seitenkrümmung des Rückgrathes umgekehrt der Fall ist."

Da nun aber dieses Uebel fast immer in der Richtung nach Hinten erscheint, so habe ich für diese Missstaltung den Namen Winkelkrümmung auch in der Art angenommen, dass unter dieser Benennung, wenn es nicht besonders angegeben ist, stets die Krümmung nach Hinten zu verstehen ist, ohne dabei die Möglichkeit des Vorkommens der winklichten Krümmung gegen die Seiten, oder der bogenförmigen nach Hinten bestreiten zu wollen.

Durch ihre Richtung ist nun die Winkelkrümmung eben so sehr, als durch ihre Gestaltung von der Schlangenkrümmung unterschieden, und es bedarf nur eines Blickes auf die Gestalt des Rumpfes, um sich hievon zu überzeugen.

Durch diese Richtung aber besteht bei der Winkelkrümmung keine Drehung.

Da nämlich das Uebel grösstentheils auf Knochenleiden, sei es nun geschmälerte Ernährung, sei es Abschleifung durch erlittenen Druck, sei es rhachitische Erweichung, oder dergleichen Etwas, beruht, dieses Knochenleiden aber fast allemal die schwammi-

gen Körper der Wirbel allein, oder wenigstens mehr
als die härtern Fortsätze ergreift, so ist die Krankheit
nicht auf einer oder der andern Seite grösser, sondern
auf beiden Seiten gleich. In diesem Falle wirken nun
auch die beiderseitigen Muskeln gleichförmig, es besteht keine einseitig überwiegende Muskelthätigkeit.

Ist nun durch die gesund gebliebenen Fortsätze
das Rückgrath hinten höher, sind die Bandscheiben
vornen zerstört, die Wirbelkörper erweicht, so drängt
die Schwere von Hinten nach Vornen, der obere Theil
des Rückgraths neigt sich vorwärts und die Krümmung
hat ihre Wölbung oder ihre Spitze nach Hinten erhalten.

Wirkt nun dieser Druck der Schwere, namentlich
durch die Gelenkfortsätze geleitet, auf beiden Seiten
gleichförmig, und besteht keine einseitige Muskelthätigkeit, so kann auch keine Drehung der Wirbelsäule
um ihre Längenachse erfolgen.

Die Abwesenheit der Drehung ist aber ebenfalls
eine Haupteigenschaft der Winkelkrümmung.

Uebrigens gelten aber alle Gesetze des Muskelzuges und der Schwere eben so, wie bei der Schlangenkrümmung, wovon schon im ersten Abschnitte die
Rede war.

Es erscheinen daher hier auch Krümmung und
Gegenkrümmung, die sich eben so bedingen und von
einander abhängig sind, wie bei der Schlangenkrümmung.

Rückenkrümmung also und Lendenkrümmung,
deren jede die ursprüngliche sein und die andere zur
Folge haben kann, stehen hier in demselben Verhältniss, wie bei der Schlangenkrümmung, nur dass dort

die Richtung nach der Seite ging, hier aber von Hinten nach Vornen.

Es muss also ganz den abgehandelten Gesetzen der Schwere gemäss, die Rückwärtskrümmung in der Rückengegend ihre Gegenkrümmung in der Lendengegend nach Vorwärts erzeugen, und umgekehrt eine ursprüngliche Vorwärtskrümmung der Lendengegend eine sekundäre Rückwärtskrümmung der Rückengegend zur Folge haben.

Dadurch habe ich aber nun den Begriff, den man sonst mit Kyphosis und Lordosis verband, aufgehoben, und diese beiden Formen zusammengeworfen. Ihre Aehnlichkeit, dass sie nämlich in einerlei Richtung liegen, und einander bedingen, wird diese Vereinigung in einen Hauptabschnitt gestatten; da aber jede Art dennoch wieder besondere Eigenthümlichkeiten hat, werde ich diese beiden Missstaltungen als Unterarten der Winkelkrümmung abhandeln.

Wer über den Zusammenhang gedachter zwei Verkrümmungsformen noch nicht ganz im Reinen sein, und gerade keine lebenden Exemplare vor sich haben dürfte, der möge nur Jörg Tafel I Figur 2 betrachten, und sich überzeugen, dass die obere und untere Ausschweifung der Wirbelsäule die Gegenkrümmungen gegen die Mitten inne gelegene spitzige Winkelkrümmung sind.

Noch deutlicher ergiebt sich solches in Jalade Lafond Tafel XXIV, wo in Figur 1 an den Lendenwirbeln hauptsächlich, wie auch an den obern Rückenwirbeln die Gegenkrümmung sich ausspricht; sehr ausgezeichnet in Figur 2 an der Vereinigungsstelle der lezten Lendenwirbel mit dem Kreuzbein, wodurch der Vorberg sehr nach Vornen gedrängt, und das ganze Becken übermässig geneigt wird. Auch die Abbildung der Tafel XXII kann hieher bezogen werden.

Am deutlichsten ergiebt sich dieses wohl aus Delpech, Atlas, Tafel XLV,

Da übrigens die rechte und linke Seite im natürlichen Zustande sich gleich, die hintere und vordere sich aber ungleich sind, so kann man die Erscheinung der Gegenkrümmung nie so deutlich wahrnehmen, als bei der Seitenkrümmung, auch wird eine Gegenkrümmung weniger nothwendig, weil Kopf und Brustgebäude leicht der Ausweichung der Wirbelsäule nach Hinten das Gleichgewicht halten, endlich wird man eine deutliche Gegenkrümmung nicht erwarten können, wenn alle Theile zerstört und verwüstet sind.

Streng genommen sollten auch die Nackenkrümmung und die Kreuzbeinverkrümmung, in so fern sie winklicht sind, ebenfalls hieher gezogen werden; um ihrer oft bewährten Eigenthümlichkeiten willen sind sie aber besonders abgehandelt.

Da sich in diesen Fällen meist nur die natürlichen Krümmungen der Wirbelsäule erweitern und vergrössern, so ist in der Rückengegend fast immer nur Rückwärts-, in der Lendengegend fast immer nur Vorwärtskrümmung vorhanden, und die Vorwärtskrümmung in den meisten Fällen unbedeutend, so dass diese vielleicht eher Bildungsfehler oder Abweichung, als Missbildung zu nennen wäre.

1. Die Rückwärtskrümmung.

Es ist dieses diejenige Missstaltung, bei der das Rückgrath nach Hinten gewölbt ist, so dass ein Theil der Wirbel mehr oder weniger nach Hinten getreten ist, die sich meistens hier in einen Winkel gegen einander neigen, und mit einer spitzen Stelle nach Hinten hervorragen, keinesweges aber nach einer oder der andern Seite ausgewichen sind.

Das Uebel ist mannigfaltig und von verschiedener Grösse, oft gering und unbedeutend, oft ungeheuer.

Jörg hat auf seiner ersten Tafel Figur 2 und 3 Abbildungen gegeben. Nicht genug damit, er kannte eine Frau, die den Oberkörper tiefer als das Becken führen musste.

Jalade Lafond am angeführten Orte hat sehr gute Abbildungen geliefert,

Delpech im Atlas Tafel XXVIII und XXIX hat ebenfalls gute Zeichnungen geliefert.

Eben so Shaw auf seiner dritten Tafel 6ten Figur.

Eine auffallende Missstaltung hat Wenzel abgebildet, Tafel 3 und 4. Man muss diese Zeichnungen sehen, um sich einen Begriff von der Grösse der Missstaltung zu machen,

Mir selbst ist eine Frau bekannt, deren Rückgrath in der Lendengegend so sehr in einen rechten Winkel verkrümmt ist, dass die hintere Seite des Rückgraths die obere, die vordere die untere geworden ist, so dass also das Rückgrath eine horizontale Linie bildet, und in der Nackengegend beinahe noch etwas tiefer hängt, als an den Lenden. Das Gesicht ist nach Unten, die Augen auf den Boden geheftet, nur mit Mühe kann der Kopf an den Halswirbeln etwas rückwärts und aufwärts bewegt werden.

Es lassen sich übrigens Beispiele solcher Missstaltungen leicht beobachten, daher ausführlichere Beschreibung hier überflüssig ist.

Diese Verkrümmung zeigt also weit weniger einen regelmässigen Bogen, als die Seitenkrümmung, es ist mehr ein Heraustreiben einzelner Wirbel bei Kindern, oder wirkliche Winkelbildung bei Erwachsenen, was von der Ursache der Krankheit abhängt.

Es zeigt sich daher oft auch eine leichte Ausbiegung nach der Seite, wie umgekehrt auch bei der Seitenkrümmung nicht selten eine leichte Ausbeugung nach Hinten gefunden wird.

Das Uebel ist einfacher, als die Seitenkrümmung, da hier die Verdrehung fehlt, die Verunstaltung auf beiden Seiten gleichförmig ist, und wenigstens Anfangs, nur die natürlichen Krümmungen des Rückgraths vergrössert sind.

Natürlich ist es, dass die Krümmung an den obern Theilen des Rückgrathes, wo die Wirbel von den Rippen in ihrer natürlichen Lage fester gehalten werden, nie so gross werden und die Winkelgestalt so rein annehmen kann, als an den untern Rücken- und den Lendenwirbeln. Dagegen wird in den untern Rücken- und den Lendenwirbeln sich das Uebel immer leichter und schneller entwickeln, und sich zu einem höhern Grade steigern.

Hauptunterschied von der Seitenkrümmung bleibt immer bei dieser Form die Winkelbildung, indem die Wirbelsäule immer so gebogen wird, dass nur ein spitziger Dornfortsatz der hervorragendste Punkt bleibt. Mag nun im jugendlichen Alter bei Erweichung der Wirbelkörper und deren Zusammenquetschung dieser

Fortsatz nach Hinten herausgeschoben und hinausgedrängt werden, oder mag er im höhern Alter von Vereiterung und Verschwärung der Wirbel übrig geblieben sein, oder sind es auch mehrere Wirbel und ihre Fortsätze, die nach Hinten hervorgedrängt worden sind, wie ich mehrere Subjekte in Behandlung hatte; immer bildet ein Dornfortsatz den am Meisten hervorragenden Punkt, und der nächst obere und untere Fortsatz stehen schon wieder weniger hervor, und zwar tritt jeder nun folgende Fortsatz in der Art zurück, dass von Oben nach Unten und Vornen nach Hinten die obere, und von Oben nach Unten und Hinten nach Vornen die untere Parthie des Rückgraths schräg vorläuft, und der Mittelpunkt, an dem sich diese Linien begegnen, die Spitze des Winkels bildet.

Die Gegenkrümmung ist oft unbeträchtlich, weil die Krümmung nach Rückwärts leicht in dem nach Vornen befindlichen Thorax und Kopfe ein Gleichgewicht der Schwere findet, und solches nicht erst durch anderweitige Missstaltung sich verschaffen muss.

Das Bild eines solchen Zustandes ist sehr verschieden, und an jedem Individuum anders.

Wichtig ist hierbei der Unterschied des Alters und der Ursache. Ein Beispiel einer Verkrümmung im höhern Alter habe ich selbst erzählt, und in dieser Lebensperiode, so wie wenn Gicht und Vereiterung der Wirbel die Ursache ist, vermag die orthopädische Hülfe wenig oder nichts; wir halten uns daher mehr an die Missbildungen des jugendlichen Alters aus Skropheln und Rhachitis, wo unsere Hülfe wenigstens Etwas vermag.

Die Seitenkrümmung zeigt sich meist im jugendlichen Alter vom fünften bis zwanzigsten Jahre, auch noch etwas später, die Winkelkrümmung in der Regel im kindlichen Alter von ein bis fünf Jahren, oder im höchsten über sechzig.

Im kindlichen Alter hat die Wirbelsäule nur erst eine Biegung nach Hinten, an der Vereinigung der Rücken - und Lendenwirbel, und hier erscheint auch im frühsten Alter in der Regel das erste Austreten und Hervortreiben der Wirbel. Sobald die natürlichen Krümmungen der Wirbelsäule sich entwickelt haben, wählt sich meist auch die Krankheit die natürliche Ausbeugung des Rückgraths zu ihrem ersten Ausgangspunkte und Hauptsitze. Es ist dieses auch sehr natürlich, da diese Wirbel am meisten Druck erleiden, daher am ersten nach Hinten getrieben werden.

Ein Mädchen von $7\frac{1}{2}$ Jahren, bei dem sich die Wirbelsäule wegen Erweichung der Knochen verkrümmte, dermalen aber bedeutend gebessert ist, zeigte folgenden Zustand.

Der 7te, 8te, 9te Rückenwirbel waren nach Hinten hervorgetreten, spitzig mit den Dornfortsätzen hervorstehend, der 8te am Meisten.

Das Rückgrath bildete oben eine schräge, nach Hinten bis zur Krümmungsstelle dachförmig verlaufende Fläche, unter dieser Stelle trat es wieder nach Vorwärts, mehr bogenförmig, in der Ledengegend eine bedeutende Vorwärtskrümmung bildend. Das Rückgrath war zugleich etwas nach Rechts geneigt, die Rippen rechts und links nach Hinten konvex, nach Rechts etwas mehr, als nach Links, die rechte Schulter ziemlich höher als die linke. Die Rippen rechts unter der Achselhöhle mehr gerade gezogen, daher eine weniger gewölbte Brust und diese Stelle tiefer, als auf der linken Seite.

Das Brustbein auf beiden Seiten nach Vornen getrieben, und zur Seite des Brustbeins rechts und links eine gewölbte Erhabenheit; doch rechts grösser und mehr nach Vornen. Die Rippen rechts sehr nach Vornen getreten, links weniger. Das rechte Schlüsselbein höher, als das linke. Der ganze Rumpf zwischen Kopf und Becken auch etwas nach Rechts hängend, das Becken selbst ohne merkliche Missstaltung.

Die Hauptsache bildeten die drei hervorgetretenen Rückenwirbel, davon der achte der hervorstehendste war, und das winklichte Verlaufen der Flächen des Rückgraths über und unter der Krümmungsstelle gegen dieselbe.

Bei Kindern in noch früherer Jugend bemerkte ich häufig das Austreten der Wirbel tiefer an den untersten Rückenwirbeln oder Lendenwirbeln, besonders durch äusserliche Verletzung entstanden, und dann nicht selten, mit Eiterung, die an der Wirbelsäule herabsteigend, in der Weichengegend an der Austrittsstelle der Schenkelarterie aus dem Unterleibe als grosser Beule zum Vorschein kam.

Die Entstehung der Krümmung an dieser Stelle mag in frühester Jugend ihren Grund auch noch darin haben, dass um diese Zeit nur eine einzige natürliche Krümmung vorhanden ist, die in dieser Gegend ihre grösste Hervorragung nach Hinten hat, daher auch diese Theile den grössten Druck erleiden.

Um diese Zeit entstandene Uebel der Wirbel tragen sich auch auf spätere über, in der sie oft erst in ihrer ganzen Grösse zum Vorschein kommen.

Ein jezt dreissigjähriges Mädchen, die das Uebel ungefähr in fünfzehnten oder sechzehnten Jahre erlitt, zeigt die untern Hals - und obern Rückenwirbel fast horizontal nach Hinten verlaufend, dort einen spitzigen Winkel bildend, dessen hintere Hervorragung etwas abgerundet eine Art Kegel macht. Unter dieser Stelle tritt das Rückgrath wieder nach Vornen, und tiefer zeigt sich auch noch Krümmung nach Vorwärts.

Das Brustbein ist nach Vornen in der Mitte stumpfwinklicht hervorgetrieben, die Rippen an den Seiten sind flach.

Die Schultern sind nicht nach Hinten, die Brüste nicht nach Vornen, sondern liegen fast in einer Fläche nach Aussen, so dass sie nur rechts und links zu sehen sind.

Die Entstehung des Uebels ist ungefähr folgende:

Ein Wirbel oder mehrere leiden, sie treten nach Hinten hervor, ihre Dornfortsätze bilden schroff hervorragende Spitzen. Die Dornfortsätze bleiben aber hinsichtlich ihrer senkrechten Lage über einander, weichen weder nach Rechts noch Links. Das Rückgrath neigt sich gegen die Krümmungsstelle, läuft horizontal oder schräg, bis an den Punkt der grössten Hervorragung nach Hinten, und unter diesem wieder nach Vornen.

Das erste Austreten der Wirbel geschieht meistens durch Krankheit der Knochensubstanz in den Wirbelkörpern. Es kann eine äussere Gewalt, ein Stoss, Fall, oder sonst eine Verletzung die Veranlassung sein, hier tritt nun Entzündung, Geschwulst, Eiterung ein, und ist dieses noch nicht in den Knochen, so ist es einstweilen in dem ligamentösen Apparate.

Oder es ist Knochenerweichung im engern Sinne, die einen oder den andern Wirbelkörper befällt.

Ferner rhachitisches, skrophulöses Leiden, das die Wirbel ergreift, in spätern Alter Gicht.

Endlich kann es mechanischer Druck sein, den die Wirbel bei langem Vorwärtsbeugen erfahren, so dass ihre Körper abgeschliffen und Vornen niedriger werden.

In allen diesen Fällen wird die Substanz des Wirbels Vornen nachgiebiger, der Wirbel wird einem Keil nicht unähnlich dessen grösste Höhe und Dicke hinten, dessen Spitze vornen ist, und durch den Druck der Schwere wird dieser Keil zurück und nach Hinten geschoben, indem die andern Wirbel wie auf einer schiefen Fläche auf ihm abgleiten.

Diese Winkelkrümmung ist mehr örtlich, sie kann jeden Theil der Wirbelsäule befallen, jeder bietet seine eigenen Erscheinungen dar, im ganzen aber wird der übrige Körper nicht so sehr verunstaltet, als bei der Seitenkrümmung.

Entsteht die Krümmung an dem Rücken, so werden natürlich Rippen, Brustbein und Schultern mehr missstaltet, dagegen das Becken mehr verschont, trifft die Verkrümmung tiefer gegen die Lenden zu; so werden die Brustgebilde weniger ergriffen, dagegen das Becken in desto grössere Mitleidenschaft gezogen werden.

Vom Verhältniss der Gegenkrümmung ist schon die Rede gewesen, und muss es später nochmals sein, daher hier nur noch die Bemerkung, dass wenn auch die ursprüngliche Krümmung winklicht ist, die Gegenkrümmung dennoch bogenförmig sein kann, da jene von Krankheit der Knochensubstanz, diese nur vom Streben nach Gleichgewicht veranlasst wird.

Eine Eintheilung in Stadien des Uebels und die Unterscheidung dieser Zeiträume durch das Eintreten der Gegenkrümmung lässt sich hier nicht wohl aufstellen.

Die Stadien dieses Uebels müssen nach dem Fortschreiten des Krankheitszustandes selbst, oder seiner innern Ursache bemessen werden.

Sollen jedoch bestimmte Stadien des Zustandes aufgestellt werden, so möchten es folgende sein:

1) Vom Beginn der Ursache bis zu derjenigen Umwandlung der Wirbelsäule, dass die Krümmung äusserlich bemerklich wird — stadium caussarum;

2) vom Bemerkbarwerden der Missstaltung bis zu deren grössten Entwicklung — stadium curvaturae;

3) von der grössten Missstaltung bis zur möglichen Heilung durch Natur oder Kunst — stadium convalescentiae.

Die Wirbel, die dem Einflusse der Krankheitsursache am Meisten ausgesezt sind, werden bedeutend erniedrigt, und man hat die Wirbel bis auf den vierten Theil ihrer Grösse vermindert gesehen.

Die Wirbel verlieren entweder in ihrer ganzen Ausdehnung an Höhe und verschieben sich, besonders bei Erweichung, in die Queere, oder nur der vordere Rand hat seine Höhe verloren und die obere und untere Fläche laufen keilförmig gegen denselben. Die erstere Umgestaltung der Wirbel hat Delpech die rhomboidalische, die leztere die keilförmige genannt.

Je mehr der Winkel sich dem rechten oder gar dem spitzigen nähert, um so grösser ist der Substanzverlust der Wirbel, die den Winkel bilden.

Manche Wirbelkörper verschwinden bei grossen Verwüstungen ganz, oder es bleiben nur die Fortsätze davon übrig.

Endlich bildet sich in Folge des natürlichen Heilungsprozesses Anchylose, und es sind oft mehrere Wirbel, ja ganze Parthieen des Rückgraths ineinander verschmolzen und verwachsen, so dass man nur mit Mühe die Spuren der einzelnen Theile erkennen kann.

Die Wirbel rücken dabei hinten weiter auseinander, und die Dornfortsätze stehen an den Stellen, wo die grösste Verkrümmung herrscht, weiter als natürlich von einander entfernt. Auch die Queerfortsätze werden weiter auseinander gezogen.

Schon durch dieses Verziehen der Queerfortsätze werden die angehefteten Rippen aus ihrer Lage gerückt.

Die Rippen leiden aber noch beträchtlichere Veränderungen, wenn die Rückwärtskrümmung in den obern Rückenwirbeln Statt findet. Bei Leiden der Nacken- und Lendenwirbel bleiben die Rippen frei.

Ist aber die Krankheit an den Rückenwirbeln eingetreten, so werden die Rippen gerader gezogen, verlieren ihre seitlichen Bogen, vergrössern den Durchmesser der Brust von Hinten nach Vornen, verkleinern aber den von einer Seite zur andern. Je näher die Rippen der Krümmungsstelle sind, um so gerader sind sie, am Meisten ist dieses der Fall an diesem Punkte selbst. Die Rippen, hinten an die Wirbelsäule geheftet, folgen ihrem Zurücktreten, da sie aber vornen auch am Brustbein befestigt sind, so biegen sich zuerst ihre Knorpel und dann auch die Knochen selbst. Die Rippen verlieren dadurch an Breite, und weil sie von vornen sich ganz zurückziehen, so scheint auch das nunmehr frei und allein dastehende Brustbein noch nach Vornen verschoben.

Das Brustbein ist aber durch dieses Stehenbleiben auf der natürlichen Stelle nicht allein scheinbar, sondern auch noch auf andere Art wirklich verkrümmt. Oefters ist es gebogen, so dass das untere und obere Ende an ihrer alten Stelle geblieben sind, der Knochen selbst aber in seiner Mitte nachenförmig nach Vornen getreten ist, und statt der Vertiefung des Busens eine Erhabenheit besteht, an der rechts und links nach Aussen die Brüste liegen.

Am Häufigsten wohl ist der obere Theil in seiner Normallage geblieben und das untere Ende mit dem Schwerdtknorpel nach Vornen gewichen.

Das Becken hat ebenfalls grossen Einfluss zu erleiden, und stellt selbst nur eine Gegenkrümmung gegen die unterste Ausbeugung des Rückgraths dar.

Wie bei der Seitenkrümmung die Verschiebung des Beckens von einer Seite zur andern gieng, so geht sie nun, ebenfalls der Richtung der ursprünglichen Missstaltung folgend, in der Richtung von Hinten nach Vornen.

Die Krümmung in der Rückengegend, die mehr die Rippen missstaltet, verschont das Beken, dagegen die Krümmung in der Lendengegend, die die Rippen verschont, mehr die Stellung des Beckens umwandelt.

Die Stellung des Beckens ist abhängig von der Stellung des Kreuzbeins, und diese wieder von der Richtung der Krümmung in den Lendenwirbeln.

Wenn die Lendenwirbel nach Hinten sich ausbeugen, so nimmt die obere Apertur eine mehr wagrechte Stellung an, bei der stärksten Ausbiegung der

Lendenwirbel nach Hinten kann der Gegensatz der natürlichen Neigung des Beckens eintreten, so dass der lezte Lenden- und erste Kreuzwirbel die tiefste, und die Schoossbeinvereinigung die höchste Stelle an der obern Apertur des Beckens einnimmt.

Nach unserer Ansicht ist aber diese Stellung des Kreuzbeins und Beckens nur die lezte Gegenkrümmung gegen die ursprüngliche erste Krümmung.

Ist nämlich die erste Krümmung in den obern Rückenwirbeln, und wie hier immer nach Hinten, so bildet schon die untere Rücken-, noch mehr die Lendengegend, die der Schwere nöthige Gegenkrümmung, die ohnehin, aus oben schon wiederholt angegebenen Gründen, nicht sehr gross zu sein braucht, und Kreuzbein und Becken können in ihrer natürlichen Stellung bleiben; ist hingegen die Krümmung sehr tief in der untern Rücken- und der Lendengegend, so repräsentirt das Kreuzbein die Gegenkrümmung, und tritt oben, noch in die Krümmung eingehend, nach Hinten, unten aber nach Vornen.

Würde in den Fällen, wo bei Rückwärtskrümmung der Rückenwirbel, die Lendenwirbel die erste Gegenkrümmung gegen Vornen bilden, diese leztere sehr gross werden müssen, so würde das Kreuzbein als zweite Gegenkrümmung wieder der Lenden-Vorwärtskrümmung entgegen, und also nach Rückwärts stehen, gerade so, wie es der Lenden-Vorwärtskrümmung, wenn diese allein besteht, entgegengesezt ist.

Die Schultern werden ebenfalls in den Umfang der Missstaltung gezogen. Ihre Stellung ist von der Verkrümmung der Rippen abhängig. Tritt der obere Theil der Wirbelsäule mit den Rippen zurück, so

wird er die Schulterblätter auch oben zurücktreiben,
ist es der mittlere Theil des Rückgraths, so wird der
untere Schulterwinkel nach Hinten stehen. Verlieren
die Rippen durch das Geradeziehen ihre Wölbung, so
fallen auch die Schultern nach Aussen, und stehen,
statt hinten, mehr oder weniger nach Rechts und Links.
Ist noch Schlangenkrümmung mit der Winkelkrümmung verbunden, so wird die Missstaltung noch grösser.

Zustand der einzelnen Theile.

Der Zustand der Knochen ist sehr verschieden
nach der Periode, in der er untersucht wird. Die
Wirbel können abgeschliffen, erweicht, in Eiterung,
in Bildung neuer Masse begriffen, ganz zerstört u. s.
w. gefunden werden. Die Heilung des Knochenleidens
geschieht durch Verschmelzung und Verwachsung, und
dieses auf verschiedene Weise.

Es verwachsen einige Wirbel durch Verknöcherung ihrer Zwischenknorpel, oder diese bleiben gesund und an den Seiten bildet sich neue Knochenmasse, die mehrere oder wenigere Wirbel verbindet,
oder einige Wirbel verschwinden ganz, und die über
und unter ihnen liegenden werden in eine Masse verschmolzen gefunden.

Wenzel bildet eine Krümmung des Rückgraths ab
von eilf Wirbeln, und der Raum, den diese nach der
Heilung einnahmen, betrug nur einen Zoll neun Linien französischen Maasses.

Man sehe überhaupt über diesen Gegenstand Wenzel, der zu seinen umfassenden Beschreibungen auch

treffliche Abbildungen geliefert hat. Eben so Delpech, Atlas, Tafel XXXIX bis XLVI.

Die Bänder sind mehr oder weniger zerstört, ganz zerstört an der Stelle, wo selbst die Knochen schon angegriffen oder ebenfalls verwüstet sind. Durch den Druck leiden offenbar zuerst die Bandscheiben, werden dünner, nach und nach aufgesaugt und endlich ganz vernichtet.

Die Muskeln werden dünner, theils durch Ausdehnung, theils durch Unthätigkeit, und verändern sich in ihrer Substanz, dass sie kaum wieder zu erkennen sind. Gebraucht können sie gar nicht werden, weil die Knochen durch Verwachsung, und also unbeweglich heilen. Tritt die Krümmung in den Lendenwirbeln ein, so verkürzen sich die auf der innern Seite gelegenen Muskeln.

Die Bauchmuskeln sind oft verkürzt, oft die mithelfende Ursache der Verkrümmung, oft aber auch durch die herab und nach Vorwärts getriebenen Eingeweide des Unterleibes ausgedehnt. Die Wirkung oder Unthätigkeit der Muskeln ist übrigens auf jeder Seite gleich.

Als einzelne Formen der winklichten Rückwärtskrümmung lassen sich allenfalls folgende aufstellen.

Die Krümmung in der Rückengegend, die Rippen, Brustbein und Schultern in das Spiel zieht, und nach meiner Erfahrung häufiger von der Entwicklungsperiode bis zum mittleren Alter erscheint.

Die Krümmung in der Lendengegend, die im frühsten oder späteren Alter eintritt, und meistens das Becken in Mitleidenschaft sezt.

Diese beiden Formen beruhen grösstentheils auf Zerstörung der Knochensubstanz der Wirbelsäule, und sind also Curvatura ossaria oder dyscrasica.

Die Lendenkrümmung entsteht im frühesten Alter, wo die Wirbelsäule nur erst eine einzige natürliche Krümmung hat, oder die eben entstandenen noch nicht genug ausgebildet und der gesammten Wirbelsäule tief genug eingeprägt sind. Da nun in diesem Falle die ganze Last des Rumpfes auf der nach Hinten gewölbten Rückenlendengegend ruht, so bildet sich auch hier die erste Veranlassung zur Missstaltung. Im späteren Alter, wo die Rippen das Brustgebäude noch genugsam befestigen, findet die Krümmung ebenfalls in der Lendengegend den freiesten Spielraum, ihre Missstaltungen zu entwickeln, die sie auch hier am Weitesten treibt.

Das Einzelne hierüber ist schon genugsam angegeben.

Die Vorwärtskrümmung.

Die Rückgrathskrümmung nach Vornen ist diejenige, bei der die Konvexität der Wirbel nach Vornen gerichtet ist, sie besteht am Häufigsten, wo nicht jedesmal, in dem untern Drittheile des Rückgrathes; das Uebel ist nicht so häufig, als die übrigen Gattungen der Rückgrathskrümmungen, und meistens ist dann nur die natürliche Ausbiegung der Wirbelsäule vergrössert.

Aus der anatomischen Konstruktion der Wirbelsäule ergiebt sich schon, dass diese Missstaltung nicht sehr häufig sind, fast nirgends als in den untersten Rückenwirbeln, den Lendenwirbeln und dem obersten Theile des Kreuzbeins vorkommen, und nie so ausgedehnt werden kann, als die übrigen Missstaltungen der Wirbelsäule.

Es besteht dieses Uebel in einer Wölbung der Lendenwirbel nach Vornen, mit Vorgetriebenheit des Unterleibes und einer Vertiefung in der Gegend, wo die Dornfortsätze der Lendenwirbel liegen; der Oberkörper ist nach Rückwärts, der Kopf wieder nach Vorwärts geneigt, die untersten Rücken- und obersten Lendenwirbel sind hinten gegen das Becken herab gezogen, und lezteres hinten nach ersteren in die Höhe gehoben.

Es besteht diese Missstaltung ferner wie die Rückwärtskrümmung ohne Verdrehung, weil, wie bald erörtert werden soll, der Sitz des Uebels in den Wirbelkörpern ist, und Druck der Schwere und Muskelzug auf beiden Seiten gleichförmig wirken.

Endlich aber bildet dieses Uebel wohl nur selten eine winklichte Krümmung, sondern meist eine Bogenkrümmung, weil im erstern Falle die Fortsätze der Wirbel zerstört und die Körper übrig bleiben müssten, was nach Theorie und Erfahrung unmöglich ist. Ueberdiess befestigen Dornfortsätze und Rippen den obern Theil der Wirbelsäule so, dass dort diese Art von Verunstaltung fast unmöglich wird, höchstens wenn das Uebel in den Lenden begonnen hat, kann es sich etwas nach Oben ausdehnen.

So sprachen bisher alle Schriftsteller, und was Duverney und van Gescher hierüber sagten, wurde als ungenügend betrachtet. Selbst Jörg und Wenzel waren der bis jezt vorgetragenen Ansicht.

Nun kömmt Delpech, und in dem Atlas Tafel VI und VII und Seite 19 bis 21 hat dieser das Vorkommen der Vorwärtskrümmung nun auch in der Rückengegend nachgewiesen.

Die Seltenheit des Falles erlaubt einen etwas ausführlicheren Auszug jener Stellen.

„Ein junger Mann von 16 Jahren, der schnell aufgewachsen war, erregte durch Schwerathmigkeit, Brustschmerz, Husten und Eiterauswurf die Aufmerksamkeit, da diese Uebel von Druck der Lunge herzurühren schienen; und sein Körper zeigte folgende Missstaltungen:"

„Die Erscheinung, die am Merkwürdigsten war, bestand in einer sehr beträchtlichen Eindrückung des mittleren Theiles der Rückengegend der Wirbelsäule, die fünf oder sechs Wirbel, die auf die drei ersten Rückenwirbel folgen, waren nach Vorwärts und ein wenig nach Links getreten." Delpech selbst hatte es bisher nicht beobachtet.

„Unterhalb war eine andere Krümmung; die den übrigen Theil der Rückengegend und die ganze Lendengegend umfasste. Diese Krümmung, deren Wölbung einen deutlichen Vorsprung nach Hinten und Rechts bildete, hielt der vorigen so deutlich das Gleichgewicht, dass sie nur in deren Folge entstanden sein konnte, sie hatte aber schon eben so viele Festigkeit erlangt, als die erstere."

„Ueberhalb dieser erstern war wieder eine andere, der untern ähnlich, nur mit dem Unterschiede, dass sie nicht so ausgedehnt war, dass sie nur die obersten Rücken- und untersten Halswirbel umfasste, und dass sie im Liegen noch verschwand."

„Man sieht auf der Abbildung, dass das Ausweichen der mittlern Rückengegend der Wirbelsäule und der Rippen, die diese nach sich gezogen hat, nach Vornen, und die tiefe Aushöhlung am entsprechenden Punkte der Rückengegend, und vorzüglich nach Links, eine fast gänzliche Isolirung des linken, und eine Vergrabung des rechten Schulterblattes veranlasst haben.

„Dieser verschiedene Zustand, durch eine und dieselbe Ursache veranlasst, hieng davon ab, dass das Rückgrath, welches nach Vornen und Links ausgewichen war, den Kappen- und die Rautenmuskeln unter das Schulterblatt der linken Seite, an dessen hintern Rand sie sich heften, und das sie nun voller erscheinen liessen, gezogen hat."

„Dieselbe Verschiebung hat nun im Gegentheil eine schiefe Verziehung derselben Muskeln der rechten Seite nach Links und Vornen veranlasst, welche die Basis der rechten Schulter einzog, indem sie diesen Rand der Schulter in die schiefe Ebene brachte, welche diese Muskeln bildeten."

„Das Schulterblatt der rechten Seite war nun dadurch um so mehr eingezogen, als es in einer unnatürlichen Aushöhlung, welche durch das Vorwärtstreten der entsprechenden Rippen, die dem Zuge der Wirbel folgten, ruhen musste."

„Diese Schulter war demnach auch niedriger, weil die Hauptkrümmung der Wirbelsäule die obern Ripppen der rechten Seite, die ihren Stützpunkt ausmachten, tiefer geschoben hatte."

„Die Falten, womit die ganze hintere Fläche des Rumpfes bedeckt war, erfolgten durch Spannung der Haut, die die Ortsveränderung der Knochen veranlasst hatte."

„Die Verkrümmung des Rückgraths war sehr gross, sie hatte augenscheinlich die ganze Höhe des Rumpfes umfasst; die vordere Seite des Thorax hatte daher eine unverhältnissmässige Höhe. Von der andern Seite hatte das Vorwärtsdrängen des mittlern Theils der Wirbelsäule eine ähnliche Verschiebung der entsprechenden Rippen zur Folge, wodurch die Mitte des Brustbeins nach Vornen getrieben wurde, während der obere und untere Theil desselben Knochens durch die treffenden Rippen nach Hinten gezogen wurden, indem diese Rippen selbst wieder dem Rückwärtsweichen der Wirbel, die die oberste und unterste Krümmung bildeten, folgten."

„Die Schwäche des Patienten veranlasste ihn zum Sitzen und Vorwärtsneigen, eine Situation, in der die Enden des Brustbeins von den Eingeweiden des Unterleibes und dem Gewichte der obern Theile gedrückt wurden."

„Diese vereinigten Ursachen bildeten eine Verkrümmung des Brustbeins nach Vornen und Hinten, wodurch eine Verengerung der Brusthöhle und die oben angeführten Beschwerden entstanden."

„Patient verliess nach 15 Monaten geheilt die Anstalt." So viel Delpech.

Jörg leitet das Uebel bloss von den Muskeln her, und will es an Männern häufiger wissen als an Weibern, Wenzel widerspricht ihm hierin, giebt mehrere Veranlassungen an, und will es an Weibern öfter beobachtet haben. Ich betrachte das Uebel allerdings als durch die Muskeln vergrössert, wenn es durch anderweitige Ursache erzeugt worden ist, und es lässt sich die Muskelwirkung bei der Grösse der hier vorhandenen Muskelparthieen und ihrer günstigen Anheftungsweise keinen Augenblick verkennen.

Es kann das Uebel als angeborne Verfassung bestehen, es kann durch zu grosse Neigung des Beckens entstanden, es kann durch eine Nachlässigkeit, im Stehen die Lendengegend vorwärts sinken zu lassen, gebildet worden sein.

Oft sind die Lendenwirbel an ihren vordern Theilen ungewöhnlich hoch, an ihren Seitentheilen vorzüglich aber nach Hinten ungewöhnlich niedrig.

Oft ist das Kreuzbein an seinem vordern Theile, der den Vorberg bildet, auffallend hoch, und die Seitentheile, an denen es mit dem Lendenwirbel in Verbindung steht, so nach Hinten abwärts geneigt, dass dieses allein Veranlassung zu dieser Missbildung geben kann.

Endlich nach unserer Meinung besteht die Vorwärtskrümmung sehr oft sekundär als Gegenkrümmung, und es dürfte sich diese Behauptung durch viele Beobachtungen bestätigen lassen.

Hat nun die Vorwärtskrümmung an den untersten Lendenwirbeln und zugleich an dem obersten Wirbel des Kreuzbeins Statt, so, sagt Wenzel ferner, bildet sich eine auffallende Inklination des Beckens.

Dieser Fehler trägt zu einer sichtlichen Verkürzung des Körpers, in einem auffallenden Missverhältnisse des obern Theiles des Brustkörpers zu dem untern bei.

Der untere Theil des Beckens tritt in diesem Falle ungewöhnlich rückwärts, dagegen neigt die Höhle des Unterleibes nach Vornen.

Ausser der unangenehmen Haltung des Körpers, die daher entsteht, ist der Gang wankend und leicht ermüdend.

Die nähere Untersuchung des Rückgrathes zeigt uns diesen Fehler sehr bestimmt in einer mehr oder weniger tiefen Grube an, welche die Dornfortsätze bilden, indem sie der Vorwärtsbeugung der Wirbelkörper folgen.

Wo höhere Grade der Ausbiegung an den untersten Rücken- und an den Lendenwirbeln Statt haben, dort liegen auch die Bogen der Wirbel und ihre Dornfortsätze sich so widernatürlich nahe, dass die Beweglichkeit der Wirbel an dieser Stelle unmöglich wird, und häufig wird auch in diesem Falle Anchylose der Bogen und Fortsätze gefunden.

In so fern die Vorwärtskrümmung selbst nur sekundär ist, besteht sie als Gegenkrümmung der über ihr liegenden Missstaltung, in so fern sie ursprünglich ist, hat sie eine leichte Rückwärtskrümmung der Rückengegend zur Folge, wie auch auf unserer zweiten Tafel fünften Figur angedeutet ist.

In diesem Falle ist durch sie auch die Stellung des Beckens verändert, dessen Neigung in der Art vermehrt ist, dass der Hüftknochen sehr hoch und nach Vornen, die Schoossfuge sehr tief steht, die Linie vom Vorberge über die Schoossfuge den Horizont unter einem beinahe rechten Winkel schneidet, und überhaupt das Kreuzbein mit seinem obern Ende sehr nach Innen und Vorwärts, mit dem untern nach Hinten gerichtet ist.

Diese Richtung des Kreuzbeins und Beckens ist aber gerade die umgekehrte, als wie sie bei der Rückwärtskrümmung der Lendenwirbel Statt findet, indem dort der obere Theil des Knochens nach Hinten und niedrig und die Schoossfuge höher, hier bei der Vorwärtskrümmung der Vorberg nach Vornen gedrängt und die Schoosfuge tiefer steht.

Dass nun aber diese Richtung des Kreuzbeins und Beckens ebenfalls nichts Anderes, als die Gegenkrümmung sei, ist leicht einzusehen.

Den Zustand der einzelnen Theile betreffend, so müssen die Wirbelkörper ihre Höhe behalten, sonst wäre diese Art der Missstaltung nicht möglich.

Wenzel beschreibt ein solches Stück einer Wirbelsäule:

„Die Lendenwirbel in einem starken Bogen nach der Bauchhöhle geschoben, vorzüglich der dritte und vierte; die Bogen und schiefen Fortsätze ungewöhnlich stark aufwärts gerichtet, die Bogen und Dornfortsätze liegen dachziegelförmig gedrängt aufeinander, durch neu erzeugte Knochenmasse, die den ganzen Raum zwischen den Dornfortsätzen und Bogen ausfüllt, zu einem einzigen Stücke zusammengeschmolzen. Auch die schiefen Fortsätze dieser Wirbel sind fest verwachsen."

„An den Körpern der Lendenwirbel, vorzüglich an den untersten, ist auch die bandartige Knorpelmasse verknöchert, an den übrigen hat hie und da an dem vordern Rande der Wirbelkörper dieselbe Umänderung der Knorpel Statt."

Die starken Muskelparthieen der Lenden sind hinten und an den Seiten zusammengezogen und gespannt, vornen und im Innern des Leibes, z. B. der Psoas, müssen sie natürlicherweise mehr ausgedehnt werden.

So wie ich unter der Schlangenkrümmung auch eine solche von Hinten nach Vornen anführte, eine Richtung, in der sie in der Regel nicht vorkommt, so muss ich auch eine winklichte Krümmung nach der Seite aufstellen, die ebenfalls in der Regel nicht nach dieser Richtung zum Vorschein kömmt.

Delpech in seinem Atlas Tafel XXXV und Seite 65 hat eine solche winklichte Seitenkrümmung, die ohne Rhachitismus der übrigen Theile des Skelettes, blos durch keilförmiges Niedrigerwerden zweier Wirbel entstanden ist, beschrieben und abgebildet.

Die Zerstörung in dem eilften und zwölften Rückenwirbel ist sehr gross, und es haben nicht nur die obere und untere Gelenkfläche sich gegenseitig genähert, indem sie sich nach Rechts neigten, sondern die Schiefheit, durch welche das Gewicht der oben liegenden Theile auf diese beiden Knochen fiel, hat deren Masse nach Links getrieben, und dadurch die untere Fläche eines jeden nach der rechten Seite verlängert, auf der die Faserknorpel Widerstand leisten konnten. Diese leztern Gebilde waren damals noch nicht so weit verändert, die Ausweichung der Wirbel oder ihre gegenseitige Neigung zu gestatten, denn sonst hätten sie sich ausgedehnt, und die Missstaltung wäre anders geworden. Das Wesen der Krankheit war also auf den schwammigten Körper — corps medullaire — des eilften und zwölften Rückenwirbels beschränkt, und hat sich nach und nach auf den zehnten und neunten Rücken- und ersten Lendenwirbel ausgedehnt, an denen man noch leichte Spuren von Missstaltung findet.

Ueber die Drehung in diesem Falle hat Delpech Nichts bemerkt, nur sagt er, dass bei Erwachsenen, an denen die Verbindung der Wirbelsäule sehr fest sei, die in Folge der ersten entstandenen Krümmungen (courbures subsidiaires) oft nur ungenügend entstünden, und der obere Theil des Körpers dennoch ausser dem Gleichgewicht bleiben könne.

Folgen und Vorhersagung.

Von den Folgen dieses Gebrechens auf den übrigen Zustand des Organismus gilt dasselbe, was bei der Schlangenkrümmung erinnert wurde.

Die Hauptmomente bleiben immer, dass die den verkrümmten Theilen anhängenden Gebilde zugleich mit verschoben, und die in den Höhlen enthaltenen Organe gedrückt, und in ihrer Funktion gestört werden.

Der Rumpf wird kürzer, kleiner, schmäler, es werden also die Lunge, das Herz, die grossen Gefässe und übrigen Theile der Brust verschoben, gedrückt, in ihrer natürlichen Verrichtung gehindert; daher entsteht nun Engbrüstigkeit, Husten, Störung der Blutzirkulation, arterielle und venöse Stockungen u. s. w.

Dasselbe gilt von den Unterleibseingeweiden. Wenn der Magen bis zum Darmbein herabgedrängt, die absteigende Aorta und die Hohlvene in einen Winkel gebogen sind, lässt sich auch leicht begreifen, welche Hindernisse die Verdauung und Ernährung erleiden muss. Druck auf die Leber, die Milz, die Nieren, werden ihre eigenthümlichen Erscheinungen äussern, vor Allen aber Druck des Rückenmarkes und der Nerven, und so bedarf es keiner weitläuftigen Krankheitsverzeichnisse, die diese Krümmung nach sich ziehen kann.

Die Vorhersagung ist verschieden nach Art, Grad und Dauer des Uebels.

Eine einfache Rückwärtskrümmung ohne Knochenleiden wäre leicht zu heilen, da aber fast allemal die Knochen schwer betheiligt sind, und Abschleifung, Erweichung, ja Vereiterung und Verschwärung zugegen ist, und das Uebel durch Verwachsung und Anchylose heilt, so ist, die Heilaufgabe schwer.

Die Varietät, die Dauer, die Grösse des Uebels, Alter und übrige Gesundheitsbeschaffenheit des leidenden Individuums, müssen in jedem einzelnen Falle das Einzelne lehren.

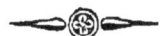

Kreuzbein- und Beckenverkrümmung.

Die Beckenverkrümmung ist entweder in mechanischer Verschiebung der Kreuz- Hüft- Sitz- und Schoossknochen begründet, oder beruht auf Entartung derselben Theile durch innere Krankheit; beide Zustände können total oder particll, beide für sich entstanden, oder mitgetheilt sein. Auch kann mechanische Verschiebung und innere Entartung zugleich vorhanden sein, was meistens im rhachitischen Zustande der Fall ist.

Ueber Anatomie und Neigung des Beckens belehrt jedes Handbuch der Anatomie oder Geburtshülfe, vornämlich Crevé vom Baue des Beckens, und die geburtshülflichen Demonstrationen.

Man hat die Missstaltungen des Beckens in geburtshülflicher Beziehung unendlich häufig und ausführlich betrachtet, in orthopädischer Hinsicht scheint dieses nicht der Fall zu sein, und die meisten Schriftsteller haben der eigenthümlichen Beckenfehler gar nicht, der mitgetheilten höchstens gelegentlich bei den Rückgrathskrümmungen als Folgeübel dieser lezteren erwähnt.

In wiefern nun fehlerhafte Stellungen des Beckens auf das Rückgrath zurückwirken, und Missstaltungen der Wirbelsäule erzeugen können, davon ist schon im ersten Abschnitte die Rede gewesen. Um dieses Momentes willen sollen aber die Missstaltungen des Beckens noch etwas ausführlicher behandelt werden.

1) **Mechanische Verschiebung des ganzen Beckens ohne Störung des Zusammenhanges der einzelnen Theile, und ohne innern Krankheitsprozess.**

Diese Missbildung kommt vor in einer Neigung des Beckens nach Vorwärts, Rückwärts, Rechts oder Links, und hier kommt Alles auf die Stellung des Kreuzbeins an, welches eine Fortsetzung der Wirbelsäule ist, und diese Zustände beherrscht, und dessen Stellung selbst wieder durch die darauf ruhende Wirbelsäule bedingt wird, oder selbst die Haltung des Rückgraths bedingt.

Die Verschiebung nach Vorwärts oder Rückwärts verändert die natürliche Neigung des Beckens, die Verschiebung nach Rechts oder Links bildet die hohe Hüfte, die meistens auch noch verdreht erscheint.

Die Vorwärtskrümmung des ganzen Beckens, Neigung nach Vornen, oder zu grosse Inklination, entweder von Natur, oder wegen schon bestehender anderweitiger Missbildungen entstanden, beruht darauf, dass der oberste Theil des Kreuzbeins, welcher der Vorberg heisst, sehr nach Vornen gedrängt ist, der übrige Theil des Kreuzbeins aber als schiefe oder hohle Fläche zu sehr von Vornen nach Hinten verläuft.

Die übrigen Beckenknochen sind zu fest verbunden, als dass sie nicht der Verschiebung des Kreuzbeins folgen, und sich ebenfalls nach Vornen verschieben müssten.

Die Schoossfuge steht tiefer, als natürlich, die Spitzen der Hüftbeinkämme sind nach Vornen, die untere Apertur des Beckens mehr nach Hinten gedrängt. Die Linie vom Vorberg über die Schoossfuge zum Horizont als Verlängerung der Konjugata macht einem grössern Winkel als gewöhnlich.

Diese Vorwärtskrümmung, oder zu grosse Neigung des Beckens entsteht idiopathisch durch das Verhältniss des Ruhepunktes und Schwerpunktes. Z. B. es sei das Schenkelpfannengelenke am Hüftbein weiter nach Hinten, als gewöhnlich, so wird ein Drängen des Körpers nach Vornen, und dadurch grössere Neigung des Beckens bedingt werden. Deuteropathisch entsteht dieser Zustand durch Krümmung der Wirbelsäule, und es wird bei der Vorwärtskrümmung der Lendengegend der oberste Kreuzbeinwirbel stark nach Vornen gedrängt und dadurch der oben geschilderte Zustand bewirkt. Die Schoossfuge steht tiefer, die Hüftbeine nach Vornen und Unten, die Aeste des Schoossbeins statt queer und horizontal, von Oben nach Unten verlaufend.

Es darf auch hierbei die Thätigkeit der Rückenmuskeln nicht übersehen werden, die, wie bei Vorwärtskrümmung der Lendengegend wirkend, die Wirbelsäule und das Becken hinten zu nähern sucht, und also das Becken hinten in die Höhe zieht, wodurch die Neigung nach Vornen vergrössert wird.

Die Rückwärtskrümmung ist das entgegengesezte Uebel. Es besteht dieselbe in Neigung des Beckens nach Hinten, der obere Theil des Kreuzbeins ist zurückgedrängt, die übrige Fläche dieses Knochens verläuft von Hinten nach Vornen, die Hüftknochen stehen zurück und nach Oben, die Queeräste des Schaambeins verlaufen nach Oben, die Schoossfuge steht oft höher als der Vorberg. Die verlängerte Konjugata trifft den Horizont unter einem viel geringeren Winkel, oft ist die entgegengesezte Richtung eingetreten, dass sie statt nach dem Horizont zu neigen, sich von demselben erhebt.

Idiopathisch beruht diese Missstaltung ebenfalls auf Stellung der Hüftgelenke, wenn nämlich dieses Gelenk zu weit nach Vornen wäre, so wurde ein Rückwärtsdrängen des Beckens eintreten, und so der hintere Theil des Beckens niedersinken, der vordere sich erheben, weil die Drehung des Beckens um seine Queerachse mehr Vornen geschieht, und der Schwere dadurch ein längerer Hebelarm gegeben wird, der das Becken nach Hinten neigt. Sekundär entsteht dieses Uebel durch das Austreten der untern Rücken- und der Lendenwirbel nach Hinten, indem diese den obern Theil des Kreuzbeins mit sich nach Hinten und Unten drängen, und somit das Becken vornen erheben. Die Bauchmuskeln nähern das Vordertheil des Beckens der Brust, und auch diese Wirkung befördert die

Umgestaltung. Die Hüftbeine stehen zurück, ihre Spitzen nach Oben, die Horizontaläste des Schaambeins nach Aufwärts, die Schoossfuge höher, als natürlich. Die obere Fläche des kleinen Beckens ist nach Hinten gezogen, die untere nach Vornen geschoben.

Diese Gattung der Beckenverkrümmung, nämlich Vor - und Rückwärtsneigung liegt in der Durchschnittsebene der Dornfortsätze, und es treffen sie daher alle Verhältnisse, die unter der Winkelkrümmung angegeben worden sind. Die Ursachen und Wirkungen sind rechts und links gleich, daher giebt es hier keine Verdrehung um die Längenachse. Der Zug der Muskeln und Druck der Schwere geschieht auf beiden Seiten gleichförmig, daher auch die Missstaltung gleichförmig erscheint.

Ganz anders verhält es sich bei der Seitwärtskrümmung des Beckens nach Rechts oder Links. Diese fällt in die Durchschnittsebene der Queerfortsätze, sie tritt also in die Gesetze der Seitenkrümmung, und Alles, was für diese charakteristisch ist, ist es auch für unsere jetzige Varietät der Beckenverkrümmung.

Die Seitenkrümmung des Beckens, oder hohe Hüfte, ist nun nach Rechts oder Links, die eine Hüfte ist höher, das Kreuzbein ist von einer Seite zur andern geneigt, so dass seine Längenachse den Horizont nicht rechtwinklicht schneidet, sondern nach einer oder der andern Seite gerichtet einen spitzigen Winkel bildet.

Diese Missstaltung bildet sich, wie alle übrigen dieser Art, allmählich, und es ist nicht immer der ungleiche Stand der Hüftbeine, der zuerst bemerkt wird. Oft ist es ungleiche Entwicklung der Gesässmuskeln, oft der hinkende Gang, was Aufmerksamkeit erregt, und später erst entdeckt man den höhern Stand des einen Hüftbeins gegen das andere.

Das Becken ist nun seitwärts geneigt, wie das Kreuzbein, so dass die obere Apertur mehr nach der einen, die untere nach der andern Seite steht. Ist eine ursprüngliche Krümmung in der Rückengegend nach Rechts und ihre Gegenkrümmung nach Links, so ist die obere Oeffnung des Beckens nach Links geneigt, so dass eine Linie über die beiden Hüftbeinkämme oder durch die beiden Sitzknorren den Horizont links schneidet, wobei der Ausgang des Beckens wieder mehr nach Rechts gerichtet erscheint. Hüftbein, Pfanne, Sitzknorren, stehen rechts höher, und das Schaambein verläuft von Rechts und Oben nach Links und Unten.

Man bemerkt dann oft gleichzeitig, dass das Hüftbein der einen Seite mehr schaalenförmig ausgebogen ist, als das der entgegengesezten Seite, oder es erscheint nach Aussen gewölbter, während das andere nach Innen gedrückt ist. Am Häufigsten ist das niedriger stehende auch verflacht und nach Aussen gerichtet, während das höhere mehr gerade nach Oben steht.

Oft sind sich die Muskeln auf beiden Seiten nicht gleich. Haben diese bereits Antheil genommen und die Rückgrathstrecker der einen Seite, namentlich der viereckige Lendenmuskel das Becken auf seiner Seite gegen die Rippen hinaufgezogen, so erscheint diese Parthie gespannt und kontrahirt, wogegen auf der andern Seite Gesäss- und Schenkelmuskeln mehr entwickelt sein können.

So lange nicht eine relative Verschiebung der einzelnen Beckenknochen untereinander selbst eingetreten ist, ist immer das Kreuzbein Dirigent der Gesammtverschiebung. Dass diese Verschiebung des Beckens nun entweder Gegenkrümmung sei, oder wenn sie selbst ursprünglich ist, eine solche erzeuge, ist schon angeführt worden; daraus erklärt sich aber auch die ganze Beckenstellung.

Es sei nun also wie oben die ursprüngliche Rückenkrümmung nach Rechts, die Gegenkrümmung nach Links, so bildet das Kreuzbein abermal eine Gegenkrümmung nach Rechts, hebt dadurch rechts das Becken höher, und neigt es links tiefer. Eben dadurch neigt sich aber das ganze Becken von Rechts und Oben nach Links und Unten, und so auch die einzelnen Theile. Deshalb steht der rechte Hüftknochen höher, gerade nach Oben, oder gar nach Innen, während der linke tiefer, flacher, und mehr nach Aussen gerichtet ist, deshalb steigt der horizontale Ast des Schoossbeins von Rechts gegen Links herab und senkt sich links noch tiefer, deshalb werden die Sitzhöcker ungleich, und der rechte ist höher und nach Aussen gerichtet, während der linke niedriger ist und gerade nach Unten steht; dadurch endlich wird die rechte Pfanne höher und dieser Fuss erscheint verkürzt, wodurch ein hinkender Gang entsteht.

Umgekehrt verhält sich Alles, wenn das Becken nach Rechts geneigt wird, wodurch jede der bezeichneten Erscheinungen auf die entgegengesezte Seite tritt.

Hieher gehört auch die Drehung. Man findet nämlich bei der Seitenkrümmung des Beckens nicht allein alle schon bezeichneten Ortsveränderungen der einzelnen Knochen, sondern das ganze Becken ist auch noch um seine senkrechte Achse verdreht, und das eine Hüftbein, am Häufigsten das niedriger stehende, linke, nach Vornen gedrängt. Diese Drehung geschieht aber wohl immer durch die Verbindung des Kreuzbeins mit der Wirbelsäule, und ist dort schon abgehandelt worden, wo von der Drehung des Rückgraths die Rede war.

Idiopathisch entsteht die Seitenkrümmung des Beckens durch Verkürzung einer untern Extremität, geheilte Koxarthrokaze, Angezogensein des Oberschenkels, Klumpfuss, Pferdefuss, durch Stehen auf einem Beine, Lähmung einer Extremität u. s. w. Ein verkürzter Fuss macht, dass die Hüfte des gesunden höher steht, weil dieser das Becken mehr stüzt, und daher den Hüftknochen in die Höhe treibt. In diesem Falle dürfte der längere gesunde Fuss wohl auch nach dem Mechanismus des Gehens (man vergleiche I. 115 u. Taf. I. Fig. 12 u. 13) sein Hüftbein und seine Seite des Beckens nach Vorwärts schieben. Bei dem Stehen auf einem Fusse dürfte wohl diese Hüfte zugleich höher und nach Vornen geschoben werden, weil gewöhnlich der stützende Fuss nach Vornen gesezt wird und diese Hüfte, um den ganzen übrigen Rumpf zu stützen, selbst über der Stützungsfläche stehen muss.

Sekundär entsteht diese Seitenkrümmung des Beckens durch Seitenkrümmung der Wirbelsäule, und hievon ist schon in jenem Abschnitt genug gesprochen worden.

So wie aber in Folge einer Verschiebung die Bänder und verbindenden Knorpelscheiben in Mitleidenschaft gezogen werden, sich dehnen und nachgeben, oder auf irgend eine Weise die natürliche Verbindung der Beckenknochen krankhaft gestört wird, wird auch die Regelmässigkeit der totalen Verschiebung gestört, und es werden noch nebenbei einzelne Knochen verschoben, so dass einzelne Stücke noch mehr oder weniger ihrer Lage treu bleiben, andere mehr oder weniger der verschiebenden Ursache nachgeben; dadurch werden aber die einzelnen Knochen des Beckens unter einander selbst verschoben, und daher rühren die meisten und tiefsten Missstaltungen, die am Becken gefunden werden. In früherer Zeit, ehe das Knochensystem seine Reife erlangt hat, können Abweichungen der Epiphysen eintreten, in späterer Zeit kann bei Erschlaffung der Ligamente das Kreuzbein, das von der Wirbelsäule gedrückt wird, ausweichen, ohne das übrige Becken mit in das Spiel zu ziehen, oder der durch einen längern Fuss gehobene Hüftknochen kann bei Erschlaffung der Ligamente etwas in die Höhe treten ohne das Kreuzbein mit sich zu ziehen, aber gewiss nur in den seltensten Fällen besteht eine solche bedeutende partielle Ausweichung, bei der das Ganze gesichert bleibt.

Es kann auf diese Weise auch bei Vorwärts- oder Rückwärtskrümmung der Lendenwirbel der Vorberg und das Kreuzbein, wenn die Hüftkreuzbeinverbindung lose ist, dem Drucke der Wirbel nachgeben, unbeschadet der normalen Stellung der Hüftbeine, aber wie gesagt, es wird diese Erscheinung zu den selteneren gehören; dasselbe gilt auch von der Schoossfuge.

Uebrigens spielt auch hiebei die Muskelthätigkeit eine grosse Rolle. Was bei veränderter Inklination des Beckens von den Rücken- und Bauchmuskeln gilt, das gilt bei der Seitwärtskrümmung von den seitlichen Muskeln und dem viereckigen Lendenmuskel. Durch die Wirkung dieser Muskeln werden auf der konkaven Seite Thorax und Becken genährt, ersterer herab- lezteres hinaufgezogen, und die Muskelthätigkeit ist oft eine Hauptursache dieser Missstaltung.

Bildliche Anschauung geben Delpechs Abbildungen. Den Anfang einer eben sich bildenden Seitwärtskrümmung des Beckens zeigt Tafel XXXVI, Seitwärtsneigung des Beckens überhaupt — aber ohne rhachitischen Zustand — Tafel IV, V, XXXVIII, die Rückwärtsneigung des Beckens zeigt Tafel XXIV, indem hier schon die Schoossfuge sich erhoben hat und die Hüftbeine zurückgetreten sind.

2) **Entartung der Beckenknochen durch innere Krankheiten, durch welche die Knochen theils im Ganzen, theils im Einzelnen erweicht, und dann theils durch Druck aufliegender Theile, theils durch Wirkung der Muskeln missstaltet werden.**

Hier gilt was I. 189 — 192 über Rhachitis im Allgemeinen gesagt worden ist, und was die Darstellung der Varietäten weiter unten noch lehren wird.

Je weniger Delpech die mechanischen Beckenstellungen, ohngeachtet seiner Abbildungen, gewürdigt, ja diese ganz übergangen hat, um so mehr hat er die innern Krankheitsprozesse und deren Einfluss auf die Missstaltung erläutert, und wir erlauben uns hier zwei Beispiele rhachitischer Beckenverunstaltungen im Auszuge mitzutheilen.

Tafel XXXIII. Bei Rhachitischen kann eine Parthie des Skelets grössere Missstaltungen erleiden, als eine andere, weil nicht alle Theile gleichförmig von der Erweichung ergriffen werden. An dem Skelett, von dem dieses Becken kam, waren Rippen, Brustbein und Schulterblätter missstaltet, das Rückgrath nur wenig. Man muss hier jedoch den Begriff Rhachitis in seinem weitern Umfang nehmen.

Die Missstaltungen dieses Beckens sind auf beiden Seiten fest symetrisch; die Wölbung des Schoossbogens hat sich dem absteigenden Aste des Schaambeins genähert, und beide Sitzbeinstachel haben eine Veränderung erlitten, die beiden Gelenkpfannen sind missbildet und in die Beckenhöhle gerückt; die Verbiegung, welche dieses Austreten der Pfannen veranlasste, war am Kamm des Schaambeins und an der hintern Seite des Hüftbeins. Das Hüftbein war in sich selbst verbogen, und bildete eine doppelte Falte, die ihren mittleren Theil nach Aussen schob, und den ganzen Hüftbeinkamm, vorzüglich dessen mittleren Theil, nach Innen, fast gleichförmig auf beiden Seiten. Es geschah dieses durch den Hüftbein- den Schneider- und die Gesässmuskeln und durch die sennigte Schenkelbinde. Es bedarf keiner Kraft, die so gross wäre, als die Schwere des Körpers, um die Missstaltungen zu erzeugen, deren ein erweichtes Skelett fähig ist, es genügt schon die Zusammenziehung der Muskeln, die durch den Schmerz erzeugt wird, um erweichte Knochen zu missstalten.

Tafel XLVII. Abweichung der Schoossfuge mit Verschiebung dieses Theils nach Rechts und Annäherung an die Basis des Kreuzbeins. Der Eingang des kleinen Beckens ist links kleiner, als rechts, es besteht eine ungewöhnliche Krümmung der Hüftbeine, im linken zeigt sie sich kürzer und mehr nach Hinten beschränkt, im rechten länger und nach Vornen gezogen. Es bestehen unregelmässige Verbildungen des Hüftbeinausschnitts und der Hüftbeinkämme, die beide sich nach Innen neigen, aber der linke mehr. Es erscheinen sehr bedeutende Missstaltungen der Hüftbeinlöcher gegen Oben, so dass diese in die Quere länglicht werden, es entsteht eine eigenthümliche Eindrückung des Schoossbogens durch verhältnissmässige Verschiebung der Sitzknorren nach Aussen und Vornen, Verschiebung der Gelenkpfanne u. s. w. Druck der Schwere während des Sitzens hat die Sitzknochen, die Wirkung der Muskeln die Hüftbeine während ihrer Erweichung missbildet.

Auch Tafel XXXI und XXXII geben Darstellungen rhachitischer Missbildung des Beckens und ganzen Skelettes.

Die partiellen Verunstaltungen, namentlich Erweichung und Verschiebung einzelner kleinen Theile, Exstosen des Beckens u. s. w. sind mehr für die Geburtshülfe wichtig, als für unsern Zweck.

Die ursprünglichen Beckenverkrümmungen wirken auf das Rückgrath zurück, und dieses nothwendigerweise, weil das Kreuzbein die Grundfeste und Stütze ist, auf der die Wirbelsäule ruht. Ist der Grundstein verschoben, so muss es auch das ganze Gebäude werden.

Ist durch Verkürzung eines Fusses oder dergleichen Etwas die eine Hüfte erhoben und das Becken nach einer Seite geneigt, so wird Lendenkrümmung und dann Rückenkrümmung eintreten. Ist das Becken zu stark nach Vorwärts geneigt, so wird es erst Vorwärtskrümmung der Lenden- und dann Rückwärtskrümmung der Rückengegend — ist es zu stark rückwärts geneigt, so wird es Rückwärtsbeugung der Rücken- mit Vorwärtsneigung der Nackengegend nach sich ziehen.

Die Folgen der Beckenverkrümmungen äussern sich zuerst auf die Beckeneingeweide und ihre Funktion. Verschiebung, Druck, daher Beschwerden der Koth- und Harnentleerung, unzählige Störungen der Geschlechtsthätigkeit u. s. w.

Einfluss auf den Gang, Hinken, Stolpern, Nachschleppen eines Fusses, wankendes, unsicheres Vorwärtsschreiten.

Endlich in geburtshülflicher Beziehung haben die Beckenverschiebungen grossen Einfluss. Am Günstigsten ist noch die Rückwärtsbeugung des Beckens, indem hier mit oder ohne Rückgrathskrümmung der Vorberg zurücktritt, den Eingang des Beckens erweitert, und dadurch oft unerwartet schnelle Geburten veranlasst. Ungünstiger ist schon die Seitwärtsneigung, die das Becken verschiebt und verdreht, am Ungünstigsten ist die Vorwärtsneigung mit oder ohne Vorwärtskrümmung der Lendengegend, die den Vorberg nach Vornen und Innen drängt, und so den Eingang verengert. Eben so schlimm und oft noch mehr sind die rhachitischen Missbildungen.

Vorhersagung. Die Möglichkeit der Heilung beruht wohl grösstentheils auf der Möglichkeit die Ursache zu entfernen, und diese ist selten. Wenn bei angebornen idiopathischen Missstaltungen nicht Muskelthätigkeit und Haltung Manches thut, wird der Kunst wenig übrig bleiben, eben so bei Missbildungen, die als Ueberbleibsel geheilter Rhachitis vorhanden sind.

Die sekundären Verschiebungen sind von der Heilbarkeit der Rückgrathskrümmungen abhängig.

—◆◊◉◊◆—

Missstaltungen der Rippen.

Unter Missstaltung der Rippen versteht man eine Verunstaltung des Brustgebäudes, die durch Verkrümmung, Verbiegung, Austreten oder Abweichen einer oder mehrerer Rippen aus ihrer natürlichen Lage, mit oder ohne Antheil der Wirbelsäule, entstanden ist.

Diese Verkrümmungen der Rippen sind daher für sich bestehende und mitgetheilte.

Die durch Verkrümmungen der Wirbelsäule den Rippen mitgetheilten und gleichsam aufgedrungenen Missstaltungen sind ungefähr folgende.

Die Seitenkrümmung der Wirbelsäule zieht durch das Auseinandertreten der Querfortsätze auch die Rippen auf der gewölbten Seite auseinander, schiebt sie auf der konkaven an- ja übereinander, und dieses im Verhältniss der Grösse der Krümmung; die Gegenkrümmung wiederholt dieses — so weit die Rippen reichen — nach entgegengesetzter Seite, die Drehung macht den hintern Winkel der Rippen spitziger, schiebt sie an der einen Seite zurück, zieht sie an den Seiten gerade, macht die eine Brust flacher — drängt sie auf der andern Seite nach Vorwärts, vertieft sie nach Hinten und macht die Brust vornen gewölbt und erhaben.

Die Rückwärtskrümmung zieht die Rippen auf beiden Seiten gleichförmig zurück und gerade, zwingt sie aber auch zu den grössten Verunstaltungen auf und gegeneinander, zerstört oft selbst einen Theil derselben.

Die Vorwärtskrümmung in der Lendengegend verschont sie noch am Meisten.

Dass übrigens unter diesen Verhältnissen die Substanz der Rippen so wie ihre Form leide, dass sie durch das Geradeziehen an Breite verlieren und rundlichter erscheinen, dass durch das Uebereinanderschieben die Zwischenrippenmuskeln aller Thätigkeit verlustig werden; und endlich selbst verschwinden u. s. w. ist wohl von selbst klar.

Doch hievon ist schon seines Ortes die Rede gewesen, und wir halten uns hier an die für sich selbst bestehende Krümmung der Rippen, die allerdings allein vorkommt, und daher auch als selbstständiges Leiden zu betrachten ist.

Diese idiopathische Verkrümmung besteht nun aber darin, dass sie ohne gleichzeitiges Leiden der Wirbelsäule für sich allein vorhanden ist, und ohne durch anderweitige Missstaltung veranlasst zu sein, eine oder mehrere Rippen ihre normale Stelle verlassen, und eine Ausweichung gebildet haben.

Diese Hervorragung zeigt sich meist nach Vornen, nahe am Brustbein, oder nicht weit von demselben entfernt, hat also ihren Sitz meist in den Rippenknorpeln, und es ist auch ganz natürlich, dass sich die Verkrümmung die weichste, nachgiebigste und am Meisten bewegliche Stelle zu ihrem Ausgangspunkte wählt.

Die Hervorragung ist nun klein, gross, auf einer, auf beiden Seiten, oder selbst das Brustbein ist mit in die Verschiebung hineingezogen, so dass durch Hervorragung dieses Knochens eine hohe Brust gebildet wird.

Meistens biegen sich die Rippen in der Mitte ihrer Knorpeln, und es ist dann zur Seite des Brustbeins, das ruhig in seiner Lage verharrt, die Hervorragung an einem, zwei oder drei Rippenknorpeln als rundlichte nach Vornen stehende Erhabenheit. Oft ist die Brustdrüse dadurch gehoben, so dass man diese für vergrössert hält, bis genauere Untersuchung die wahre Beschaffenheit der Sache lehrt.

Gewöhnlich ist diese Erscheinung an den mittleren Rippen, die ohnehin länger und beweglicher sind, als die übrigen. Es sind an einer, zwei, drei, oder auch an mehreren die Knorpeln ausgetreten. Es ist aber dieses nicht immer an diesen Rippen allein der Fall, auch höher oben und tiefer unten kann diese Missbildung Statt haben.

Oft scheint auch der Zusammenhang der Knorpel mit den Knochen der Rippen aufgehoben zu sein, und der untersuchende Finger fühlt den Knorpel an seiner Verbindung mit dem Rippenknochen getrennt; oft hat sich auch der Knorpel in seiner Verbindung mit dem Brustbein nach Vornen begeben.

Ist das Brustbein nicht verkrümmt, so liegt die Missbildung der Rippen diesem Knochen näher, sehr oft ist aber das Brustbein in die Verunstaltung mit hineingezogen, und das Uebel dadurch um so bedeutender.

Während nun die Rippen vornen mit oder ohne Brustbein regelwidrig hervorragen, sind sie übrigens gewöhnlich zu wenig gebogen, bisweilen sogar ziemlich gerade gezogen, bisweilen an einer Stelle eingedrückt, während sie an einer andern eine Hervorragung bilden.

Dass dieses an den falschen Rippen Alles eben so, jedoch nur in geringerem Grade Statt finden könne, dass die falschen Rippen sich ebenfalls krankhaft verbiegen und umgestalten können, bedarf wohl keiner Erinnerung; es wird aber diese Verunstaltung seltener für sich, häufiger nur in Folge von Rückgrathskrümmung beobachtet werden. Wenigstens nach meiner Erfahrung.

Eine Hervortreibung der mittlern Rippen ohne anderweitige Verkrümmung beobachtete ich an einem erwachsenen Frauenzimmer nach übermässig festem Schnüren. Es waren an zwei Rippenknorpeln der linken Seite in der Gegend der Vereinigung der Knorpel mit dem Knochen zwei halbkugelartige Hervorragungen ziemlich plötzlich entstanden, so dass ich glauben musste, die Gewalt des Zusammenpressens habe die Verbindung des Knochens und Knorpels gestört und leztern hervorgetrieben.

An Kindern habe ich, so wie an Mädchen vor dem eilften Jahre, die Hervortreibung der Rippenknorpel zwischen ihrer Befestigung am Rippenknochen und Brustbein, auch ohne anderweitige Missstaltung sehr häufig beobachtet.

Eine seitliche Eindrückung der Brustwandungen, dépression latérale des parois de la poitrine, führt Jalade Lafond aus Dupuytren an. Es besteht dieselbe in einer mehr oder weniger beträchtlichen Zusammendrückung der Seiten der Brust mit verhältnissmässigem Hervorstehen des Brustbeins, Hervorragung der Wirbelsäule nach Hinten, und des Bauches nach Vornen.

Bei den Kindern, die an dieser Missbildung leiden, macht das Brustbein eine nachenförmige Hervorragung nach Vornen, die Wirbelsäule zieht sich in einen Buckel zurück, und die Rippen sind nicht nur abgeplattet, sondern sind sogar noch gegen die Brust eingedrückt, ungefähr so, als wenn sie zur Zeit, wo sie weich und aller Eindrücke fähig waren, von einer Seite gegen die andere gedrückt worden wären.

Diese Verunstaltung ist bei manchen Kindern so weit gediehen, dass man die beiden Seiten der Brust mit den Fingern derselben Hand umspannen kann, und die natürlichen Verhältnisse der Durchmesser der Brusthöhle sind so verändert, dass die von einer Seite zur andern den vierten, den dritten Theil, ja manchmal die Hälfte ihrer Ausdehnung verlieren, während die von Vornen nach Hinten sich um so viel vergrössert haben.

Eine ähnliche Verunstaltung der Rippen habe ich selbst an einem neun monatlichen Kinde beobachtet. Alle Rippen auf beiden Seiten waren im ersten Drittheil ihres Umfanges, von Vornen an gemessen, eingesunken, und bildeten eine rinnenartige Vertiefung, in die man fast zwei Finger legen konnte. Gegen ihre Mitte zu traten die Rippen wieder heraus. Das Brustbein stand fast allein, schmal nach Vornen getrieben, weil die Rippen von demselben an gerade nach Hinten in die Einbiegung verliefen. Da dieser Zustand in Folge von Osteomalazie und ziemlich plötzlich entstanden war, so konnte das Kind das Erscheinen dieses Uebels nur kurze Zeit überleben.

Die Ursachen der Rippenverkrümmungen, so lange sie mitgetheilte sind, bestehen meist in Verkrümmung der Wirbelsäule, die für sich vorkommenden Missbildungen der Rippen beruhen grösstentheils auf dem Drucke innerer Organe oder äusserer Gewalt.

Der Einfluss innerer Organe besteht in Auftreibung der in der Brust- und Bauchhöhle enthaltenen Eingeweide, Anschwellung, Verhärtung der Leber, Vergrösserung des Herzens, der grossen Gefässe, Vereiterung der Lunge, des Rippenfells; die Wirkung äusserer Schädlichkeiten besteht in unpassender Kleidung, zu festem Einzwängen des Thorax in unnatürliche Formen, Schnüren, in zu grosser Anstrengung beim Heben, Tragen, in anhaltendem Vorwärtssitzen u. s. w.

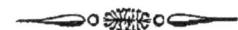

Missstaltung des Brustbeins.

Die Missstaltung des Brustbeins oder die hohe Brust, wie das Uebel auch heisst, ist ein Zustand, der mit dem vorigen fast immer verbunden erscheint, weil die Verbindung der Rippen und des Brustknochens so innig ist, dass die Ortsveränderung des einen die des andern nach sich zieht.

Meistens wird das Brustbein durch Verschiebung der Rippen verschoben — es kann aber auch in seltenern Fällen idiopathisch durch Druck von Innen oder Aussen, oder nach Entartung seiner Substanz aus seiner Lage gerückt werden, und die Rippen nach sich ziehen. Die Brustknochen sind nun entweder ganz nach Vornen gedrängt, oder in der Mitte, oder oben, oder unten, und es kann am entgegengeseczten Theile die entgegengesczte Missstaltung Statt finden, so dass während das obere Ende zu weit vom Rückgrath entfernt steht, das untere demselben zu nahe gerückt ist; oder das untere Theil vom Rückgrath zu sehr entfernt, und das obere zu sehr genähert gefunden wird. Oder es ist die Mitte hervorgetrieben und das obere und untere Ende ist auf seiner natürlichen Stelle geblieben, oder eingedrückt, oder das obere und untere Ende ist erhaben und vorwärts gedrängt, und die Mitte ist eingedrückt.

Auch die rechte oder die linke Seite des Brustbeins kann durch dieselben Ursachen, die die übrigen Verschiebungen veranlassen, nach Vornen getrieben sein. Vorzüglich bei Seitenkrümmung und Verdrehung der Wirbelsäule.

Die Rippen sind besonders bei der Vorwärtstreibung an den Seiten platt, flach, nach Vornen gezogen.

Man hat gesagt, dass bei Verkrümmung des Rückgraths, namentlich bei Rückwärtskrümmung, das Brustbein oft auf seiner natürlichen Stelle bleibe, und nur das Geradeziehen der Rippen dem Brustbein den Anschein gebe, als sei es nach Vornen verschoben. Wir können dieser Meinung nicht wohl sein, indem sich unserer Erfahrung das Brustbein meist wirklich verschoben gezeigt hat. Es scheint in diesem Falle, dass die Natur, was sie durch Verengerung auf der einen Seite verliert, auf der andern durch Erweiterung wieder ersetzen will, und so wird die Brust, die sich von einer Seite zur andern verschmälern muss, von Hinten nach Vornen erweitert. Hieher gehört auch noch was unter Verkrümmung der Rippen aus Jalade Lafond über die Ausmessungen solcher Brusthöhlen angeführt worden ist.

Auch die einzelnen Knochen des Brustbeins unter einander selbst können verschoben werden.

Sehr häufig findet man wohl, dass das Brustbein oben in seiner natürlichen Lage geblieben, und unten von der Wirbelsäule entfernt ist, oder dass es oben und unten in der normalen Situation beharrt, aber in der Mitte bogenartig hervorgetrieben ist.

Diese Gattungen von Hervortreibung nennt man Vogelbrust, hohe Brust, und am Häufigsten ist dieses Uebel mit Rückgrathskrümmung gleichzeitig vorhanden. Die Verunstaltung geht gar nicht selten so weit, dass da, wo zwischen beiden Brüsten eine Vertiefung, der Busen sein sollte, eine schroffe Erhabenheit besteht, und die Bräste zu beiden Seiten liegen. Jörg giebt dieses so an, und mehrere Bucklichte, die ich beobachtete, lieferten mir dasselbe Resultat. Eine Person, deren ich oben schon gedacht habe, zeigte ihre beiden seitlich liegenden Brüste gross, aber das in der Mitte nachenartig gewölbte Brustbein noch bei Weitem über dieselben hervorragend.

Uebrigens scheint die häufigste Verschiebung des Brusbeins die zu sein, dass es oben in seiner natürlichen Lage bleibt, und unten an und mit dem Schwerdknorpel sich von der Wirbelsäule entfernt. Es ist diese Abweichung auch die natürlichste, da die Befestigung durch die obern und unbeweglichen Rippen und das Schlüsselbein den obern Theil des Brustknochens unbeweglich und fest erhalten; die längern aber, in der Mitte und gegen Unten befindlichen, beweglichen Rippen die Verschiebung leichter gestatten, ja meist veranlassen.

Diese Missbildung ist meist weich und leicht zurückzubringen, tritt aber auch nach dem Aufhören der Kraft leicht wieder hervor, wegen der Elastizität der Rippenknorpel.

Die Zustände des Brustbeins bei den einzelnen Gattungen der Rückgrathskrümmungen sind bereits an jenen Stellen angegeben worden.

Hieher gehört auch zum Theil noch was ich bei der Rippenverkrümmung über die seitliche Eindrückung der Brust aus Jalade Lafond ausgehoben habe, was dort nachzusehen ist.

Ursachen sind fast immer die Rippen, seltner Auftreibung innerer Organe, oder äussere Gewalt.

Missstaltung der Schlüsselbeine.

Ueber diese Deformität weiss ich wenig zu sagen, als dass diese Knochen, so wie andere eben auch, durch Rhachitis erweicht, und dadurch verkrümmt werden können.

Einen jungen Mann, dem als Knabe bei bestehender Caries das ganze Schlüsselbein herausgenommen worden sein, und der gar keine Folgen für die Stellung der Schulter davon fühlen soll, habe ich nicht selbst gesehen, doch ist es mir glaubwürdig versichert worden.

Im Uebrigen wird das Schlüsselbein durch das Brustbein und die Schulter aus seiner Lage gerückt, wenn diese Knochen verschoben werden. Vornämlich wird das Schulterblattende bei Erhebung der einen Schulter mit erhoben.

Bei dem Vorwärtsfallen der Schulter verliert es seine Bedeutung als Strebebalken und wird mehr gekrümmt, beim Zurücktreten der Schulter wird es mehr gerade gezogen.

Durch diesen Knochen wirken, wie im gesunden so auch im kranken Zustande, Brustbein und Schulterblatt auf einander.

Missstaltung der Schultern.

Die Missstaltung der Schultern besteht meist in Veränderung ihrer Lage und Stellung, selten nur in Missbildung des Knochens selbst; meist ist die Verunstaltung sekundär und von Verkrümmung der Wirbelsäule bedingt, seltner als eigenthümliches Uebel für sich bestehend, worauf jedoch Wenzel besonders aufmerksam gemacht hat.

Wenn von Verunstaltung einer Schulter die Rede ist, so heisst es, man bemerke eine hohe oder volle Schulter, und betrachtet diese Bezeichnungen als gleichbedeutend.

Hohe Schulter heisst aber, wenn das leidende Schulterblatt in Lage und Richtung dem andern nicht gleich ist, sondern im senkrechten Durchmesser höher steht, als das entgegengesezte. Das Schulterblatt kann dabei flügelartig abstehen, wenn das Schlüsselbein sich gegen die Schultergräthe erhebt, befindet sich aber meistens mit seinem innern Rande gegen die Dornfortsätze, mit seinem untern Winkel gegen die Rippen in einem ziemlich natürlichen Verhältnisse.

Volle Schulter heisst, wenn der untere Winkel des Schulterblattes von den Rippen, der innere Rand desselben vom Rückgrathe absteht, so dass der untere Theil der Schulter mehr spitz nach Hinten hervorsteht, und sich im Queerdurchmesser vom Rumpfe entfernt. Dabei sind die Gräthen- und runden Armmuskeln voller, runder, dicker.

Für die konsekutiven Missstaltungen der Schulter ist diese Begriffsbestimmung wichtig. Man vergleiche damit der zweiten Tafel sechste Figur. Für die idiopathischen Veränderungen der Schulter wird wohl immer das Höhere mit dem Volleren zusammentreffen, und eine solche Verschiebung aussehen wie die zweite Figur derselben Tafel, wenn das Rückgrath daselbst auch nicht verkrümmt wäre.

Da ich selbst die für sich bestehende Verunstaltung der Schulter nicht so häufig beobachtet habe, dass ich mir ihr Bild treffend zu zeichnen getraue, so folge ich in diesem Falle und über den runden Rücken Wenzel, der sich klar genug darüber ausgesprochen hat.

Die hohe Schulter.

Der untere Winkel des einen Schulterblattes ist höher, als der auf der anderen Seite, die Lage des hintern Randes gewöhnlich aber noch in gleicher Richtung mit dem andern.

In der Folge neigt das Schultergelenke der kranken Seite sich vorwärts, und in dem Grade, als dieses geschieht, entfernt sich das Schulterblatt in allen seinen Theilen, besonders am untern Winkel und hintern Rande von dem Brustkörper und Rückgrath, und steht auf dieser Seite flügelartig hervor.

Es kommt dieses Uebel häufig vor, und ist meist von den Muskeln ausgehend, es besteht rein für sich, bald die eine, bald die andere, am Häufigsten die rechte Seite befallend, und nur selten mit Umänderung der Form des Schulterblattes verbunden. Noch seltner, höchstens im kindlichen Alter, wirkt es auf die Gestaltung des Rückgraths zurück.

Gewöhnlich zwischen dem dritten und vierten Jahre, aber auch früher oder später, zeigen sich die Uranfänge dieses Uebels. Je später desto ernstlicher die Besorgnisse.

Die Muskeln, die das Schulterblatt und Schultergelenke aufheben, sind zu stark, ziehen diese Theile unablässig in die Höhe, und es erscheinen daher auch im Anfange des Uebels die Hebemuskeln des Schulterblatts kräftiger und ausgebildeter, als auf der andern Seite.

Gewohnheit der Stellung und Haltung, der beständige Versuch sich auf einer Seite dem Drucke eines lästigen Kleidungsstückes zu entziehen, Handbeschäftigungen, die eine einseitige Stellung nöthig machen, Gewohnheit oder Nothwendigkeit einen Arm immer in einerlei Richtung zu gebrauchen u. s. w. sind die veranlassenden Momente.

Endlich wird die Folge davon Verschiebung der Wirbelsäule, weil die verbundenen Theile auf einander wirken.

Der runde Rücken.

Hat das eben geschilderte Uebel auf beiden Seiten Statt, so bildet sich der runde Rücken. Es giebt davon verschiedene Grade nach den Modifikationen des Leidens selber.

Das Uebel bildet sich nur langsam und ohne Einseitigkeit.

Beide Schultern nehmen eine höhere Lage an, als sie natürlicherweise haben sollten. Es entfernen sich allmählig die untern Winkel der Schulterbeine und ihr hinterer Rand vom Brustkörper und dem Rückgrathe. Die Schultergelenke fallen vorwärts, die Schlüsselbeine verlieren nach und nach ihre Bestimmung als Strebebalken die Achselgelenke von dem Brustbeine zu entfernen, sie nehmen eine ausgezeichnet deutliche S förmige Biegung an, und beide Schulterblätter stehen flügelartig hervor.

Die Gewohnheit beide Oberarme widernatürlich stark vorwärts hängen zu lassen, Beschäftigung, die stetes Vorwärtsneigen des Oberkörpers erfordert, kurzes Gesicht, das den Gegenständen genähert wird, tiefes Ausschneiden der Frauenkleider, so dass die Schulterblätter fast ganz entblösst liegen, mit ihrem untern Winkel beständig auf den Kleidungsstücken ruhen, wodurch sie in die Höhe gehoben werden,

Schwäche der Muskeln, die das Rückgrath nach Hinten gestreckt erhalten sollen, und dergleichen mehr sind die Ursachen dieses Uebels.

Die Muskeln derjenigen Personen, die lange an diesem Uebel leiden, verändern sich. Diejenigen Muskeln, die das Schulterblatt bewegen sollen, verlieren ihre Kraft und schwinden, nur die Aufhebemuskeln nehmen an Ausbildung zu, und der Nacken scheint dicker und muskulöser, indess bei zunehmender Entfernung der hintern Ränder der Schulterblätter der Raum, den früher die Muskeln ausfüllten, hohl wird, und nur von Haut bedeckt ist.

Im ersten kindlichen Alter ist das Uebel selten, in der Entwicklungsperiode ist es häufiger, Kinder, die mit Mühe lernen, sind mehr dazu geneigt.

Im Alter, in dem die Entwicklung vollendet ist, kommt es nur bei solchen Personen, die mit verbogenem Rücken arbeiten, schwere Lasten tragen, vor, u. s. w.

Häufig ist dieses Uebel mit Vorwärtsbiegung der Wirbelsäule verbunden, denn die Muskeln leiden vorzüglich, und die Ursachen der Umänderung der Lage der Schulterblätter sind von der Art, dass ihre Wirkung auch Einfluss auf die Richtung der Wirbelsäule haben kann.

Im höhern Alter tritt das Uebel von selbst ohne Anlage als Folge der Muskelschwäche ein.

So viel Wenzel.

Ueber die Stellung und Lage der Schulterblätter in so fern sie von Verkrümmung der Wirbelsäule abhängig ist, habe ich namentlich bei Abhandlung der Seitenkrümmung so viel von meiner eigenthümlichen Beobachtung und Erfahrung mitgetheilt, dass Wiederholung am unrechten Orte wäre; die idiopathische so eben nach Wenzel geschilderte habe ich bis jezt noch seltner gesehen, weil ich in den meisten Fällen Rückgrathskrümmung daneben zu finden glaubte, und in der Regel das Leiden der Wirbelsäule für das ursprüngliche hielt. Weil ich in diesem Falle meiner eignen Beobachtung misstraute, habe ich die treffenden Stellen aus Wenzel ausgehoben.

Die Entartungen der Substanz der Schulterblätter betreffend, muss noch bemerkt werden, dass diese Knochen recht oft, bei rhachitischer Erweichung des Skelettes, dieser Krankheit entgehen und gesund bleiben. In diesem Falle scheinen nun die Schulterblätter, wenn der übrige Rumpf durch Erweichung und Verkrümmung verkleinert ist, zu gross, nicht weil sie übermässig gewachsen - sondern weil sie normal geblieben sind.

Uebrigens ist ein Dünnerwerden, eine Verbiegung und anderweitige Missstaltung, die der Knochen selbst in vielen Fällen erleidet, keinesweges zu verkennen.

Varietäten.

Aller Widerspruch und Streit über Behandlung orthopädischer Krankheiten beruht auf deren Unterscheidung in Arten der Missstaltung, und sind diese gehörig gesondert und getrennt, und jede derselben mit ihren besondern Eigenthümlichkeiten herausgehoben, so wird die Behandlung klar und einfach, und aller Widerspruch entfernt und alle verschiedene Ansicht vereinigt sein.

Es ist in den bisherigen Abschnitten fast einzig und allein von der mechanischen Formveränderung des menschlichen Leibes die Rede gewesen, und die innern dynamischen Prozesse wurden nicht oder nur vorübergehend berührt; jezt soll nun auch neben der mechanischen Veränderung in der Gestaltung der Knochen das Innere, Dynamische der orthopädischen Krankheiten zur Sprache kommen.

Da aber diese innern Zustände fast immer die Veranlassung zur äussern Umgestaltung geben, und von ihnen die Art und Weise des Abweichens der Gestaltung von der Normalität bedingt wird, so bilden diese Varietäten auch zugleich eine orthopädische Aetiologie und Diagnostik.

Aber auch hierin wieder vom äussern Mechanischen zum innern Dynamischen fortschreitend, müssen wir diese ursächlichen Einflüsse mit Aussendingen und äusserlichen Zuständen beginnen.

Wenn man früher nach Pott die Veranlassung jeder Verkrümmung in Zerstörung der Knochen suchte; später mit Jörg und endlich mit Shaw nur die Muskelthätigkeit als alleinige Ursache angab; wenn Feiler und Schreger vornämlich die mechanischen Veränderungen in den Wirbeln hervorhoben; die Bandagisten und Instrumentenmacher den gestörten Mechanismus im Allgemeinen behandelten; Wenzel und Lachaise der mechanischen Behandlung weniger hold sind, ersterer mehr die Ernährungs- und Entwicklungsfehler und innern Krankheiten in Auge hat, lezterer mehr die Gefahren des heilenden Mechanismus fürchtet; u. s. w., so herrscht hier immer mehr oder weniger Einseitigkeit, die ausgeglichen werden muss.

Pravaz hat eine vollständigere Anordnung zu geben versucht, indem er die Abweichungen der Wirbelsäule eintheilte in die von Erweichung der Knochen, die von Beinfrass der Wirbel, und die von ungleicher Vertheilung der Kräfte.

Wir selbst haben 1827 in unserer ersten Abtheilung der Orthopädie eine eigenthümliche Anordnung vorgeschlagen, der wir auch jezt noch getreu bleiben wollen.

Demnach haben wir vier Hauptarten der Verkrümmungen.

1) Die von Haltung, Stellung, Gewohnheit ausgehende, Curvatura habitualis;

2) die von Muskelwirkung ausgehende, Curvatura muscularis;

3) die vom Knochensystem ausgehende, Curvatura ossaria;

4) die von eigenthümlichen Krankheiten ausgehende, Curvatura dyscrasica.

Jede dieser Hauptarten hat nun auch wieder ihre Unterarten, von denen in der Folge die Rede sein wird.

Für jezt möchten wir als allgemeinen Grundsatz hiebei gelten lassen:

„Im Muskel oder Knochen beruht das Uebel, aber von Haltung oder Krankheit geht es aus, und wirkt auf Muskel und Knochen zurück."

Allerdings geht nun eine dieser Varietäten in die andere über, so dass aus Fehlern der Haltung bald Kontraktur der Muskeln, und endlich Missbildung der Knochen entsteht; oder aus Kontraktur der Muskeln bildet sich üble Haltung und Difformität der Knochen; Ernährungsfehler oder Schwäche der Muskeln, oder dyskrasische Anlagen, Skropheln, Rhachitis, erzeugen Zerstörung der Knochen und dadurch erst die üble Haltung und Stellung, die das Uebel bemerklich macht.

Um diese Komplikationen zu unterscheiden, um die ursprüngliche und wahre Art der Missstaltung aufzufinden und heraus zu heben, und auf diese Weise eine orthopädische Aetiologie und Diagnostik zu entwickeln, sollen nun diese Varietäten in der angegebenen Ordnung abgehandelt werden.

I. Krümmung von Haltung, Stellung, Gewohnheit u. s. w.
veranlasst,
Curvatura habitualis.

Diese Gattung sezt gar kein Leiden im Organismus selbst voraus, sondern bloss die Haltung, Stellung, Beschäftigung, die Art und Weise gewisse Geschäfte zu verrichten, und mehrere andere Einflüsse haben nachtheiligen Einfluss auf die äussern Verhältnisse und die äussere Gestaltung des Körpers.

Viel zu häufig hat man geringere Missstaltungen der Wirbelsäule und des übrigen Rumpfes auf innere Krankheiten, Skropheln, Rhachitis u. s. w. geschoben, was oft nur Veranlassung äusserer Verhältnisse gewesen war.

Es leidet in unserm Falle nicht die Haut als äussere Umgebung, es ist kein Muskel verkürzt oder gestreckt, es sind keine Knochen verbogen oder abgeschliffen, keine Wirbel und keine Ligamente zerstört, alles Uebel beruht vorerst auf der Haltung und Stellung, die das Individuum, in seltneren Fällen durch innere Anlage, am Häufigsten durch äussere Einflüsse gezwungen, annehmen und für immer, oder doch wenigstens auf längere Zeit und wiederholt beibehalten und festhalten muss.

Es ist nicht zu läugnen, dass auch innere Zustände Anlage zu dieser Gattung von Missstaltung geben können. Anlagen, sage ich, denn Krankheiten können die hieher zu zählenden Ursachen nicht genannt werden.

Dahin gehören allgemeine Zartheit des Baues, Reizbarkeit des Nervensystems mit Schwäche der irritabeln Faser — es sind dieses vorzüglich die blonden

Mädchen, die früher mit Anlage zur irritabeln Skrophulosis, später zur floriden oder tuberkulösen Phthisis, ihrer Entwicklung entgegen eilen. Schmale Brust von Hinten nach Vornen, lang gestreckte zarte Glieder, Magerkeit, Schwäche der Extremitäten, leichtes Ermüden bei geringer Anstrengung, bei kurzem Stehen, wenigem Gehen u. s. w. sind die Erscheinungen, die sich vorzüglich zeigen.

Diese Erscheinungen können wohl nicht krankhaft genannt werden, ob sie gleich nicht zur vollendeten Gesundheit gehören; aus solchen Anlagen entwickeln sich aber oft Zustände, die auf die Haltung den übelsten Einfluss äussern können.

Ferner gehört noch hieher wirkliches Leiden und Kranksein solcher Gebilde, die dem Gliedersysteme und der äussern Gestaltung fremd sind, und auch keinen direkten Einfluss auf sie haben, als Stechen in der Leber, Anschwellung dieses Organs, Herzklopfen, vor Allem Krankheiten der Lunge und des Rippenfells, Seitenstechen, Empyem u. s. w. Krämpfe innerer Organe und Schmerzlichkeit derselben gehören ebenfalls hieher. Solche Zustände sind für die Verkrümmung keine varietas dyscrasica, sondern diese Zufälle gelten mehr als caussae praedisponentes, und erzeugen erst dann Missstaltung, wenn ihre Folgen sich auf das Gliedersystem übergetragen haben.

Neben solchen und ähnlichen innern, erscheinen nun die äussern Anlagen, und diese bestehen theils in angebornen, theils erworbenen Zuständen.

Die Lage im Mutterleibe hat grossen Einfluss auf die zukünftige Gestaltung der Wirbelsäule. Es ist dieses kein Hirngespinnst, denn ich selbst beobachtete aus einer Familie ein Mädchen von 17, eines von 11, und einen Knaben von 14 Jahren, die alle verkrümmt waren, und von denen mir die Aeltern versicherten, dass sie alle drei durch die Wendung hätten entbunden werden müssen. Nicht lange darauf kam mir noch ein blühendes Mädchen von 11 Jahren vor, von deren Verkrümmung keine andere Ursache aufzufinden war, als dass die Aeltern ebenfalls die Lage im Mutterleibe, die die Wendung nöthig machte, beschuldigten.

Hieher gehört ferner die ursprüngliche Beckenstellung, die von Geburt aus nach irgend einer Seite neigen kann.

Verkürzung einer untern Extremität, angeboren oder erworben; als angeborne Missbildung und Bildungsfehler; oder nach Heilung eines Beinbruchs, einer Koxarthrokaze, Klumpfuss, Pferdefuss u. s. w.

Vom Einfluss der Neigung des Beckens auf die Rückwärts- und Vorwärtskrümmung, und von dem Verhältnisse einer verkrümmten untern Extremität zur Seitwärtskrümmung der Wirbelsäule ist schon genugsam die Rede gewesen.

Fehler der Ernährung, der Entwicklung, Zurückbleiben im Wachsthum und der Ausbildung, Atrophie, Paralysis, Hemiplegie einer untern Extremität gehören ebenfalls hieher, und es neigt sich in diesem Falle die Wirbelsäule nach der entgegengesezten Seite.

Auch das Liegen auf einer Seite bei Krankheiten, welches längere Zeit einerlei Richtung behält, ist eine häufige Ursache der Rückgrathskrümmungen.

Eine Veranlassung zur Nackenkrümmung bildet oft Kurzsichtigkeit und die Gewohnheit des Kurzsichtigen das Auge dem Gegenstand, und nicht den Gegenstand dem Auge zu nähern.

Die Entstehung der Verkrümmungen dieser Art, ohne eigenthümliches Leiden eines besondern Organes, veranlasst oft eine ungleiche Vertheilung der wirkenden Kräfte, wovon jedoch schon früher die Rede war. So ist z. B. im ersten Abschnitt gezeigt, wie sich die Missstaltung aus dem Mechanismus entwickelt, wie durch einseitig vorherrschende und überwiegende Thätigkeit, oder Mangel an Bewegung, durch übermässige Anstrengung und Uebung, oder gänzliche Ruhe und Unthätigkeit, Verkrümmungen entstehen können.

Gewohnheit einer Stellung und Haltung, Nachlässigkeit, Trägheit, oder aus irgend einer entferntern Ursache veranlasste Nothwendigkeit, gewisse Stellungen und Verhältnisse des Körpers einzugehen, können Missstaltungen hervorrufen und auf ähnliche Weise begünstigen.

Das Beobachten und Einhalten einerlei Richtung bei wiederkehrenden anhaltenden Bewegungen, sei dieses zufällig oder nothwendig, gehört ebenfalls hieher. Z. B. der Gang eines Menschen, der nur auf einem Ohre hört, wenn er seinen Begleiter vernehmen will, und dergleichen mehr.

Ein Hauptmoment ist die Kleidung, und soviel hierüber auch gesagt worden ist, so viel ist noch immer zu erinnern. Was über den Einfluss unzweckmässiger Kleidung, die zu leicht oder nicht gehörig schützend ist, gesagt werden könnte, gehört nicht hieher, indem hier nur von der Kleidung die Rede ist, indem sie Form und Gestaltung des Körpers verändert.

Camper hat sich an die Schuhe, Sömmerring an die Schnürbrüste gewagt, was diese zu bekämpfen hatten, ist nach und nach verschwunden; aber es sind der Zeit neue Uebelstände entstanden, die der Rüge bedürfen.

Die Schuhe mit hohen Absätzen erheben die Fersen zu sehr und treiben den Körper nach Vornen. Diese unnatürliche Erhöhung der Fersen veranlasst nicht nur eine Missstaltung der Fusswurzel, Mittelfussknochen und Zehen, was Camper sehr genau abgebildet hat; sondern diese Erhebung treibt den Unterleib in der Lendengegend nach Vornen, neigt das Becken zu stark, und der Rücken muss zur Erhaltung des Gleichgewichts sich nach Hinten wölben. Es entsteht also ursprüngliche Lendenvorwärtskrümmung mit allen bereits angegebenen Folgen.

Diese Form der Schuhe ist aber so ziemlich verschwunden, sogar unter dem Landvolke, wo sie sich noch am Längsten erhalten hatte, und nur selten wird noch ein alter Meister zu finden sein, der die rechten „Stöckleinsschuhe" zu machen versteht.

Die Schmalheit der Schuhe, wodurch vorzüglich die Mittelfussknochen und Zehen in einen widernatürlich engen Raum gepresst wurden, hinderte ebenfalls die Sicherheit des Stehens und des Gehens. Doch auch diesen Uebelstand hat neuerlich die pariser Mode gehoben, seit dem die Schuhe vornen breit sein, und dem Fusse wenigstens den nöthigsten Raum gewähren dürfen.

Am Ersten hätte man sich also vielleicht bei der Fussbekleidung des weiblichen Geschlechts über zu grosse Leichtigkeit und Mangel an Schutz gegen die Einflüsse der Witterung und des Bodens zu beklagen, was aber gerade von keiner orthopädischen Bedeutsamkeit ist.

Kein Gleiches gilt von den Schnürbrüsten. Die alte Gestaltung der Schnürbrüste hat die Zeit längst verdrängt, und nur selten wird man noch eine aus der Jugendzeit der Grossmutter erblicken. Dagegen giebt es aber heutzutage unsere Korsetts, und gegen diese ist ebenfalls noch Manches einzuwenden.

Es sind diese Korsetts allerdings weniger unnatürlich, als die alten Schnürbrüste, es lassen sich aber immer noch genug nachtheilige Einflüsse davon aufzählen.

Wir wollen jezt nicht davon sprechen, dass ein solches Korsett dennoch fest und haltbar genug ist, um einen weiblichen Oberkörper gehörig einzuzwängen, wir wollen die innerlichen Folgen davon, den Druck auf Lungen, Herz und Gefässe nicht berühren, eben so wenig der Schwerathmigkeit, des Schwindels, der Ohnmachten gedenken, die das Schnüren veranlasst, auch den Druck übersehen, den hölzerne oder stählerne Blankscheite (Blanchets) auf das Brustbein üben — bloss von orthopädischen Einflüssen soll die Rede sein.

Dass durch solches Schnüren die Rippen aus ihrer Lage getrieben werden können, habe ich oben schon erzählt.

Die Hauptsache ist aber wohl folgende. Jedermann weiss, wie durch Mangel an Uebung ein Glied schwindet, und seine Gebilde der bisherigen Thätigkeit unfähig werden. Die Korsetts berauben aber den Brustkörper seiner Freiheit, gestatten ihm keine Bewegung, daher die Muskeln erschlaffen und das Rückgrath nicht mehr tragen, weil die Korsetts die freie Thätigkeit, Uebung und Entwicklung der Muskeln hemmen.

Das Korsett ersezt die Muskelthätigkeit, diese kommt also ausser Uebung, und die Muskeln lassen das Rückgrath und Rippen ausweichen.

Jedermann weiss, dass ein Glied, das fest gebunden ist, wie z. B. der Fuss oder Arm nach einem Beinbruch, schwindet, dass es dünner, schwächer und bis zur Abnahme des Verbandes und wieder erlangter Uebung unbrauchbar wird. Ist nun der Gebrauch eines Korsetts für Rückgrath und Rückenmuskeln etwas Anderes als die Anlegung eines unnatürlichen Verbandes?

Die Folgen, die unpassende Kleidungsstücke, zumal solche, die um die Hüften geschnürt oder gebunden werden, solcher, die die Lage der Schultern stören, z. B. tief ausgeschnittene Frauenkleider u. dergl. nach sich ziehen, dürfen hier nicht übergangen werden.

Die Versuche sich dem Drucke und Zwange eines unpassenden Kleidungsstückes zu entziehen, sind vorzüglich im jugendlichen Alter sehr häufig schädlich, indem gar nicht selten Kleidungsstücke zu gross gemacht werden, um das baldige Hinauswachsen zu vermeiden, oder das noch brauchbare Kleidungsstück durch schnellen Wachsthum des Kindes zu klein geworden ist, aber noch fortwährend getragen werden soll. Diese leztern Einflüsse treten am Häufigsten mit Wirkung auf die Stellung der Schultern ein.

Das Wickeln der Kinder in frühster Jugend, das Laufen an Gängelbändern und Laufwagen u. dergl.

mehr äussern oft schon um diese Zeit, oft später, ihre schädlichen Wirkungen.

Nicht selten sind es selbst orthopädische Verbände und Maschinen, die, theils weil sie unpassend sind, theils weil sie unrichtig gebraucht werden, die schon bestehende Verkrümmung vergrössern.

Der Missbrauch von Geradehaltern, Schulterriemen, Achselstützen, Korsetts u. s. w. hat schon viele beginnende Verkrümmungen vergrössert.

Die Situationen des menschlichen Körpers und die Art, wie jede ausgeführt wird, sind von grösstem Einfluss auf die Gestaltung.

Das Liegen. Das Liegen während einer Krankheit, das einseitige Liegen bei Schmerz, Krämpfen, Verwundungen, Operationen, Beinbrüchen, die längere Zeit eine unveränderte Haltung des Körpers nöthig machen, ist schon oben berührt worden.

Im gesunden Zustande ist aber Verhältniss und Richtung des Liegens nicht weniger wichtig.

Das Liegen im Bette mit hohen Kopfkissen, oder zu weichen Unterbetten ist an und für sich schon schädlich, noch mehr aber, wenn es immer nach einer Seite Statt findet.

Die Gewohnheit auf einer Seite zu schlafen, die Gewohnheit das Gesicht gegen eine Wand oder gegen ein Fenster zu kehren, und die Richtung der Bettstelle ist hier nicht unbedeutend.

Das Liegen der Kinder, die das einfallende Tageslicht veranlasst, den Kopf nach dem Fenster zu richten, das Aufhängen von Spielzeug, der Platz, an dem die Mutter oder Wärterin sizt, und der den Blick des Kindes nach sich zieht, ist hier nicht gleichgültig.

Zwei Schwestern, die verkrümmt waren, wurden durch das Wechseln der Plätze geheilt.

Zu kurze Bettstellen, Zusammenschlafen mehrerer Kinder, u. s. w. sind ebenfalls Veranlassungen zu Missstaltungen.

Das Sitzen. Das Sitzen auf zu hohen Stühlen, so dass die Füsse den Boden nicht erreichen können. Hier muss die Wirbelsäule, auf den Sitzknochen ruhend, die ganze Last des Oberkörpers tragen. Findet diese Art zu sitzen in Lehrstunden Statt, so ist der Geist gespannt, vom Körper abgezogen, auf die Haltung ist keine Aufmerksamkeit, weil sie ungetheilt dem Lehrer oder Gegenstande des Unterrichts zugewendet ist, und um so leichter folgt die Haltung dem Druck der Schwere und neigt sich zur Krümmung.

Dasselbe gilt von hohen Bänken ohne Fussschemmel und Lehnen. Besonders wenn Kinder lange frei sitzen müssen, ohne den Rücken anlehnen, ohne die Füsse stützen zu können, müssen die Muskeln zu sehr ermüden, erschöpft werden, nachgeben und Krümmung gestatten.

Der Verfasser kennt eine Anstalt, in der Mädchen vom fünften Jahre an sehr vortheilhaft durch Stricken und andere kleine Handarbeiten beschäftigt werden. Sie müssen aber täglich gegen acht Stunden daselbst auf schmalen Bänken ohne Lehnen und Fussstühlchen zubringen, und des Mangels an Raum wegen so gedrängt sitzen, dass sich eine nach der andern bequemen muss, um sich nicht zu hindern und zu stossen.

Es sind mir aus solchen Anstalten schon manche orthopädische Patienten erwachsen, und dieses ist auch ganz natürlich. Muskeln und Bänder solcher Mädchen sind weich und nachgiebig, und die Dauer der erzwungenen freien Haltung unnatürlich. Je nachdem nun aber ein Mädchen durch ihre jeweilige Beschäftigung den Oberkörper in eine gezwungene Lage zu bringen hat, wird eine Krümmung in der Rückengegend; wenn sie vom Sitzen ermüdet, sich bald auf die eine bald auf die andere Seite wendet, bald auf das eine oder andere Sitzbein stüzt, und eine einseitige Richtung bequemer findet, wird eine Krümmung in der Lendengegend entstehen.

Dasselbe gilt von zu hohen oder zu niedrigen Tischen, an denen Kinder arbeiten müssen. Der zu niedrige Tisch zwingt den Kopf sich vorwärts zu neigen und das Rückgrath zu krümmen, der zu hohe treibt Arme und Schultern in die Höhe. So beim Schreiben, Zeichnen u. s. w.

Das Sitzen und Arbeiten in einem Fenster, wo des einfallenden Lichtes wegen immer einerlei Richtung des Auges und der Hand eingehalten werden muss, gehört ebenfalls hicher.

Endlich schon das Tragen der Kinder auf einem Arme hat vielen Einfluss, nicht allein auf die Wärterin, wovon schon die Rede war, sondern auf das getragene Kind selbst, dessen Haltung durch einseitiges Sitzen auf dem Arme der Wärterin einseitig wird.

Das Stehen. Das Stehen, besonders auf einem Fusse, das Knaben sich so leicht angewöhnen, wenn sie in Unterrichtsstunden stehen müssen, ist häufig Veranlassung zu Krümmungen. Oft ist es angeborner Fehler, Verkürzung, Schwäche des einen Fusses, was den andern zu grösserer Thätigkeit veranlasst, oft ist es Gewohnheit, Unachtsamkeit, Bequemlichkeit, sich auf eine Seite zu stemmen. Wird eine Extremität mehr gebraucht, als die andere, und muss die eine eine grössere Last des Körpers tragen, als die andere, so entsteht dadurch erst Verschiebung des Beckens, ja Verdrehung desselben, und in deren Folge Lendenkrümmung nach der Seite mit allen Folgen, von denen bereits genugsam die Rede war.

Das Gehen. Auch das Gehen hat grossen Einfluss auf die allgemeine Haltung des Körpers, und das allgemeine Urtheil über den ganzen Menschen nach seinem Gange ist nicht ungegründet. Ein wankender, unsicherer, hinkender, stolpernder, schleppender Gang ist von grossem Nachtheile für die allgemeine Körpergestaltung, dennoch immer weniger, als die bisher angegebenen Situationen, weil doch immer Abwechslung der Ausdehnung und Zusammenziehung, des Aufhebens und Niedersetzens, des Links- und Rechts-Richtens während der Bewegung Statt haben muss.

Die eigentlichen Beschäftigungen sind nun der lezte Hauptpunkt, den wir hier betrachten müssen. Die Beschäftigungen, die eine einseitige Haltung und Stellung des Körpers nöthig machen, und dabei mehr oder weniger Kraftäusserung des Muskel- und Knochensystems erfordern, beruhen rücksichtlich ihrer Wirkung vorzüglich darauf, dass gewisse Bewegungen öfter wiederholt werden, und der Körper dazu in einerlei Richtung gehalten werden muss, die er sich endlich aneignet und zu seiner natürlichen macht.

Es ist aber dabei sehr zu beachten, ob diese Stellungen und Bewegungen immer dieselben bleiben, oder durch andere entgegengesezte abgelösst und ausgeglichen werden. So werden z. B. Taglöhner, Holzarbeiter, Zimmerleute, die Tage lang und durch ihr ganzes Leben dieselbe Arbeit verrichten, weniger verkrümmt, als Zeichner, Lithographen, Kupferstecher, weil bei dem Stillehalten des Körpers in einerlei Richtung keine abwechselnde Muskelthätigkeit und ausgleichende entgegengesezte Bewegung Statt findet.

Zunächst halten wir uns aber an die Beschäftigungen der weiblichen Jugend.

Kinder, die sich wieder austoben, werden wohl höchst selten verkrümmt, wenn sie auch viel sitzen und lange in ungünstigen Stellungen aushalten müssen. Daher findet man die Verkrümmungen auf dem Lande seltener, als in Städten, weil hier die Art der Erziehung freie Bewegung erlaubt, und dasjenige leicht wieder gut gemacht werden kann, was allenfalls durch Unterrichtsstunden oder auf irgend eine andere Weise in körperlicher Hinsicht verdorben worden sein könnte.

Knaben müssen ebenfalls viel sitzen, diese aber entschädigen sich durch die Art ihrer Erholung und ihre Spiele. Körperliche Bewegung aller Art ist des Knaben Element. Pferdespiel, Soldatenspiel, Balgereien in früherer Jugend, geregelte gymnastische Uebungen im reifern Alter, geben so viele Gelegenheit das Sitzen und ungünstige Stellungen wieder auszugleichen, dass im Gegentheil oft die körperliche Entwicklung der geistigen vorschlägt.

Dagegen sind der Mädchen Spiele ruhiger. Stille und Sittsamkeit ist ihr Charakter, und Uebung der Muskelkraft ist nicht an der Tagesordnung. Die Erholung der Mädchen ist ebenfalls Ruhe, und so wird der Mangel an Bewegung immer fühlbarer. So lange ein Mädchen wie ein Knabe tobt, wird sie wohl kaum verkrümmt.

Bei der weiblichen Jugend ist nun die ganze Konstitution zarter, die Knochen sind kleiner, die Muskeln schwächer, dieses giebt grosse Prädisposition.

Dazu kommt nun noch die Kleidung. Gestattet der Anzug den Knaben alle mögliche Freiheit der Bewegung, so ist diese Freiheit bei heranwachsenden Mädchen beschränkt. Einzwängen der Brust in Korsetts, der Füsse in schmale Schuhe, stählerne Blanchets, feine, leicht zerreissbare Kleider u. s. w. hindern die natürlichen, und veranlassen unnatürliche Bewegungen.

Kommt nun das einseitige Sitzen am Stickrahm, am Zeichenbrett, vieles Schreiben u. dergl. m., und ist dabei noch durch die Kleidung die natürlichste Stellung unmöglich gemacht, so muss Verkrümmung nothwendigerweise eintreten.

Zu gekünstelte weibliche Erziehung taugt nichts, und schadet der körperlichen Entwicklung zu viel.

Wie manches Mädchen bedauert jetzt die Schwäche ihrer Augen, die sie sich durch Perlenstricken erworben, und die Schwäche der Augen ist geblieben, jene Mode weiblicher Arbeit längst vergessen. Wie manches Mädchen beweint und die Mutter beklagt die Unterrichtsstunden, deren Resultat gering gewesen oder bald vergessen war, und die vielleicht unheilbare Missstaltungen wenn auch nicht allein erzeugt, doch begünstigt haben!

Aus diesen Andeutungen ergiebt sich nun, was für Folgen von übertriebener Anstrengung und erkünstelter Bildung entspringen.

Endlich gehört noch hieher das ewige Anrufen und Aufmuntern zu gerader Haltung, wenn man eine Missstaltung der Schulter oder irgend eine Verkrümmung bemerkt. Recht oft muss man es hören, dass z. B. bei einer hohen Schulter die Mutter beständig ruft, „halte dich gerade, zieh' die Schulter nicht hinauf, steh' nicht krumm," und diese Erinnerung selbst ist in manchen Fällen schädlich.

Es sei, wie gewöhnlich bei einer etwas vorgerückten Seitenkrümmung, die linke Schulter die höhere, so wird das Mädchen in Folge der Erinnerung, die linke Schulter zu erniedrigen und die rechte zu erheben suchen. Dieses ist aber nur möglich durch Neigung des obern Theils der Wirbelsäule nach Links, dadurch wird aber nichts erzweckt, als dass sich die ursprüngliche Rechtskrümmung noch mehr vergrössert.

Die meisten Seitenkrümmungen mit allen ihren Folgen sind wohl Anfangs aus Haltung, Stellung und Beschäftigung entstanden. Im Anfange des Uebels, der freilich sehr verschieden ist von der Zeit, wo es bemerkt und vom Arzte untersucht wird, ist es recht oft nur eine Verschiebung des Schwerpunktes des ganzen Körpers oder einzelner Theile, die durch Haltung und Stellung entsprungen ist, und die Verkrümmung nach sich zieht.

Wo freilich Zerstörung der Substanz, oder nur ein besonderes Leiden der konstituirenden Theile des Gliedersystems, der Knochen, Muskeln, Bänder, oder Gelenke Statt findet, dort ist es ganz anders, und davon wird alsbald die Rede sein.

Wie die jezt verhandelte Varietät auf Muskeln und Knochen zurückwirke, und aus Curvatura habitualis, bald muscularis, und endlich ossaria entstehe, ist schon angedeutet worden, und wird es noch ferner werden.

Gross und ausgedehnt kann diese Varietät nicht werden, denn sonst hat sie schon Muskeln und Knochen in das Spiel gezogen, und es ist nicht mehr die Haltung, sondern es sind Muskeln und Knochen, die die Verkrümmung bedingen.

Es kann diese Art der Missstaltung alle Theile des Rumpfes treffen, vorzüglich die Wirbelsäule, das Becken und die Schultern. Am Häufigsten wohl das Rückgrath zuerst und dann Becken, Schultern u. s. w.

Die Diagnostik dieser Varietät scheint uns nicht schwer.

Vorhandensein einer leichten beginnenden oder noch nicht lange bestehenden Verkrümmung, Anwesenheit eines oder mehrerer der oben abgehandelten veranlassenden Momente, Abwesenheit eines Leidens im Muskel- und Knochensystem, fehlende Spuren einer eigenthümlichen Krankheit — vor Allen die Möglichkeit bei anderer Stellung und Beschäftigung, oder durch eigene Muskelkraft die Missstaltung aufzuheben; deren Verschwinden bei leisem Drucke, oder im Liegen, beim Aufheben oder Aufhängen — werden deutlich genug beweisen, dass Muskel und Knochen noch keine Theilnahme geäussert, noch keine Umbildung erlitten haben, und werden daher die Erkenntniss dieser Varietät begründen.

II. Krümmung von Muskelwirkung veranlasst,
Curvatura muscularis.

Der Name bezeichnet deutlich genug Art und Gattung des Uebels. Es sind die Muskeln, die leiden und die Missstaltung veranlassen. Durch die Muskeln wird die Verkrümmung erzeugt und unterhalten, möge nun Uebermaasss von Kraft oder Mangel, gänzliche Lähmung oder irgend ein anderer Zustand des Muskelsystems Veranlassung sein.

Jörg ist sehr geneigt, alle und jede Verkrümmung von Kontraktur und übermässiger Zusammenziehung der konkaven Seite abzuleiten, und will fast überall die Muskeln der konkaven Seite verdickt, gespannt, verkürzt, zusammengezogen, gefunden haben. Dagegen sollen die Muskeln der konvexen Seite ausgedehnt, verdünnt, abgemagert erscheinen; und in vielen Fällen ist es wirklich so.

Shaw hat sehr häufig die Muskeln der konkaven Seite nicht in übermässiger Kontraktion, und die der konvexen Seite auch nicht geschwunden, gesehen; im Gegentheil hat er die Muskeln auf der konvexen Seite stärker und voluminöser gefunden, und die der konkaven geschwunden und ihre Nerven verdünnt gesehen.

Wenzel will gar die Rückwärtskrümmung von Schwäche der Muskeln und die Seitenkrümmung von Knochenleiden aus innern Krankheitsstoffen ableiten — er mag darin bei der Rückwärtskrümmung im höhern Alter und der Seitenkrümmung in Folge von Rhachitis Recht haben — übrigens scheint diese Ansicht den Aeusserungen anderer Schriftsteller und meiner eignen Erfahrung zu widersprechen.

Ich glaube sogar behaupten zu dürfen, dass die gewöhnliche Seitenkrümmung an jugendlichen Individuen, von der schon so viel die Rede war, fast jedesmal erst durch schlechte Haltung veranlasst, und dann durch die Muskeln vergrössert und weiter ausgedehnt werde, wenigstens haben es mich meine Beobachtungen fast niemals anders gelehrt, und daher glaube ich mich auch zu der Behauptung berechtigt, dass eine nur etwas, ausgedehnte Seitenkrümmung beinahe jedesmal Curvatura muscularis sei.

In wiefern die Gegenkrümmung, ohne Ausnahme, jedesmal Anfangs durch die Kraft der Schwere und den Zug der Muskeln entstehe, darüber ist im Vorhergehenden schon oft genug die Rede gewesen. Est ist übrigens dabei sehr natürlich, dass wenn die Schwere zur Herstellung des Gleichgewichts gegen eine erste Krümmung eine zweite macht, und diese leztere Krümmung vielleicht dem Bau der Organe widerspricht, und nicht leicht zu bilden ist, die Schwerkraft durch den Zug der Muskeln unterstüzt werden müsse. Es werden wenigstens, wenn die Gegenkrümmung einmal durch die Schwere gebildet ist, die Muskeln solche festhalten müssen, um den Körper im Gleichgewichte zu tragen.

Die Wirkungen der Muskeln im Allgemeinen, wenn sie Verkrümmungen veranlassen, sind ungefähr folgende.

Es findet eine Reizung Statt im Muskel oder im Nerven, welche zur Zusammenziehung veranlasst, und dadurch Neigung nach einer Seite, und einseitige Richtung erzeugt.

Es findet ein Uebergewicht der Muskelthätigkeit auf einer Seite oder in einzelnen Parthieen des Muskelsystems Statt, durch welches einzelne Theile oder Parthieen des Skeletts dem Zuge der grössern Kraft nachgeben, und nach der Richtung der stärkern Muskelthätigkeit ausweichen. Man betrachte nur den Arm eines Fechters, um sich von der Zunahme und Stärke der Muskelkraft durch diese Uebung zu überzeugen.

Dieses ist nun der Fall, von dem Shaw spricht. Wenn durch Mehrgebrauch der rechten Hand und des rechten Armes deren Muskeln kräftiger geworden sind, und das Rückgrath nach ihrer Seite gezogen haben, so können die Muskeln derselben Theile auf der linken Seite entweder normal geblieben, oder durch Mangel an Uebung und selteneren Gebrauch sogar geschwunden sein, in beiden Fällen aber muss die Wirbelsäule der stärkern Kraft nach der rechten Seite folgen.

Das vollere Aussehen der gewölbten Seite ist auch Anfangs häufig mehr eine Folge der grössern und stärkern Entwicklung der Muskeln, als der Verkrümmung des Skeletts.

Bei einseitig vorwaltender Uebung und dadurch erzeugter grösserer Entwicklung und Kraft der Muskeln auf einer Seite, z. B. der rechten, ziehen die Muskeln, die den Arm an das Schulterblatt befestigen, erst dieses, und die Schulter selbst durch den Kappen- die Rauten - die Sägemuskeln die Wirbel und den Rumpf nach der rechten Seite.

In diesem Falle ist also die Thätigkeit vorherrschend auf der gewölbten Seite. Umgekehrt ist es in dem Falle, wo eine

Kontraktur der konkaven Seite Statt findet, und darin ist Jörgs Ansicht begründet. Man findet die Muskeln der konkaven Seite gespannt, hart, verkürzt, die Ausdehnung nur wenig, mit Schmerz, oder gar nicht gestattend. In diesem Falle können die Muskeln der gewölbten Seite schwächer geworden, oder normal geblieben sein, immer müssen sie hier der überwiegenden Kontraktion nachgeben. Ist nun die Wirbelsäule auf diese Art verkrümmt, so sind die Muskeln der gewölbten Seite ausser Thätigkeit gesezt, sie werden also endlich schwinden.

Zu dieser Art gehören die Gegenkrümmungen. Ist bei der Urkrümmung z. B. nach Rechts, die überwiegende Thätigkeit auf der konvexen Seite, so ist sie es bei der Gegenkrümmung auf der konkaven.

Und es ist dieses auch sehr natürlich. Neigt sich bei der Rechtskrümmung der Oberkörper nach Links, so muss es der Schwere — so zu sagen — darum zu thun sein, einen Stützpunkt darunter zu schieben, und dieses giebt die Gegenkrümmung mit der Konvexität nach Links; den Muskeln aber, die zwischen der Brust und dem Becken liegen, also den Rückgrathstreckern und vorzüglich dem viereckigen Lendenmuskel muss es darum zu thun sein, dem Ueberneigen des Oberkörpers gegen Links Einhalt zu thun, wenn sie den Körper tragen sollen, deshalb aber ziehen sie sich zusammen und nähern Brust und Becken, begründen aber dadurch die Gegenkrümmung mit der Konkavität nach Rechts. Hier ist die überwiegende Kraft auf Seiten der Kontraktur.

Je mehr sich nun Schwerkraft und Muskelkraft in Bildung der Gegenkrümmung unterstützen, um so schneller und grösser wird sie entstehen.

Zu dem Begriffe Kontraktur zähle ich auch noch Verkürzungen der Haut und des Zellgewebes durch Narben nach Wunden, Verbrennungen u.

Ein ferneres Hauptmoment ist die Lähmung. Es mag dieselbe nun in Paralysis des Nervens oder des Muskels und seiner irritabeln Faser bestehen, so ist die Folge dieselbe. Ist eine Seite oder eine Muskelparthie auf einer Seite gelähmt, so wird die andere, habe sie verstärkte Kraft, oder sei sie normal geblieben, mit überwiegendem Einflusse gegen die gelähmten Stellen wirken, und diese werden nachgeben müssen.

Dieses sind ungefähr die Hauptmomente der Muskelleiden. Es gehören aber noch viele andere Zufälle hieher.

Schwäche der Muskeln, die man eigentlich keine Krankheit nennen kann, sei sie angeboren, erworben, Evolutions- oder Involutionsfehler. So in schwächlichen, leukophlegmatischen Subjekten, wo die Muskelschwäche als Entwicklungskrankheit besteht, oder nach anderweitigen schweren Krankheiten, oder im höhern Alter, wo sie naturgemäss wieder eintritt.

Das Rückgrath der Kinder im frühsten, ähnelt hier dem der Greise im spätesten Alter, weil in beiden so ziemlich nur eine natürliche Krümmung desselben besteht.

In der Entwicklungsperiode strecken sich die Muskeln beim Wachsen und dehnen sich in die Länge, ohne dabei dicker zu werden. Das plötzliche Wachsen schwächt die Muskeln, es wird die Gleichförmigkeit zwischen ihnen und den Knochen gestört. Die Knochen wachsen zu andern Zeiten als die Muskeln, und erstere entwickeln sich früher als leztere. Daher müssen die Muskeln passiv der Ausdehnung der Knochen folgen, und scheinen dadurch zu leiden, entweder wegen zu grosser Ausdehnung und Streckung, oder relativ zu grosser Entwicklung der Knochen.

Im spätern Alter bleiben zwar die Knochen auf ihrer erreichten Entwicklungsstufe stehen, aber die Muskeln nehmen ab an Völle, Dicke und Lebenskraft.

Als einzelne Krankheiten des Muskelsystems können noch angeführt werden:

Entzündung, Eiterung, Anschwellung, Verhärtung der Muskeln und ihrer Scheiden;

Krämpfe, spasmodische Zusammenziehungen einzelner Muskelparthieen, besonders wenn sie häufig wiederkehren und anhaltend sind;

Konvulsionen, besonders an Kindern, und wenn sie mit partieller oder gänzlicher Lähmung der betroffenen Theile enden;

Zerreissungen, Wunden mit Substanzverlust u. s. w.

Der nachtheilige Einfluss der Muskeln auf irgend einen Theil ist um so bedeutender, je ungleichförmiger er ist.

Das Leiden der Muskeln kann örtlich auf eine Parthie beschränkt, oder weiter ausgedehnt sein, oder alle Muskeln gleichförmig treffen. Lange Dauer von Ausdehnung und Auspannung schwächt die Muskeln, sie verlieren ihre Kontraktibilität und schwinden, lange Dauer von Kontraktur geht in Verkürzung über, der Muskel verliert seine Ausdehnbarkeit völlig.

Durch solchen Grad von Schwäche oder Starrheit leiden endlich die Bänder. Bei Schwäche der Muskeln tragen die Bänder allein die Last des Rumpfes, geben endlich nach und lassen die Wirbelsäule sinken; bei übermässiger Kontraktur weichen sie dem Uebergewicht der Muskelkraft.

Solcher Zustand der Muskeln geht aus dynamischer Veränderung der Thätigkeit bald in organische Umbildung über, der dynamische Prozess der Muskelkontraktion wird organische Kontraktur, und auf diese Weise geht durch Mittheilung des Leidens an die Bänder die

Verkrümmung durch Muskelwirkung in Curvatura ossaria über.

Im Einzelnen ist noch herauszuheben:

bei der Nackenkrümmung und der Abweichung des Kopfes aus seiner normalen Stellung die Wirkung des Kopfnickers;

bei der Rücken- und Lendenkrümmung die Wirkung der Rückgrathstrecker im engern Sinne, der Kappen- Rauten- vorzüglich der viereckigen Lendenmuskeln;

bei der Becken- und Kreuzbeinverkrümmung die Wirkung des gedachten Lendenmuskels und der Rückgrathstrecker;

bei der hohen Schulter die Wirkung der Kappen- und Aufhebemuskeln des Schulterblatts u. s. w.

Uebrigens ist bei jeder einzelnen Missstaltung schon von der eigenthümlichen Wirkung der dahin gehörigen Muskeln, und noch früher von deren anatomischer Beziehung die Rede gewesen.

Zu den Weichgebilden der Wirbelsäule, die durch ihren faserigen Bau den Muskeln noch am Nächsten kommen, gehören die Bänder und Faserknorpel, deren Leiden als wesentliche Ursache der Verkrümmungen noch hier anzuführen ist.

Die Ausdehnung, Nachgiebigkeit, Erschlaffung der Ligamente gehört noch hieher, während deren Entzündung, Anschwellung, Infiltration, Vereiterung, u. s. w. den gleichnamigen Zufällen der Knochensubstanz näher liegt, und dort zu verhandeln ist.

In diesem ligamentösen Apparate, von dem ebenfalls oben schon das Nöthigste aus der Anatomie angegeben worden ist, liegt eine Hauptursache der Verkrümmungen.

Die Kraft der Ligamente ist der der Muskeln gleich angenommen worden, daher auch ihr Leiden gleichen Werth mit dem der Muskeln hat, wenn es auch nicht in derselben Ausdehnung und mit derselben Deutlichkeit erscheint.

Kleinere Abweichungen der Wirbelsäule beruhen oft allein auf Nachgiebigkeit der Ligamente, und schon bei der Curvatura habitualis spielen die ligamentösen Apparate eine grosse Rolle.

Ungleiche, oder unverhältnissmässige Dicke der Zwischenknorpel ist eine häufige Veranlassung von Verkrümmungen.

Sind die Muskeln schwach und nicht im Stande die Wirbelsäule zu stützen und zu tragen, so muss solches von den Ligamenten allein geschehen, und sind diese, wie natürlich, nicht geeignet neben ihrer Funktion auch die der Muskeln zu übernehmen, so wird Ausdehnung dieser Bänder und Abweichung des Rückgraths erfolgen.

Noch eher wird dieses geschehen, wenn die Muskeln selbst die Verkrümmung schon gebildet haben, und die Ligamente noch darein verwickelt werden.

Die Diagnose der Muskelkurvatur ist wohl in Folgendem begründet.

Vorhandensein einer Verkrümmung, die bereits einige Ausdehnug erreicht hat, so dass man einsieht, es könne dieselbe ohne Theilnahme der Muskeln und deren verhältnissmässige Ausdehnung und Zusammenziehung nicht bestehen.

Wahrnehmbare Erscheinungen an den Muskeln

selbst, Spannung, Kontraktur, Härte, auf der konkaven; Streckung, Ausdehnung, Verdünnung auf der konvexen Seite, wenn Kontraktur die Veranlassung war. Eben so häufig aber wohl Mehrentwicklung, voluminöseres Aussehen, Dicker- Gedrungenerwerden der Muskeln auf der gewölbten Seite, Normalität, wenigstens Anfangs, auf der konkaven.

Wo allgemeine oder partielle Lähmung die Ursache ist, dort Abmagerung, Schwinden der Muskeln, Hervorragung der spitzen Fortsätze der Wirbel durch die Haut, welkes Aussehen der Haut selbst, Verderbniss der Hautdrüsen, leichte Beweglichkeit und Verschiebbarkeit der gelähmten Parthieen durch geringe äussere Gewalt.

Ist das Uebel Kontraktur, so ist diese Leichtigkeit der Bewegung nicht vorhanden, man fühlt unter der Haut die gespannten und harten Flechsen, und der Versuch die Theile durch äussere Gewalt zu bewegen, ist schmerzhaft.

In manchen Fällen ist diese Bewegung leicht möglich, aber fehlende Muskelkraft auf der einen, oder überwiegende auf der andern Seite lassen die Theile sogleich wieder in ihre verkrümmte Stellung zurücktreten.

Endlich bei allgemeiner Muskelschwäche hat die Krümmung oft gar keine bestimmte Richtung, so dass es schwer hält darüber in das Reine zu kommen.

Diese Art von Krümmung neigt sich im Stehen und Sitzen bald nach der einen bald nach der entgegengesezten Seite, oder lässt sich sehr leicht dahin verschieben, verschwindet zum grössten Theil im Liegen, ist dann kaum zu bemerken, und zeigt sich nur wieder bei aufrechter Haltung.

Diese Unbestimmtheit in der Richtung und leichte Verschiebbarkeit einer Krümmung deutet auf gleichzeitig vorhandene Affektion der Bandapparate, in deren Ausdehnung und Nachgiebigkeit das Uebel zum Theil oder sogar allein begründet sein kann.

Dieses giebt wohl einen sichern Unterschied von der Verkrümmung aus Knochenleiden, bei der die Missbildung unverändert bleibt.

Die Abwesenheit von Knochenleiden und anderweitigen innerlichen Krankheitszuständen muss die Diagnose vollends begründen.

III. Krümmung durch Knochenleiden veranlasst, *Curvatura ossaria*.

Die Knochen, Stützen für alle übrigen Gebilde des Körpers, und Hebel für die Muskeln müssen stark und fest sein, um den von Aussen und Innen auf sie wirkenden Einflüssen zu widerstehen. Sie sind grösstentheils aus einer harten unbiegsamen Masse gebildet, dennoch aber besitzen sie Gefässe und Nerven, durch die sie gleich den übrigen Weichgebilden ernährt werden. Daher können sie aber auch von den Krankheiten nicht frei sein, die die übrigen Theile befallen, und diese Nerven und Gefässe sind es, die das chemische und dynamische Leben des Knochen mit dem Mechanismus der starren Faser vermitteln.

Sie widerstehen leichter äussern einwirkenden Schädlichkeiten, ihre krankhaften Erscheinungen bilden sich träger und langsamer, dagegen sind sie aber von der Natur oder Kunst schwerer zu ihrer Integrität zurückzubringen, wenn diese einmal verlezt worden ist.

Die Struktur der Knochen und ihre Funktion ist verschieden, und es ist daher auch ganz natürlich, dass ihre Empfänglichkeit für Krankheiten ebenfalls verschieden sei. Diejenigen, in denen der thierische Stoff vorherrscht, die mehr Gefässe und Nerven haben, müssen auch leichter erkranken, als andere, deren Masse fester ist.

Man gedenke hier nur der Wirbelkörper und ihrer Fortsätze.

Wirkt eine krankmachende Ursache auf schwammige, gefässreiche Knochen, so ist der Erfolg ganz anders, als wenn sie auf harte kaum belebt zu nennende Parthieen wirkt, deren innere Thätigkeit sie nicht erhöhen kann.

Ergreift eine Entzündung harte Knochen, so erfolgt die Zerstörung schneller, weil sie den mit Säften überfüllten Gefässen nicht nachgeben, diese daher gedrückt und zerstört werden.

Lange Knochen trifft mehr Nekrose, schwammige mehr Karies.

Zu den leztern gehören die Wirbel, und nicht ihre schwammige Struktur allein und ihr Gefässreichthum, sondern auch ihre Bedeutung in der Achse des Körpers und Nähe des Rückenmarkes, und ihre grosse Beweglichkeit müssen ihre Empfänglichkeit für Krankheitsreize steigern.

Bau und Funktion gestatten also viele Störungen, stark müssen aber die Einflüsse dennoch sein, die ein halb unorganisches Gebilde ergreifen und erschüttern sollen.

Die Wirbelkörper, schwammiger und gefässreicher, als die Masse ihrer Fortsätze, sind auch häufiger der Sitz von Entzündung. Haben diese Krankheitszufälle grosse Zerstörungen angerichtet, sind die Körper oder Wirbel verzehrt und die Kontinuität des Rückgraths nur noch durch die Gelenkfortsätze gestüzt und erhalten; so müssen die obern Theile aus Mangel an Stützung, sich senken, und es entsteht eine mehr oder weniger ausgedehnte Krümmung. Ist der Winkel derselben sehr spitzig, und tritt Zerstörung und Krümmung schnell ein, so kann durch Druck auf das Rückenmark der Tod erfolgen. In den meisten Fällen entsteht aber die Krümmung langsam, und das Rückenmark bildet sich der Krümmung und ihrem Kanale an, ist auch oft selbst theilweise angegriffen, ohne dass es dem Kranken das Leben kostet. Das Uebel erreicht nicht immer einen sehr hohen und den höchsten Grad. Wenn die Zwischenwirbelknorpel keinen Antheil nehmen, wenn die hintere Wirbelbinde nicht leidet, und nur der vordere Theil der Wirbelkörper von der Zerstörung ergriffen ist, fehlen die Symptome von Druck des Markes.

Oft wenn eine solche Krümmung schon sehr weit gediehen ist, hören ihre Verheerungen auf, von selbst oder durch Hülfe der Kunst, und die Natur vereinigt durch eine Art von ausgeschwitzter Knochenmasse (osteides) die übrig gebliebenen Wirbel sowohl als die Fortsätze, zwischen denen die zerstörten gelegen hatten.

Auf diese Weise entsteht nun die Anchylose, durch neuerzeugte Knochenmasse, in selteneren Fällen durch Verknöcherung der Bandscheiben.

Diese Bemerkungen mögen als eine Art Einleitung zu den hier zu schildernden Knochenkrankheiten betrachtet werden. Es folgen nun die Einzelnheiten unserer Curvatura ossaria; und wie wir den Abschnitt über die Muskeln mit den krankhaften Affektionen der Bänder geschlossen haben, so beginnen wir das Knochensystem mit den pathologischen Erscheinungen der Zwischenwirbelknorpel, weil auf diese Weise auch die Curvatura muscularis in die ossaria übergeht.

Die Krankheiten der Knorpel und Bänder im Allgemeinen betreffend muss bemerkt werden, dass die Knochen selbst nicht leiden können, ohne Theile, die ihnen so nahe liegen, als Periost und Ligamente mit in den krankhaften Prozess zu verwickeln. Es werden also in solchen Fällen die Bänder zugleich erkranken, namentlich die vordere Wirbelbinde, sie wird wulstig missfarbig, lösst sich von den Knochen ab, u. s. w.

Umgekehrt darf aber auch nicht übersehen werden, dass ursprüngliches Leiden der Bänder und Beinhaut sich auf die Knochen fortpflanze und diese mehr oder weniger in Mitleidenschaft ziehe.

Die Bandscheiben zwischen den Wirbelkörpern, oder Zwischenwirbelknorpel, sind ein mächtiges Moment bei den Verkrümmungen der Wirbelsäule.

Man findet diese Bandscheiben an den Stellen, wo die grösste Einbiegung ist, verdünnt, in einen sehr kleinen Raum zurückgedrängt, selten aber ganz verschwunden; entwickelter und mehr ausgebildet sind sie auf der entgegengesezten Seite. Es ist dieses nicht Folge von Entzündung, sondern die Verdünnung und Verkleinerung auf der einen Seite beruht auf Mangel an Ernährung und gesteigerter Aufsaugung, die der allmählig gesteigerte Druck, den sie erleiden mussten, veranlasste, so wie die Verdickung und Mehrentwicklung auf der andern Seite der gesteigerten Blutkongestion dahin zuzuschreiben ist.

Man wird diese Beeinträchtigung der Ernährung der bandartigen Knorpelscheiben beständig an denjenigen Stellen finden, an denen die Last der oberhalb liegenden Theile ihre schädliche Wirkung am Kräftigsten ausüben konnte.

Mangel an Ernährung und ungleichförmige Entwicklung sind Hauptmomente, die bei der Untersuchung der Wirbelsäule zu beachten sind. Durch diese Fehler allein entstehen oft sehr grosse Missstaltungen. Und dieses gilt auch vorzüglich bei den Knochen und Bändern.

Klar hat man auf diese Weise den Uebergang der Curvatura habitualis und muscularis in die ossaria vor Augen. Haben diese erstern eine Krümmung begründet und Konvexität und Konkavität nach einer einseitigen Richtung gebildet, so werden nun zuerst auf der konkaven Seite die Faserknorpel nachtheiligen Druck erleiden, sie werden schwinden, dünner werden; auf der konvexen Seite werden sie anschwellen, sich verdicken, dadurch aber wird der Zustand der bis jezt dynamischen Krümmung ein organischer, d. h. was bisher nur auf dynamischer Thätigkeit beruhte, hat schon eine organische Umbildung in der Struktur veranlasst, und das Uebel ist nun um so hartnäckiger geworden.

Man sieht aber deutlich, dass auch im krankhaften Zustande die Natur dieselben Gesetze einhält, wie im gesunden, nämlich dass auch hier die Zwischenknorpel an der eingebogenen Seite dünner, an der gewölbten dicker sind oder werden, wie es bei den natürlichen Ausbiegungen der Wirbelsäule der Fall ist.

Auf diese Weise sind nun z. B. bei der Seitenkrümmung nach Rechts die Zwischenknorpel in der Rückengegend rechts dicker, links dünner; in der Lendengegend links dicker und rechts dünner.

Schreitet das Uebel noch weiter, so werden auch die Knochen an den gedrückten Stellen resorbirt, wovon bald die Rede sein wird.

Was die dynamischen Krankheiten der Bandscheiben zwischen den Wirbeln betrifft, so sieht man sie bei Leichenöffnungen isolirt, gangräneszirend, in kadaverösem Zustande, als Folge der Zerstörung der benachbarten Knochen; niemals aber, oder fast niemals, findet man an den Knorpeln die Spuren derselben Art von Zerstörung, die die Knochen ergreift.

In andern Fällen findet man sie aufgeschwollen, erweicht, ihr Gewebe durch eine Art von Infiltration ausgedehnt. Solche Anschwellung ändert den Raum zwischen den Wirbeln, oder die Erweichung und Ausdehnung gestattet zu grosse Nachgiebigkeit, und auf diese Weise entstehen die mannigfaltigsten Missstaltungen.

Besonders wenn ein oder der andere Wirbel aus der Gesammtverkrümmung abermals abweicht, und eine entgegengesezte Stellung annimmt, z. B. bei einer Rechtskrümmung ein Wirbel nach Links oder nach Hinten ausweicht, ist dieses vorzüglich der Nachgiebigkeit der Ligamente zuzuschreiben.

Ueber den Ursprung eigentlicher Krankheiten der Bandscheiben ist noch viel Ungewissheit. Leichenöffnungen, bei denen mehrere Wirbel zerstört gefunden wurden, zwischen denen die Intervertebralknorpel unversehrt waren, und andere, bei denen die Zerstörungen in den Knorpeln weit grösser waren, als in den Knochen, liefern widersprechende Resultate.

Bis zu mehrerer Klarheit darüber dürfen wir wohl annehmen, dass oft der krankhafte Prozess vom Wirbel auf den Knorpel, oft umgekehrt vom Knorpel auf den Knochen übergehe, und wir können uns für den vorliegenden Zweck mit folgender Aeusserung von Wenzel beruhigen. Er sagt nämlich:

„Wird die bandartige Knorpelmasse krank, sei es durch die Steigerung ihrer Ernährung aus erhöhter Kongestion des Blutes, oder durch Verminderung derselben, weil der Ernährungsprozess in ihr beeinträchtigt ist; so wird ein krankhaftes Verhältniss in den Bau und die Verrichtungen der Wirbel treten, und die Krankheit der Wirbelbeine wird in diesem Falle sekundär sein, weil Krankheiten der bandartigen Knorpelscheiben störend auf die Wirbelbeine wirken, und die nächste Veranlassung eines Leidens derselben abgeben können."

Wir kommen an die krankhaften Zustände der Knochen selbst.

Es erscheinen Bildungsfehler, so dass ein Wirbel in der Mitte oder von einer Seite zu hoch, zu niedrig, oder sonst abnorm gebildet ist. Doch wird dieser Fehler in der Regel durch entgegengesezte Abweichung der nächst liegenden Wirbel vom natürlichen Bau, oder durch das Verhalten der Bandscheiben wieder ausgeglichen.

Wichtiger sind die Ernährungs- und Entwicklungsfehler. Es kann ein Theil, eine Seite, oder ein ganzer Wirbel in seiner Entwicklung zurückbleiben, verkümmert werden. Wird der Körper zu hoch, zu niedrig, oder auf beiden Seiten ungleich, so ist dieses ein höchst wesentliches Moment zur Entstehung einer Krümmung.

Der Druck, den ein Wirbelkörper erleiden muss, wirkt nicht nur hemmend auf seine Entwicklung, sondern auch zerstörend auf seine Masse. Erst werden die Bandscheiben davon ergriffen, dann der Knochen selbst. Die Ernährung wird verringert, der Zufluss der Säfte abgehalten, dagegen die Aufsaugung gesteigert, und auf diese Weise wird der Wirbel an seiner gedrückten Fläche erniedrigt. Findet der Druck vornen Statt, so wird der Körper des Wirbels keilförmig von Hinten nach Vornen, ereignet sich der Druck auf einer Seite, so wird er keilförmig von einer Seite zur andern. Werden mehrere Wirbel auf diese Weise ergriffen, so ist das Uebel um so schlimmer.

Wie nun auf den keilförmig abgeschliffenen Flächen der kranken Wirbel die übrigen als auf einer schiefen Fläche auf einander abgleiten, davon ist schon an andern Orten die Rede gewesen.

Was nun der Druck hier noch halb mechanisch bewirkt, das thun eigentliche Krankheiten der Knochen auf andere Weise, und in diesen Fällen ist nun das Uebel einzig und allein vom Knochen ausgehend.

Vereiterung der Wirbel. Durch innern Reiz oder äussere Gewalt entstehen an einem Punkte der Wirbelsäule stumpfe Schmerzen, die heftiger werden bei der Berührung und einer veränderten Temperatur, z. B. durch Ueberfahren mit einem in heisses

Wasser getauchten Schwamm. Trägheit, Mattigkeit nehmen von Tag zu Tag zu, das Stehen und Gehen macht grosse Ermüdung, die Beine kreutzen sich unwillkührlich, veranlassen häufiges Fallen, die zitternden Kniee beugen sich unter der Last des Körpers, und nur mit Mühe kann der Patient seine Schritte nach einem bestimmten Ziele richten. Mühsam wendet er sich im Bette um, und hat er sich zurückgelegt, so kann er nur mit der grössten Anstrengung sich wieder aufrichten.

Einige Verschiedenheiten ergeben sich aus dem Sitze des Uebels. Wenn der Sitz in den Nackenwirbeln ist, kann der Patient den Kopf nicht halten, er sucht ihn auf jeden Körper zu stützen, die Arme verlieren die Leichtigkeit ihrer Bewegung, das Athmen wird erschwert.

Hat das Uebel seinen Sitz in der Rückengegend, so werden die Bauchmuskeln gelähmt, der Kranke leidet an trocknem Husten und hat das Gefühl, als wäre ihm ein Band über und um die Magengegend gelegt, die Glieder sind gewöhnlich kalt, der Bewegung beraubt, die Ausleerungen haben durch Lähmung des Afters und der Blase die Willkührlichkeit verloren. Im Verhältniss als die Verciterung fortschreitet, werden alle Erscheinungen bedeutender, es bilden sich Eiterbeulen an der kranken Stelle, der Eiter ergiesst sich längs der Wirbelsäule und des Beckens und kommt an der Weichengegend zum Vorschein.

Die Wirbelkörper sind am Häufigsten der Sitz dieser Entzündung und Eiterung. Sind sie ganz oder zum Theil, namentlich vornen zerstört, so entsteht winklichte Krümmung, wie oben schon angegeben worden ist, mit oder ohne Mitleidenschaft des Rückenmarkes.

Oft stellt die Krankheit, nachdem sie bedeutende Missstaltungen bewirkt hat, ihre Verheerungen durch Hülfe der Kunst ein, und die Natur vereinigt durch neugebildete Knochenmasse die unverletzt gebliebenen, und halbzerstörten Wirbel und die Fortsätze derjenigen, die ganz vernichtet sind.

Es ist wohl keinen Augenblick zweifelhaft, von welchem Uebel hier die Rede gewesen sei, und Jedermann wird das sogenannte Pott'sche Rückgrathsleiden in dieser Schilderung erkennen. Pravaz, aus dem wir dieses Krankheitsbild entlehnten, nennt es Carie des vertèbres, Wenzel, der sich mit ungemeiner Weitläuftigkeit darüber verbreitet, nennt es Geschwürigkeit der Wirbel, und leitet es von Entzündung ab, ähnlich wie es auch Pravaz angegeben hat.

Eine ganz neue und sehr einleuchtende Ansicht hat Delpech geäussert, und wir glauben diese nicht übergehen zu dürfen.

Er behauptet nämlich, Tuberkeln wären die ausschliessliche Ursache derjenigen Missstaltungen, die man mit dem Namen Rückgrathskrankheit des Pott bezeichnet; und der jetzige Stand der Wissenschaften erfordere, dieses Uebel Tuberkelleiden der Wirbel zu nennen, wodurch es zum ersten Male eine bezeichnende Benennung erhalten habe.

Wenn die Tuberkeln die Wirbelkörper ergreifen, wie es sehr oft der Fall ist, entwickeln sie sich bald in der Tiefe der Körper, bald auf der Oberfläche. Im ersten Falle entsteht keine Veränderung in der Gestaltung der Wirbelsäule bis der neuerzeugte Körper durch seine Entwicklung eine grosse Höhle gebildet hat, und der Umfang oder die Wände desselben nur dünne Platten, wie ein Gehäuse, darstellen, das unfähig ist, die Last der obern Theile zu stützen; diese Wandungen brechen nun, und die beiden Parthieen der Wirbelsäule neigen sich gegenseitig nach Vornen, indem sie an der Stelle, wo die wirkliche Aufhebung der Kontinuität Statt findet, einen Winkel bilden. Im zweiten Falle geht die Zerstörung von Vornen nach Hinten oder in einer andern Richtung, und die Missbildung tritt später ein; sie kann nur dann eintreten, wenn der Körper des ergriffnen Wirbels zu einer ganz dünnen Schaale geworden und zu schwach ist, die obern Theile zu tragen.

Man sieht leicht ein, dass die Neigung der Wirbelsäule nach Vornen erfolgen muss, wenn die Masse der Wirbel nach Hinten unbeschädigt geblieben ist, es kann auch eine mehr oder weniger deutliche Neigung nach der Seite entstehen, nach der Richtung, in der die Zerstörung Statt gefunden hat.

Diese Missstaltung erscheint jedesmal als winklichte Krümmung, und ist durch das Hervorragen von einem oder mehreren Dornfortsätzen ausgezeichnet.

Je nachdem die Tuberkeln tiefer liegen und sich der Oberfläche der Wirbel nähern, oder im Falle sie selbst oberflächlich sind, wird sich vom Augenblicke ihres Entstehens an die Beinhaut entzünden, sie trennt sich mit allen Fasergebilden von der Oberfläche der Knochen und erzeugt eine Masse von neuer Bildung, welche unter günstigen Umständen alsbald in knochenartigen Zustand übergeht und die beiden getrennten

Theile der Wirbelsäule verkleben, und so den Zusammenhang wieder herstellen kann.

Pathologische Streitigkeiten und Widersprüche auszugleichen liegt nicht in unserm Zwecke, auch sind einem Arzte in der Zivilpraxis ohne Spital, nicht so viele Leichenöffnungen vergönnt, um sich von jedem Zustande eigene Ansichten zu bilden, daher es hier entschuldigt werden möge, wenn wir mehr Andere als uns selbst über diesen Punkt sprechen liessen.

Es ist übrigens klar, dass in Folge solcher Zufälle die Krümmung stets winklicht sein müsse, und es hat die Winkelkrümmung bei diesen Zerstörungen der Substanz noch einen mechanischen Grund ihrer Richtung, nämlich an den Rückenwirbeln die Rippen, und an den Lendenwirbeln die Stellung der Gelenkfortsätze, die das Ausweichen nach der Seite verhindern und in der Ebene von Hinten nach Vornen erhalten.

Knochenerweichung. Eine grosse und bedeutende Knochenkrankheit kann ohne Leiden des Markkörpers und der Beinhaut nicht Statt finden. Manchmal trifft das Uebel die Knochen der Glieder, an denen vorzüglich die Gelenkenden leiden. Es verändert mehr oder weniger die Gestaltung der Knochen, oder vielmehr nach Aufhebung der natürlichen Festigkeit überlässt es dieselben ohne Widerstandskraft den Zusammenziehungen der Muskeln.

Manchmal beschränkt das Uebel seine Wirkung auf das Rückgrath oder auf das Becken, die es auf eigene Weise missbildet.

Die Heilung geschieht durch Volumszunahme und vermehrte Dichtigkeit.

Mark und Beinhaut sind die Ernährungsorgane

der Knochen, und ohne sie ist keine Krankheit und keine Heilung möglich.

Durch diese Eigenschaft Ernährungsfehler zu sein, schliesst sich die idiopathische Knochenerweichung oder eigentliche Osteomalazie an die Rhachitis an, von der im folgenden Abschnitte die Rede ist.

Diagnose der Knochenleiden.

·Die Erkenntniss dieser Gattung ist etwas schwierig. Am Unsichersten ist sie wo ursprüngliches Leiden der Bandscheiben zwischen den Wirbeln Ursache ist. Vorwalten des lymphatischen Systems, Vorkommen lymphatischer Anschwellungen an andern Gelenken, Schwäche, Mangel an Haltung, Neigung sich überall zu stützen, Liebe zur Ruhe, leichte Ermüdung, Vermeidung der Bewegung, eigenthümliche Stellung beim Bücken u. s. w. sind begleitende Zeichen, die bei bestehender Krümmung auf ein Leiden der Ligamente aufmerksam machen müssen. Die Krümmungen dieser Art selbst sind unbestimmt, bald nach dieser bald nach jener Richtung, verschwinden häufig beim Aufhängen am Kopfe oder den Armen.

Vorhandensein eines Schmerzes, dessen Stelle aber nicht genau angegeben werden kann, heftiger Schmerz beim Druck auf den Dornfortsatz und Abwesenheit von Muskel- und Knochenleiden müssen die Diagnose bestätigen.

Mehrmals haben wir schon gesagt, dass durch die ligamentösen Apparate der Muskel zum Knochen übergehe, so auch hier wieder im pathologischen Zustande, und es ist die durch Leiden der Ligamente erzeugte Krümmung erst Bogenkrümmung und vorüber-

gehend, bis in der Folge auf mechanische Weise durch
den Druck, oder auf chemische Weise durch Zersetzung auch der Knochen ergriffen wird, womit dann
diese Bogenkrümmung in Winkelkrümmung übergeht
und bleibend wird.

Ist eine winklichte Krümmung vorhanden, ragen
ein oder mehrere Dornfortsätze spitz nach Hinten hervor, ist daselbst grosse Schmerzlichkeit, Anschwellung oder schon Eiterung, oder haben sich Eiterbeulen bald nach dem Beginn der Krümmung an andern
Orten gezeigt, ist eine erlittene äussere Gewalt bekannt, war langer und heftiger Schmerz in der leidenden Stelle zugegen, so ist die Erkenntniss leicht.

Eben so deutlich wird man den Zustand erkennen,
wenn Erweichung der Knochen eingetreten ist, und
diese dem Muskelzuge nachgegeben und sich auf vielfache Weise verkrümmt und verschoben haben. Becken
und Brustbein zeigen dieses in der Regel am Auffal-
lendsten.

Schwieriger ist aber die Diagnose, wenn ein Knochenleiden erst in der Entwicklung begriffen und noch
keine Spur davon äusserlich hervorgetreten ist.

Schmerz an einer bestimmten Stelle, Unfähigkeit
zu gewissen oder allen Stellungen, allgemeine Schwäche,
Neigung sich überall zu stützen, Halten des Kopfes
mit den Händen, wenn es an den Nackenwirbeln,
Stemmen der Hände in die Seiten, wenn es an den
Rückenwirbeln fehlt, Gefühl von allgemeiner Unbe-
haglichkeit, u. s. w. geben genügende Vermuthung,
und müssen auf ein beginnendes tiefes Knochenleiden
aufmerksam machen.

Anlage, Alter, Aussenverhältnisse der Ernährung

und Erziehung, einwirkende Schädlichkeiten, die nächsten veranlassenden Ursachen u. s. w. müssen in solchen Fällen Aufschluss geben, was zu erwarten, zu hoffen, oder zu fürchten sei.

Unserm Zwecke ist es fern, hier eine Diagnostik der Knochenkrankheiten zu geben, daher möge dieses genügen.

IV. Krümmung durch eigenthümliche Krankheiten veranlasst,
Curvatura dyscrasica

Die spezifischen Krankheiten, die auf die Gestaltung des Körpers Einfluss äussern, sind vorzüglich Rheumatismus, Skropheln, Rhachitis, Arthritis und Syphilis.

Man erwarte von diesen Krankheitszuständen hier keine vollständige Schilderung, da es nicht in unserm Zwecke liegt Monographieen derselben zu liefern, und diese Krankheiten selbst uns hier nur in soweit interessiren, als sie ihre Wirkung auf das Gliedersystem, auf Knochen, Muskeln, Bänder und Gelenke verbreiten, und dadurch auf die Gestaltung des Körpers nachtheiligen Einfluss äussern.

Rheumatismus, Leiden der Fasergebilde, der Muskeln, Flechsen, Scheiden, Ligamente, durch Anlage, Aussenverhältnisse, oder auch erblich erworben, ist ein weit verbreitetes Uebel.

Durch Spannung, Schmerz, Anschwellung der Ligamente und Synovialmembranen, der Muskeln und übrigen Umgebungen bewirkt es Beschränkung der natürlichen Bewegung, veranlasst zu unnatürlicher Haltung, erzeugt Unbeweglichkeit, Steifheit der ergriffnen Theile, und je mehr diese Zustände anhaltend sind, um so nachtheiliger ist der Einfluss auf die Gestaltung.

Da man alle Ursache hat, anzunehmen, dass die rheumatische Affektion oberflächlicher Gebilde, der Scheiden, Flechsen, Ligamente, Synovialmembranen, auch tiefer greift, und die benachbarten Faserknorpel zwischen den Wirbelkörpern und endlich diese selbst in Mitleidenschaft zieht, so kann man sich die Grösse der Folgen dieses Uebels leicht vorstellen.

Auf zwei höchst wichtige Krankheitsformen muss ich hier aufmerksam machen, die weisse Geschwulst oder den Gliedschwamm, und den eigentlichen Gelenkkrebs, die Arthrokaze, deren jede in einer Varietät aus rheumatischer Affektion ihren Ursprung nimmt.

Es giebt nämlich vom Gliedschwamm zwei Varietäten, die eine mehr von den Weichgebilden der Gelenke, den Membranen, Knorpeln, Flechsen, Ligamenten ausgehend, und in der Folge erst den Knochen ergreifend, die rheumatische — und es giebt eine andere Art, mehr aus der Tiefe des Knochens entspringend, und in der Folge erst die umliegenden oberflächlichen Weichgebilde der Gelenke zerstörend, die skrophulöse Varietät. Die erste im spätern reifern Alter vorkommend, die leztere mehr dem kindlichen und Entwicklungsalter eigen.

Eben so verhält es sich mit dem eigentlichen Gelenkkrebs der Arthrokaze. Es besteht eine Art, die sich Anfangs als Knorpelkrebs äussert, erst die weichen Theile, die Knorpel, Gelenkkapseln u. s. w. zerstört und dann die Knochen angreift, und eine zweite, die im Knochen ihren Ursprung nimmt, und dann erst auf die Weichgebilde übergeht. Erstere abermals mehr von Rheumatismus und Gicht, leztere mehr von Skropheln und Syphilis ausgehend.

Kann aber der Rheumatismus nun solche Folgen äussern, kann sich unter rheumatischer Anlage auf eine äussere Verletzung ein so unheilbringender Zustand entwickeln, so verdient er gewiss bei den orthopädischen Krankheiten die grösste Aufmerksamkeit, namentlich da er eine Krankheit ist, die einzig in den Weichgebilden des Gliedersystems besteht. Es bedarf aber gar nicht so hoher Grade des Leidens, schon Spannung, Schmerz, Anschwellung, Steifheit einzelner Theile aus rheumatischer Ursache sind oft schwierig genug zu heilen.

Gewissermaassen im Gegensatz mit dem Rheumatismus stehen die

Skropheln. Was nämlich das Rheuma mehr oberflächlich für Membranen, Ligamente, Knorpeln ist, das bewirkt die Skrophulosis in der Beinhaut und den Knochen, und die schwammigen Körper der Wirbel sind es recht häufig, die sie sich zum Heerde ihrer Zerstörungen erwählt.

Die Skrophelschärfe ergreift alle Organe, Haut, Zellstoff, Muskeln u. s. w., am Frühsten aber erscheint sie an der Beinhaut, und verändert dadurch auch bald die Knochen.

Es ist zwar nicht gerade jede skrophulöse Geschwulst in der Nähe eines Gelenkes Auftreibung des Knochens, es können auch die Weichgebilde angeschwollen sein; meist aber sucht sich diese Schärfe die Gelenkköpfe und schwammigen Parthieen der Knochen zu ihrem Sitze.

Daher bemerkt man beim Beginn der Krankheit

an solchen Individuen, die schon den Gebrauch ihrer Glieder hatten, anfangendes Unvermögen dazu, kleinen Kindern späteres Eintreten dieser Fähigkeit.

Am Rückgrathe zeigt sich die Einwirkung des Uebels dadurch, dass die Leidenden nicht im Stande sind, die Wirbelsäule aufrecht zu halten, an den untern Extremitäten äussert sich eine Ungeschicklichkeit oder Unfähigkeit sie richtig zu gebrauchen. Bei Kindern beobachten wir dasselbe an den obern Gliedmaassen beim Betasten und Festhalten mit den Händen.

Vorzüglich das Anlehnen und Stützen des Rumpfes und Rückgrathes an jeden äussern Gegenstand, das Anhalten mit den Händen, und überhaupt die Zeichen, dass es der Wirbelsäule an natürlicher Kraft und Festigkeit fehle, müssen auf das Beginnen oder Vorhandensein eines solchen Krankheitsprozesses aufmerksam machen.

Wenzel sagt, die Folge der tiefern Einwirkung der Skrophelkrankheit auf die Knochen sei Entzündung und dadurch unterscheide sie sich wesentlich von der Rhachitis. Er giebt aber zu, es sei nicht zu bestreiten, dass die Skropheln, wenn sie die Beinhaut ergriffen hätten, auch Veränderungen in den Knochen selbst erzeugten, nur genau nachgewiesen wären diese Veränderungen nicht, ehe die Entzündung einträte. Die uns deutlich sichtbare Einwirkung der Skrophelschärfe auf die Knochen soll Entzündung und Eiterung sein, dennoch aber soll man diese Erscheinung weniger aus den eigenthümlichen Zufällen der Entzündung, als aus der Eiterung erkennen, man übersehe die Entzündung oft, treffe in den meisten Fällen kein reines Eiter, dieses sei aber kein Beweis gegen das Vorhandensein der Entzündung u. s. w.

Wir verschmähen pathologische Spitzfindigkeiten, deren wir Wenzel hier beschuldigen möchten, wir begnügen uns, den Einfluss der Skropheln auf unsere orthopädischen Zustände angedeutet zu haben, indem wir alles Weitere den Pathologen überlassen.

Ist uns aber noch eine Ansicht erlaubt, so möchten wir glauben, dass Wenzel mit seinen nicht zu bestreitenden, aber nicht nachgewiesenen Veränderungen in den Knochen vor Eintritt der Entzündung, mit seiner Entzündung und Geschwürigkeit der Wirbel; Pravaz mit seiner Carie des vertèbres, und Delpech mit der Affection tuberculeuse des vertèbres ein und dasselbe Ding bezeichnen, aber in verschiedenen Zuständen, weil die Zeiträume nicht unterschieden sind.

Nehmen wir unter Wenzels nicht nachgewiesenen Veränderungen Delpechs Tuberkeln an, deren Entzündung natürlich nicht so rein erscheinen kann, weil der Tuberkel mehr erweicht, als sich entzündet und vereitert; sehen wir in dem unreinen Eiter die erweichten Tuberkeln, deren Verlauf Delpech nicht weiter verfolgt; und betrachten wir endlich den lezten Zeitraum mit allen Verheerungen, die die Geschwürigkeit angerichtet hat; so glauben wir nur drei Stadien der Tuberkelbildung zu erblicken, ganz analog denen der Lungen.

Es scheint auch natürlich, dass die Ursache der Tuberkeln die Skrophulosis sei. In diesem Falle müsste auch jener Abschnitt aus der Curvatura ossaria in die dyscrasica versezt werden, doch bis zu weiterer Aufklärung mag es, wie es ist, verbleiben.

Vom Gliedschwamm und der Artholiaze aus skrophulöser Ursache ist schon die Rede gewesen.

Rhachitis. Die Rhachitis ist ebenfalls eine eigenthümliche Krankheit, auf Umbildung der Knochen beruhend, von Beinhaut und Markgebilden ausgehend, aber wohl von der Osteomalazie zu unterscheiden.

Als allgemeine Wirkungen der Rhachitis auf die Knochen findet man, dass allmählig und als Folge des chronischen Ganges der Krankheit die Härte derselben vermindert und ihre Festigkeit wesentlich beeinträchtigt wird, indem die Knochen bei langer Dauer des Uebels weich und biegsam werden.

Die Krankheit befällt die schwammigen wie die festen Knochen, doch sind es gewöhnlich die schwammigen in der Nähe der Gelenke, die sie durch Erweichung und Auftreibung zuerst ergreift.

Die Knochen können den Muskeln an den erweichten Stellen nicht widerstehen, und wenn diese erweichten Stellen nicht durch andere antagonistisch wirkende Muskeln im Gleichgewichte erhalten werden, so müssen sie dem Zuge der einseitig wirkenden Muskelkraft nachgeben, und man findet auf diese Weise die Wirkungen der Krankheit an allen Stellen des Skelettes, auf die keine andere Kraft als die der Muskeln Einfluss äussert.

Dieser Krankheitszustand entsteht in der Regel vom achten Monate bis Ende des zweiten Jahres, und muss allerdings als Entwicklungskrankheit des Knochensystems betrachtet werden.

Ueber den eigenthümlichen spezifischen Krankheitsstoff der Rhachitis ist man noch nicht im Reinen, doch müssen theils angeborne Anlagen, theils äussere

Schädlichkeiten in ihrem Zusammentreffen eine Gesammtwirkung äussern, die uns als Rhachitis erscheint.

Für unsern Zweck ist es abermal genug, den Einfluss dieses Uebels auf das Knochensystem im Allgemeinen und besonders auf das Rückgrath anzudeuten. Die Wirbel nämlich, als schwammige Knochen, sind dem Ergriffenwerden von rhachitischer Erweichung nicht weniger unterworfen, als die übrigen Knochen des ganzen Körpers, und dadurch werden unter den bekannten Einflüssen des Muskelzuges und der Schwere die mannigfaltigsten und grössten Missstaltungen hervorgerufen.

Arthritis. In Folge eingewurzelter alter Gicht können grosse Missbildungen der Wirbelsäule Statt finden, sowohl Verkrümmungen als Verwachsungen, ja Zerstörungen der Wirbel. Der hartnäckige heftige Kreuzschmerz älterer Leute, namentlich der niedern Klassen, die anstrengenden Arbeiten ausgesezt sind, ist meines Erachtens meist arthritisch; und nicht selten habe ich seine eben angedeuteten Folgen als Verkrümmung, Verwachsung ja Vereiterung der Wirbel, namentlich der untern Parthieen der Wirbelsäule, beobachtet.

Syphilis. Ungefähr ein Aehnliches gilt von diesem Uebel, dessen Zufälle zu bekannt sind, um noch besonderer Beleuchtung zu bedürfen.

In Folge der bis jezt abgehandelten Krankheitszustände bilden sich häufig am Rückgrathe und seinen Umgebungen Abszesse, aus denen Eiter und Jauche verschiedener Gattung entleert wird, aus denen nicht selten kleinere und grössere Knochenstücke, ja die Reste ganzer Wirbel abgehen. Diese Eiterbeulen sind jedoch nichts Ursprüngliches, sondern nur die Folge der längst am Rückgrathe bestandenen Entzündung, Erweichung, Vereiterung, Verjauchung. Daher auch diese keiner besondern Ausführlichkeit bedürfen.

Somit wären auch die spezifischen Krankheiten, die Einfluss auf die Gestaltung des Körpers haben, abgehandelt.

Es ist sehr natürlich, dass die Folge des Rheumatismus eine Curvatura muscularis, daher eine Bogenkrümmung, die Folge der Skropheln nach tuberkulöser Verschwärung der Wirbel eine Curvatura ossaria oder dyscrasica, daher Winkelkrümmung sein werde.

Arthritis und Syphilis werden wohl stets als Curvatura dyscrasica und Winkelkrümmung erscheinen.

Die Rhachitis dagegen kann, je nachdem ihre jedesmalige Eigenschaft ist, Bogenkrümmung oder Winkrümmung veranlassen, und zwar jede wieder nach den Seiten, nach Hinten oder Vornen, je nachdem die erweichten Stellen an einer oder der andern Seite liegen, und das Ausweichen nach einer Richtung, Gegenkrümmung nach der andern erfordert.

Auch das Vorkommen der Verkrümmungen der Art und der Zeit nach, wie es oben schon angegeben, wird durch diese Krankheitsschilderungen bestätigt.

Ich sagte, dass Winkelkrümmung mehr in der frühern Jugend und im spätern Alter, Seitenkrümmung mehr im Entwicklungsalter vorkomme.

Das Erscheinen der Rhachitis ungefähr vom neunten Monate an bis zum dritten Jahre, das Auftreten der Skropheln etwas später ungefähr vom achtzehnten Monate an bis zum fünften oder sechsten Jahre, beweisen dieses hinlänglich. Nach dieser Periode wer-

den Skropheln oder Rhachitis nur selten noch so viele
Gewalt über den in Entwicklung begriffenen Organismus haben, dass sie die Wirbelsäule zu verunstalten
vermöchten.

Muskelschwäche aber und rheumatische Anlage begründen nun meistens die Seitenkrümmung, bis der
Körper seine vollendete Ausbildung erreicht hat.

Arthritis endlich äussert ihren verderblichen Einfluss erst wieder im spätern Alter und macht dann wieder
zur Winkelkrümmung geneigt.

Ueber die Diagnose der angeführten Dyskrasieen
will ich mich hier nicht verbreiten, weil sie jeder Arzt
kennen muss. Wer über die einzelnen Krankheiten, die
Knochen, Muskeln, Bänder und Gelenke in dynamischer und mechanischer Hinsicht befallen können, noch
eine ausführlichere Uebersicht wünscht, mag in unserer ersten Abtheilung Seite 133 bis 203 vergleichen.

Untersuchungsweise orthopädischer Kranken.

Nachdem wir die verschiedenen Veränderungen im
Mechanismus des Knochenbaues betrachtet, und so eben
die dynamischen Ursachen gelehrt haben, aus denen
diese Missstaltungen entspringen, sind noch einige
Worte über die Art und Weise zu sagen, wie solche
orthopädische Missstaltungen ärztlich untersucht werden
müssen.

Ist die Missstaltung sehr gross und auffallend, so
ist sie oft durch die Kleidung hindurch zu erkennen,

und in manchen andern Fällen verrathen Gang und Haltung den tiefer liegenden oft sorgfältig versteckten Fehler.

Ist die Missstaltung geringer, so lässt sie sich durch die Kleidung verbergen und erscheint nur bei näherer Untersuchung.

Diese Untersuchung muss aber genau und gründlich geschehen, wenn sie zu einem genügenden Resultate führen soll, und es ist in den bisherigen Darstellungen der orthopädischen Krankheiten und ihrer Ursachen genugsam angegeben worden, was Alles gefunden und unterschieden werden muss.

Man untersucht mit dem Auge und nach dem Augenmaass, man betrachtet und vergleicht das Verhältniss der einzelnen Theile gegen einander, und einem nur etwas geübten Blicke wird es nicht lange verborgen bleiben, wo der Fehler liege.

Man untersucht mit den Fingern. Man fühlt den Verlauf und die Abweichung der Knochen, vorzüglich der Dornfortsätze, der Hüftbeinkämme, Rippen, Brustbeine, Schulterblätter. Man berührt die hervorragenden Punkte; man fasst zwei entsprechende Punkte zu gleicher Zeit, z. B. die beiden untern Schulterwinkel oder die beiden Schulterhöhen; die obern und vordern Spitzen der Hüftbeinkämme, und vergleicht sie gegeneinander. Ein gutes Augenmaass und feines Gefühl der Finger ist hier der beste Leiter.

Man untersucht mit Werkzeugen. Man bedient sich eines Maasses von Papierstreifen, um Länge, Breite, Umfang, Entfernung zu messen, man kann sich in manchen Fällen eines Tastzirkels, wie des Baudeloque'schen Beckenmessers bedienen.

Bei ungleicher Höhe der Schultern legt man an die beiden untern Winkel, bei Seitenkrümmung des Beckens an die vordern Spitzen der Hüftbeinkämme ein Lineal, um die schiefe Richtung auffallender zu machen. Man legt an die Spitze der obersten Halswirbel, oder an das Hinterhaupt selbst eine Schnur mit Gewicht, um so durch die Richtung des Bleiloths die seitliche Abweichung der Wirbelsäule zu erforschen. Ist die Richtung der Krümmung unsicher, die Wirbelsäule sehr verschiebbar und die Krümmung daher bald dahin bald dorthin gerichtet, so kann man sich die Abweichung der Dornfortsätze mit Farbe bezeichnen, und mit der Richtung in einer andern Stellung vergleichen.

Zu bedauern ist es, dass die Ausmessungen des Körpers in seinen relativen Verhältnissen nicht sehr bekannt sind. Z. B. so soll der Umfang des Kopfes das Dritttheil sein von der Länge des ganzen Körpers; so sollen die ausgespreizten Arme und Hände von einem Ende des Mittelfingers zum andern gleich sein der Länge des Körpers. Bei solchen Angaben liesse sich dann bei grossen Missstaltungen aus bekannten Grössen berechnen, wie viel an der Normalgestaltung fehlt. Doch ist alles dieses dem Auge und Finger des geübten Arztes so ziemlich entbehrlich, wenigstens zur Diagnose; nöthiger ist es zur Abmessung der erforderlichen Bandagen und Maschinen.

Wichtiger, als die Werkzeuge zum Ausmessen, sind die verschiedenen Stellungen und Situationen, in denen die Untersuchung vorgenommen wird.

Man untersucht im Stehen, Sitzen, Liegen, Gehen. In diesen einfachen und natürlichen Stellungen sind die Erscheinungen verschieden. Im Stehen zeigt sich manche Krümmung, die im Liegen verschwindet; im Stehen bei fester Haltung zeigt sich oft die Wölbung nach einer Seite, die sich nach einigen Schritten gegen die andere Seite neigt. Oder man glaubt beim ersten Anblick in ruhiger Haltung eine Verkrümmung in der Rückengegend zu sehen, nach einer kleinen Bewegung findet man eine Abweichung in der Lendengegend.

Daher untersucht man zuerst im Stehen, und prüft dann die erhaltenen Resultate, während der Patient auf einer festen Matratze oder Sopha liegt. Hier muss sich ergeben, welche vorübergehende sekundäre Krümmungen, und welche primäre bleibende sind, welche Missstaltungen zur Zeit noch auf übler Haltung oder geringem Leiden der Muskeln und Bänder beruhen, und welche durch organische Umbildungen der Muskeln und Knochen begründet sind.

Man untersucht in verschiedenen zusammengeseczten künstlichen Stellungen. Es geschieht dieses, um einzelne Theile besonders hervorzuheben, so lässt man im Stehen oder Sitzen den Oberkörper vorwärts neigen, um die Dornfortsätze deutlicher sehen und fühlen zu können; so lässt man den Oberkörper seitwärts bewegen, um die Verschiebung der Rippen zu erforschen.

Um die ungleiche Höhe der Schultern genauer zu prüfen, lässt man beide Arme an die Seiten des Körpers anlegen, und mit der flachen Hand die Rollhügel des Schenkels berühren, oder man lässt die Hände gekreuzt über den Kopf legen zu gleichem Zwecke. Um die Vollheit und das Hervorstehen der Schulter nach Hinten zu untersuchen, lässt man die Arme vor-

und rückwärts beugen. Man lässt die Kranken bücken, kleine Körper von der Erde aufheben, eine kleine Last tragen, um sich von der Haltung und Bewegung zu überzeugen.

Endlich untersucht man, indem man die Schwere des Oberkörpers durch Aufhängen am Kopfe oder an den Händen aufhebt. Kleinere Kinder kann man zu diesem Zwecke an oder unter den Armen oder mit dem Kopfe aufheben lassen, grössere Personen lässt man an einen Stab mit den Händen sich hängen, oder an ein Seil, das von einem Thürpfosten zum andern geht, oder man gebraucht eine eigene Vorrichtung um den Patienten auf einige Zeit an dem Kopfe in die Höhe zu ziehen.

Unter diesem Verfahren müssen ebenfalls die noch nicht bleibend gewordenen Missstaltungen, namentlich die beginnenden Gegenkrümmungen verschwinden, und es muss die Wirbelsäule grosse Beweglichkeit und Verschiebbarkeit gestatten, so dass auf diese Weise der Unterschied zwischen Leiden der Bänder und Knochen zu ermitteln ist.

Ist nun auf diese Weise das Mechanische in der Abweichung des Gliederbaues gefunden, so muss jezt das Dynamische, als die Varietät, der die Missstaltung zuzuzählen ist, gesucht werden. Die Diagnostik der Varietäten ist aber bereits angegeben.

Meine Methode orthopädische Patienten zu untersuchen war bisher folgende.

Nachdem ich kleinere Kinder ganz, grössere und Erwachsene so weit es der Anstand gestattet und die Nothwendigkeit erfordert, habe entkleiden lassen, beginne ich die Untersuchung im Stehen.

Ich lasse nun den Patienten eine Art soldatischer Stellung annehmen, möglichst gerade stehen, die Brust heraus, den Unterleib zurückziehen, den Kopf gerade halten, so dass die Augen nicht auf- oder abwärts, sondern gerade vor sich hin sehen; die Füsse müssen an den Fersen an einander, die Vorfüsse auswärts gestellt, die Arme am Leibe ausgestreckt und die Hände an die Schenkel angelegt werden.

In dieser Stellung beginne ich mit Untersuchung der Wirbelsäule. Ich verfolge eine Senkrechte vom Hinterhaupte bis zum Kreuzbein, und erforsche die Abweichung der Wirbel von ihrer natürlichen Stelle. Hier ergiebt sich nun die Art der Abweichung als Schlangen- oder Winkelkrümmung mit ihren verschiedenen Modifikationen. Es ergiebt sich was Krümmung, was Gegenkrümmung ist, es zeigt sich die Verdrehung u. s. w. Nunmehr untersuche ich die Stellung des Beckens von Hinten, die hintern Höcker der Hüftbeinkämme, ihr Verhältniss zum Kreuzbein und dieses selbst. Jezt wende ich mich zu Untersuchung der Rippen und endlich zu den Schultern, bei denen der innere Rand und untere Winkel den meisten Aufschluss giebt. Ich berühre die entsprechenden Punkte an beiden Seiten mit den Fingern, und dadurch wird zur Genüge erhoben, was oben von der hohen und der vollen Schulter gesagt worden ist.

Jezt wende ich mich nach Vornen. Ich untersuche die Rippen, das Brustbein, ich betrachte die Achselhöhe und das Schlüsselbein, endlich das Becken, indem ich die obern und vordern Spitzen der Hüftbeinkämme mit den Fingern berühre, und in dieser

Art die Verschiebung und Verdrehung des Beckens feststelle.

Nun lasse ich das Rückgrath nach Vornen beugen, und untersuche wieder, ich lasse die Hände über dem Kopfe kreuzen und untersuche abermals. Ich lasse endlich den Patienten einige Schritte gehen und beobachte auch hier seine Haltung und Stellung.

Nach Beendigung dieser Erforschung lasse ich den Patienten legen, auf ein Sopha, Matratze, Bank, oder dergleichen Etwas, und nun untersuche ich abermals, erst während Patient auf dem Gesichte und Unterleibe, und dann während er auf dem Rücken liegt. Die Schenkel müssen ausgestreckt, die Füsse an einander gehalten werden, die Arme und Hände auf die oben bezeichnete Weise am Leibe und den Schenkeln liegen. Die Untersuchung wird ganz in der angegebenen Art vorgenommen, und die Resultate mit den in stehender Situation erhaltenen verglichen.

Sollten noch Zweifel obwalten, so lasse ich kleinere Kinder vorsichtig an den Händen, unter den Armen, oder am Kopfe aufheben; Erwachsene an einem horizontal befestigten Stabe oder Seil sich aufhängen. Die Aufhebung der Schwere des Oberkörpers und der Zug des Unterleibes und der Füsse dehnen das Rückgrath aus und machen es der Untersuchung zugänglicher.

Auf diese Weise pflege ich meine orthopädischen Patienten zu untersuchen, und ich glaube, dass ich mir durch die bisherige Darstellung auch einiges Verdienst in der Unterscheidung und Diagnostik der orthopädischen Krankheiten erworben habe.

Behandlung.

Aus der Wichtigkeit der Stelle, die die Wirbelsäule im Organismus einnimmt, und aus der Wichtigkeit der Verletzungen aller Funktionen, die ihre Formveränderung nach sich zieht, ergiebt sich auch die Wichtigkeit der Behandlung dieser Krankheitserscheinungen.

Nur die Verwechslung der Ursachen und unklare oder irrige Ansichten über das Wesen und die Entstehung der Rückgrathskrümmungen haben zu der Verwirrung geführt, die in der Behandlung herrschte; nachdem aber nunmehr der Mechanismus der Formveränderungen entwickelt, und das Dynamische der Ursachen in ein helleres Licht gesezt ist, wird die Behandlung leicht, sicher, ergiebt sich gleichsam von selbst.

So lange man Arten und Unterarten der Krümmungen nicht unterschied, konnte man über eine sichere und rationelle Behandlung nicht in das Reine kommen, und wer den Stand der Dinge fasst, wie er bis jezt von uns geschildert wurde, der muss sich freilich wundern, wenn er die verschiedene Behandlungsweise angesehener Aerzte vergleicht.

So gebrauchte Ranchin zur Heilung einer Rückwärtskrümmung erst eine Leinwandpresse, und als diese Erstickungszufälle bewirkte und doch noch nicht stark genug war, eine Fuhrmannswinde; Wenzel verbietet dagegen sogar den leisen Druck der angelegten Hand, weil er Zerstörungen davon fürchtet. Jener hatte nur Verrenkung im Auge, dieser vorzüglich die Geschwürigkeit oder tuberkulöse Vereiterung der Wirbel. Alle jetzigen Orthopäden halten bei der mechanischen Behandlung die Ausdehnung und Streckung für das erste und wichtigste Moment, die ältern verwerfen sie als nutzlos und schädlich. Eben so geht es mit Fontanellen, Einreibungen und allen angewendeten Mitteln.

Erst ganz neuerlich' schilt Benedikt alles orthopädische Heilverfahren „orthopädische Alfanzereien", weil einem orthopädischen Arzte eine Kur durch Maschinen misslang, ein Hirte aber durch Auflegung eines Pflasters einen Patienten herstellte. Wir können uns darüber beruhigen, weil wir bereits gezeigt haben, dass wir keine Alfanzereien treiben, doch müssen wir uns wundern, wie man vor ein Paar Jahren noch so Etwas schreiben konnte.

Gleich zu Anfange der Behandlung drängen sich uns zwei Bemerkungen auf, die unsere vollste Aufmerksamkeit verdienen.

1) Die Natur und Entwicklung des Organismus heilt bereits bestehende Verkrümmungen nicht. Der einmal verschobene Schwerpunkt verschiebt sich immer mehr, die Muskeln erhalten immer grössere Winkel ihrer Anheftung, und dadurch steigert sich ihre Kontraktion immer höher. Der erfahrne Druck erzeugt

Resorption der Wirbelsubstanz, durch den Substanzverlust verkürzen sich die Muskeln noch mehr, durch den abermals erregten Druck steigert sich die Aufsaugung und Verminderung der Knochenmasse wiederum, und so wird das Uebel immer grösser. Wie sich aus einer bereits bestehenden Krümmung die zweite und dritte, die Drehung und endlich Verschiebung aller Gebilde des Rumpfes entwickle, ist schon gezeigt, und es gehört hieher nur die Erfahrung, dass die Natur durch fernere Ausbildung des Körpers diese Gebrechen nicht heile, sondern dieselben sich nur vergrössern, wenn sie sich selbst überlassen bleiben.

2) Eine andere Bemerkung ist es, dass Maschinenkuren allein nicht haltbar sind. Durch die Maschinen wird die Thätigkeit der Muskeln ersezt oder aufgehoben, diese werden daher schwach, unthätig, vermögen die Knochen nicht zu tragen und zu bewegen. Aller Mechanismus zu bleibender Geradrichtung der Wirbelsäule ist vergeblich, wenn er nicht die Reaktion des Rückgraths gegen die Schwere berücksichtigt, und die tragende und bewegende Muskelkraft in Thätigkeit sezt.

Es ist ein schwerer Vorwurf, den diese Kurart nicht von sich abwälzen kann, dass die gelungensten und glänzendsten Maschinenkuren nur zu oft nicht haltbar sind, und dass nach der Entfernung aus dem Institute und dem Ablegen der Maschinen das alte Uebel oft nur in höherem Grade wiederkehrt.

Wenn nun der Mechanismus allein ungenügend ist, und durch ihn die Krümmungen gar nicht, oder wenigstens nicht bleibend geheilt werden, abgesehen jezt noch von den Beschwerlichkeiten und Gefahren, die der Maschineugebrauch mit sich bringt — wenn aber auf der andern Seite keine Naturheilung Statt findet und hier die Natur nicht, wie in andern Fällen, ein heilsames Bestreben äussert, den vorhandenen Uebelstand zu entfernen, auch von der Entwicklung der einzelnen Systeme und des ganzen Körpers Nichts zu erwarten ist — wenn also zur Heilung von Krümmungen weder der natürliche Entwicklungsprozess des Organismus, noch die orthopädische Mechanik allein genügt; so muss wohl die Behandlung in einem Incinandergreifen dieser beiden Momente bestehen. Wir haben daher eine äusserliche und eine innerliche Behandlung.

Da nun aber die mechanisch veränderten Theile innerlich belebt sind, durch Gefässe und Nerven gebildet und ernährt wie auch destruirt und rekonstruirt werden, und dieser Prozess der Ernährung und Zerstörung so wie der Stärkung und Befestigung ein dynamischer ist; und da die Krankheiten der Formveränderung rein mechanisches Abweichen von der natürlichen Gestaltung sind, und ihre Geradrichtung rein Werk des Mechanismus ist — so haben wir zwei Behandlungsweisen, eine dynamische und eine mechanische.

Wir haben also auch hier streng den Gesetzen der allgemeinen Therapie gemäss eine Behandlung des Charakters und eine Behandlung der Form; das Charakteristische und Allgemeine ist nämlich hier die Varietät, ob eine Krümmung auf Muskel- oder Knochenleiden u. s. w. beruhe, und das Formelle und Spezielle ist die einzelne Art der Missstaltung selber, als z. B. die Seitenkrümmung der Rückengegend nach

Rechts u. s. w. Durch diese Vereinigung der dynamischen und mechanischen Behandlung sind mehrere Fragen gelöst, die man sonst stellen könnte; allenfalls: ob man den organischen Leib rein mechanisch behandeln dürfe? ob man während des Maschinengebrauches Arzneien, und während des Arzneigebrauches Maschinen anwenden solle? u. s. w.

Es ist einer der wichtigsten Lehrsätze der Orthopädie, den Heine aufgestellt hat, dass jedes Organ in seinem Baue etwas Mechanisches habe, und dass die Störung des Mechanismus eines Gebildes auch auf seine Funktion zurückwirke.

Krankheiten und Zustände, die nun von der Verkrümmung bedingt werden, und daher konsekutive Erscheinungen zu nennen sind, bedürfen daher keiner besondern Behandlung, sondern verschwinden wenn ihre mechanische Ursache gehoben ist.

So heilen Lungenübel und Respirationsbeschwerden, die von Verschiebung des Rückgraths, der Rippen und des Brustbeins herrühren, so bald die Wirbelsäule zu ihrer Normalität zurückgekehrt ist, so hören Verdauungsbeschwerden auf, wenn die Verkrümmung, die die Digestionsorgane beeinträchtigte, gehoben ist. Ein Gleiches gilt von Herzklopfen, Schwindel u. s. w.

Als allgemeine Grundsätze orthopädischer Behandlung können folgende gelten:

alle kausalen Krankheitszustände der Missstaltungen müssen auf dynamische Weise behandelt werden;

alle konsekutiven Erscheinungen bedürfen keiner, oder nur palliativer Behandlung;

die mechanischen Formveränderungen müssen zu

ihrer Zeit und auf ihre Weise mechanisch behandelt werden.

Wer weitere Ausführung solcher allgemeinen Ansichten sucht, kann solche in unserer ersten Abtheilung Seite 256 bis 290 finden. Wir haben es dort für nöthig gehalten, ausführlicher über diese Punkte zu sprechen, und berufen uns, um Wiederholung zu vermeiden, auf jene Stellen.

Die Aufgaben, die der orthopädische Arzt zu lösen hat, sind die Heilanzeigen oder Indikationen und namentlich folgende:

1) Entfernung der Ursachen und Hebung derjenigen krankhaften Anlagen oder wirklichen Krankheiten, die die Verkrümmung hervorgebracht haben;
2) Erregung eines dynamischen Prozesses zur Umbildung und Umgestaltung der erkrankten Organe, deren Rekonstruktion und Erhaltung in der wieder erlangten Normalität;
3) Zurückbringen der verkrümmten und missstalteten Gebilde zur natürlichen Struktur und Funktion und Erhaltung darin;
4) Palliative Behandlung, Linderung der Beschwerden und Aufhebung der Mängel bei unheilbaren Uebeln.

Die Erfüllung dieser Anforderungen geschieht durch die Behandlung, und die erste und zweite Indikation werden mehr durch dynamisches, die dritte durch mechanisches, die vierte durch gemischtes Heilverfahren ausgeführt.

Eine streng systematische Ordnung in Darstellung der Behandlung ist zur Zeit nicht wohl möglich, da theils die Verschiedenheit der zugleich anzuwendenden

Mittel eine Anordnung derselben in Klassen nicht gestatten, theils endlich belehrende Vorarbeiten fehlen.

Wir können bei Ausführung der ersten und zweiten Indikation das Diätetische und Therapeutische nicht trennen, und müssen immer der dazwischen eingreifenden Mechanik gedenken, und oft ist es wirklich unbestimmt unter welche Klasse ein Heilmittel gestellt werden soll, z. B. das horizontale Liegen auf festen mit aromatischen Kräutern ausgestopften Matratzen, gehört dieses, durch das Horizontale und Feste der Lage zur mechanischen, durch das Aromatische der Kräuter zur therapeutischen, oder durch seine Gewöhnlichkeit zur diätetischen Behandlung?

Um solchen Schwierigkeiten zu entgehen, theilen wir die orthopädische Behandlung ein, in eine Behandlung der innern ursächlichen Momente, diese Behandlung ist meist dynamischer Art, mehr eine allgemeine, weil sie mehr das Charakteristische der Zustände umfasst, wir nennen sie *Behandlung der Varietäten;* und wir theilen ferner ein, in eine Behandlung der einzelnen Missstaltungen, und diese Behandlung ist mehr eine mechanische spezielle, jeder besondern Formverletzung anzueignen, diese nennen wir *Behandlung der Formveränderungen.*

Die Behandlung der Varietäten ist therapeutisch-diätetisch, die Behandlung der Formveränderungen ist mechanisch-gymnastisch und in dieser Art sollen sie jetzt abgehandelt werden.

In der Vereinigung dieser beiden Heilmethoden liegt nun die ganze Aufgabe des orthopädischen Arztes.

Heine hat die Art und Weise seines Verfahrens noch nicht bekannt gemacht. Er spricht in seinen Darstellungen neben dem Maschinengebrauch allerdings von anderweitiger Behandlung, freier Luft, Bewegung, Bädern u. s. w., jedoch sind es nur einzelne Ankündigungen, die bekannt geworden sind, sein Lehrsystem der Orthopädie ist immer noch nicht erschienen. So viel uns bekannt ist, beruht seine Kurart grösstentheils auf Maschinenbehandlung, deren er auch wohl unübertrefflicher Meister ist. Er legt neu angekommene Patienten sogleich von 24 Stunden 22 in die Streckbetten. Ob gymnastische Uebungen in seinem Institute eingeführt sind, ist uns unbekannt.

Ausführlicher sind wir unterrichtet über den Gang der Behandlung, den Delpech einschlägt. Der Kranke bringt die Nacht auf einem harten horizontalen Lager zu, er ist aber nicht gespannt, er macht Morgens und Abends einige leichte Uebungen auf dem Wagen an einem Seile. In der Folge versucht man leichtes Aufhängen mit den Händen an der Zapfensäule oder Schneckensteige. Endlich grössere gymnastische Uebungen und Ausdehung mit Seitendruck.

Eine andere Art seiner Behandlungsweise schildert Delpech folgendermaassen. Die Patientin befand sich 12 bis 14 Stunden auf einem harten horizontalen Lager ausgespannt, und Kopf und Becken in gerader Richtung aus einander gezogen durch Federn, deren Kraft in den ersten zwei Monaten 25 Pfund nicht überschritt. Zu gleicher Zeit übte sie gymnastische Spiele drei Stunden Morgens und Abends. Die übrige Zeit war der Ruhe und dem Umhergehen auf Krücken gewidmet. Im dritten Monate wurde der seitliche

Druck zugefügt, die ausdehnenden Kräfte wurden auf 40 und endlich 50 Pfund erhöht, Patientin nahm Morgens und Abends eine Unze antiskorbutischen Sirup. Nebenbei gymnastische Uebungen. Als sie nach sieben Monaten die Anstalt verliess, trug sie ein leichtes Korsett mit einigen Vorrichtungen, um noch ferner Druck auf die ausgewichene Seite zu üben.

Am Bestimmtesten spricht sich Jalade Lafond darüber aus. Seine Zeiteintheilung und Verbindung der dynamischen und mechanischen Behandlungsweise ist folgende.

Im Sommer Morgens von 6 bis 8 Douchebäder, Kneten, Reibungen der Muskeln und einige gymnastische Uebungen.

Von 8 bis 9 Uhr Frühstück.

Von 9 bis 11 Uhr Ausdehnung gurch Maschinen.

Um $11\frac{1}{2}$ zweites Frühstück.

Von Mittag bis 2 Uhr verschiedene Uebungen.

Von 2 bis $5\frac{1}{2}$ Uhr Ausdehnung in den Betten. Kleine Mahlzeit.

Von $5\frac{1}{2}$ bis $6\frac{1}{2}$ Uhr vierte und lezte Mahlzeit.

Uebungen bis 9 Uhr.

Ausdehnung bis zum nächsten Morgen.

Im Winter erleidet diese Tagesordnung einige Abänderungen.

Es versteht sich wohl von selbst, dass jeder Fall ein anderer ist, und anders behandelt werden muss, es giebt aber diese Tagesordnung eine Uebersicht des Ineinandergreifens der beiden Behandlungsweisen, und es sollen alle diese Momente unter der Schilderung der mechanischen Behandlung ausführlich genug betrachtet werden.

Die Dauer solcher Kuren ist sehr langwierig, es kann ein Zeitraum von 6 bis 10 Monaten, oft aber auch von 2 bis 3 Jahren zur Herstellung erforderlich sein. Als Mitte dürfte nicht weniger denn 15 bis 16 Monate angenommen werden.

Endlich dürfte auch noch der Schwierigkeiten gedacht werden, die orthopädische Kuren mit sich bringen. Die Länge der Zeit, die Beschwerden der Maschinen, das langsame Vorschreiten der Heilung, die vielen Kosten, die namentlich der mechanische Theil der Behandlung veranlasst, sind grosse Hindernisse, die schon in orthopädischen Anstalten gefühlt werden. Noch mehr tritt dieses in der Privatpraxis ein, wo in vielen Fällen eine vollständige Ausführung der Kur dadurch ganz unmöglich wird.

Verschämtheit erwachsener Frauenzimmer, die schon die Untersuchung erschwert, und die Verkrümmung selbst sammt der Kur verbergen will, Ungeduld bei langsamen Erfolge, Schmerz, Unbequemlichkeit, die die Maschinen veranlassen, Mangel an Zeit, Unterrichtsstunden, unzeitige Nachsicht der Aeltern, absichtliche Täuschung des Arztes, und recht oft Scheue der Kosten, oder nicht der Grad des Vermögens, der die Anschaffung kostspieliger Maschinen und Instrumente gestattet — sind die Ursachen, die die redlichsten Bestrebungen des orthopädischen Arztes zu Nichte machen.

Therapeutisch-diätetische Behandlung der Varietäten.

Diese Abtheilung der Behandlung richtet sich nach den Arten und Unterarten der zu heilenden Krankheiten, sie theilt sich also ein in die vier Hauptabschnitte, die wir Varietäten genannt haben, und deren Unterabtheilungen, und beginnt von mehr entfernten zum Theil äusserlichen mechanischen Einflüssen, um zu den tiefern wesentlichen fortzuschreiten.

Behandlung der Curvatura habitualis.

Diese Behandlung ist mehr eine negative vorbauende, und ihr Gebiet ist das der Diätetik im weitesten Sinne, und ihre Aufgabe beruht grösstentheils auf Verhütung schädlicher Einflüsse oder deren Entfernung.

Gegen angeborne Fehler der ersten Bildung ist höchstens palliative Hülfe möglich, und die therapeutische und mechanische Kunst mag suchen dem Fehler so viel als möglich abzuhelfen, um seinen Folgen vorzubauen.

Krankheitsanlagen, die Folgen auf die äussere Gestaltung des Organismus haben können, Zartheit des Baues, Reizbarkeit des Nervensystems, Schwäche der irritabeln Faser, sind nach allgemeinen Regeln des ärztlichen Handelns durch Diät, freie Bewegung, Gymnastik u. s. w. zu beseitigen.

Auf eben diese Art ist das Kranksein solcher Gebilde zu behandeln, die eigentlich dem Gliedersysteme fremd sind, aber dennoch eine schädliche Rückwirkung darauf äussern. So müssen Anschwellungen, Auftreibungen, Vereiterungen innerer Organe nach den Regeln der Heilkunst gehoben werden.

Die Vereiterungen der Lungen und des Rippenfelles oder vielmehr die Vernarbung dieser Gebilde nach ausgeworfenen Tuberkeln ist ein sehr wichtiges hieher gehöriges Moment. Wie Narben nach Verwundungen, Verbrennungen an Haut und Muskeln äusserlich entstehen, so bilden sie sich hier innerlich. Unsere eigene Beobachtung hat uns dieses gelehrt, und uns vollkommen von den Angaben Delpechs überzeugt. Berücksichtigung der Lage während der Eiterung solcher Tuberkeln, und überhaupt der Brustkrankheiten, von Zeit zu Zeit entgegengesezte Bewegungen, möglichstes Vermeiden des Zusammenkrümmens bei Husten, Schmerz und Entzündlichkeit, öfteres tiefes Athmen u. s. w. sind wohl das Einzige, was sich empfehlen - wohl aber meistens nicht ausführen lässt; gegen die bereits gebildeten Narben ist Nichts zu thun.

Verkürzung einer untern Extremität fordert deren Abhülfe. Ist zu erwarten, dass z. B. bei Klumpfüssen u. dergl. eine Behandlung fruchtbar sein werde, so ist die gewöhnliche Behandlung anzuwenden. Bei sonstigem Leiden, Linimente, Friktionen, Douchen, Kneten der Muskeln.

Ist Heilung der Verkürzung nicht auf dynamischem Wege zu erreichen, wie nach Beinbruch, Koxarthrokaze u. dergl., dann muss die mechanische Aushülfe eintreten und das Fehlende der Länge ersetzen.

In diesen Fällen wird eine Korksohle zweckmässig bereitet dem Zwecke entsprechen. Die Erhöhung der Ferse allein ist nicht gut, der ganze Vorfuss muss durch eine keilförmig zulaufende und etwas ausgehöhlte Sohle erhöht werden.

Ist die Verbindung der Schenkelköpfe im Pfannengelenke lose, so wird ein Gürtel um diese Gegend sie befestigen,

Ja Uebung, fester Wille, Ausdauer in zweckmässiger Stellung und Haltung allein, vermag Vieles zur Herstellung eines gestörten Gleichgewichts, so lange der Fehler nicht in Missbildung der Knochen liegt.

Angeborne Fehler in der Neigung des Beckens gestatten wenig Abhülfe. Eine Seitwärtsneigung des Beckens, durch Ungleichheit der untern Extremitäten veranlasst, wird oft durch die so eben bezeichnete Verlängerung des einen Fusses gehoben, auf die Neigung kann nur Haltung, Stellung, Beschäftigung u. s. w. Einfluss äussern.

Ist jedoch zu grosse Vorwärtsneigung durch Angezogensein der Oberschenkel an den Unterleib bedingt, und dieses wiederum durch Verkürzung der langen Lenden- und der Darmbeinmuskeln entstanden, so kann dem Uebel durch Streckung dieser Muskeln abgeholfen werden. Liegen auf Gesicht und Unterleib in einem Bette, das in der Mitte beweglich ist, wodurch allmählig Unterleib und Schenkel von einander entfernt werden, hat sich hier wirksam bewiesen.

Fehler der Ernährung und Entwicklung des ganzen Gliedersystems oder seiner einzelnen Theile. Hier tritt eine prophylaktische Aufgabe ein, die Geneigtheit der Wirbelsäule aus ihrer normalen Richtung abzuweichen zu berücksichtigen, und den bereits gebildeten Uranfängen des Uebels zu begegnen.

Die Vorschriften zu einer vernünftigen und solchen Fällen zweckgemässen physischen Erziehung der Kinder gehören nur zum Theil hieher, da die Ernährung zu befördern, Krankheitsanlagen zu heben, und überhaupt Atrophie, Paralysis u. s. w. zu beseitigen, zur Diätetik oder Heilkunde in Allgemeinen gehört. Uns muss es vorzüglich darum zu thun sein, das Rückgrath vor solchen schädlichen Einflüssen zu schützen, und Missbildungen der Wirbelsäule vorzubeugen, bis die veranlassenden Momente auf anderm Wege entfernt werden können.

Beschränkung der Bewegungen und Verrichtungen der Wirbelsäule ist hier unsere Aufgabe, und sie wird gelöst durch Ruhe, Unbeweglichkeit, Liegen auf horizontaler fester Unterlage. Hierzu dienen Matratzen von Rosshaaren, Seegras, Moos, Spreusäcke u. dergl. mehr. Am Zweckmässigsten sind die verstellbaren Rahmenmatratzen, indem ein Rahm, das durch Riemen in jede beliebige Höhe gestellt werden kann, unter die Matratze gelegt wird, oder die Matratze selbst auf das Rahm gepolstert ist. Vergl. die dritte Tafel.

Vorzüglich bei Knochenleiden aus mangelnder Ernährung ist auf diese Weise die nachtheilige Wirkung der Muskeln auf die kranken Wirbel zu beseitigen.

Ist Kurzsichtigkeit die Veranlassung der Krümmung, so mag zweckmässiger Gebrauch eines Augenglases, abgemessene Höhe des Tisches u. s. w. dem Auge zu Hülfe kommen.

Ungleiche Vertheilung der Kräfte, namentlich der muskulösen, erfordert Herstellung des Gleichgewichts, Ruhe der überwiegenden, grössere Bewegung und Uebung der geschwächten Parthie. So z. B. bei Rechtskrümmung aus überwiegender Muskelkraft grössere Uebung und häufigern Gebrauch der linken Hand,

Drehen eines Rades an der Kurbel mit der linken Hand, Ballspiel mit derselben u. dergl. Die Gymnastik lehrt das Weitere.

Gewohnheit einer Stellung, Haltung, Nachlässigkeit, Trägheit erfordert festen Willen, gespannteste Aufmerksamkeit des Patienten. In solchen Fällen wird Ermahnung zu gerader Haltung zweckmässig sein. In solchen Fällen statt der Schulterriemen, Korsetts u. dergl., die durch festen Druck dem Uebel steuern sollen, lieber leicht zerreissbare Kleidungsstücke, so dass die Patientin, statt sich auf den Druck ihres Korsetts zu verlassen, vielmehr durch ihre Stellung und Haltung vorbeugen muss, ihre Bänder oder Kleider von Gaze, Tülle oder Seidenflor nicht zu zerreissen. Auf diese Weise wird die Geradhaltung vortheilhafter erzielt, indem der Druck des Korsetts aufhört, sobald es abgelegt wird, die Wirkung der angewöhnten Haltung aber bleibend wird.

Einhalten einerlei Richtung und Bewegung erfordert Ausgleichung, vornämlich Aufmerksamkeit im Evolutionsalter, ehe der Körper seine volle Reife erhalten hat.

Kleidung. Vom nachtheiligen Einfluss einiger Kleidungsstücke ist schon die Rede gewesen, derselbe Einfluss kann aber auch zum Heilzweck dienen, so die Korsetts um das Ausweichen der Wirbel und Rippen zu verhüten, Korsetts mit Achselstützen um die Last des Oberkörpers zu tragen, Hosenträger oder ähnliche Schulterriemen, Gürtel um die Lenden u. s. w. Doch davon ist unter den mechanischen Mitteln die Rede.

Sogar die Schuhe mit hohen Absätzen, die den

Körper hinten erheben und nach Vorwärts treiben, könnten bei Rückwärtsneigung des Beckens und deren Folgen als Heilmittel benüzt werden, um die zu geringe Inklination zu vermehren.

Die Folgen unpassender Kleidung, oder die Nachtheile, die die Versuche sich dem Drucke und Zwange einer solchen zu entziehen, veranlassen, sind durch Entfernung der Ursache zu beseitigen.

Die Einflüsse der verschiedenen Situationen sind bereits angegeben. Ihre Nachtheile sind zu vermeiden, und durch Abwechslung und entgegengesezte Richtung Dasjenige wieder zu ersetzen, was bereits verloren ist.

Das Liegen mit zu hohen Kopfkissen, auf zu weichen Unterbetten u. s. w. ist nachtheilig, und beide sind zu entfernen. Man lege die Kinder mehr horizontal oder auf geneigte Flächen und gebrauche feste Matratzen zur Unterlage. Noch mehr ist diese Aufmerksamkeit bei Patienten nöthig, wenn man Anlage oder bereits eingetretene Spuren der Missstaltung bemerkt. Man wechsle die alten Plätze, in denen sich das Uebel zu erzeugen scheint. Eigene Erfahrung hat uns von den Vorzügen dieser Veränderung überüberzeugt. Ueber das Liegen wird im mechanischen Theile der Behandlung noch mehr gesprochen werden.

Das Sitzen auf unverhältnissmässigen Stühlen oder Bänken ist ebenfalls als höchst nachtheilig angegeben worden. Die Stühle müssen nach Verhältniss der Grösse der Kinder gefertigt werden. Ist das Freisitzen nachtheilig, indem die Wirbelsäule allein die Last des Oberkörpers tragen muss, so müssen diese Stühle mit Lehnen und Füssstühlchen versehen sein, um Stützung des Rückgrathes und Anstemmen der Füsse zu gestatten. Eben so müssen die Tische von zweckmässiger Höhe sein, dass Kinder in Lehrstunden den Boden mit den Füssen berühren können.

Endlich das Sitzen in Lehrstunden, Unterrichts-, Strick-Nähstunden betreffend, muss neben angemessener Höhe der Tische und Stühle auch Raum genug zu freier Bewegung vorhanden sein, dass jede Schülerin sich frei und ungehindert bewegen kann, weil im entgegengesezten Falle durch nothwendiges in einander Richten und gegenseitiges Ausweichen schiefe Haltung und dadurch Verkrümmung erzeugt wird.

Schon beim Tragen der kleinen Kinder, während sie noch auf dem Arme der Wärterin sitzen, ist Abwechslung und Aufmerksamkeit anzuwenden.

Stehen und Gehen äussern ebenfalls grossen Einfluss auf die Haltung. Mechanischen Gebrechen ist auf mechanische Weise abzuhelfen, so der Verkürzung eines Fusses durch Unterlagen an den Schuhen; der Schwäche oder Halblähmung eines Gliedes durch Stützen, Krücken, Gehmaschinen. Uebrigens müssen die Kinder selbst und ihre Lehrer oder Aeltern Aufmerksamkeit auf die Stellung, Haltung und Bewegung haben, und fester Wille mit passender Muskelübung wird manches Unheil verhüten, manches Uebel wieder gut machen können.

Die eigentlichen Beschäftigungen, wenn sie anhaltend sind, erfordern fortgesetztes Verharren in einerlei Richtung, anhaltende Wiederholung, einerlei Bewegung und zwingen dadurch den Körper bleibend in diese Richtung einzugehen.

Im Allgemeinen ist hier Ausgleichung dieser Einseitigkeit zu versuchen. Wechsel der Beschäftigung, auf eine Lehrstunde im Schreiben oder Zeichnen, eine andere in Musik oder vom Tanzmeister, nach anhaltendem Sitzen Erholung durch Ballspiel. Erholung zwischen anhaltenden Lehrstunden selbst, Wechseln der Plätze u. s. w.

Dass hier weniger von Knaben als vielmehr von Mädchen die Rede sei, ergiebt sich wohl von selbst. Knaben haben alle diese Rücksichten weniger nöthig. Im Allgemeinen aber suche man Ausgleichung jeder Einseitigkeit zu bewirken. Bewegung nach Ruhe, Gehen und Springen nach Stehen und Sitzen, und man wird weniger Missstaltungen erblicken.

Man sorge dabei für passende Kleidung, die möglichste Freiheit aller Bewegungen gestattet, man lasse überhaupt der Natur mehr Recht, und suche neben der geistigen Entwicklung auch die körperliche zu begünstigen, so werden unzählige Uebelstände verschwinden.

Hieher gehören nun die gymnastischen Uebungen für Mädchen, die die neuere Zeit versucht und mit Vortheil in Anwendung gebracht hat. Clias, Amoros und Andere haben die Gymnastik für die weibliche Jugend zur Bildung des Leibes, für Schönheit und Kraft eingeführt, und in orthopädischen Instituten, soviel uns bekannt geworden, vornämlich von Jalade Lafond und Delpech werden die verschiedenartigsten körperlichen Uebungen auch als Heilmittel zur Befestigung orthopädischer Kuren angewendet.

Sollte das Ende dieses Abschnittes eine Schilderung des Nachtheils enthalten, der durch orthopädische Instrumente und Maschinen erzielt werden kann, so würde grosse Ausführlichkeit nöthig sein. Doch Einiges zu bemerken mag gestattet werden.

Wie das Tragen der Korsetts die Muskeln schwäche, ist bereits gezeigt, und doch geschieht nichts häufiger, als dass man zu diesem Mittel beim ersten Anfang einer Krümmung seine Zuflucht nimmt.

Von Schulterriemen und ähnlichen Bandagen gilt ganz Dasselbe.

Ein Gleiches von dem Liegen auf der schiefen Fläche, wodurch die Muskelthätigkeit so sehr geschwächt wird. Shaw erzählt traurige Beispiele, die ein solches blindes Vertrauen auf diese Vorrichtungen erzeugte; denn die Patientinnen kamen missstalteter vom Planum herab als hinauf.

In wiefern das Ziehen und Ausstrecken durch Streckbetten nachtheilig werden könne, welche Folgen es durch den Druck auf die Stellen, an denen die Maschinen befestigt werden, äussere, wie die Beckengürtel und Kopfkränze wirken, davon kann man sich leicht überzeugen, wenn man entzündliche oder paralytische Zufälle der Extremitäten, Narben von wundgedrückten Stellen und dergleichen mehr noch mehrere Jahre nach der (misslungenen) orthopädischen Kur zu beobachten hat.

Dieser unser bitterer Tadel wird uns aber vom Maschinengebrauche keinen Augenblick abhalten, nur lehren mag er Andere, was wir bereits genugsam gesehen haben.

Lehren wird er aber ferner, dass solche üble Folgen zu vermeiden sind, und dass der Maschinengebrauch, wo er nicht angezeigt ist, unterlassen werden muss; doch kann dieses, so wie die zweckmässige

Anwendung der Maschinen, erst im Abschnitte von
der mechanischen Behandlung gelehrt werden.

Für jezt möge es genügen gezeigt zu haben, wie
viele Vorsicht die Behandlung auch mit ihren besten
Mitteln nöthig habe, um nicht mehr Schaden als Nutzen
zu stiften.

Behandlung der Curvatura muscularis.

Während die Behandlung der Missstaltungen, die
aus übler Haltung entspringen, aus verschiedenartigen
Elementen zusammengesezt ist, ist die Behandlung der
Krümmungen aus Muskelleiden desto einfacher.

Es geht dieselbe auf zwei Hauptgrundsätze zurück:
1) dass Bewegung, Uebung und Thätigkeit die Muskelkraft stärke und ihre Wirksamkeit erhöhe, Ruhe und Unthätigkeit sie schwäche und vernichte;
2) dass alle Missstaltungen, die auf Muskelleiden beruhen, von überwiegender, oder mangelnder, oder ungleichförmiger Muskelthätigkeit ausgehen.

In dieser Hinsicht bestehen für den orthopädischen
Arzt auch zwei Aufgaben:
1) durch Uebung und Thätigkeit und zweckmässigen Wechsel von Ruhe und Bewegung die Muskelwirkung zu erheben, zu stärken und bei der erlangten Kraft zu erhalten;
2) die überwiegende Muskelwirkung zu beschwichtigen, die mangelnde zu bekräftigen, die Ungleichförmigkeit dieser Thätigkeiten auszugleichen.

Die Erhöhung der Muskelthätigkeit, ihre grössere
Ausbildung und die Erhaltung darin wird durch Gymnastik erreicht, von der am Ende dieses Werkes be-

sonders gehandelt wird; die mangelnde Thätigkeit
wird durch eben dieselbe erweckt und gesteigert, nebenbei durch Medikamente unterstüzt; die überwiegende durch Uebung und Bewegung der entgegengesezten Theile zur Ausgleichung gebracht, oder durch
Ruhe selbst herabgestimmt, und auf dieselbe Weise
auch die Ungleichförmigkeit der Muskelwirkung gehoben.

In Beziehung auf den ersten Punkt, dass Thätigkeit die Kraft der Muskeln erhöhe und stärke, wird
deren Uebung in gymnastischer Hinsicht benüzt, um
die Kuren, die der Mechanismus begann oder unterstüzte, haltbar und bleibend zu machen.

Es sei eine Kur durch Maschinen und Werkzeuge
noch so gut gelungen, die verschobenen Knochen seien
durch Druck und Zug zur Ueberraschung glücklich
in ihre natürliche Stelle zurückgebracht, so wird dennoch diese Herstellung nicht bleibend sein, wenn die
Muskeln nicht Kraft und Energie genug besitzen, die
zurückgebrachten Knochen in der alten Lage und Richtung zu erhalten. Sobald die Patientin vom Streckbett herabsteigt, oder ihre tragbaren Maschinen mit
Beckenring, Nackenstange und Kopfkranz ablegt, wird
die Krümmung wieder eintreten, wenn nicht während
der Kur durch Maschinen, auch für die Herstellung
der Muskelkraft gesorgt worden ist.

Von den Vorwürfen dieser Art, die man der gelungensten Maschinenkur machen kann, ist oben schon
die Rede gewesen. Nichts desto weniger kann es
nicht zu oft gesagt werden, wie viele Nachtheile aus
derjenigen orthopädischen Heilmethode entspringen,
die die Herstellung der Muskelkraft vernachlässigt.

Man darf annehmen, dass der allergrösste Theil der heilbaren Krümmungen Curvatura muscularis sei, man gedenke nur der Seitenkrümmung unserer zartern künstlich erzogenen weiblichen Jugend; ist aber dieses der Fall, so ist der Schade unübersehbar, der durch verkanntes und misshandeltes Leiden der Muskeln gestiftet wird. In dieser Beziehung kann es unmöglich überflüssig sein, nochmals darauf aufmerksam zu machen, wie übel diejenigen Aerzte ihre Patienten berathen, die Ausdehnung durch Leibmaschinen, Korsetts, Achselstützen, wenn es hoch kommt noch durch Streckbetten, für das Einzige halten, was sie gegen eine Verkrümmung unternehmen können.

Wir selbst wollen in orthopädischer Hinsicht für einen Mechaniker gelten, und durch den Titel unseres Buches haben wir angedeutet, dass wir den Werth der Mechanik lehren und ihr Recht in der Heilkunde vindiziren wollen. Nichts desto weniger sehen wir uns zu solcher Sprache veranlasst.

Dagegen erkennen wir aber auch die Nothwendigkeit der mechanischen Behandlung, sogar in Beziehung auf die Muskeln selber.

Ist nämlich eine Formverletzung so gross, dass die Muskelthätigkeit die ausgewichenen Knochenpartieen nicht nur nicht zur Normalität zurückführen kann, sondern durch die günstigern Anheftungspunkte noch vergrössern muss, dann ist Mechanismus in der Behandlung nöthig.

Durch Unbeweglichkeit und Unthätigkeit wird die Muskelkraft vernichtet. Ist ein Muskel durch überwiegende Kraft seiner Antagonisten ausser Thätigkeit gesezt, oder durch Ausweichen der Knochen aus seiner natürlichen Lage gedrängt, so ist seine Wirkung aufgehoben, und er kann durch eigene Thätigkeit zur alten Funktion nicht zurücktreten.

Diese Funktion kehrt aber wieder, sobald der Muskel an seine alte Stelle zurückgebracht und in seine alten Rechte wieder eingesezt ist. Die Kraft kehrt wieder, sobald der Muskel in seine natürlichen Verhältnisse zurückgetreten ist, die er durch Ausweichen der Knochen verloren hatte.

Die mechanische Behandlung wirkt hier zur naturgemässen Regulierung der Muskelkraft, und die mechanische Einrichtung verschobener Gebilde wirkt hier also tonisch, ist ein Mittel geschwächte Muskelkraft zu stärken.

Dieser Satz verdient alle Aufmerksamkeit, man gestatte daher, ihn etwas weiter auszuführen.

Man nehme die häufigste unter allen Missstaltungen der Wirbelsäule die Rechtskrümmung der Rückengegend mit der Gegenkrümmung nach Links.

Durch die überwiegende Thätigkeit der rechten Seite ist oben die linke konkav, ihre Muskeln sind daher an Thätigkeit gehindert und nur die Zurückbringung der Wirbelsäule giebt ihnen ihre Freiheit wieder — umgekehrt unten, hier überwiegt die Kontraktur der rechten Seite, die konvexe linke ist durch diese überwiegende Kraft ausgedehnt, überwältigt, unthätig gemacht, nur die Aufhebung der Kontraktur und Reduktion der Gegenkrümmung kann der erschlafften Muskulatur der linken Seite ihre alte Kraft wieder geben.

Es möge dieses genügen, die Nothwendigkeit und

Wohlthätigkeit der mechanischen Einwirkung auch für den Muskel selbst zu erweisen.

Hauptgrundsatz bleibt jedoch immer: Wechsel zwischen Maschinen und Gymnastik, deren erstere die Kur beginnen, deren leztere sie haltbar machen muss.

In Beziehung auf den zweiten Punkt, das Ueberwiegen, den Mangel, oder die Ungleichförmigkeit der Muskelkraft gilt Folgendes.

Die überwiegende Muskelwirkung ist zu beschwichtigen, die mangelnde zu stärken, die ungleichförmige auszugleichen.

Die überwiegende Muskelwirkung ist entweder auf Seiten der Konvexität oder auf Seiten der Konkavität.

Ist sie auf Seiten der Konvexität wie z. B. bei der Rechtskrümmung der Rückengegend, dann ist sie durch einseitigen Gebrauch, vorherrschende Thätigkeit und grössere Uebung dieser Seite entstanden, ist gleichsam aus der Curvatura habitualis in die muscularis übergegangen. Durch Haltung, vorzüglich Beschäftigung und einseitigen Mehrgebrauch dieser Gebilde sind die Muskeln stärker, kräftiger, voluminöser geworden.

In diesem Falle fordert die Behandlung Ruhe, mindern Gebrauch, geringere Thätigkeit dieser Seite, dagegen Uebung der entgegengesezten. Man lasse die rechte Seite mehr in Ruhe, übe die linke, und lassen manche Dinge ohne dringende Noth z. B. Schreiben, Zeichnen sich nicht links treiben, so ersetze man dieses durch andere Uebungen, Ballspiel, Raddrehen, oder sonstige Beschäftigungen, in denen die linke Hand und Seite vorzugsweise thätig sein kann.

Kann auf diese Weise die Muskelkraft die linke Seite nicht mit der rechten in das Gleichgewicht bringen, so mag mechanische Einrichtung die ausgewichenen Knochen in ihre Lage zurückzuführen suchen, und die links zu entwickelnde Muskelthätigkeit wird sich freier äussern und ihre alten Rechte einnehmen können.

Diese Aufgabe wird mehr von der Gymnastik gelösst und später noch ausführlicher behandelt; mehr in die eigentliche Therapie schlägt die Behandlung ein, wenn das Uebergewicht der Muskelwirkung auf Seite der Konkavität ist.

In diesem Falle sind die Muskeln der kräftigern Seite verkürzt, gespannt, hart, haben ihre Ausdehnbarkeit verloren, und diesen Zustand heisst man Kontraktur. Die Kontraktur erscheint meist in der Gegenkrümmung, kann aber auch für sich eine ursprüngliche Krümmung veranlassen.

Bei Verkrümmung des Halses durch einseitige Verkürzung des Kopfnickers, an der Seitenkrümmung der Rücken - Lendengegend durch vorherrschende Zusammenziehung des viereckigen Lendenmuskels, ist diese Art des Muskelleidens, als für sich idiopathische Krümmung erregend, am Deutlichsten ausgesprochen.

Die Zusammenziehungen und Verkürzungen der Beugemuskeln der Extremitäten, wo die Kontraktur am Häufigsten erscheint, gehören, allenfalls das Angezogensein der Oberschenkel an den Unterleib ausgenommen, nicht hieher.

Die Behandlung der Kontraktur erfordert Erweichung und Ausdehnung der verkürzten und verhärteten Gebilde, daher erweichende, erschlaffende Einreibungen von Oelen, Fetten und dergleichen Salben Mandelöl, Eibischsalbe, Ochsenmark, Gänsefett, Klauenfett und dergleichen mehr; erweichende Umschläge, Fomentationen, Pflaster, erweichende Bäder von Wasser, Seife, Kräutern, Malz, Dampfbäder, Dampfdouchen an die leidenden Theile u. s. w.

Diesem therapeutischen Verfahren geht das mechanische zur Seite, gelinde Versuche die Ausdehnung zu bewirken, vom Patienten selbst durch eigne Muskelkraft, oder von fremder Hand als äussere Hülfe; allmählige Verstärkung dieser Versuche, und endlich vollständige Anwendung der Streckapparate, wenn die Verkürzung auf keinem andern Wege zu überwinden ist.

Durch dieses Verfahren erhalten die Antagonisten ihre alte Kraft und ihre Rechte wieder, und ist man, während die kontrahirt überwiegenden Muskeln erweicht und gestreckt werden, zugleich darauf bedacht, die expandirten Schwächlinge gegenüber zu stärken und zu üben, so wird auf diesem Wege das Gleichgewicht hergestellt, und die orthopädische Kur auch haltbar gemacht werden.

Der bis jezt verhandelten überwiegenden Kraft auf einer oder der andern Seite steht gegenüber die mangelnde Muskelwirkung, und auch diese kann auf der einen oder der andern, der konvexen oder konkaven mangelnd sein.

Ungewöhnliche Ausdehnung, Verdünnung, Erschlaffung, Unmöglichkeit den Antagonisten das Gleichgewicht zu halten, Abmagerung, Schwinden u. s. w. sind die Zeichen dieses Leidens. Es ist abermals doppelt, und besteht in Schwäche des Muskels und seiner Faser, oder in Lähmung des Nervens.

Im ersten Falle bei Erschlaffung und Schwäche des Muskels und seiner irritabeln Faser entsteht die Krümmung häufig durch Uebergewicht der Antagonisten; doch können auch die Antagonisten normal geblieben, und nur durch diese Schwäche relativ überwiegend geworden sein.

So z. B. bei einseitiger Zusammenziehung des Kopfnickers, viereckigen Lendenmuskels. Sei aber die Schwäche veranlasst durch was sie wolle, bald überwältigt der Antagonist die geringe Kraft, der Muskel dehnt sich aus, verliert die Fähigkeit zur Kontraktion ganz durch seine Unthätigkeit, und nimmt daher stets ab an Wirksamkeit und Masse.

Hier muss nun stärkend eingewirkt werden, um die Spannkraft der geschwächten Muskeln zu erhöhen.

Innerlich tonische Mittel sowohl diätetisch als therapeutisch; äusserlich stärkende Einreibungen von Weingeist, ätherischen Oelen, Melissengeist, Rosmaringeist, Lavendelgeist, Kajeputöl, Therbenthin, Kantharidentinktur, ferner Bäder, aber hier stärkende von aromatischen Kräutern, Gerberlohe, Eisen, Wein; Tropf- und Douchebäder auf die leidenden Theile, aromatische Dampfdouchen aus eigenen Vorrichtungen.

Mechanischer Seits Reiben, Puffen, Kneten, Streichen der geschwächten Parthieen, endlich Aufhebung der antagonistischen Kraft und Einrichtung der verschobenen Knochen und Muskeln an ihre natürliche Stelle durch Manipulationen und orthopädischen Mechanismus.

Es wird sich in diesem Falle der übermässig ausgedehnte Muskel wieder verkürzen, an Volum und Kraft zunehmen, und ebenfalls die Kur haltbar bleiben.

Leidet als zweiter Fall der Nerve an partieller oder gänzlicher Lähmung, so können die Antagonisten ganz normal geblieben sein, dennoch aber werden sie den unthätigen Muskel leicht überwältigt haben. In diesem Falle ist ganz die Behandlung der Nervenlähmung einzuhalten. Reizende Einreibungen und Waschungen mit aromatisch - spirituösen Flüssigkeiten, Blasenpflaster, Douchebäder, Moxen, innerlich tonica irritantia; im Uebrigen ist die Behandlung der eben geschilderten vollkommen gleich.

Bei Zerstörung der Nerven oder Muskeln ist nur ganz mechanische oder gar keine Hülfe möglich. Paralysis ohne Destruktion ist durch die angegebenen Mittel heilbar, wo Zerstörung Statt findet, dort Ersatz der Muskeln durch elastische oder steife Stützen und den übrigen nothwendig werdenden orthopädischen Mechanismus.

Es ist bei dieser Behandlung der Muskelschwäche grösstentheils nur diejenige berücksichtigt worden, die auf der gewölbten Seite Statt findet, die eben darum die häufigste ist, weil der thätigere Muskel sich zusammenzieht und der gelähmte ausgedehnt wird.

Diejenige Muskelschwäche, die auf der eingebogenen Seite liegt, und durch Mehrentwicklung der gewölbten veranlasst wird, muss mehr durch Gymnastik als auf therapeutischem Wege gehoben werden, und es ist dieses bereits angedeutet worden.

Der lezte Punkt unserer zweiten Aufgabe ist nun die Ausgleichung der ungleichförmigen Muskelwirkung.

Wenn nicht in allen, doch in den meisten Fällen wird es bei Rückgrathskrümmung von Muskelwirkung vorkommen, dass die beiden eben verhandelten Erscheinungen der Muskelkraft, nämlich überwiegende und mangelnde Thätigkeit, zugleich an verschiedenen Stellen des Rumpfes vorhanden sind; so dass die Ausgleichung ungleichförmiger Thätigkeit nur auf dem Ineinandergreifen der beiden gegen zu grosse und zu geringe Muskelwirkung gerichteten Behandlungsweisen beruht.

In dieser Hinsicht werden nun alle zur Behandlung der Muskelleiden gegebenen Vorschriften neben einander und zu gleicher Zeit in das Werk gesezt werden müssen.

Man nehme, wie in unserer Schrift immer, eine durch überwiegende Muskelwirkung entstandene Rechtskrümmung der Rückengegend mit Gegenkrümmung nach Links, so wird die Behandlung ungefähr folgende sein.

Die am Meisten entwickelten Muskelparthieen um die rechte Schulter bedürfen der Ruhe, müssen in Unthätigkeit gesezt werden, um an Kraft zu verlieren; dieselben Muskelparthieen der linken Seite wollen geübt, mehr gebraucht werden, um an Kraft und Volum zu gewinnen; die Muskeln der untern Krümmung auf der linken Seite, die expandirt sind, verlangen stärkende reizende Einreibungen; die Kontraktur derselben Muskeln rechts erfordert erweichende Mittel — die gesammte Körperkonstitution passendes Regime; die gesammte Verkrümmung die Anwendung des angezeigten Mechanismus, und auf diese Weise können für einen einzigen Fall alle Hülfsmittel nöthig werden, die der orthopädische Arzt aufzubieten hat.

Gymnastik und Streckbetten vertragen sich auf diese Weise ganz zweckmässig neben einander. Entzündung, Eiterung, Anschwellung, Verhärtung; die Folgen, die Krämpfe und Konvulsionen zurücklassen; Zerreissungen, Wunden der Muskeln u. s. w. müssen auf gewöhnliche Weise behandelt werden, wenn sie dem Orthopäden als ursächliche Momente vorkommen. Besondere Rücksicht verdienen Haut- und Muskelnarben z. B. nach Verletzungen, Verbrennungen. Sie sind ähnlich der Kontraktur durch Einreibungen und Extension, sonst nach den Regeln der Chirurgie, wo es angeht, durch Ausschneiden zu behandeln.

Als ein Hauptmoment in diesem Abschnitte verdient grosse Berücksichtigung die allgemeine Muskelschwäche ohne eigenthümliches Leiden einzelner Muskelparthieen. Bei dieser allgemeinen Muskelschwäche fehlt oft die bestimmte Richtung der Verkrümmung, weil bloss Mangel an Energie und Thätigkeit die Wirbel ausweichen lässt, ohne dass durch besonderes Leiden einzelner Muskelparthieen auch eine bestimmte Richtung der Abweichung bedingt wäre. Dieser Zustand hat in Erscheinung und Behandlung sehr viele Aehnlichkeit mit der Erschlaffung und Nachgiebigkeit der ligamentösen Apparate, von denen alsbald die Rede sein wird. Die Behandlung der allgemeinen Muskelschwäche ist aber folgende.

Innerlich tonische Mittel, Eisen, China; Salz- u. Eisenhaltige Mineralwasser; und eine entsprechende Diät. Fleischspeisen, Wein u. s. w. Aeusserlich Alles, was die Muskelthätigkeit erregen und erhöhen kann, vorzüglich Uebungen des Körpers aller Art, von den einfachen leichtern zu den verwickeltern schwereren übergehend. Stärkende Einreibungen, von geistigen Flüssigkeiten, ätherischen Oelen, nach Wenzel Einreibungen von Chamillenpulver. Es werden diese Einreibungen längs des Rückgraths zu beiden Seiten der Dornfortsätze auf die Muskeln gemacht, täglich mehrere Male und jedes Mal doch wenigstens eine viertel bis halbe Stunde lang, so dass auch selbst der Akt des Reibens Wirksamkeit äussern kann.

Dazu Bäder der verschiedensten Art. Gewöhnliche Wasserbäder. Flussbäder, Seebäder. Lafond empfiehlt kalte Bäder mit einer Temperatur von 14 oder 12 Grad angefangen und so weit getrieben, dass das Eis in den Wannen herum schwimmt. Er will keinen Nachtheil davon gesehen haben. Dass natürlich darauf schnelle Wiedererwärmung in Zimmern und Betten, oder durch die kräftigste Muskelthätigkeit nöthig sei, versteht sich von selbst.

Besser möchten sich aber doch unsere gewöhnlichen Flussbäder empfehlen.

Ferner natürliche oder künstliche Mineralbäder, Kräuterbäder. Endlich die künstlichen Vorrichtungen zu Tropf- Douche- Dampfbädern, z. B. aromatische Dampfdouchen u. s. w.

Ausserordentlich zu empfehlen ist das Reiben, Kneten, Streichen, Puffen der Muskeln, das Strecken, Ziehen, Drücken, von dem alsbald die Rede sein wird.

Mechanische Ausdehnung allein würde hier gar Nichts nützen, jedoch wird sich das horizontale Liegen auf harter Unterlage und gelindes Spannen durch schwache Federn sehr vortheilhaft zeigen, weil diejenige Abweichung, die die Muskelschwäche den Tag über gestattet hat, während der Nacht wieder aufgehoben, und wenigstens eine gerade Richtung zur Zeit des Schlafes und der Ruhe dadurch erhalten wird.

Bei zu grosser Muskelschwäche, die alle Bewegungen, oder dieselben nur theilweise unmöglich macht, muss mechanische Abhülfe eintreten, die den Körper so lange stüzt, bis sich einige Kraft entwickelt hat, und die beim Kräftigerwerden der Muskeln allmählig vermindert, und endlich ganz entfernt wird. Hieher gehören zur Stützung des Rückgrathes die tragbaren Maschinen des Rumpfes, Achselkrücken, Gehmaschinen u. s. w.

Die Behandlung der Ausdehnung und Nachgiebigkeit der ligamentösen Apparate erfordert ebenfalls Berücksichtigung, und wir halten diesen Ort hiezu für den schicklichsten.

Anschwellung und Ausdehnung dieser Gebilde ändert ihre Dichtigkeit und gestattet, dass sich die Wirbel auf einander verschieben.

Vorerst ist aber noch Untersuchung nöthig, ob es wirklich die ligamentösen Apparate sind, die leiden, und in wiefern diese ergriffen sind, namentlich wie gross die Theilnahme der Faserknorpel zwischen den Wirbelkörpern an dem Uebel ist.

Man lässt die Wirbelsäule ausstrecken, um aus der bereits vorhandenen Länge bei vorsichtig versuchter Dehnung den Grad der noch bestehenden Ausdehnbarkeit zu erforschen. Bedeutende Verlängerung der Wirbelsäule bei geringer Kraft deutet auf Erschlaffung der Bandscheiben.

Man drückt die Dornfortsätze gegen einander und sieht ob Schmerz oder konvulsivische Zuckungen entstehen, in diesen Fällen ist Ausdehnung schädlich.

Man vergleiche' die Höhe des Rumpfes Morgens und Abends, man lasse dazu den Patienten des Nachts auf horizontalem harten Lager durch schwache Federn ausgedehnt liegen, des Tages über ganz frei umhergehen; bedeutende Verminderung der Grösse des Abends deutet auf Leiden der Bandscheiben.

In diesen Fällen heilt keine Ausdehnung, man kann zwar den Patienten, zur Verhütung des Abweichens der Wirbelsäule und zum Ersatze der täglichen Verminderung an Grösse, des Nachts durch schwache Federn ausdehnen, wobei die Streckung sehr leicht geschieht; man muss aber zugleich auf andere Weise für die Festigkeit der Gelenkverbindungen sorgen.

Wenn Schmerzen da sind, die nicht gerade auch auf Entzündung deuten, so beurkunden sie Ueberfüllung der Blutgefässe; um diese zu heben und der Entzündung und chronischen Eiterung vorzubeugen, blutige Schrepfköpfe, Blutegel.

Man übertreibe es aber nicht, die Knorpel neigen nicht sehr zu Entzündung, und leiden mehr an Mangel an Reaktion.

Gelinde Reize wirken hier schon, daher Kampferlinimente, aromatische Einreibungen, Vesikantien, Fontanelle, Douchen von kaltem oder warmen Wasser, von Dämpfen, wo das Uebel hartnäckiger ist, selbst Moxen auf den Krankheitsheerd, wenn das Uebel sehr bedeutend ist.

Gymnastik nur beschränkt und mit Vorsicht.

Endlich bei gebildeter Krümmung mechanische Hülfe, Aufziehen am Kopfe ohne die Füsse vom Boden zu entfernen, Druck von den Seiten, der höchst schätzenswerth ist u. s. w.

Soviel von Behandlung der Erschlaffung der Ligamente.

Ich habe die Manipulationen am Rückgrath bereits gerühmt, und so günstigen Erfolg davon gesehen, dass ich nicht umhin kann, die Art meines Verfahrens dabei zu schildern.

Ich lasse den Patienten, so weit es nöthig ist, entkleiden, und auf Gesicht und Unterleib auf ein horizontales hartes Lager legen. Die Füsse müssen an einander gelegt ausgestreckt sein, die Arme müssen seitwärts am Körper anliegen, oder unter dem Gesichte gekreuzt werden.

Soll eine Einreibung stärkender oder erschlaffender Art gebraucht werden, so ist sie zu gleicher Zeit anzuwenden.

Nun lasse ich das Rückgrath möglichst strecken, und suche dieses noch zu begünstigen, indem ich gelinde an Kopf und Schenkeln zugleich oder abwechselnd ziehe.

Während solcher Streckung, die die Rückgrathsmuskeln bedeutend anstrengt, fasse ich die Dornfortsätze der ausgewichenen Wirbel, und ziehe sie anfangs mit gelinder, dann mit verstärkter, endlich mit ziemlich hoch gesteigerter Kraft in ihre natürliche Lage zurück; dieses geschieht dann zugleich an der Ur- und an der Gegenkrümmung nach entgegengesezten Richtungen. Diese Manipulation wird mehrmals wiederholt.

Jezt setze ich beide Daumen zu beiden Seiten der Dornfortsätze und streiche stark aufdrückend die ganze Länge des Rückgraths herab. Auch Dieses wird mehrere Male wiederholt.

Endlich fasse ich den Rumpf auf beiden Seiten und suche die Rippen, Brustbeine, überhaupt die ausgewichenen Theile in ihre alte Lage zurückzubringen.

Dieses Strecken, Ziehen, Streichen, Drücken u. w. muss nun ungefähr eine halbe Stunde täglich zwei bis drei Male fortgesezt werden.

Die Empfindlichkeit des Patienten dabei verliert sich bald, und der Erfolg ist überraschend, wenn diese Manipulationen mit gehöriger Geduld und Kraft einige Zeit fortgebraucht werden.

Vor Allem kann ich das kräftige Zurückziehen der Wirbel an ihren Dornfortsätzen nicht genug empfehlen. Man kann hier drücken oder ziehen, doch wirkt der Zug der vier Finger, die man an die Dornfortsätze ansezt und gegen sich zieht, am Kräftigsten.

Sollte durch diese Manipulationen die Haut zu sehr gereizt und empfindlich werden, so ist Einreibung öliger Mittel, namentlich gereinigtes Klauenfett anzurathen.

Behandlung der Curvatura ossaria.

Die Behandlung dieser Varietät ist wieder etwas vielfacher nach den verschiedenartigen Krankheitserscheinungen, die die Knochen und ihre nächsten Umgebungen betreffen.

Bei allen Zufällen dieser Gebilde, es mögen die Bandscheiben oder die Wirbelkörper selbst von mechanischem Drucke leiden, oder von innern Krankheitsprozessen ergriffen sein, stets sind sie zu ihrer natürlichen Funktion unfähig, und weder zur Stützung des Rumpfes noch zur Bewegung tauglich.

Um dieser Unfähigkeit zur Stützung und Untauglichkeit zur Bewegung willen, muss nun der Druck der Schwere und der Einfluss der Muskeln auf die kranken Gebilde aufgehoben werden. Da die Einwirkungen der Muskeln und der Schwere fast in jedem Zeitraume eines Uebels gleich nachtheilig sind, so muss deren Entfernung so ziemlich in allen Stadien eines Krankseins der Knochengebilde gleichmässig Statt finden.

Die Aufhebung dieser Einflüsse ist nur dem Mechanismus möglich, der nun auch, je mehr wir uns in den Knochen mechanischen Formveränderungen nähern, immer deutlicher hervortritt.

In manchen Fällen werden tragbare Leibmaschinen dem beabsichtigten Zwecke entsprechen, und wenigstens bei Tage dem Kranken einige Bewegung gestatten, in den heftigern Zufällen und bei Nacht ist immer und jedesmal das horizontale Liegen auf harter Unterlage, und in den meisten Eällen das Spannen und Ausstrecken durch Federn erforderlich.

Leiden der Bandscheiben durch mechanischen Druck aufliegender oder verschobener Wirbel erfordert Beseitigung dieses Druckes. In diesem Falle werden Leibmaschinen mit Rückenstangen und Kopfkränzen, Achselstützen u. s. w. genügen, dem krankhaften Drucke wenigstens bei Tage die erforderliche Kraft entgegen zu setzen, bei Nacht ist ausgestrecktes Liegen im Spannbette nöthig.

Mangel an Ernährung, gesteigerte Aufsaugung in den Bandscheiben, meist mit dem krankhaften Drucke im Zusammenhange, verlangt nach Entfernung der Ursachen, Steigerung der Ernährung und Reproduktion im Allgemeinen, und da wir für jezt nicht im Stande sind, Mittel anzugeben, die gerade die Reproduktion der Bandscheiben befördern, so berufen wir uns auf Alles das, was wir über Ernährungsfehler überhaupt und des Knochensystems insbesondere vorzutragen haben.

Dynamische Krankheiten der Bandscheiben, Entzündung, Anschwellung, Eiterung, Verschwärung u. s. w. müssen mit Blutegeln, Schrepfköpfen, Einreibungen, Vesikantien, Moxen u. s. w. behandelt werden. Ueberhaupt geht ein solches Leiden vom Knochen aus oder bald auf den Knochen über, und aus der Verwandschaft der Krankheitszufälle erwächst auch die Aehnlichkeit der Behandlung.

Uebrigens ist dieses Leiden der Bandscheiben schon ein Zufall, der absolute Ruhe, daher Entfernung alles Druckes und aller Bewegung erfordert. Unverrücktes Liegen, nöthigenfalls leichtes Spannen, nur um Bewegung zu verhüten.

Bildungsfehler der Knochen selbst, ungleiche Höhe der Wirbel u. s. w. gestatten keine Hülfe, wenn nicht die Natur durch entsprechenden Bau anliegender Organe dem Uebel zu begegnen gesucht hat. Ist der Zustand erkennbar und verursacht er äussere Missbildung, so mag der Mechanismus ihm abzuhelfen suchen.

Ernährungs- und Entwicklungsfehler der Knochen sind ein weit ausgedehntes Feld, sie erfordern Beförderung der Entwicklung im Allgemeinen und Besondern, die Ursachen sind aufzusuchen und zu entfernen. Da aber diese Heilung sehr langsam vor sich geht, und bis sie zu Stande kommt, eine vorhandene Krümmung sich bedeutend vergrössern würde, ja neue erst entstehen könnten, so sind die natürlichen Verrichtungen der Wirbelsäule zu beschränken, und der Einfluss der Muskeln auf die Knochen aufzuheben; denn die Muskeln, wenn sie auch geschwächt sind, bilden immer ein wesentliches Moment zur Verunstaltung des Rückgraths.

Diese Aufgabe kann nur durch Ruhe und mässige Ausdehnung im Streckbette, zur Zeit aber, um dem Patienten einige Bewegung zu gönnen, durch tragbare Maschinen ausgeführt werden.

Neben allgemein passendem Regime haben wir innerlich stärkende Mittel angewendet, äusserlich Bäder empfohlen. Von dem guten Erfolge der innerlich gegebenen Färberröthe, so wohl im Dekokt als Extrakt, glauben wir uns überzeugt zu haben, so wie wir auch die Bäder aus einem Absud von Eichenlohe als höchst wirksam aus eigener Erfahrung empfehlen können.

Mechanische Störung der Wirbel, gesteigerte Aufsaugung durch Druck veranlasst, und dadurch bewirktes Abschleifen und Niedrigerwerden der Wirbelkörper an einer Seite, ist durch Aufhebung des Druckes und Einrichtung der den Druck veranlassenden Verkrümmung zu heben. In diesem Falle wird die Anwendung von tragbaren Extensionsmaschinen dem Patienten wenigstens bei Tage einige Freiheit der Bewegung gestatten, bei Nacht wird horizontales Liegen und gelindes Ausdehnen im Streckbette unerlässlich bleiben.

Hier sogar, wie auch bei Ungleichheit der Bandscheiben aus mechanischer Ursache, leichte gymnastische Uebungen, theils um der gedrückten Seite mehr Freiheit zu verschaffen, theils um den Druck auf die entgegengesezte Seite zu verlegen.

Uebrigens Berücksichtigung der zu steigernden Reproduktion und Behandlung wie bei Ernährungsfehlern.

Entzündung und Vereiterung der Wirbel, die sonst noch unter verschiedenen Benennungen vorkommen, haben wir als Tuberkelleiden betrachtet, und wollen sie dem zu Folge nach den verschiedenen Zeiträumen ihrer Entwicklung abhandeln.

Im ersten Zeitraum der Tuberkelbildung, der aber nur selten erkannt werden wird, würden wir gelindauflösende und stärkende Mittel empfehlen. Seifenhaltige Extrakte, Plummersches Pulver, milde Narkotika, Selterser, Fachinger Wasser, würden an ihrem Platze sein. Ueberhaupt wäre ein Verfahren einzuhalten ungefähr wie gegen die Skropheln, mehr beruhigend auflösend, bei irritabeln; mehr reizend stärkend bei torpiden Subjekten.

Im zweiten Zeitraum der Entzündung, ist es die wichtigste Aufgabe die Grösse und Ausdehnung des Uebels genau zu erforschen, um durch richtige Behandlung der Eiterung und weitern Zerstörung vorzubeugen. Das Vorhandensein der Entzündung erfordert Blutentleerungen, Schrepfköpfe, Blutegel. Bei Erwachsenen mögen Schrepfköpfe den Vorzug verdienen. Wir gebrauchen nun äussere Mittel, durch die wir beabsichtigen, in der Nähe der leidenden Stellen einen Reiz zu erregen, der grösser ist, als jener,

durch den die Entzündung bedingt wird. In diesem
Zeitraume dürfen diese Reize aber nicht die heftigsten
sein; noch keine künstlichen Geschwüre und Moxen,
sondern Blasenpflaster zu beiden Seiten des Rückgraths, scharfe Salbe, Brechweinsteinsalbe, Brechwein-
steinpflaster an verschiedene Stellen des Rückgraths.
Diese Reizmittel genügen in der entzündlichen Periode,
und niemals werden die kräftigsten Reize in diesem
Zeitraume zu rechtfertigen sein, besonders wenn hohe
Grade von Schmerzlichkeit vorhanden sind. Die äussern
Reize sollen auch dem Heerde des Uebels nicht zu nahe
gelegt werden, theils weil sie dort den Schmerz erhöhen, theils ihren eigentlichen Zweck Ableitungsmittel zu werden verfehlen. Es ist daher gut, diese
Reizmittel in grösserer Entfernung von der leidenden
Stelle anzuwenden. Auch soll man die Reizmittel am
Rückgrathe nicht gegenüber legen, sondern auf der
einen Seite eine höhere, auf der andern eine tiefere
Stelle wählen, und immer neue Mittel anbringen, ehe
die reizende Einwirkung der ersten vorüber ist.

Im dritten Zeitraum der Eiterung und weitern
Zerstörung, nachdem die Entzündungsperiode vorüber
ist, und sich bereits Zeichen der anfangenden Verunstaltung des Rückgraths eingestellt haben, dann werden höhere Grade von Reizungen ihre Stelle finden.
Diese künstlichen Geschwüre und Ableitungsmittel sind
rücksichtlich ihrer Wirksamkeit keineswegs von der
Menge des Eiters bedingt, den sie täglich entleeren,
sondern von dem Grade der Reizung, in dem sie unterhalten werden. Ihr Zweck bleibt immer, auf der
äussern Oberfläche des Körpers einen Reiz zu erregen,
entfernt von der leidenden Stelle, um die Kongestion

des Blutes von der ursprünglich kranken Stelle auf die künstlich gereizte zu leiten. Aetzstein, Moxen, Glüheisen sind die wirksamsten dieser Reize, und es ist sehr zweckmässig, nach dem Abfallen der Brandschorfe die wunden Stellen mit gelinde reizenden Salben zu verbinden, um diese bis zu erneuerter Anwendung wiederholter Kauterisationen in der beabsichtigten Reizung zu erhalten.

Den günstigen Erfolg dieser oft gewagt scheinenden Mittel haben wir in eigener Erfahrung beobachtet; und können daher ihre kühne Anwendung empfehlen.

Dass hier die Missstaltung der Wirbelsäule nicht Ursache, sondern Folge sei, und vom Anbeginn des Uebels, wenigstens vom ersten Eintreten der entzündlichen Symptome an strengste Ruhe und möglichste Unbeweglichkeit eingehalten werden müsse, versteht sich von selbst.

Bei weiterer Zerstörung, Abszessen, theilweisem Abgange der Wirbel oder deren zerstörten Resten aus den Eiterheerden ist nur palliative Hülfe, die die Therapie und Chirurgie zu lehren hat, möglich.

Der Orthopäde kann hier Nichts mehr thun, als durch möglichste Ruhe und Unbeweglichkeit dem Drucke des Rückenmarkes vorzubeugen, und die Anchylose zu befördern.

Sucht die Natur durch neu erzeugte Knochenmasse, Ossifikationen der Wirbelränder, Verknöcherung der Bandscheiben u. s. w., die getrennten Stellen zu vereinigen, so muss man dieses durch Vermeidung aller Bewegung und Erhaltung des Körpers in der angenommenen Lage möglichst zu befördern suchen.

Die Lagerung des Patienten auf Gurtbetten mit dem Rücken nach Oben haben wir zu beobachten und anzuwenden noch nicht Gelegenheit gehabt. Zur Reinigung der natürlichen und künstlichen Geschwüre, Schutz vor dem Aufliegen und dergleichen möchte sie allerdings zweckmässig sein, wenn ihr nicht andere Schwierigkeiten entgegen träten.

Knochenerweichung. Dieses Leiden fällt in Beziehung auf seine Behandlung so ziemlich mit der Rhachitis zusammen, so wie die Behandlung unserer Wirbeltuberkeln eigentlich in der der skrophulösen Dyskrasie besteht.

Unverrückte ruhige Lage, um die Wirkung der Schwere und der Muskeln auf die erweichten Knochen auf das Strengste zu vermeiden, aber kein Anspannen und Ausdehnen oder selbiges nur mit grösster Vorsicht, damit die erweichten Knochengebilde nicht durch den Druck der Maschinen und Bandagen leiden.

Gute Diät, Einreibungen, Kräuter-, Malzbäder, Bäder von Eichenlohe, die ich aus eigener Erfahrung auf das Nachdrücklichste empfehle, innerlich Eichelkaffee, Färberröthe, bittere Extrakte mit aromatischen Aufgüssen u. s. w. Unter Rhachitis ein Mehreres.

Eine nach Vereiterung oder Erweichung der Knochen eingetretene Anchylose ist ein heilsames Bestreben der Natur und darf nicht gestört werden. Es seien die Knochen nach Entzündung und Eiterung mit einander verwachsen, oder nach Erweichung unter einander verschmolzen, so muss man suchen diese Vereinigung zu befördern und befestigen. Man darf dem Patienten nicht früher das Aufstehen von seinem Lager gestatten, als bis man die Ueberzeugung hat, dass die Knochenstücke vereinigt und befestigt sind, und muss sie auch dann noch bis zur vollkommenen Konsolidation durch den Mechanismus unterstützen.

<small>Behandlung der Curvatura dyscrasica.</small>

Die Behandlung dieser Varietät ist verschieden nach den verschiedenen Dyscrasieen, die wir in sie aufgenommen haben. Man erwarte aber hier keine vollständige Abhandlung über die Heilung solcher Zufälle, deren Einfluss auf die Gestaltung und deren Beseitigung wir bloss andeutend berühren wollten. Die Heilung der hieher zu zählenden Erscheinungen gehört nur zum geringsten Theil dem Orthopäden an.

Rheumatismus. Seine Wirkung besteht grösstentheils in Kontraktur; Muskeln und Ligamente werden straff und steif, die Beweglichkeit verringert oder aufgehoben.

Erweichende, zertheilende, reizende Einreibungen, allgemeine und örtliche Bäder, nebst den geeigneten innern Mitteln müssen in Awendung kommen. Sind aber Muskeln und Flechsen verkürzt, kontrahirt, ist die Bewegung dadurch gehindert, dann tritt der Mechanismus ein, und sucht diese Uebel im Streckbett, auf dem Streckstuhl oder sonst durch Maschinen zu heben und die Heilung durch Gymnastik dauerhaft zu machen.

Skropheln. Die Behandlung dieser Krankheit ist sehr weitläufig, wir beschränken uns darauf, aufmerksam zu machen, dass wenn dieses Leiden im Körper besteht und die Knochen noch nicht ergriffen hat, Bewegung und Gymnastik ihre Stelle finden, im Uebrigen gehört dieses Uebel für den innerlichen Arzt, und ergreift es die Wirbel, so wird es sowohl in der Erscheinung als Behandlungsweise mit den oben beschriebenen Wirbeltuberkeln zusammenfallen, die wir ohnehin grösstentheils auf Rechnung der Skropheln schreiben mussten.

Rhachitis. Die Erscheinungen der Rhachitis sind schon in der Erkenntniss von der Knochenerweichung im kindlichen Alter schwer zu trennen, und treffen in der Behandlung noch mehr damit zusammen, daher ich oben den Artikel Knochenerweichung auf Rhachitis verwiesen habe. Auch die Behandlung dieser Zufälle, die ich eine Entwicklungskrankheit des Knochensystems genannt habe, gehört in das Gebiet der eigentlichen Medizin. In wiefern nun die Konsolidation der erweichten Knochen durch gesteigerte Ernährung befördert werde, in wiefern innerliche Arzneien, bittere, stärkende, reizende Mittel dazu nöthig werden, und äusserlich Einreibungen, vorzüglich Bäder der verschiedensten Art günstigen Einfluss äussern, überlassen wir dem praktischen Arzt. Unsere Erfahrungen über vortheilhafte Wirkung der Färberröthe und der Eichenlohbäder haben wir schon mitgetheilt.

Dem Orthopäden bleibt in diesen Zuständen nicht sehr viel zu thun. Bewegung, gymnastische Uebung darf bei rhachitischen Individuen nicht Statt finden, auch das Ausdehnen auf dem Streckbette darf gar nicht, oder nur mit grösster Vorsicht geschehen. Leicht könnte den erweichten Knochen durch die Anlegung von Maschinen, und Bandagen eine grössere Missstaltung zugefügt werden, als die Krankheit selbst veranlassen würde.

Vermeidung übler Stellungen, horizontales Liegen

auf festen mit aromatischen Kräutern ausgestopften Matratzen, Vorsicht bei allen Bewegungen, und möglichste Verhütung der bevorstehenden Verunstaltungen ist so ziemlich Alles, was der orthopädische Arzt in solchen Fällen unternehmen kann.

Wir erinnern uns eines vierthalbjährigen Mädchens, das wir vor einigen Jahren in Behandlung hatten. Erst verlor es die Fähigkeit zu gehen und zu stehen, dann lag es unbeweglich und gelähmt, so dass alle Ausleerungen unwillkührlich erfolgten, und dennoch, bei wenig Sorgfalt seiner Pflegmutter, erholte es sich unter solcher Behandlung zu einer Kraft und Lebendigkeit, über die wir uns jezt noch wundern.

Arthritis und Syphilis äussern ihren verderblichen Einfluss erst später auf die Knochen und gestatten keine mechanische Hülfe, daher war es auch genug, diese Krankheitszufälle als Mitursachen der Missstaltungen des spätern Alters angeführt zu haben.

Mechanisch - gymnastische Behandlung der Formveränderungen.

Diese zweite Abtheilung unserer orthopädischen Behandlung theilen wir ab in die Mechanik und die Gymnastik. Wir fühlen es wohl, dass diese Eintheilung nicht wissenschaftlich sei, doch für den praktischen Zweck, der uns jezt vorliegt, mag sie nicht unpassend sein. Auch dürfte es nicht leicht werden, die Gränzen zu bestimmen, wo das mechanische Strecken und Dehnen aufhört, und die gymnastische Uebung anfängt.

Mechanische Behandlung.

Wir betreten jezt das Gebiet der eigentlichen Mechanik, und hier ist der Ort, ihren Werth in der Heilkunde geltend zu machen, ihre Rechte in Anspruch zu nehmen, aber ihr auch ihre Schranken anzuweisen.

Wir beginnen sie mit den einfachen Sätzen, dass
das Gliedersystem mit seinen Knochen, Bändern, Muskeln und Gelenken das mechanische System im Organismus sei;
die natürliche Funktion desselben im gesunden Zustande nach den Gesetzen der Mechanik Statt finde;
die Formveränderung im kranken Zustande nach denselben Gesetzen der Mechanik geschehe;
und die Heilung von eben denselben Prinzipien der Mechanik auszugehen habe.

Dass für unsern Fall diese Grundprinzipien der Mechanik in dem Drucke der Schwere und dem Zuge der Muskeln bestehen, braucht wohl kaum noch erwähnt zu werden.

Ob die Anwendung der Mechanik in der Heilkunde erlaubt, ob sie nützlich, nothwendig u. s. w. sei, darüber haben wir uns bereits ausgesprochen, und wir verschmähen alle spitzfindigen Untersuchungen über Dinge, in denen die Erfahrung längst entschieden hat.

Als vor ungefähr vier Jahren die erste Abtheilung unserer Orthopädie erschien, schien uns eine ausführliche Rechtfertigung dieser Ansichten nöthig, da wir durch unser Werk die Mechanik in die Heilkunde einzuführen versuchen wollten.

Damals schien uns die wissenschaftliche Orthopädie

noch sehr in der Wiege zu liegen. Ausser einigen ältern Werken war wenig bekannt. Von Heine war Nichts herausgekommen, als einige Ankündigungen und einige Auflagen seiner Hausordnung, wie ich denn überhaupt nicht weiss, dass ausser dem Verzeichniss des systematischen Bestandes seines Modellen-Kabinetts Etwas von ihm erschienen sei.

Die Werke von Shaw und Wenzel schienen wenig bekannt, ersteres wohl durch die ausländische Sprache, lezteres durch seine Grösse und Preiss.

Harrison und Pravaz schrieben mit mir gleichzeitig, die Verbandlehre von Gerdy, die Werke von Lachaise, Jalade Lafond und Delpech erschienen alle später.

Von dieser Zeit an sprechen auch die Journale von orthopädischen Kuren, nachdem vorzüglich Blömer von dem gewöhnlichen Verfahren, die orthopädischen Heilanstalten aussen mit prunkendem Glanze zu umgeben und innen mit geheimnissvollem Dunkel zu umhüllen, eine ehrenvolle Ausnahme gemacht, und einige seiner Werkzeuge öffentlich mitgetheilt hat.

Nun ist die Orthopädie auch in der Medizin Mode geworden, und alle Verbandlehren beeifern sich, der Orthopädie auch ein Plätzchen zu gönnen, und liefern in ewigen Nachstichen eine Menge — schlechte — Abbildungen von Werkzeugen, Verbänden und Maschinen zu orthopädischen Kuren.

Dieses Alles war vor vier Jahren noch nicht, als ich die erste Abtheilung meiner Orthopädie verfasste. Damals hielt ich es für nothwendig, über die allgemeinen Ansichten des organischen Mechanismus, seines Erkrankens und seiner Heilung ausführlicher zu sein, und berufe mich auf Alles das, wass ich in der gedachten ersten Abtheilung in der Einleitung und den Abschnitten von der Mechanik und der Therapie vorgetragen habe.

In der vorliegenden Abtheilung unseres Werkes sind wir nun so weit gekommen, dass wir nachgewiesen haben:

 im ersten Abschnitte von der Mechanik des menschlichen Leibes, wie der ganze Bau des Gliedersystems dem Mechanismus entspreche, wie die Knochen die Last, die Gelenke mit den Ligamenten den Stützpunkt darstellen, um den sich die Last und Kraft bewegen, wie Schwere und Muskeln mechanisch auf den Mechanismus wirken; und wir haben dieses nicht allein durch anatomische Beschreibung der Theile und der bewegenden Kräfte gezeigt, sondern auf unsern beiden ersten Tafeln sogar bildlich dargestellt;

 im zweiten Abschnitte von der Pathologie der einzelnen Formen, wie die Gestaltung mechanisch verändert werde durch diese oder andere Einflüsse, und wir haben hier immer nur der mechanischen Verschiebung der Form des Knochenbaues erwähnt;

 im dritten Abschnitte von den Varietäten, wie dynamische Einwirkungen nachtheiligen Einfluss auf das Gliedersystem äussern, wir haben aber auch schon gelehrt in der ersten Hälfte des vierten Abschnitts, wie man diese dynamischen Einflüsse und Ursachen auf dynamische Art entfernen und heilen müsse;

und es bleibt uns für jezt Nichts weiter übrig, als die

mechanische Behandlung der mechanischen Formveränderungen vorzutragen.

Nachdem wir nun den Zug und den Druck als die Grundprinzipien in der Anatomie, Physiologie und Pathologie des Gliedersystems erläutert haben, so sollen nun diese beiden Agentien auch als Grundkräfte mechanischer Heilung durchgeführt werden.

Angezeigt ist das Eingreifen des Mechanismus dort, wo es nöthig oder nützlich ist, Abweichungen von der natürlichen Lage dahin zurückzubringen, darin zu erhalten, oder der Abweichung vorzubeugen, ferner als Abhülfe unheilbarer Lähmungen oder Substanzverluste.

Diejenigen Formveränderungen werden also grösstentheils hieher gehören, die wir unter der Curvatura habitualis und muscularis abgehandelt haben. In diesen beiden Varietäten wird sich der Mechanismus auch mehr thätig, wirksam, wo er in Curvatura ossaria und dyscrasica eintreten muss, wird er sich mehr abhaltend und beschränkend äussern.

Uebrigens haben wir in der Behandlung der Varietäten schon überall angedeutet, wo der Mechanismus einzutreten habe, und entsteht irgend ein Zweifel, in wiefern das mechanische Einwirken schädlich werden könne, so mag es mit allen Vorsichtsmassregeln, die man bei jedem kräftigen Heilmittel nöthig hat, versucht und die Erfahrung zu Rathe gezogen werden.

Diese mechanischen Kuren werden nun durch die Maschinen ausgeführt.

Wir verstehen unter Maschinen Apparate und Werkzeuge, die aus festen Stoffen mannigfaltiger Art bereitet, auf die Gestaltung des Leibes einwirken, und die, wenn sie einmal angelegt sind, nicht durch eine im Leibe, sondern in ihnen selber liegende Kraft eine fortwährende gleichmässige Wirkung äussern.

Es handelt sich häufig nicht um die durch die Maschinen auszuübende Gewalt, sondern um die lange anhaltende, gleichmässig fortdauernde Stätigkeit der Wirkung, die auf keine andere Weise erreicht werden kann.

Alle Kraft der Mechanik ist aber anziehend oder abstossend, und so auch hier der Druck und der Zug der orthopädischen Maschinen.

Die Wirkung der Maschinen ist entweder eine direkte, um geradezu auf das verschobene Gebilde, fast immer den Knochen, einzuwirken, um selbiges der Ausweichungslinie entgegen zur Normallage zurückzuführen, dieses ist der Druck; oder die Wirkung der Maschinen ist eine indirekte, indem durch Hebung der Hindernisse, Ausdehnung von Verkürzungen, meist der Muskeln, die natürliche Lage hergestellt wird, und dieses ist der Zug.

Da aber die Krankheitszustände, die orthopädische Heilung zulassen, fast einzig und allein auf Abnormitäten der Lage und Verbindung der Knochen bestehen, die von aufgehobener, übermässiger, oder verkehrt wirkender Muskelaktion aus ihrer Lage verschoben sind, so ist es Aufgabe der orthopädischen Mechanik, die erkrankten Theile theils einander zu nähern, theils von einander zu entfernen, und die Maschinen leisten dieses durch Druck und Zug, als Compressions- und Extensionswerkzeuge.

Die Maschinen auf diese Weise gebraucht, sind Mittel zur Heilung, und werden nach der Genesung abgelegt, so bald die Theile ihre alte Lage und Festigkeit wieder angenommen haben. Wo sie nur palliativ wirken, wie zum möglichsten Ersatze von Mängeln oder bei Lähmungen, dort werden sie für immer gebraucht.

Wir müssen für Diejenigen, die unsere erste Abtheilung nicht zur Hand haben, mit einigen Abänderungen ein Paar Blätter über die allgemeinen Gesetze des Maschinengebrauches aus jenem Bande ausheben.

Die orthopädischen Maschinen haben zum Zweck die Einrichtung verschobener und verkrümmter Gebilde, oder die Unterstützung geschwächter Organe zur Ausführung der Bewegung, sie wirken drückend und ziehend, und verhalten sich in dieser Hinsicht ganz nach den Gesetzen der übrigen allgemeinen chirurgischen Mechanik.

Jede Maschine muss ihre Stützpunkte und Wirkungspunkte haben, an jenen ist sie befestigt, auf diese äussert sie ihre Kraft. Der Punkt ihrer Wirkung geht immer auf das erkrankte Gebilde, der Stützpunkt ist an festen gesunden Theilen des Organismus, oder es liegt der Stützpunkt ausser dem Organismus, und bloss die Wirkung geht auf den Körper.

Die Maschine soll nicht an den kranken Theil befestigt sein, sondern nur ihre Wirkung auf ihn äussern, bei einer Verkrümmung des Rückgraths z. B. geschieht die Befestigung am Becken und Kopfe.

Nur die Muskeln lassen sich strecken, verkrümmte Knochen lassen sich allenfalls gerade biegen, aber strecken nicht. Daher dürfen die Muskeln eines Gliedes, das eingerichtet werden soll, nicht gedrückt werden, und die Befestigungspunkte der Maschinen müssen so gewählt werden, dass die zu streckenden Muskeln ganz frei liegen. Zur Streckung des Rückgraths kommen die Maschinen an Kopf und Becken, oder Schultern und Becken, um die längs der Wirbelsäule vorlaufenden Streckmuskeln des Rückgraths nicht zu drücken.

Ausdehnende und gegenausdehnende Kraft müssen sich gleich sein, Druck und Gegendruck sich entsprechen.

Die Ausdehnung muss in der Achse des kranken Gliedes geschehen, das gestreckt werden soll, und die Kraft muss in der Richtung dieser Achse wirken.

Die Gegenausdehnung muss in derselben Richtung auf die Achse des zu streckenden Gliedes wirken.

Bei dem Drucke gelten andere Gesetze; der Druck einer Maschine wirkt senkrecht auf die Achse des Gliedes, das genähert oder entfernt werden soll, und vom Gegendrucke gilt dasselbe.

Die Wirkung und Kraft der Maschine muss der Kraft des Widerstandes der kranken Theile angemessen sein, und diese mechanische Aktion darf nicht zu schwach und nicht zu stark sein, weil sonst Wirkungslosigkeit oder Beschädigung und Verletzung eintreten würde. Es muss also die Kraft der Maschine nach der Stärke der Muskeln und Ligamente, der Straffheit oder Erschlaffung der Faser, Härte oder Erweichung der Knochen, nach dem Alter der Patienten u. s. w. auf das Genaueste berechnet und bemessen sein. In diesem Falle erregt verhältnissmässiges Spannen auf dem Streckbette häufig ein wohlthätiges Gefühl, weil die krankhafte Kontraktur aufgehoben und die Lebensthätigkeit der umgebenden und anliegenden Gebilde freier wird.

Die Kraft der Maschinen, so wie der von ihnen zu überwindende Widerstand werden wohl am Besten nach Gewichten berechnet, um sie gegenseitig auszugleichen.

Die Maschinen selbst werden in ihrer Wirkung durch Gewichte und Federn ermässigt, deren vergrösserter oder verminderter Druck, deren erhöhte oder verringerte Spannung sich der lebendigen Kraft des Körpers anfügen. Auf diese Weise gebraucht man Gewichte, die über Rollen laufen, an Hebeln hängen, oder auf schiefen Flächen sich bewegen, und Federn, die sich ausdehnen und in ihre alte Lage wieder zurückspringen.

Die Wirkung des Druckes und Zuges der Maschinen also, ihre zu bezweckende Annäherung oder Entfernung, Zusammenfügung oder Ausdehnung der kranken Gebilde, muss allmählig und nach und nach geschehen, anfangs mit der schwächsten Kraft beginnen, sich stufenweise verstärken und erhöhen. Wie die Krankheit selbst das Vorbild giebt, in ihrem Verlaufe allmählig zunimmt, und sich steigert, so muss nun die orthopädische Behandlung dieses Verhältniss umkehren, das Progressive der Krankheit zum Regressiven der Heilung umbilden. Wenn gleich die Kraft der Maschinen mit der gelindesten Wirkung anfangen und sich bis zur Genesung, oder dem ihr möglichst nächsten Ziele steigern und fortsetzen soll, so darf man doch nie vergessen, dass dieses Wirken mechanisch sei, also immer schon gleich Anfangs eine ziemlich bedeutende Kraft erfordere.

Es muss die ausdehnende Kraft auch häufig bei fortschreitender Heilung verstärkt werden. Je grösser der Bogen einer Krümmung ist, um so leichter lässt er sich vom Anfange an ausdehnen und gerade richten, je weiter aber diese Verminderung des Bogens fortschreitet, um so stärker muss die Kraft sein, die den lezten Rest auszugleichen hat.

Das Steigern der Kraft findet in doppelter Hinsicht Statt. Einmal der Intensität der Wirkung nach, oder der Zeit nach, die der Kranke der Wirkung der Maschine unterworfen ist. Zur Steigerung der Kraft gebraucht man immer schwerere Gewichte, stärkere oder schärfer gespannte Federn u. s. w. Der Beschwerden wegen, die der Gebrauch der Maschinen macht, kann man dem Kranken anfangs dieselben nicht immerfort aufbürden, bis er durch Gewohnheit sich diesen Beschwerden leichter fügt. Daher der Zeit nach die Maschinen auch anfangs kürzer, späterhin länger und nach Verhältniss immerfort gebraucht werden müssen. Abgesehen von der Zeit, die zur Stärkung der Muskeln auf andere Weise zu verwenden ist.

Die Maschinen müssen möglichst langsam, ununterbrochen mit allmählig zunehmender und verstärkter Kraft wirken. Plötzliche Ausdehnung oder Steigerung der Kraft würde Krämpfe und Zerreissungen erregen, eine Unterbrechung der Anwendung die gewonnene Wirkung wieder verloren gehen lassen; je mehr aber die kranken Theile schon ausgedehnt oder zusammengedrückt sind, und dieses noch mehr geschehen soll, um so stärker und kräftiger muss die Einwirkung der Maschinen sein; daher langsam bis die Theile sich der Wirkung fügen, ununterbrochen damit das Gewonnene nicht wieder verloren werde, und mit allmählig zunehmender Kraft, um den immer grössern Widerstand zu überwinden.

Die Maschinen müssen in einem gegebenen Falle so lange gebraucht, oder mit andern vertauscht werden, bis die Heilung vollkommen erreicht ist; bis entweder die Muskeln so gestreckt, und die Knochen in ihre Lage und Funktion zurückgebracht sind, dass sie keine Verkürzung mehr gestatten, oder bis die Knochen zu solcher Consolidation und Festigkeit gelangt sind, ihre Reife und Ausbildung erreicht haben, dass eine Rückbildung zur Krankheit nicht mehr möglich ist. Ist daher einmal der Gebrauch einer Maschine nothwendig geworden, so muss sie auch während der Entwicklung des Knochensystems so lange getragen oder angewendet werden, als der Knochen zunimmt und sich ausbildet, sonst wird nach Ablegung der Maschine die Verkrümmung wieder schlimmer.

Die Theile des Körpers, an denen die Maschinen befestigt werden, müssen vor Druck und Schmerz geschützt werden. Es muss daher eine Vertheilung des nothwendigen Druckes auf die grösstmöglichste Fläche Statt finden, die Punkte, an denen die Maschine anliegt, müssen also zu grossen Flächen ausgedehnt werden, die Unterlagen und Bandagen gut gefüttert, weich, nachgiebig u. s. w. überhaupt zweckmässig gearbeitet sein.

Die Maschinen sollen durch ihren Druck und ihren Zug nicht allein die ausgewichenen Theile in ihre normale Lage zurückführen, sondern sie auch in derselben erhalten, daher müssen sie lange liegen bleiben, weniger Veränderung bedürfen, nicht zerbrechlich sein u. s. w.

Die Maschinen müssen zweckmässig gebaut sein, damit sie den Kranken so wenig als möglich belästigen, und zu den unvermeidlichen Beschwerden, die ihre Anwendung mit sich führt, nicht noch unnöthige bringen. Sie dürfen während sie auf einen Theil wirken dem andern keinen Schaden bringen, während sie ein Glied heilen, die Integrität des andern nicht gefährden. Sie müssen genügende Festigkeit mit möglichster Leichtigkeit vereinigen u. s. w.

Die Maschinen müssen dem Kranken so viele Bequemlichkeit gewähren, als möglich, sie müssen der Schaamhaftigkeit schonen, diese nicht verletzen, sie sollen auch dem Aussehen nach einen möglichst erträglichen Anblick gewähren u. s. w.

Aus dem Bisherigen ergiebt sich nun auch wohl, wie die orthopädischen Maschinen einzutheilen seien, nämlich:

1) in solche, die durch Ausdehnung oder Zug,
2) in solche, die durch Druck, und
3) in solche, die durch Zug und Druck zugleich wirken.

Diese Eintheilung gilt aber nur für die Aufzählung der bisher bekannt gewordenen Maschinen; wir selbst können diese Eintheilung nicht annehmen, und zwar aus dem Grunde, weil man wohl an jeder Maschine Zug und Druck möglichst zu vereinigen suchen wird, damit die eine Wirkungsart die andere unterstütze.

In dieser Hinsicht äussern nun wohl die meisten jezt gebräuchlichen Maschinen eine gemischte Wirkung, und die dritte Klasse derselben ist wohl nur die einzige, die anzunehmen ist.

Von anderweitigen Eintheilungen kann erst in der Folge die Rede sein.

Das erste Moment orthopädischer Heilung ist aber die Ausdehnung, die Streckung, mithin der Mechanismus, an dem der Zug vorherrschend ist.

Sowohl durch gelungene als nicht gelungene orthopädische Kuren, als auch durch Leichenöffnungen hat die Erfahrung gelehrt, dass ein grosser, vielleicht der grösste Theil der orthopädischen Krankheiten, die Heilung zulassen, auf Verkürzung der Muskeln beruhe.

Es sei nun dieses Muskelleiden idiopathischer Art, so dass die primäre Kontraktur der Muskeln die Knochen aus ihrer natürlichen Lage gezogen hat, und in einer widernatürlichen festhält, wobei Form und Struktur der Knochen erst in der Folge verändert werden; oder es seien zuerst die Knochen erweicht, biegsam, zerbrechlich geworden, so dass diese der normal gebliebenen Kraft der Muskeln nachgegeben haben und die Verkürzung der Muskeln sekundär entsteht, in beiden Fällen ist die Verkürzung der Muskeln das Erste, was gehoben werden muss.

Ist nun die Missstaltung des Körpers durch einseitig überwiegende oder widernatürliche Zusammenziehung der Muskeln entstanden, so muss diese übermässige Thätigkeit derselben, die den Knochen in unnatürliche Lagen hinzieht, oder dort befestigt, aufgehoben werden, damit der Knochen zur Normalität der Funktion und Gestaltung zurückkehren könne.

Ist die Missstaltung entstanden aus Erweichung, Nachgiebigkeit, Zerbrechlichkeit des Knochens, oder aus Schlaffheit der Ligamente, die der Muskelaktion keinen Widerstand leisten können, so muss die Muskelwirkung aufgehoben werden, damit der erweichte Knochen nicht ferner verschoben und verbogen werde, sondern zu seiner Normallage zurückkehren könne.

Eben so haben wir schon gezeigt, dass bei Entzündungen der Bandscheiben und Wirbel und den Folgen entzündlicher Affektionen dieser Gebilde der Druck der Schwere und der Einfluss der Muskeln beseitigt werden müsse.

Hat die Pathologie gelehrt, dass durch den Druck verschobener Knochen auf einander deren Resorption und Destruktion befördert werde, so muss derselbe aufgehoben werden.

Will man den Rekonstruktionsprozess der Knochen bethätigen, und ihre Vegetation erhöhen und beleben, so ist Aufhebung des von Zusammenziehung der Muskeln veranlassten Druckes, mithin Aufhebung dieser Zusammenziehung nöthig.

Zur Reduktion der verschobenen Gebilde in ihre Normallage ist aber Raum nöthig, ist dieser Raum nun durch übermässige Muskelzusammenziehung verengt, so muss derselbe durch Aufhebung des Hindernisses erweitert, also die Muskelaktion aufgehoben werden. Bei der Einrichtung einer Verrenkung oder eines Beinbruches geschieht dieses schnell, bei der Einrichtung einer orthopädischen Missstaltung allmählig.

Auch der Druck und die Neigung der Schwere, die Last der obern Gebilde, die über einer Verkrümmung ruht, muss aufgehoben werden, weil dieser Druck die verschobenen Theile immer noch mehr verschiebt. Der Schwerpunkt muss daher gestüzt werden.

Es entsteht also für die Kunst die Aufgabe, den Einfluss der Muskeln auf die Knochen aufzuheben; ist aber nun dieser Einfluss die Zusammenziehung, so kann die Wirkung der Kunst nur ihre Ausdehnung veranlassen, Ausdehnung der Muskeln ist aber ihre Streckung.

Dieses wäre also der Beweis, dass Streckung oder Ausdehnung die erste und Hauptaufgabe des orthopädischen Mechanismus sei.

Der Extension gegenüber steht die Kompression, oder die Anwendung vom Druck.

Es möchte so eben genugsam erwiesen worden sein, dass die Ausdehnung und Streckung bei allen Missstaltungen aus Muskelkontraktur das erste Moment sei, und der Druck nur als zweites zu des ersten Unterstützung angewendet werden könne.

Die Wirkung des Druckes ist aber schon in dieser Hinsicht nicht zu verachten, man denke dabei nur an die zur rechten Zeit auch vortheilhafte Wirkung der Schnürbrüste, überhaupt den Einfluss des Druckes bei Rückwärts- und Seitenkrümmungen. Man betrachte seine Wirkung auf einzelne ausgewichene Theile, auf ausgetretene Rippen, Brustbeine, hohe Schultern u. s. w.

Man wolle hiebei nicht übersehen, dass der Druck direkt und geradezu auf die ausgewichenen Theile wirkt, und sie unmittelbar in ihre natürliche Lage zurückzudrängen sucht, während die Ausdehnung solches nur indirekt, mittelst ihrer Wirkung auf das ganze Rückgrath bewerkstelligen kann.

Es giebt aber Fälle, bei denen die Ausdehnung gar nicht Statt findet, allgemeine Erschlaffung und

Schwäche der Muskeln, übermässige Nachgiebigkeit und Ausdehnbarkeit der Ligamente. In solchen Fällen würde die Streckung das Uebel nur vergrössern. Es kann zwar auch in diesen Fällen während der aufrechten Haltung des Körpers die Streckung das Gewicht der natürlichen Schwere aufheben, und so ein weiteres Ausgleiten zu verhüten suchen, die direkte Heilung wird aber hier immer durch den Druck vermittelt, und nur der Druck bleibt hier das heilende Moment

Die Anforderungen an einen Streckapparat sind, dass er durch künstliche Extension der überwiegenden Kontraktion der Muskeln entgegen wirke, die abwärts sinkende Neigung des natürlichen oder verschobenen Schwerpunktes über der leidenden Stelle aufhebe, und die Wirksamkeit erschlaffter Antagonisten und den mangelnden Widerstand der Knochen ersetze; die Anforderungen an einen Druckapparat sind, dass er mit genau bemessener Kraft der Ausweichung entgegenwirke, unter steter Berücksichtigung der Gebilde, auf die er angewendet wird, weil er unmittelbar auf die kranken Stellen angebracht wird.

Da wir in unsern Maschinen die Wirkung der Ausdehnung und des Druckes zu vereinigen suchen, so kennen wir keine andere Eintheilung, als solche Werkzeuge, in denen der Zug, und solche in denen der Druck vorherrschend ist.

Alle Maschinen zu beschreiben wäre uns so unmöglich als dem Leser unnütz, wir wählen nur diejenigen, die als die besten empfohlen worden sind.

Man hat zum Zwecke orthopädischer Heilungen eine Menge der verschiedensten Werkzeuge angewendet.

Mit Uebergehung der ältern von Hippokrates, Petit, Plattner, Duverney, Nuck, Camper, Ulhorn u. s. w. wollen wir nur die neuern aufführen, die sich Ruf erworben haben.

Man versuchte durch Ausdehnung allein zu wirken, und in dieser Hinsicht kamen folgende Werkzeuge in Anwendung.

Glisson's Halsschwinge. Es besteht diese Maschine aus Bändern oder gepolsterten Riemen um Hals und Kopf, um dadurch mittelst eines über eine Rolle an der Decke des Zimmers laufenden Seiles den Patienten in die Höhe zu ziehen. Diese Operation kann aber nicht lange ausgehalten werden und wirkt mehr auf die Nacken- als Rücken- und Lendengegend. Eine Abänderung dieses Werkzeugs zieht noch Bänder unter den Schultern durch, oder man lässt die Patienten an einem Stabe oder Seile mit den Händen aufhängen und sich strecken oder schaukeln.

Hieher gehört auch die Streckschaukel oder Schaukelschwebe, deren Anwendung man noch im vorigen Jahre als Geheimmittel in einem versiegelten Umschlage empfohlen hatte!

Alle diese Vorrichtungen wirken mehr auf die obern Muskelparthieen, sie strecken allerdings etwas, indem die Last des Körpers die Ausdehnung macht. Die Glisson'sche Vorrichtung wirkt vorzüglich nur auf die Muskeln, die vom Kopfe an den Rumpf verlaufen, die übrigen Schweben und Schaukeln verbreiten ihre Wirksamkeit etwas tiefer. Auf die Lendengegend wirken sie aber gar nicht, und da man deren Anwendung überhaupt nur kurze Zeit auszuhalten vermag, so ist deren Werth nicht sehr hoch anzuschlagen.

Le Vacher's Streckmaschine. Sie besteht in einer Schnürbrust vornen geschnürt, auf den Hüften aufliegend, an dieser Stelle stark gepolstert. Hinten geht ein eiserner Stab, der verstellbar befestigt ist, in die Höhe und über den Kopf, eine Mütze mit Bändern wird an den Kopf selbst befestigt und mit dem Stabe in Verbindung gesezt, so dass dadurch das Rückgrath ausgestreckt wird.

Sheldrake hat diese Maschine dahin modifizirt, dass er hinten eine blecherne wohlgepolsterte Platte anbrachte, die über den Rücken herabläuft und an die Kreuzgegend fest anzuliegen kommt, ferner, dass die Platte zwei Schenkel hat, die sich an die Hüftbeinkämme legen. Der Kopfapparat ist geblieben.

Stark veränderte diese Maschine abermals, indem er den Kopfapparat wegliess und dafür ein Halsband gebrauchte, durch welches die Ausdehnung gemacht wird. Das Halsband ist von Blech, wohl gepolstert, liegt am Hinterhaupte, den Zitzenfortsätzen und Unterkiefer an, und der eiserne Stab ist beweglich daran befestigt. So sind auch die Maschinen nach Feiler, die sonst sehr häufig im Gebrauche waren, und wo ich nicht irre, ist Feiler als Erfinder dieser Halsringe, die in der Folge noch vielfach verändert und verbessert vorkommen, zu betrachten.

Diese Maschine ist zwar nicht unwirksam, sie dehnt das Rückgrath aus, wirkt aber ebenfalls grösstentheils nur auf die Nacken- und die obere Parthie der Rückenmuskeln, so dass diese gestreckt und geschwächt werden, die Muskeln dagegen auf der Vorderseite des Halses ein Uebergewicht bekommen, und den Kopf nach Vornen ziehen.

Langenbeck's Maschine besteht in einer Beckenfeder, wie ein Bruchband um das Becken gelegt, in einer Brustfeder um den Thorax gelegt. Mittelst Achselstützen, die durch den Druck einer Feder wirken, werden die Schultern in die Höhe gehoben und dadurch das Rückgrath gestreckt.

Diese Maschine wirkt nur mittelbar auf die Wirbelsäule, indem sie nur die Schultern hebt. Ihre Wirkung kann daher nicht sehr gross, und nur bei Krümmungen unterhalb der Schultern anwendbar sein.

Shaw hat eine Maschine angegeben die Wirbelsäule während des Sitzens und Arbeitens gerade und gestreckt zu erhalten, die Maschine besteht in einer Art von Schnellgalgen, und wird hinter dem Stuhle aufgestellt oder an die Lehne angeschraubt.

Ueber das Queerholz laufen zwei Schnüre an Rollen, die hinten durch Gewichte gezogen werden. An die untere mit dem schwereren Gewichte wird der Thorax mittelst eines Mieders, an die obere der Kopf mittelst Stirn- und Kinnbandes befestigt, und so Rückgrath und Hals gerade und gestreckt erhalten.

Eine andere Maschine mit einem beweglichen Queerholze oder Hebel, an dem ein Gewicht hängt, soll beim Spielen des Flügels gebraucht werden.

Delpech hat mit französischer Zierlichkeit das Queerholz in einen auf einem Gestelle sitzenden Schwan verwandelt, durch dessen Schnabel die Schnur gezogen wird.

Auch diese Vorrichtungen können keine grosse Wirksamkeit äussern.

Shaw hat auch noch eine tragbare Maschine zum Herumgehen angegeben. Sie besteht aus einem Beckengürtel und beweglichen Achselstützen, die dem Rumpfe Beugung und Drehung gestatten. Sollte noch Stützung des Kopfes und Streckung des Nackens nöthig werden, so wird eine Platte an den Beckengürtel, und an diese eine Rückenstange befestigt und durch einen von beiden Achselstützen queerlaufenden Blechstreifen in der Lage erhalten. Auf diese Weise kann nun mittelst eines Stirn- und Kinnbandes auch der Kopf gestüzt werden.

Was man auf diese Weise von der Ausdehnung allein erwartet hatte, versuchte man auf andere Art durch Druck zu bewirken. Die vorzüglichsten Werkzeuge, die durch Druck allein wirken, sind nun folgende.

Schnürbrüste und Korsetts mannigfaltiger Art von festem Zeuge oder feinem Leder, mit Fischbein, Stahlfedern, Wattirungen, Polsterungen, Metallplatten, Druckschrauben u. s. w.

Von dem Nachtheil, den sie als Kleidungsstücke oder als Heilmittel bringen können, war schon genugsam die Rede; zweckmässig verfertigt und angewendet sind sie aber auch nicht ohne Nutzen. Sie dienen als Unterstützungsmittel anderer Werkzeuge während diese gewechselt, oder am Ende der Kur ganz abgelegt werden.

Heister's Kreuz verbessert von Bell. Es besteht dieses Werkzeug aus einem Halsbande, von dem ein eiserner Stab, der bis an das Kreuzbein zu liegen kommt, nach Unten läuft. Von den seitlichen Enden des Stabes, die als Seitenarme gegen die Schultern ausgehen, laufen Riemen um die Schultern, wodurch sie befestigt werden, das untere Ende des Stabes befestigt man durch einen Riemen, der um den Leib geht.

Stark gebraucht eine Maschine aus einem viereckigten Blech mit abwürtslaufendem Stabe. Durch Riemen und Achselbänder wird dieses Werkzeug um die Schultern, durch einen breiten Gürtel an den Leib befestigt.

Le Vacher hat ebenfalls eine Maschine angegeben, die durch Druck ihre Wirkung äussert.

Van Gescher's Maschine besteht aus einem Beckenringe mit zwei durch Schrauben verstellbaren Stäben, die an den Seiten der Wirbelsäule nach Oben verlaufen und daselbst an das Schulterstück befestigt sind. Dieses Schulterstück wird mittelst Riemen um die Schultern angelegt. Nach der höhern oder tiefern Lage der Krümmung müssen auch die Stäbe verschieden gefertigt werden.

Jörg gebraucht gegen geringere Grade von Krümmungen, namentlich bei dem Höherstehen einer Schulter, einen Druck durch eine Art von Hosenträger, der durch Federn elastisch gemacht, allmählig die höhere Schulter niedriger machen und dadurch die Krümmung der Wirbelsäule ausgleichen soll.

Jörg gebraucht ferner bei grössern Seitenkrümmungen seine Druckmaschine. Sie besteht aus zwei Theilen, einem harten und einem elastischen, und stellt eine Art von Schnürbrust dar. Der harte Theil, aus Lindenholz geschnitten, wird auf die konkave Seite gelegt, er ruht auf der Hüfte, stüzt sich auf die Schulter, und umfasst die Hälfte des Rumpfes. Der elastische Theil besteht aus neben einander liegenden eingenähten Drathfedern. Dieser elastische Theil ist vornen an den harten Theil befestigt, wird hinten durch vier Riemen und Schnallen an ihn geschnallt, und umfasst die andere Hälfte des Rumpfes, nämlich die konvexe Seite. Der Raum unter der harten Hälfte bleibt hohl, und so soll die Ausweichung durch den elastischen Druck zurückgebracht werden.

Jörg rühmt diese Maschine ausserordentlich, von Andern ist sie getadelt, doch häufig nachgeahmt worden.

In einem Falle haben wir die eine feste Hälfte von Kupfer fertigen, und mit einer Schnürbrust, die die Stelle der elastischen Hälfte vertrat, in Verbindung setzen lassen, und haben unter den vorhandenen Umständen ziemlichen Erfolg davon gesehen.

Diese Einseitigkeiten erkennend, und die Mängel jeder Methode, der ausdehnenden und drückenden allein wohl fühlend, suchte man die Vortheile beider zu vereinigen, und dadurch entstanden diejenigen Werkzeuge und Maschinen, die durch Ausdehnung und Druck zugleich wirken. Die wesentlichsten sind folgende.

Die Maschine von Schmid. Zwei Halbzirkel umfassen den Rumpf, einer das Becken von den Hüftbeinkämmen zum Kreuze, ein anderer den Rücken unter den Schultern. Vom untern steigen Scheiden auf, in denen sich durch Schrauben vorstellbare Achselstützen befinden. Zu beiden Seiten des Rückgraths laufen Stäbe von einem Halbzirkel zum andern, unter denen längliche gepolsterte Pelotten liegen, die durch Schrauben, die durch die Stäbe laufen, angedrückt werden können.

Bei der Anlegung wird die Maschine an eine mit Fischbeinstäbchen versehene Schnürbrust befestigt und diese vornen geschnürt.

Die Ausdehnung geschieht nur mittelbar durch die Schultern, und der Druck kann nur bei Rückwärtskrümmung angewendet werden.

Maschine von Gräfe. Sie besteht aus einem Lendengürtel, welcher durch zwei halbmondförmige Platten auf den Hüftbeinkämmen aufliegt, aus einem Brustgürtel, der bei Mädchen noch besondere Segmente zur Aufnahme der Brüste hat, aus Stäben und Scheiden und Achselstützen; und die Einrichtung ist von der Art, dass die Achselstützen in den Scheiden auf zylindrischen Spiralfedern ruhen, die durch eine Walze und Schraube ohne Ende verstellbar sind.

Will man Druck üben, so werden Platten mittelst Schrauben an einen oder beide Gürtel befestigt.

Chelius hat diese Maschine abgeändert und einfacher gemacht. Ein Gehäuse von Eisenblech, wohlgepolstert, umschliesst das Becken und wird vornen geschnallt, Stangen und Achselstützen sind durch Schrauben verstellbar, und so geschieht die Ausdehnung wie bei der vorigen Maschine. Um Druck zu üben, gebraucht Chelius keine Platten, sondern elastische Züge wie Jörg, bei Rückwärts- und Seitwärtskrümmungen über die gewölbten Stellen zu ziehen und an den seitlichen Stangen zu befestigen. Eben so soll ein Zug über die höhere Schulter angebracht werden.

Da in beiden Maschinen die Ausdehnung abermals nur mittelbar durch die Schultern geschieht, so kann auch diese Wirkung nicht sehr gross, und die Maschine nur zu kleinern Krümmungen zu empfehlen sein.

Lorella's Apparat zur Ausdehnung der Wirbelsäule ist sehr komplizirt, er erstreckt sich von den

Füssen bis zur Achselhöhle. Der untere Theil besteht aus einer Art von Halbstiefel mit Unter- und Ober-Schenkelschienen, der obere aus einem Leibchen, Lendenbügel, Schutzstreifen für den Rumpf, Achselstützen, Schrauben u. s. w.

Delacroix's Maschine zur Geradrichtung des Rumpfes besteht aus einer Spindel oder Schaft, aus einem Schulterstück nebst Riemen, aus einem Sakrolumbalstück, aus einem Kopfbügel, aus einer an diesem hängenden Art von Steigbügel, woran die Kopfbänder befestigt sind.

Diese Maschine dürfte viele Vorzüge in sich vereinigen und sehr zu empfehlen sein, nur dass ihre Anwendung durch ihre ausserordentlich mannigfaltige Zusammensetzung sehr erschwert werden wird.

Zimmermann's erst ganz neuerlich bekannt gemachte Maschine besteht aus einem Gürtel von schwachem Bleche oder steifem Leder, an den zu beiden Seiten gegen Vornen elastische Federn angenäht sind, und der vornen geschnallt wird; aus einem Rückenstücke, ebenfalls von Blech oder Leder, das hinten an den Gurt befestigt, oben durch Riemen mit den Schultern vereinigt wird, aus Achselstützen, die durch ein verstellbares Rad, nach Art einer Fuhrmannswinde höher und tiefer gestellt werden können.

Die Ausdehnung geschieht nur mittelbar durch die Achselstützen, der Druck auf Wirbelsäule oder Schultern durch das Rückenstück.

Bei kleinern Verkrümmungen mag diese Maschine allerdings gut sein, bei grössern muss es an Wirksamkeit fehlen, weil die Ausdehnung nur mittelbar durch die Schultern geschieht. Ausserdem dürften

Einfachheit und leichte Möglichkeit der Anschaffung dieses Werkzeug empfehlen.

Darwin sezte seine Patienten auf einen eigens gefertigten Stuhl, an dem Achselstützen und eine Vorrichtung zur Hebung des Kopfes mittetst Stirn- und Kinnbandes die Ausdehnung, und die Lehne des Stuhls den Druck bewirkten.

Blömer's Streckstuhl. Mittelst Kopfapparates und Gewicht wird die Ausdehnung gemacht, der Druck nach Bedürfniss von Hinten, Vornen, Rechts, Links, oder an mehreren Stellen zugleich angebracht.

Lafond's Streckstuhl, fauteuil extenseur, befestigt die Patientin mit breiten Beckengürteln und Riemen an den Sitz des Stuhles, und macht mit grosser Komplikation die Ausdehnung am Kopfe und unter den Achseln. Nach der hier geltenden eigenen Ansicht muss die oszillirende Ausdehnung durch Räderwerck geschehen. Pelotten an Federn üben den Seitendruck.

Um mit der Ausdehnung und dem Drucke auch die Vortheile der horizontalen Lage zu vereinigen hat man die Streckbetten erfunden.

Die Erfindung dieser Streckbetten ist eine der vorzüglichsten Leistungen, die die neuere chirurgische Mechanik geliefert hat, und es können mittelst dieser Vorrichtungen Uebelstände und Gebrechen gehoben werden, die bisher als unheilbar betrachtet werden mussten.

Die horizontale Lage hebt die Schwere des Körpers auf, die so häufig die Veranlassung zu Krümmungen giebt, und man braucht dieser nicht besonders entgegen zu wirken, es bringt diese horizontale Lage das Rückgrath von selbst in eine gerade oder dieser möglichst nahe Richtung, sie verbreitet den Druck der unvermeidlichen Schwere auf die grösste Fläche, sie verhindert weitere Ausweichungen, und gestattet der heilenden Mechanik mehr Raum zur Anbringung, längere Zeit zur Anwendung, höhere Kraft der Einwirkung, und grössere Sicherheit beim Gebrauche der treffenden Maschinen und Werkzeuge.

Die erste Idee dazu ging von Venel aus, der die Ausdehnung vorzüglich unter den Schultern machte, die Gegenausdehnung am Becken, wie auch nachher überall geschah.

Feiler liess die Ausdehnung am Kopfe mittelst eines besonders dazu erfundenen am Unterkiefer und Hinterhaupte anliegenden Halsbandes machen, und daraus entstand,

Schregers Streckapparat. „Durch einen Beckengürtel, allenfalls auch an den Füssen, wird die Gegenausdehnung gemacht, die Ausdehnung selbst mittelst des Feiler'schen Halsbandes. Die Riemen der Gegenausdehnung wurden am Fussbrett des Bettes durch Schnallen befestigt, die Riemen vom Halsband verliefen in einen Ring, der abermals in einem Riemen hieng, und dieser leztere Riemen konnte am Kopfbrett der Bettstelle mittelst Walze und Stellrades nach Bedürfniss mehr oder weniger gespannt werden.

Aus dieser Idee erwuchsen nun verschiedene Modifikationen und Verbesserungen.

Heine war unseres Wissens der Erste, der diesen unelastischen Apparat in einen elastischen umwandelte, und durch Federn der Muskelwirkung auch im Mechanismus ein Aequivalent gewähren wollte.

Von den Heine'schen Apparaten, die wir jezt absichtlich übergehen, ist bei Beschreibung unserer Abbildungen, die Nichts als Heine'sche Instrumente sind, ausführlicher, als von allen andern die Rede.

Leithof's Streckbett ist im Ganzen dem Heine'schen ähnlich. Verschieden ist der Kopfapparat, der sich vorzüglich an die Zitzenfortsätze der Schläfebeine anlegt, auch weicht die Vorrichtung zum Seitendruck von der Heine'schen ab.

Shaw's Streckbett, oder vielmehr Rollwägelchen, besteht aus einem Gestelle, auf dem eine schmale aber feste Unterlage die Schultergegend stüzt, oberhalb läuft in zwei Rinnen des Gestelles ein kleiner Karren, auf dem der Kopf liegt, und mittelst Kinnbandes befestigt wird, unterhalb befindet sich ein längerer Karren, auf dem der übrige Rumpf, Becken und Füsse liegen. Das Becken wird mittelst Gurtes an diesen Karren befestigt, die Schultern an die feste Unterlage. Beide Karren laufen auf Rädern. Wird nun das ganze Gestell schief gestellt, so zieht der untere Karren das mit ihm verbundene Becken abwärts, und streckt das Rückgrath aus. Noch mehr geschieht dieses, wenn beide Karren mittelst an Hebeln hängender Gewichte auseinander gezogen werden, wobei die Schultern unverrückt bleiben, der Kopf aber nach Oben, das Becken nach Unten gezogen wird. Seitendruck ist durch Federn leicht anzubringen. Einfachheit und Wohlfeilheit sind daran zu empfehlen.

Maisonabe legt die Patienten horizontal, gebraucht Kopfapparat und Beckengürtel zur Ausdehnung, und führt die Riemen von diesen Apparaten über Rollen zwischen die doppelten Wandungen des Kopf- und Fussbrettes der Bettstelle. Unter dieser laufen auf verstellbaren schiefen Ebenen dreiräderige Karren mit Gewichten, an die jene Riemen befestigt sind. Je nachdem diese schiefen Flächen, auf denen die Karren laufen, höher oder niedriger gestellt werden, kann die Ausdehnung verstärkt oder vermindert werden.

Blömer gebraucht bei seinem Streckbette das Halsband, das am Unterkiefer und Hinterhaupte anliegt, ohne weitern Kopfapparat als einfache Riemen, zur Gegenausdehnung das Becken, oder die Füsse über den Knöcheln. Seine Federn sind nicht gekreuzt, wie die von Heine und Leithof, sondern halbmondförmig, und in der Mitte befestigt. Das Anspannen geschieht mittelst der Schnallen in den Riemen, daher fehlt das Stellrad.

Jalade Lafond auf die Meinung gestüzt, dass die Muskeln ohne Wechsel von Anspannung und Ruhe durch blosse Ausdehnung allein geschwächt würden, sucht dieser gefürchteten Schwäche dadurch zu begegnen, dass er die Ausdehnung oszillirend macht. Durch höchst komplizirten Mechanismus, mittelst eines elliptischen Rades wird diese schwingende Ausdehnung bewerkstelligt. Zu allenfallsiger Uebung einer obern Extremität muss meistentheils der Patient selbst das Rad in Bewegung setzen, wozu man diejenige Hand wählt, deren Seite in grössere Thätigkeit versezt werden soll.

Sind mehrere Betten in einem Zimmer, so sollen deren Räderwerke durch eine Maschine nach Art eines Bratenwenders in Bewegung gesezt werden! Eben so sind die Streckstühle von Lafond konstruirt.

Die neueste Maschine ist von Langenbeck, und dieser verwirft die elastische Streckung. Eine Kopfschlinge, und ein Gürtel um das Becken von Kupferblech, werden mittelst Schrauben und eisernen Stäben aus einander getrieben und bewirken eine dem Lafond'schen Prinzip geradezu entgegengesezte unelastische, feste, unbewegliche Streckung.

Der Druckapparat besteht aus gepolsterten Kupferplatten, Gurten, Schnallen u. s. w.

Wem unsere bisherige Beschreibung von Maschinen nicht genügt, oder wem wir auch ferner zu kurz und zu einfach scheinen, den verweisen wir an die neuern Verbandlehren und einzelnen Werke über diese Gegenstände. Wir zeichnen darunter aus, die wir selbst benüzten:

Henkel, Anleitung zum chirurgischen Verbande, neu herausgegeben von Dieffenbach. Berlin bei Reimer 1829. Mit 40 Tafeln.

Stark, Anleitung zum chirurgischen Verband. Jena bei Cröker 1830. Mit 48 Tafeln.

Gerdy, chirurgische Verbandlehre. Weimar 1828. Mit 20 Tafeln.

Chirurgische Kupfertafeln, Weimar.

Dann die schon öfter berührten Werke:

Recherches pratiques sur les Difformités du corps humain par Jalade-Lafond, Londres et Bruxelles 1829.

De L'Ortomorphie par rapport à l'espece humaine par Delplech, Paris 1829. II. tom. et Atlas.

Gräfe und Walther's Journal Bd. IX. H. 4. 1827.

Ueber die Verkrümmungen des Rückgraths von John Shaw, Weimar 1825.

Die Krümmungen des Rückgraths von Zimmermann, Leipzig 1830.

Jörg, über die Verkrümmungen 1810.

Mühry de spinae dorsi distorsionibus, Goettingae 1830 cum III. tabulis.

Wir werden auch in der jezt sogleich zu gebenden Beschreibung unserer Abbildungen, welche Heine'sche Werkzeuge sind, uns sehr einfach und kurz fassen, so wie wir auch die Abbildungen selbst sehr einfach geliefert haben. Wir wissen recht wohl, dass die Heine'schen Streckbetten und Tragmaschinen bei Weitem komplizirter sind, als wir dieselben hier gegeben haben; wir sind aber gerade der Meinung, unserm Leser dadurch einen Dienst zu erzeigen, dass wir ihm nur das Einfache und Wesentliche vor Augen legen, indem er sich über das Weitere in den so eben bezeichneten Verbandlehren von Henkel und Stark noch weitern Raths erholen kann.

Die Grundidee aller dieser Apparate ist aber:

Längenausdehnung der ganzen Wirbelsäule an Kopf und Becken mit gleichzeitigem Seitendruck auf die ausgewichenen Theile.

Die Ausdehnung wirkt auf die Verbindungsmittel der Knochen, auf Muskeln und Bänder, und ist eine feste, bewegliche, elastische und oszillirende.

Die feste, unbewegliche, geschieht durch Riemen und Stäbe, dergleichen die Streckmaschinen des Le Vacher, Stark, und das erste Streckbette, das Schreger'sche, so wie das neueste von Langenbeck.

Die bewegliche geschieht durch den Zug der Gewichte, desgleichen die Shaw'schen Ausdehnungsapparate, Shaw's Streckbette oder Rollwägelchen, Maisonabe's Streckbette u. s. w.

Die elastische geschieht durch Federn wie bei Heine, Leithof, Blömer, Delpech.

Die oszillirende wird durch Räderwerk bewirkt von Jalade Lafond, wie schon angegeben.

Eine andere Eintheilung der Werkzeuge besteht darin, in welcher Situation sie wirken, als die Betten im Liegen, die Stühle im Sitzen, die Leib- oder Tragmaschinen im Herumgehen.

Mit Ausnahme der Kontrakturen der Muskeln und der daher entstandenen Missbildungen, ist bei Gelenksteifigkeit durch Kontraktur der Ligamente, oder noch beweglichen Adhäsionen der Synovialmembranen, oder neu erzeugtem Zellgewebe unelastische Ausdehnung erforderlich.

Die Muskeln aber erfordern elastische Ausdehnung, man muss vorsichtig zu Werke gehen, den Organen Zeit gestatten, sich an die äussere Gewalt zu gewöhnen.

Die Streckung oder jede fremde Gewalt auf das Rückgrath darf nur elastisch geübt werden, andere wird oft gefährlich, kann Lähmung, Blindheit, Konvulsionen u. s. w. durch plötzliche Wirkung auf das Rückenmark erzeugen.

Die Zwischenwirbelknorpel, die einmal so dehnbar geworden sind, dass sie die Wirbel ausgleiten lassen, vertragen keine grössere Gewalt, als gelindes elastisches Ausdehnen. Besonders im Nacken ist jede andere Einwirkung gefährlich.

Die unelastische Kraft ist zu roh, ist unmessbar, die elastische ist messbar, lässt sich nach Gewicht berechnen, und ist die geeignetste für den Muskel, da sie den Muskel nicht in Unthätigkeit sezt, sondern demselben Zusammenziehung gestattend nachgiebt, und sobald die Muskelthätigkeit nachlässt wieder zurückkehrt.

Die elastisch bewegliche Ausdehnung wird durch Gewichte oder Federn bewirkt. Die Gewichte wirken immerfort gleich, werden sie angezogen um den Muskeln nachzugeben und erfolgt dann der Nachlass der Muskelwirkung plötzlich, oder hat eine schnelle Bewegung Statt, so fällt das Gewicht plötzlich zurück, veranlasst einen Stoss, Erschütterung, Zuckung — die Feder dagegen spannt sich um so mehr, als der Muskel sich zusammenzieht, aber allmählig, und ihre Kraft sinkt sobald der Muskel nachgiebt und sich wieder ausdehnt, es bleibt also die Muskelkraft mit der Wirkung der Feder stets in gleichem Verhältniss. Bei erhöhter Thätigkeit des Muskels und je mehr sich dieser zusammenzieht, wird durch ihn selbst die Feder gespannt, und sobald diese Thätigkeit nachlässt auch die Feder wieder erschlafft, ganz im Verhältniss der Muskelwirkung selber.

Wenn nun die Muskelkraft erschlafft ist oder auch nur nachgiebt, wäre es gefährlich die Bänder einer grössern oder nur stätig fortwirkenden gleichen Gewalt auszusetzen.

Zwei Federn sind zu gleichförmiger Vertheilung der Kraft erforderlich.

Da wir die zuckende Bewegung der Lafond'schen Oszillation als unnatürlich verwerfen, so glauben wir bewiesen zu haben, dass für die Ausdehnung der Wirbelsäule nur der elastische Apparat mit Federn geeignet sei, und wenn wir die Gründe zu dieser Nachweisung auch aus Andern geschöpft haben, so müssen wir doch das Verdienst von Heine, dieses zuerst erkannt zu haben, stets dankbar verehren.

Wir machen die Ausdehnung in der Längenachse der Wirbelsäule durch einen Kopfapparat, der sich an den Unterkieferrand und das Hinterhaupt stüzt, und durch einen Beckengürtel, der über den Hüftbeinen oder zwischen diese und die Rollhügel angelegt wird.

Die Ausdehnung hat aber ihre Gränzen, und es wäre mit grosser Gefahr verbunden, wenn man die Ausdehnung so weit treiben wollte, dass die Missstaltung durch sie allein gehoben würde.

Bei grossen Krümmungen hat die Ausdehnung auch Anfangs schnelle Wirkung, weil die Kraft unter grossen Winkeln auf die Enden des Krümmungsbogens wirkt. Wenn aber die Heilung bereits Fortschritte gemacht hat, oder mehrere kleine Krümmungen da sind, dann macht die gerade Ausdehnung wenig Wirkung mehr, weil die ausdehnenden Kräfte an den Enden des Bogens nur unter sehr stumpfen Winkeln wirken. Man gedenke auch der natürlichen Krümmungen des Rückgraths, die nicht aufgehoben werden dürfen.

Die zweite Art auf die Missstaltung einzuwirken ist daher der Seitendruck, der immer nach der Längenausdehnung eintreten muss. Der Druck muss im Verhältniss zur Ausdehnung stehen, er ist Ergänzungsmittel der Ausdehnung, und kann bei jeder Ausdehnung sowohl in horizontaler Lage, als bei aufrechter Haltung angebracht werden.

Der Seitendruck hat Statt auf die gewölbten Stellen der Krümmung, wenn diese Stellen angreifbar sind.

Der Druck ist ein fester und ein elastischer; der feste geschieht durch Schnürbrüste, Wattirung, Polsterung, Platten von Metall, Pelotten, Schrauben u. s. w.; der elastische wird durch Federn vermittelt.

Der nicht elastische ist möglichst zu vermeiden, indem er die Theile zu sehr angreift, und oft an den Anwendungsstellen Zufälle erzeugen kann.

Der Druck bleibt aber nicht einfach, er bedarf auch Gegendruck. So richtet man den Druck nicht allein auf die Konvexität der Kurven, sondern auch an ihre Enden und zwar in entgegengesezter Richtung.

So kann ein Druck von Rechts gegen Links Statt finden auf die Rippen und Schulter der rechten Seite, und der Gegendruck auf das Becken von Links nach Rechts auf des Beckens linker Seite, oder es sind gar drei Seitenkräfte vorhanden, zwei an den Enden der Krümmung auf der konkaven Seite und eine mittlere auf die Konvexität des Bogens gerichtet, diese leztere mit den ersten beiden im Gegensatze, so dass sie alle drei einander entgegen wirkend die Krümmung aufzuheben streben.

Der Druck muss sich an seiner Anwendungsstelle auf die grösstmöglichste Fläche verbreiten, und durch Federn die Elastizität der Ausdehnung anzunehmen suchen, so dass er selbst zum Theile zu einem von der Seite wirkenden elastischen Zuge wird. Dieses wird zwar nicht überall angehen, wo es aber geschehen kann, wird es unter die Vorzüge der Seitenwirkung zu zählen sein.

Der Druck wirkt direkt und bewahrt Muskeln und Bänder, vornämlich die Zwischenwirbelbandscheiben, vor den Nachtheilen zu grosser Ausdehnung, wenn durch diese leztere allein die Heilung erreicht werden sollte. Der Druck wirkt aber auch noch in vielen Fällen, namentlich bei den Missstaltungen der der Wirbelsäule anhängenden Knochengebilde, bei Verkrümmungen der Brustbeine, Austretungen der Rippen, Ortsveränderungen der Schultern u. s. w. in denen die Ausdehnung sehr wenig vermag.

Die Anbringung des Druckes hat allerdings mehrere Schwierigkeiten. Wären die Bandscheiben oder überhaupt ein Gebilde des Gliedersystems in entzündlichem, geschwollenem Zustande, überhaupt dynamisch erkrankt, so wird zwar oft die Ausdehnung wohlthätig, der Druck aber jedesmal schädlich sein.

Eben so verdient es grosse Berücksichtigung, ob die Wirbel durch Erschlaffung der Ligamente zu leicht verschiebbar sind, und der äussere Druck durch Veranlassung eines innern das Rückenmark gefährden könne. Auch die Anbringung des Druckes selbst ist oft schwierig, z. B. wenn bei Wölbung des Rückgraths nach einer Seite durch Druck auf die Rippen auf die Wirbel gewirkt werden soll. Hier erleidet nun die drückende Kraft eine Zerlegung, und wirkt grossentheils nur auf die Bogen der Rippen und deren hintere Winkel.

Diese Schwierigkeiten sind jedoch nicht unüberwindbar, indem auch die Rippen, wenn sie sonst fest sind, den Seitendruck recht wohl vertragen und weiter leiten.

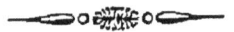

Beschreibung unserer Abbildungen.

Dritte Tafel. Streckbett.

Die Bettstelle. Diese ist etwas schmaler, als eine gewöhnliche, dagegen nach Verhältniss der Grösse des Patienten länger, weil die Federapparate oben und unten vermehrten Raum erfordern. Uebrigens muss sie genau gearbeitet, stark und haltbar sein.

Das Rahm. Dieses besteht aus aufrechtstehenden Längen- und Queerleisten. Dieser leztern sind mehrere, sie sind nach Oben etwas gewölbt und wiederum durch eine eingelassene Längenleiste vereinigt.

Die Matratze. Auf dieses Rahm werden Gurte gezogen, darüber Leinwand gespannt und darauf die Matratze gepolstert, so dass diese dadurch in der Mitte etwas gewölbt wird. Diese Rahmenmatratze ist nun unten auf einer Queerleiste der Bettstelle aufruhend, oder durch Charnierbänder beweglich angeschraubt; oben sind Riemen daran befestigt, die am Kopfbrett der Bettstelle über kleine Rollen laufen, und dadurch kann die Matratze mittelst Schnallen höher oder tiefer gestellt werden, so dass sie eine mehr oder minder schiefe Fläche bildet.

Der Streckapparat. Er besteht aus den beiden Federn, dem Kopfkranz, Halsband und Lendengürtel.

Die Kopffeder ist an einem runden eisernen Stäbchen am Kopfbrette befestigt, und kann je nach der Stellung der Matratze daran höher oder tiefer gestellt werden. Eine kleine Scheide um das Stäbchen mit Druckfeder, um die Beweglichkeit der Kopffeder zu beschränken und solche festzustellen, haben wir nicht abgebildet.

Der Gürtel. Ein breiter lederner Gurt, innen wohl gepolstert, vornen geschnallt. Er kommt über die Hüften zu liegen, man kann aber hier wechseln, und ihn zur Zeit so über die Hüften legen, dass er sich an die Hüftbeinkämme stemmt, zu anderer Zeit ihn um das Becken zwischen die Hüftbeinkämme und die Rollhügel befestigen. Bei Kindern und sehr zarten Personen kann noch ein dünnes gepolstertes Kissen mit wulstigen Rändern untergelegt werden.

Die Riemen. Von diesem Gürtel gehen auf beiden Seiten starke Riemen ab und werden an die Fussfeder geschnallt.

Das Stellrad. Am Fussbrette befindet sich ein senkrecht stehender viereckiger eiserner Stab; er ist beweglich, oben mit einem gezähnten Rade und Sperrhacken versehen, und kann mit einer Kurbel umgedreht werden. In seiner Mitte hat er ein Häckchen, an dieses wird der Riemen der Fussfeder befestigt, und durch Umdrehen diese gespannt.

Der Druckapparat besteht aus Federn, Pelotten, Riemen u. s. w.

Die Federn sind stählerne Stäbe, 3 bis 4 Fuss lang, 1½ Zoll breit, 2 Linien dick, nach Oben zu dünner und schmäler verlaufend. Sie stecken in eisernen an die Seitenwandungen des Bettes geschraubten Hülsen, auf der entgegengesezten Seite, als auf die sie wirken sollen.

Die Pelotten bestehen aus verhältnissmässigen Stücken Blech, sind gepolstert und am treffenden Orte auf der Seite, an der die Feder steht, durch zwei Riemen befestigt.

Soll nun dieser Druckapparat in Thätigkeit gesezt werden, so werden die Pelotten unter und an die seitlich ausgewichenen Stellen gelegt, und ihre Riemen an die Federn befestigt, die dann den seitlichen Zug üben.

Unsere Abbildung hat wiederum die Rechtskrümmung der Nacken- Rücken- und Linkskrümmung der Rücken- Lendeugegend zum Beispiel genommen, und man sieht, wie die obere Feder und Pelotte ihre Wirkung von Rechts gegen Links, die untere von Links gegen Rechts äussert.

Einige andere Vorrichtungen zum Seitendruck mittelst Pelotten und Druckfedern, an senkrechten, horizontalen, gebogenen, gespaltenen, eisernen Lamellen mit Schrauben u. s. w., so wie eine eigene Art von Presse, indem auf einer Seite ein Schwengel mit Pelotte an die Bettstelle angeschraubt, an der andern eingehakt wird, um die Rippen zu komprimiren, haben wir nicht abgebildet.

Vierte Tafel. Kopfapparat und Federn.

Die zweite und dritte Figur stellen die Federn vor, und zwar im Drittheil der natürlichen Grösse. Diese Abbildungen sind so deutlich, dass hierüber nichts Weiteres zu sagen ist.

Das Härten der Federn ist ein Hauptmoment der gesammten Orthopädie. Wer nicht mit sehr geschickten Arbeitern in Verbindung steht wird dieses bald empfinden müssen.

Die erste Abbildung dieser Tafel stellt den Kopfkranz und das Halsband vor. Der Kopfkranz besteht aus einer dünnen Lamelle um den Kopf, an den Stellen der Ohren nach Oben ausgebogen, oben mit einem Kopfbügel versehen, zur Befestigung an die Feder.

Das Halsband besteht aus einem hufeisenartig gestaltetem Blech oder starkem Leder, ersteres dann hinten durch Charnier beweglich, ist gut gepolstert und vornen geschnallt.

Von diesem Halsband laufen auf jeder Seite zwei oder drei Riemen an den Kopfkranz, die dort an Knöpfen befestigt werden.

Kopfkranz und Halsband, vorzüglich lezteres, müssen genau nach den Theilen, an die sie zu liegen kommen, abgemessen und gearbeitet sein. Es muss das Halsband am untern Rande des Unterkiefers und am Hinterhaupte anliegen und so lange es nicht ganz gut liegt abgeändert und verbessert werden.

Die Anwendung dieser Apparate scheint nun so leicht, dass sie nur weniger Worte bedarf.

Das Rahm mit der Matratze wird durch die Riemen in die erforderliche, der horizontalen möglichst nahe, Richtung gebracht, und mit Leintuch bedeckt,

an das Stäbchen am Kopfbrette wird die obere Feder, an diese der Kopfkranz und das Halsband befestigt,

die untere Feder wird durch ihren Riemen mit dem Häckchen der Spindel vereinigt,

der Gürtel über das Leintuch ausgebreitet,

die Pelotten an ihre Stellen gelegt, desgleichen die Seitenfedern in ihre Hülsen gesteckt.

Nun besteigt der Patient das Bett, er schnallt den Lendengürtel, den Kopfkranz und das Halsband und streckt sich aus. Nun werden die Riemen des Lendengürtels an die Fussfeder geschnallt, gerade so, dass die Federn beginnen in Wirksamkeit zu treten, endlich dreht man die Kurbel und spannt dadurch die Federn noch stärker.

Nun sezt man die Riemen der Pelotten mit ihren seitlichen Federn in Verbindung, und sind noch mehrere Druckwerkzeuge da, so werden sie nach und nach in Anwendung gesezt.

Die Streckung muss mit Behutsamkeit begonnen und mit Vorsicht fortgesezt werden. Das „sensim extendendo" ist hier stets zu beachten.

Ziehen, Reissen, Schmerz der gestreckten Glieder sind Zeichen, dass die Einwirkung zu stark ist, und sobald dergleichen Erscheinungen eintreten, muss nachgelassen werden.

Dass die Ausdehnung längere Zeit in Anwendung sein müsse, ehe man den Druck eintreten lässt, ist schon genugsam erörtert.

Fünfte Tafel. Tragbare Maschinen.

Um den Patienten nicht immer auf das Lager zu fesseln, um den Muskeln wenigstens einige Uebung zu gönnen, überhaupt um alle Lebensfunktionen durch fortwährendes Liegen in einerlei Richtung nicht allzusehr zu stören, und doch dabei dem Hauptübel entgegen zu arbeiten, und um das im Liegen Gewohnene in aufrechter Haltung nicht wieder zu verlieren — werden die tragbaren oder Leibmaschinen angewendet.

Die erste Abbildung der fünften Tafel zeigt die kleinere Maschine.

Diese Maschine besteht aus einem Beckenring von starkem Eisenblech, er ist mit Leder überzogen, wird um das Becken zwischen die Hüftbeinkämme und Rollhügel angelegt, vornen übereinander geschoben und durch Schnallen befestigt. An den Seiten befinden sich bewegliche Klammern, durch die Schrauben gehen, und durch diese werden die Achselstützen befestigt, die sich mit der Klammer nach Vor- und Rückwärts bewegen können.

Die Achselstützen, überzogen, oben gut gepolstert, sind der Krümmung angepasst, auf beiden Seiten verschieden, und müssen im Verlaufe der Kur verändert werden. In der Schultergegend werden sie durch einen über den Rücken oder um den ganzen Thorax laufenden Riemen in ihrer Lage erhalten. Mittelst der Schrauben am Beckengürtel sind sie auch in verschiedene Höhe verstellbar.

Hinten in der Mitte steht, ebenfalls durch Klammer und Schraube verstellbar, aber unbeweglich, die Kopfstange. Sie steigt senkrecht empor, übt durch eine kleine Platte auf die Wirbelsäule mässigen Druck, ist im Nacken und über den Kopf gebogen, und verläuft bis über die Mitte des Scheitels.

Diese Stange hat Federkraft, dehnt daher elastisch aus, und es gilt von diesen Stangen in Beziehung des Schmiedens und Härtens was von den Federn gesagt worden ist.

An diese Stange befestigt man den Kopfkranz.

Der Kopfkranz besteht aus einem stählernen Reif über Stirn und Hinterhaupt, der an den Ohren ausgebogen ist, und dem Scheitelbügel, mit einem Oehre, gerade so wie bei dem Streckapparat im Bette, nur dass statt des Halsbandes dort, hier nur ein unter dem Kinn durchgezogenes Band an die Knöpfchen des Kopfkranzes befestigt wird.

Die zweite Abbildung zeigt die grössere Maschine. Diese ist durchaus grösser, fester, stärker.

Der Beckenring ist, ausser dass er etwas stärker ist, ganz derselbe wie in der vorigen Figur, die Armstützen eben so, nur dass an diese unten noch stählerne Streifen befestigt sind, die etwas niedriger als die Armstützen selbst und durch einen vornen über die Brust queerlaufenden Streifen von Stahl verbunden sind.

Es ist auch hier eine Ausweichung der Wirbelsäule nach Rechts angenommen.

In diesem Falle ist an jenen queerlaufenden Stahlstreifen rechts mittelst Riemen eine Pelotte befestigt, die die Rippen und Schultern, überhaupt den ausgewichenen Theil, von der Seite umfasst, und an der linken Armstütze ist nach Hinten eine Art von Flügel angebracht, von dem mehrere Riemen abgehen, um diese in die Schnallen der Pelotte zu befestigen.

Scheint es nöthig, so wird auch noch die Rückenstange mit dem Kopfapparate hinzugefügt, wie es bei der kleinern Maschine angegeben ist.

Unter den Beckenring jeder dieser beiden Maschinen gehört ein wohl wattirter leinwandner Gurt mit wulstigem Rande, um die Theile vor dem starken Drucke der Maschine zu schützen.

Bei der Anlegung wird zuerst der leinwandene Gurt mittelst Riemens und Schnalle um das Becken gelegt, über den Gurt kommt der Beckenring, die Armstützen werden in verhältnissmässige Höhe gestellt, hierauf wird der Kopfapparat angelegt, die Rückenstange eingesezt, mit dem Kopfkranz mittelst Stiftes verbunden, und die Stange selbst so gestellt, dass sie verhältnissmässige Ausdehnung übt. Endlich, ist es die grössere Maschine, wird die Pelotte gegen den Flügel links mit ihren Schnallen in die Riemen befestigt.

Die beiden Maschinen können leicht unter der Kleidung getragen werden; ein weiter Mantel und etwas grosser Hut bedecken sie so ziemlich.

Für Alle, welche grössere Ausführlichkeit suchen, verweisen wir nochmals auf die oben angegebenen Schriften, namentlich auf die Verbandlehren von Stark und Henkel.

Mechanische Behandlung der einzelnen Formen.

Diese von uns abgebildeten und so eben beschriebenen Werkzeuge, von denen wir schon mehrmals gesagt haben, dass es die Heine'schen sind, werden fast in allen Fällen anwendbar sein, wenn überhaupt der Mechanismus seine Anwendung finden kann, und wer bis jezt uns gefolgt ist, der wird auch leicht in jedem Falle seine Maschinen so abzuändern wissen, dass sie für den gegebenen Fall passend werden.

Die Behandlung der einzelnen Formen erfordert aber immer noch einige Berücksichtigung.

Die Nackenkrümmung oder der schiefe Hals.

Wir empfehlen in jeder Art dieser Missstaltung unsere kleinere Maschine, wie sie auf der fünften Tafel ersten Figur abgebildet ist.

Der Beckenring und die Kopfstange bleiben unverändert, die Achselstützen mit ihrem Verbindungsriemen fallen weg. Die Rückenplatte, durch deren Oehr die Stange läuft, wird grösser, nach Unten und den Seiten verlängert, bekommt an ihrer Rückseite Knöpfe oder Schnallen, und wird mittelst gepolsterter Riemen, die um die Schultern geführt werden, befestigt. Dadurch erlangt der ganze Apparat Festigkeit und wird in seiner Richtung erhalten. Der Kopfkranz mit Kinnband wird dahin verändert, dass die federnde Rückenstange gerade nur auf die verkürzte oder verdrehte Stelle ihren Zug äussert. Diese Modifikation scheint uns sehr leicht zu treffen, und die Maschine wird sich durch ihre Einfachheit empfehlen.

Ausserdem liefert die chirurgische Méchanik für das gedachte Uebel noch eine Menge Maschinen und Bandagen.

Gegen seitliche Neigung des Kopfes, die immer mit etwas Verdrehung verbunden ist, und von einseitiger Kontraktur eines Kopfnickers ausgeht.

Stark empfiehlt eine eigene Binde aus Gurt um den Kopf und unter die Achsel der gesunden Seite.

Köhler gab eine lederne Mütze an, die um den Kopf befestigt wurde, von der Riemen abgehen, die an einen Gurt mit Schenkelriemen geschnallt werden.

Gerdy beschreibt eine Mütze, eine Art von Halfter oder auch nur ein Stirn- und Kinnband; an diesen Kopfapparat wird ein gespaltener Riemen befestigt und das ungespaltene Ende desselben auf der gesunden Seite an ein Leibchen mit Aermeln geschnallt.

Bells Maschine aus zwei Bügeln, einem Stabe und Riemen, scheint unzweckmässig, indem sie sich leicht verrückt und beschwerlich ist.

Jörgs Maschine besteht aus einem Kopfapparate, der sehr einfach, oft nur ein Ring um den Kopf ist, einem Leibchen, das hinten geschnallt wird, den Zugriemen und einer Trommel mit Feder und Stellrad.

Die Trommel ist mittelst Messingblechs vornen an das Leibchen befestigt, an sie verlauft der Richtriemen vom Kopfkranz, und die Feder wird mittelst Schlüssels gespannt. Gegen das Ende der Kur wird der Riemen hinten an das Leibchen geschnallt.

Delpech empfiehlt seinen Rotateur, von dem wir in der Folge noch sprechen, oder die Ausdehnung im Streckbett, an Kopf und Becken, wobei er mittelst einer über eine Rolle laufenden Schnur und Gewicht auf den Hals wirkt.

Delacroix hat eine sehr zweckmässige Maschine erfunden, nur dass ihre Komplikation ihre Anschaffung und Gebrauch sehr erschwert.

Stark hat dieselbe vereinfacht. Der Kopfapparat besteht aus Stirnband, Scheitelbogen und Kinnband. Eine Rückenplatte wird mittelst Schulterriemen und Leibgürtel befestigt, in der Hülse der Platte befindet sich ein Stab, in dem die Kopfstange mittelst durch Schrauben zu befestigenden Kugelgelenkes endet.

Vermöge dieses Kugelgelenkes und der Schrauben kann die Kopfstange verschieden gestellt und befestigt werden.

Gegen Vorwärtsneigung des Kopfes, wenn dieser nach Vornen überhängt und der Brust zu sehr genähert ist, sei es durch Schwäche der Kopf- und Rückgrathsmuskeln oder übermässige Kontraktion der Kopfnicker.

Hier gebrauchte man die geradhaltende Binde, Fascia caput fulciens.

Boyer empfahl einen Kopfapparat, aus Mütze, Korb, Halfter, oder dergleichen Etwas, einen Gürtel unter die Achselhöhlen (nöthigenfalls mit Schenkelriemen) und einen durch eingenähte gewundene Federn elastischen Riemen, der vom Kopfapparat an den Gürtel befestigt wird, und vom Hinterhaupte gegen den Rücken verlauft.

Bei Kindern empfiehlt Gerdy, ein elastisches Halsband aus gewundenen Federn, das den Kopf vornen in die Höhe treibt.

Gegen Rückwärtsneigung des Kopfes, allenfalls nach Wunden der Nackengegend, die Verkürzung dieser Muskeln erzeugt hätten.

Hier würden wir einen ähnlichen Verband, nur zwei Riemen, nämlich an jeder Seite einen, vor dem Ohre an der Schläfegegend herablaufend, empfehlen.

Shaw heilte eine Vorwärtsneigung des Kopfes, wo also ein Uebergewicht der Kopfnicker bestand, das vielen Heilversuchen nicht weichen wollte, dadurch, dass er vornen den Kopf durch Gewicht beschwerte, wodurch die Rückenmuskeln zu grösserer Thätigkeit angeregt wurden und endlich den Kopf zurückhielten.

Gegen die Achsendrehung des Kopfes.

Gerdy empfiehlt einen geschnallten Verband. Der Apparat für den Kopf ist derselbe wie oben, eine lederne Mütze, ein Ring um die Stirne mit gekreuzten Riemen von der Stirn zum Hinterhaupte und einem Schläfebein zum andern, eine Art von Korb, Halfter, Zaum, oder dergleichen Etwas; das Leibchen mit Aermeln bleibt ebenfalls dasselbe, wie oben, nur werden die Schnallen so angebracht, dass die zwei am Kopfapparat in der Gegend der Stirne und des Kaumuskels, die dritte sich hinter der Schulter befindet. In die ersten beiden kommen die gespaltenen Enden des Richtriemens, in die lezte das ungespaltene Ende desselben.

Ferner empfiehlt Gerdy gegen dasselbe Uebel eine Maschine. Sie besteht aus einer Rückenplatte, die mittelst Schulterriemen und Brustgürtel befestigt wird. Aus dieser entspringt die Kopfstange, an dieser befindet sich ein Federhaus mit Spiralfeder, die an ihrem innern Ende einen Stift dreht, der an den Scheitelbügel befestigt ist, so dass durch dessen Verbindung mit dem übrigen Kopfapparat, der Kopf nach der treffenden Seite gedreht und gerichtet wird. Diese Feder könnte noch mit Gesperre versehen sein und durch einen Schlüssel gespannt werden.

Die Schlangen- und Winkelkrümmung.

Die Maschinen, die wir abgebildet haben, sind eigentlich ausschliesslich gegen die Schlangen- und Winkelkrümmung bestimmt, und wir haben schon genugsam gelehrt, wie Ausdehnung und Druck durch dieselben geübt werden.

Wir haben auch schon zu Anfange des Abschnitts von der mechanischen Behandlung aus der grossen Menge empfohlner Maschinen die tauglichsten ausgehoben und im Allgemeinen ihre Konstruktion und Wirkungsart geschildert. Es ist jedoch der Vorrath empfohlner Mechanismen noch nicht erschöpft. Wir führen noch an:

den Drehwagen des Delpech, eine Maschine, in

der der Patient auf einem Karren mit vier Rädern in der Art an Kopf und Becken ausgespannt sizt, dass bei Fortbewegung der Karrenräder auch der Patient umgedreht wird; ein Werkzeug, an dem wir nur die Komplikation der Zusammensetzung und die Unsicherheit der Anwendung, keineswegs aber die Vorzüge seiner Wirksamkeit erkennen.

Ferner den Reduktor des Delacroix, eine komplizirte Maschine, wie alle Werkzeuge dieses Mechanikers, zur Geradrichtung des Rumpfes bei Seitenhöcker, Verkrümmung des Brustbeins, hoher Hüfte u. s. w. Wie der obigen Maschine desselben Erfinders steht ihr nur die erschwerte Anschaffung im Wege.

Sehr brauchbar dagegen finde ich eine Vorrichtung von Delpech, die er Corset à inclination laterale nennt. Sie besteht aus einem Beckenring mit Stahlfeder wohl gepolstert und vornen geschnallt; an diesem befindet sich eine nach Oben einfache nach Unten in zwei Schenkel sich theilende Eisenlamelle, die beiden Schenkel sind durch Stellschrauben mit dem Beckenring verbunden, am obern einfachen Ende befindet sich ein breiter Gürtel von Leder oder Blech, der den Rumpf unter den Brüsten und Achseln umfasst und vornen geschnürt wird. Vornämlich bei Abweichungen der Wirbelsäule in der Lendengegend sehr zu empfehlen.

Die Behandlung der ausgetretenen Rippen, Brustbeine, Schlüsselbeine und Schultern, wenn sie auch in Folge der Rückgrathskrümmung entstanden sind, bei deren Heilung aber nicht von selbst verschwinden, ist gerade so, als ob diese Uebelstände idiopathisch bestünden. Davon weiter unten.

Im Allgemeinen empfehlen wir hier unsere Korsetts mit Achselstützen und Wattirungen.

Gegen die Verdrehung der Wirbelsäule besitzen wir keine direkte Heilmittel. Uebrigens lehrt deren Entstehungsart, dass die Längenausdehnung, die die verrückten Gelenkfortsätze auseinander zieht, auch der Drehung entgegen wirken werde. Seitendruck auf Rippen und Beckenknochen mag diese Wirkung unterstützen.

Je mehr unsere ganze bisherige Behandlung die Schlangen- und Winkelkrümmung im Auge hatte, desto kürzer konnten wir uns hier darüber fassen.

Die Beckenverkrümmung.

Diese besteht bekanntlich in der zu grossen oder zu geringen Neigung oder in der Seitenkrümmung. Ist die Beckenkrümmung Folge der Rückgrathskrümmung, so wird zuerst leztere behandelt. Abhängig bleiben beide aber immer von einander und bedingen sich gegenseitig, jede kann Ursache, jede kann Folge der andern sein.

Bei zu geringer Inklination oder Rückwärtsneigung würde ich erhöhte Absätze unter den Schuhen versuchen, um den Körper von Hinten nach Vornen zu treiben. Wie diese hohen Absätze durch Vergrösserung der Neigung sonst nachtheilig wirken, so möchten sie jezt zum Heilzweck dienen.

Bei Seitenkrümmung des Beckens in Folge einer schwachen oder verkürzten untern Extremität ist der Ursache abzuhelfen, der verkürzte Fuss durch eine Korksohle zu verlängern.

Ein keilförmiger Absatz ist aber nur täuschende Hülfe, der Fuss gleitet auf der geneigten Fläche ab, und alle Last ruht auf den Zehen, die dadurch gebeugt werden, und das Fersenbein ruht keinen Augenblick

auf der Basis des Keiles. Der Absatz von Kork muss
so geschnitten sein, dass er eine Aushöhlung bildet,
um das Fersenbein aufzunehmen, und eine Erhabenheit,
in die sich die Höhlung der Fusssohle legt. Das Uebrige muss nach Vornen unmerklich abfallen und sich
gegen die Mitte des Mittelfusses verlieren.

Ist nur eine einzige etwas grosse Seitenkrümmung
der Wirbelsäule vorhanden, oder deren Gegenkrümmung nur gering, so sind sich Hüfte und Schulter der
konkaven Seite genähert, und dieselbe Kraft der Ausdehnung durch Streckung oder Achselstützen, die die
tiefere Schulter in die Höhe treibt, wird auch die hohe
Hüfte nach Unten drängen.

4. Die Austretung der Rippen.

Diese wird durch Druck behandelt. Wie solches
im Streckbette durch Pelotten mit seitlichen Federn,
durch eine Art von Presse, und an den tragbaren Maschinen durch Pelotten und Riemen geschehe, ist bereits gezeigt worden.

Es wird auch Jeder, der unsere bisherige Mechanik
verfolgt hat, im Stande sein, theils an seine Streckbetten, theils an die Leibmaschinen, Federn und durch
Stellschrauben verschiebbare Pelotten anzubringen, wo
er sie nöthig zu haben glaubt.

Jörg empfiehlt auch dazu seine Druckmaschine, wir
empfehlen dazu Korsetts, deren Struktur noch angegeben wird.

Die Verkrümmung des Brustbeins.

Sie wird ebenfalls durch Druck auf die nach Vornen ausgewichene Stelle behandelt.

Wir selbst haben von dem Gebrauche einer Feder, die den ganzen Thorax umgab, an ein paar Bändern wie an Hosenträgern über die Schultern hing, und mit ihren zwei vornen vereinigten Endpunkten auf eine Pelotte drückte, die auf der am Meisten ausgewichenen Stelle des Brustbeins lag, ziemlichen Erfolg gesehen.

Für jezt würden wir dazu eine Maschine empfehlen, die leichte Achselstützen an einen ledernen Beckengürtel befestigt hat, wobei der Thorax um die am Meisten ausgewichene Stelle mit einem zweiten Gürtel umgeben wird, der über einer Pelotte an jener Stelle zu schnallen ist.

Auch hier unsere Korsetts.

Die Verkrümmung der Schlüsselbeine.

Diese wird kaum ohne Missstaltung der Schultern vorkommen, und durch Achselbänder der Korsetts oder Schulterriemen der Achselstützen zu behandeln sein.

Die Verunstaltungen der Schultern.

Die hohe Schulter möchte durch einen elastischen Riemen gleich dem Jörg'schen Gürtel herabzuziehen sein, Achselbänder an unsern Korsetts, oder besonders zu diesem Zwecke daran befestigte, in gehörig angebrachte Schnallen zu ziehende Riemen, dürften vielleicht noch kräftiger wirken. Hier können, so wie auch bei der vollen Schulter, die gewöhnlichen Schulterriemen oder Geradhalter ihre Anwendung finden. Auch die Sternbinde könnte angewendet werden.

Desgleichen bei der vollen Schulter, hier werden weit nach Oben hinaufreichende Korsetts, oder die so eben angegebenen Bandagen, die den untern Winkel des Schulterblattes bis über seine Mitte umfassen, an ihrem Orte sein.

Beschreibung unserer Korsetts.

Sie werden aus fester Leinwand, Barchent, oder irgend einem starken Zeuche gefertigt, und müssen dem Körper auf das Genaueste angepasst sein. Sie reichen bis zu den Hüftbeinkämmen herab, und werden dort noch mit einem besondern Gürtel aus demselben oder einem andern Zeuche versehen. Dieser Gürtel wird zwischen den Hüftbeinkämmen und Rollhügeln um das Becken gelegt, so dass also der unterste Theil des Korsetts gerade so, wie der Beckenring unserer tragbaren Maschine zu liegen kommt. Da der Gürtel nur einen Theil des Korsetts ausmacht, so wird er, wie dieses selbst, hinten geschnürt oder auf andere Weise befestigt.

Zu beiden Seiten, wo der Gürtel an den Hüftknochen anliegt, ist er mit einem Streifen von starkem Leder oder dünnem Messingblech versehen, vornen, wo er über die Mitte des Leibes verläuft, und hinten zu beiden Seiten der Schnürlöcher, können gewundene Federn eingenäht werden, um ihn elastisch zu machen.

An die Seiten des Korsetts von den Achseln bis zum Gürtel sind Scheiden genäht, in die die Achselstützen geschoben werden.

Die Achselstützen selbst sind von Stahl, 5 bis 6 Linien breit, eine halbe Linie dick, und nach dem Körper gebogen. Oben befinden sich kleine Krücken daran, die wohl gepolstert werden, um die Schultern unter den Achseln zu stützen; die Biegung dieser Stützen ist aber so, dass sie nur unten an den Hüften am

Gürtel und oben unter der Achsel, höchstens an den am Meisten hervorragenden Punkten der Konvexität anliegen, die konkave Seite aber hohl lassen, und sogar vor dem Drucke des Korsetts selber bewahren.

Diese Stützen werden nun unten am Leder oder Blech des Gürtels in verhältnissmässiger Höhe befestigt, und zwar so weit nach Hinten gerückt, dass sie den hervorstehenden Hüftbeinkamm nicht drücken.

Diese Korsetts werden Anfangs gefertigt, als ob sie für eine gesunde Person gehörten, und beim erstmaligen Anziehen werden sie erst nach Verhältniss der Missstaltung abgeändert, je nachdem Erweiterung oder Verengerung, Auslassen oder Einziehen nöthig wird. Das Korsett muss auch nach Hinten sehr hoh gemacht werden, damit es den grössten Theil der Schulterblätter umfassen kann.

Vornen auf das Brustbein kommt ein hölzernes oder stählernes Blankscheit zu liegen, hinten zu beiden Seiten der Schnürlöcher desgleichen schmälere Stahllamellen oder starke Fischbeine, um die Wirbelsäule zwischen sich zu fassen.

Will man noch besondern Druck üben lassen, so kann man noch mehrere Modifikationen anbringen.

Man wattirt die Gegenden, an denen man ausgetretene Stellen der Rippen, Schultern, Brustbeine will komprimiren lassen, man legt Pelotten aus Fischbeinstäbchen, Platten von Leder, von Metall an die Stellen, an denen der Druck Statt finden soll.

Man könnte auch, z. B. um das Brustbein zu komprimiren, einen elastischen Druck anbringen, indem man an die erste grössere Stahllamelle eine zweite auf dieser federnde und an diese eine Pelotte befestigt.

Gegen hohe und volle Schulter kann man sich noch der Zugriemen bedienen, z. B. man sezt unter die Achsel der rechten Seite einen breiten Riemen, der über die Schulter an den Rücken geführt und an der linken Schulter, über die er wegläuft, vornen geschnallt wird.

Oder man sezt an die vordern Enden der Achselstützen Riemen, die man über die Schultern wegführt, auf dem Rücken kreuzt, und an das hintere Ende der entgegengesezten Achselstützen durch Schnallen befestigt.

Man hebt auf diese Weise die niedrigere Schulter in die Höhe, drängt die volle nach Vornen, drükt die höhere herab und zieht sie nach Hinten.

So vortheilhaft auch diese Konstruktion unserer Korsetts erscheinen mag, so sehr müssen wir vor ihrer Anwendung warnen, wenn sie das einzige Hülfsmittel ausmachen sollen. Wir selbst haben uns in solchen Fällen von ihrer Unwirksamkeit überzeugt, daher wir uns auch hier vor Missbrauch unserer Werkzeuge verwahren.

Gymnastik.

Die gymnastischen Uebungen sind ein wesentliches Erforderniss zur Ausbildung des Körpers. Wie der Geist geübt und geschärft werden muss, um zu der nöthigen Kraft zu gelangen, eben so muss es auch mit dem Körper geschehen.

Ueber die Verhältnisse unserer körperlichen Erziehung zur geistigen überhaupt zu sprechen und nachzuweisen, wie geistige und leibliche Ausbildung gleichen Schritt halten und dem vollkommenen Menschen Keines mangeln solle, wäre hier zu weitläufig.

Die neuere Zeit hat übrigens angefangen die Leibesübungen in ihre alten Rechte wieder einzusetzen, wovon die Turnübungen der männlichen Jugend genugsame Beweise liefern, und auch für das weibliche Geschlecht hat man solche Uebungsplätze errichtet und mit Vortheil angewendet.

In England wird es jezt schon übertrieben; Mädchen verrichten Dinge, die nur für Athleten passen, so dass man auch sogar hier schon gegen Missbrauch warnen muss.

Es ist aber ein Gesetz der thierischen Oekonomie, dass Thätigkeit nicht nur zur Vervollkommnung, sondern auch zur Erhaltung nöthig sei. Unthätige Organe verlieren ihre erlangte Vollkommenheit und arten aus.

Durch Leibesübung werden die verschiedenen Theile des Körpers erst völlig entwickelt, und wenn die Uebung regelmässig ist, vervollkommnet.

Nicht ohne Grund wirft man der Gymnastik vor, dass sie in manchen Fällen unsicher und bei Missbrauch sogar gefährlich sei.

Man wirft diesen Uebungen vor, dass sie die Schultern vergrössern, den jungen Leuten den Gang der Matrosen geben, die Hände gross, die Haut rauh machen, und mehrere körperliche Gebrechen veranlassen.

Wir selbst müssen nicht nur dieses Alles bestätigen, sondern noch hinzufügen, dass durch vieles Turnen die Schultern höher und voller werden, dass sich ein runder Rücken bilde, dass der Oberleib eine Neigung nach Vorwärts annehme, der Gang schwerfällig und schiebend werde, dass die Hände gross, rauh, zitternd werden, dass nicht selten dicker Hals, Kongestion nach dem Kopfe, Blutspeien oder dergleichen. Etwas entstehe, überhaupt das ganze Benehmen eines Turners den Ausdruck von Trotz und Rohheit verrathe.

Geht es auch nicht immer so weit, so wird doch immer beim weiblichen Geschlechte eine Verbildung zarter Formen, und Unfähigkeit zu feinen Handarbeiten eintreten müssen.

Diese Vorwürfe alle treffen aber nur Uebertreibung und Missbrauch, und verwerflich sind alle Uebungen, die die brodlose Kunst der Seiltänzer und Gaukler entfaltet, die Gefahr bringen, die überhaupt unnütz und zwecklos sind; und der Werth, den körperliche Uebungen zur Ausbildung noch nicht vorhandener, zur Erhaltung bestehender, und Wiedererlangung verlorner Kräfte und Fähigkeiten für Knaben und Mädchen besitzen, kann dadurch nicht geschmälert werden.

Ich will hier keinen Unterricht in der Gymnastik geben, sondern nur diesen Uebungen als Mittel zur Verhütung und Heilung der Verunstaltungen des Leibes ihre Stelle anzuweisen suchen.

Hier ist nun vor Allem zu betrachten die Vernachlässigung, die unsere weibliche Jugend in körperlichen Uebungen erfahren muss. Nicht nur dass man ihr alle solche Uebungen entzieht, wird noch durch Kleidung und Art und Weise des Unterrichts ungünstig auf die Gestaltung des Körpers eingewirkt.

Knaben müssen zwar auch viel sitzen, es wird aber durch die unruhigere Natur der männlichen Jugend in der Erholungszeit durch ausgelassenere Bewegung wieder gut gemacht, was allenfalls in körperlicher Hinsicht die Lehrstunden geschadet haben. Diesen unruhigen Knaben vergönnt man nun noch das Turnen, aber für Mädchen, die der natürlichen Bewegung ohnehin mehr entbehren müssen, will man es ungeeignet finden.

Freilich mag es gegen die weibliche Sittsamkeit verstossen, in eigens dazu erforderlicher Kleidung an Gerüsten und Balken zu klettern, an Seilen zu hüpfen, an Stäben zu springen u. s. w.; die Richtigkeit dieses Einwurfes lässt sich allerdings nicht läugnen; es hat jedoch in denjenigen orthopädischen Instituten, in denen solche Uebungen angewendet wurden, die Erfahrung gelehrt, dass nach dem Aufhören der Uebungen und dem Ablegen der eigenthümlichen Kleidung die frühere Zartheit alsbald zurückkehrte, und keine nachtheiligen Eindrücke davon zurückblieben, sondern nur die wohlthätigen Folgen und das Selbstvertrauen auf eigene Kraft.

Unsere Schulen, so lange sie Volksschulen sind, gestatten, wie überhaupt den niedern Klassen, auch den Mädchen mehr Freiheit der Bewegung, die in höhern Ständen für Unart gilt. Daher unter den niedern Volksklassen nur seltener solche Krümmungen, oder nur in Folge innerer Krankheitsanlagen zum Vorschein kommen. Auch gestattet die bald schon, mit dem dreizehnten oder vierzehnten Jahre, erfolgende Freiheit von Schulen und Unterricht der Natur manches begonnene Uebel noch auszugleichen.

Je höher aber die Bildungsstufe, je höher der Stand der Aeltern ist, und je zarter oder verzärtelter die Erziehung der Töchter wird, um so höher steigt auch das Bedürfniss künstlicher Bildung, um so grösser ist der Aeltern oder des Mädchens Eitelkeit durch Kenntnisse und Fertigkeiten zu glänzen.

Um so mehr giebt es also täglich Lehrstunden, um

so länger wird die Dauer der Schulzeit. Bis in das siebzehnte, gegen das achtzehnte, ja neunzehnte Jahr ist durch Beschäftigung am Schreibpulte, Nähtische, Stickrahm, Zeichenbrette, Harfe, Guitarre oder Flügel der ganze Tag erfüllt, und zu nothwendiger und naturgemässer Erholung keine Zeit übrig gelassen. Zu solcher Kultur gelangen zwar nicht alle, die sie aber erreichen, erwerben sie auf Kosten ihres Körpers.

Nehmen wir nach einem sehr mässigen Anschlage an, dass im Durchschnitte ein Mädchen vom Anfange des sechsten bis Ende des siebzehnten Jahres ungefähr täglich acht Stunden bei Unterrichtsgegenständen sitzen müsse, so ergiebt sich in dieser Periode eine Zeit von vier vollen Jahren, die es in dieser Situation zubringen muss.

Sezt man hiezu noch den Einfluss zweckwidriger Kleidung und den Mangel an naturgemässer Erholung, so kann man sich die Folgen denken, die dieses Verfahren nach sich ziehen muss, und wird die Nothwendigkeit einsehen, der körperlichen Ausbildung etwas mehr Recht zu gestatten.

Man entgegnet freilich wieder, dass durch den Unterricht im Tanze genugsam für körperliche Ausbildung, für Haltung, Anstand u. s. w. gesorgt werde.

Wie mangelhaft und einseitig aber dieses geschehe, bedarf kaum der Erwähnung. Nachdem man Eines und Anderes über Haltung gesagt hat, wird eine oder die andere Stellung gezeigt, eine niedliche Verneigung gelehrt, und nun geht es an das Hüpfen und Springen, das bald zum Rasen und Toben ausartet, und was die Füsse an Fertigkeit allenfalls gewinnen, müssen reichlich die Lungen entgelten.

Hier werden keine Stellungen gelehrt, die das Ebenmass des Körpers erhalten oder wiederherstellen; mit gänzlicher Vernachlässigung des Oberkörpers wird nur die Ausbildung der Füsse betrieben, und die Anwendung der erlernten Fertigkeiten auf einem Balle selbst ist in der Regel mit den Anforderungen der Gesundheitslehre in Widerspruch.

Wir wollen hier keinen Philister machen und die Freuden der Jugend vergällen, wir wollen dem Tanze sein volles Recht gestatten — nur haben wir zeigen wollen, dass der Tanzunterricht die übrigen körperlichen Uebungen nicht ersetze, indem er bei einseitiger Uebung der Fertigkeiten der Füsse eine vollkommene Vernachlässigung der Ausbildung des Oberkörpers mit sich bringe.

Wir empfehlen also auch für Mädchen, die gesund und wohlgebildet sind, die gymnastischen Uebungen in zweckmässiger Auswahl, mit Maas und Ziel, wir schlagen die frühere Jugendzeit dazu vor, wir überlassen aber dieses den Erziehern und treten von diesem Felde wieder ab, indem wir diese Leibesübungen bloss als Mittel der Heilung, und in unserer orthopädischen Hinsicht betrachten.

Die Gymnastik aber auf unsern Heilzweck bezogen soll folgenden Aufgaben zu entsprechen suchen.

Sie soll Muskeln und Ligamente stärken, sie soll die Verhältnisse der Theile erhalten, in die der Mechanismus missstaltete Organe zurückgebracht hat, sie soll das Muskelsystem zur Zusammenziehung reizen, in höhere Thätigkeit versetzen, und überhaupt die errungenen Vortheile nicht nur zu erhalten, sondern zu vergrössern suchen.

Diese Uebungen sollen bezwecken, dass kein Muskel sich der Thätigkeit und Kontraktion entziehen kann, sie sollen geschwächte Muskelaktion verstärken, erloschene wieder erwecken. Es ist anerkannt, dass bei Missstaltungen, die die natürliche Lage der Theile verändern, die Wirkung der Muskeln durch übermässige Kontraktion oder Expansion aufgehoben und vernichtet werden kann. Ein direkter Reiz und Aufregung ist nöthig, um diejenigen Theile in Thätigkeit zu erhalten, die durch die Missstaltung am Meisten gelitten haben. Jede Missstaltung veranlasst eine bestimmte Haltung, oft zwingt das Schmerzgefühl sie anzunehmen und fortzusetzen. Die Antagonisten der kranken Seite sind in beständiger Ruhe, und müssen daher nothwendig geschwächt werden, an Masse und Kraft verlieren. Um diese Schwierigkeiten zu überwinden und jeden Muskel zur Kontraktion zu reizen, muss man das Gleichgewicht des Körpers stören und alle, selbst natürliche, Kombinationen aufheben.

Dieses geschieht nun durch die gymnastischen Uebungen, und diese werden durch Stärkung der geschwächten und Wiedererweckung der erloschenen Muskelkraft sogar Mittel zur Einrichtung ausgewichener Knochen.

In diesen Uebungen suchen wir also nicht allein Mittel zur Ausdehnung der Wirbelsäule und eine Weise sie vom Druck der aufliegenden Theile zu befreien, ohne sie der Ruhe und deren nachtheiligen Folgen auszusetzen, sondern auch die geeigneten Mittel um die Thätigkeit der Muskeln mit Kraft und Ausdauer aufzuregen, um sowohl die Rekonstruktion der ausgewichenen Gebilde, als das Beste der ganzen Konstitution zu befördern.

Zwei Aufgaben sind hier zu lösen:
1) dass alle Muskeln ohne Ausnahme geübt werden,
2) dass Ausdehnung und Druck die kranken Punkte der Wirbelartikulation berühren.

Anwendbar und zuträglich sind die gymnastischen Uebungen wo Muskeln und Bänder erschlafft sind, die Muskeln schwach die Bänder schwammig scheinen; in diesen Fällen, die überhaupt meist zur Curvatura habitualis und muscularis gehören werden, werden auch diese Uebungen vortheilhaft sein.

Man sei aber auch mit diesem Heilmittel vorsichtig. Bei dynamischen Krankheiten des Knochensystems sind alle Uebungen verwerflich.

Bei Entzündlichkeit, Schmerz und Geschwulst der Knochen oder Bandscheiben, bei deren Erweichung, Vereiterung, bei deren beginnender Heilung durch Verwachsung, also im Allgemeinen bei Caries, Rachitis, Anchylose, würden die körperlichen Uebungen nur schädlich sein.

Daher können nicht alle orthopädische Patienten diese Uebungen gebrauchen; so sind sie auch nicht dienlich wo die Formveränderung zu gross ist. Im Durchschnitt passen sie am Besten für die niedern Grade der Verkrümmungen oder Rekonvaleszenten, die der Mechanismus von den höhern Graden bereits auf die niedern zurückgebracht hat.

Dass auch die Gymnastik vorzüglich nur dazu empfohlen werde, die orthopädischen Kuren dauernd und haltbar zu machen, haben wir oben schon bestimmt genug ausgesprochen.

Die Anwendung dieser Uebungen ist nun nach Grad und Zeit sehr verschieden. Wir haben oben schon im

Allgemeinen eine Tagesordnung angegeben, nach der Morgens und Abends jedesmal einige Stunden dazu zu verwenden wären, und wir können dieses auch hier nicht anders bestimmen.

Ein Muskel allein kann keine Bewegung bestimmen, die geringste Veränderung einer Stellung verändert alle Beziehungen. Z. B. den Schenkel vorwärts aufzuheben erfordert die Zusammenziehung des Lenden- Becken- und geraden vordern Schenkelmuskels. Diese Bewegung muss aber bestimmt werden, und während des Erhebens wird der Schenkel nach Innen oder Aussen durch die anziehenden Muskeln, durch den schlanken und Kammmuskel auf der einen, durch die Schenkelbinde deren eigenen Muskel und die Gesässmuskeln auf der andern Seite gerichtet. Diese Bewegung wird aber beschränkt und beendigt durch die Thätigkeit der hintern Muskeln, den zweiköpfigen, halbsennigen und halbhäutigen.

Diese Bewegung nur für sich allein ohne Beziehung auf die Last des Körpers oder eine fremde diesem noch zugefügte, beruht auf so vielen entgegengesezten Muskelthätigkeiten.

Bloss allein die stehende Haltung erfordert das Ineinandergreifen aller Muskeln. Bei kleinen Kindern und schwachen Personen kann man es deutlich sehen, welche Anstrengung die aufrechte Haltung kostet.

Abweichungen, Austretungen, übermässige Senkungen einzelner Knochenparthieen, die es durch unverhältnissmässige oder fehlende Muskelkräfte geworden sind, erfordern wahre Anstrengung, um in das Gleichgewicht zurückgebracht zu werden.

Geht es auch in gesundem Zustande, in dem die

natürliche Kraft der Muskeln keine Abweichungen gestattet, sehr leicht, und kann jeder Muskel durch eine leise Kontraktion seinen Knochen verschieben; so ergiebt sich doch daraus, wie viele Muskeln und wie stark diese in Thätigkeit gesezt werden müssen, um eine Bewegung zu veranlassen und auszuführen.

Beim Stehen ist also schon grosse Muskelthätigkeit nöthig und beim Gehen noch mehr; denn es muss im Gehen der ganze Körper auf einem Gliede im Gleichgewicht erhalten werden. Ist das Gleichgewicht hergestellt, so können kleine Anstrengungen kleine Abweichungen ausgleichen, dieses gilt aber nur für die Theile, durch die die Neigungslinie der Schwere fällt, oder die dieser sehr nahe liegen. Die obern Theile und die seitwärts gelegenen, namentlich aber die Extremitäten, nehmen ein seitliches Schwanken an, das nur durch grosse Muskelthätigkeit ausgeglichen und auf das Gleichgewicht zurückgeführt werden kann.

Was hier so eben vom Stehen und Gehen gezeigt worden ist, gilt noch viel mehr von andern Uebungen.

Bei einer grossen Zahl solcher Uebungen ist der Leib durch die obern Extremitäten aufgehangen und das Gewicht der ganzen Masse ist durch eine Reihe von Anstrengungen der Muskelaktion auf einen andern Stützpunkt hingewiesen. (Händeln, deambulation par les mains). Man könnte glauben diese Anstrengungen erstreckten sich nur auf die Streckung und Beugung der Finger, Hände und Vorderarme, höchstens noch auf die Masse des Körpers unter den Schultern, so dass sich diese Uebungen nur ausschliesslich auf die Muskeln des Vorderarmes, Armes, der Schulter und höchstens noch auf den grossen Brust-, Schlüsselbein-, grossen Rücken- und grossen Säge Muskel verbreiteten.

Dieser Irrthum ist aber so gross, als wenn man glauben wollte, dass bei dem Gehen auf den Füssen bloss die Muskeln der untern Extremität einzig und allein in Thätigkeit wären.

Aus diesen Betrachtungen ergiebt sich als allgemeine Bemerkung:

1) jede Bewegung ist das Resultat der Zugleichwirkung aller Muskeln des Gliedes, und wird nur von einigen vorzüglich wirkenden beherrscht;
2) jeder Wechsel einer Stellung in einem Theile des Skeletts bedingt einen anderen, und wenn ein Theil des Muskelsystems aufgeregt wird, so erstreckt sich diese Aufregung auch über andere entgegengesezte Theile.

In spezieller Beziehung auf unsere gymnastischen Uebungen ergeben diese Betrachtungen:

1) jede Uebung sezt das ganze Muskelsystem in Thätigkeit, nur dass einzelne Muskeln oder Muskelparthieen vorzugsweise in Anspruch genommen und geübt werden;
2) durch verschiedene und abwechselnde Uebungen können alle Muskeln gleichförmig in Thätigkeit gesezt, und alle geübt, einzelne Parthieen aber vorzugsweise bethätigt werden.

Anfängliche Muskelschwäche bei den Uebungen verschwindet bald, und bald erstarken alle Muskeln.

Wir übergehen hier Jahn's Turnübungen, die grösstentheils nur für die männliche Jugend sind, und wenden uns zu Clias, das unseres Wissens zuerst die körperlichen Uebungen auch für Mädchen versucht und mit grossem Vortheil ausgeführt hat.

Clias in seinem Schriftchen, Kallisthenie oder Uebungen zur Schönheit und Kraft für Mädchen, Bern 1829, hat die Art seines Verfahrens bekannt gemacht. Es sind diese Uebungen zunächst nur für gesunde und wohlgestaltete Mädchen bestimmt, sie sind aber so einfach und so einleuchtend, dass man ihre Vorzüge unmöglich verkennen kann, daher wir wenigstens die Namen derselben anführen wollen.

Nachdem nämlich Clias die Vernachlässigung der körperlichen Uebungen und die nachtheilige Art der weiblichen Erziehung, die Bildung des Geistes auf Kosten des Körpers, den unvollkommenen Ersatz der Tanzkunst für die übrige Versäumniss an Körperbildung, die mangelhafte und unbefriedigende Wirkung der orthopädischen Maschinen, den nachtheiligen Einfluss der Schnürbrüste, Schulterriemen u. s. w. gerügt und getadelt hat, wendet er sich zu den Leibesübungen als Gegenstand der physischen Erziehung junger Mädchen, und seine vielfältigen Erfahrungen in diesem Fache lassen ihn glaubwürdige Worte sprechen.

Um Kraft und Stärke mit Schönheit und Zartheit zu vereinigen und der geistigen Bildung ein Gegengewicht in der des Körpers zu geben, empfiehlt er folgende Uebungen.

Vorbereitende Uebungen.

Uebungen der untern Gliedmaassen.

Uebungen, welche dem Gehen verwandt sind, als: Kniebeugung, Bewegung des Niedersitzens, Zehentritt,

Kreuzschritt, Aufsprung mit Berührung, Bodentritt, Kniehebung im Schrittmaass, trabende Kniehebung, gallopirende Kniehebung, auf einem Fusse schwebend, vor- und rückwärts.

Uebungen, welche dem Laufen verwandt sind, als: Laufen auf gleicher Stelle, Lauf in Sätzen, Laufen im Viereck und Kreise, Spirallauf, Schlangenlauf, scharfe Wendungen, Stocklauf zu drei, gemässigter Lauf, Schnelllauf, Raschlauf, Zehengleiten.

Springen, Laufen, Tanzen beim Umschwunge eines Seiles, als: Seitenseilsprung, Fersenaufwurf, Knieaufwurf, Kniehebung im Gallop, gerade Sprünge, Gemsensprung, im Laufe überspringen, unter dem Seile durchlaufen, Uebersprung und Rückgang, die Jagd, einander kreutzen.

Uebungen der obern Gliedmaassen.

Pendelschwingungen der Arme, Heben und Senken der Arme, Wurfbewegung, Vorstreckung, Hebung und Senkung der Arme, Seitwärtshebung der Arme, Halbkreisumschreibung, Bodenzeichnung; Hebung des Oberleibes im Liegen.

Uebungen mit Instrumenten.

Uebungen mit dem Stocke.

Gerade Hebung, der Stock schräg zur Seite, der Stock senkrecht zur Seite, Stock zum Nacken, Stock zum Rücken.

Ring- und Ballspiel.

Abwärtsschlagen in halber Körperhöhe, Abwärtsschlagen in ganzer Körperhöhe, Mauerballwurf, Mauerwurf und Aufsprung, Rikoschettschritt, Doppelball.

Das Seilspiel.

Vor- und Rückschwung, Seilsprung mit Kreutzung der Hände, gerader und gekreuzter Doppelschwung.

Uebungen am schwebenden Stabe (Triangel).

Kniehebung am Triangel, Niederknieen auf einem Fusse, Niedersitzen auf die Fersen, wechselnd Sitzen und Knieen, Vorwärtsschwingung, Rückwärtsschwingung, abwechselndes Vor- und Zurückschwingen, Pendelschwingung ohne Wurf, Pendelschwingung mit Wurf, Fluglauf, Schaukeln im Gleichgewicht, Schwimmbewegung.

Uebung an der Zapfensäule.

Spiralsteigen, Durchbiegung unter den rechten Arm, Durchgang unter dem linken Arm.

Wir glauben durch dieses Namenverzeichniss bei unsern Lesern nicht Langeweile, sondern vielmehr Bewunderung erregt zu haben, über die Natürlichkeit, Einfachheit, Gefahrlosigkeit und Mannigfaltigkeit der Bewegungen und Uebungen, die Clias aufgeführt hat, und halten alle weitere Empfehlungen und Anpreissungen für überflüssig, da die Sache sich selbst empfiehlt.

Delpech, der übrigens von der teutschen Turnkunst keine Kenntniss zu haben scheint, empfiehlt diejenigen Uebungen, die sich seiner Erfahrung als zweckmässig gezeigt haben. Meist sind sie mehr künstlicher und komplizirter Art und in seinem Atlas abgebildet.

Vorerst führt er auf den Karren an einem Seile. Dieser Karren oder Wagen ruht mittelst einer Rolle auf einem Seile, der Patient legt sich mit der Brust darauf, oder wird durch einen Gürtel daran befestigt Das Seil läuft schief, Hände und Knie stemmen sich an seitliche Rahmen, und so muss der Patient auf und nieder gleiten. Atlas, Tafel 61 u. 67, Seite 87 u. 90. Diese Vorrichtung wird bei grossen Verkrümmungen, Leiden der Knochen, allgemeiner Muskelschwäche, ja für Solche empfohlen, die sich nicht aufrecht halten können.

Die Schneckensteige, Atlas Tafel 51 und 59, Seite 87 und 90, ist ein vertikaler Balken oder Baum mit Queerzapfen. Die Uebung besteht in Auf- und Niedersteigen und wird mit Händen und Füssen, oder den Händen allein gemacht.

Die Strickleitern werden in dreifacher Art angewendet, eine Strickleiter mit hölzernen Queersprossen, eine Leiter ganz von Stricken in einen Winkel von 45 Grad befestigt, und eine solche vertikal hängend, oben befestigt unten frei schwebend. Die Uebungen geschehen mit Händen und Füssen oder mit den Händen allein.

Die Uebungen an Seilen sind ähnlich, erst an einem Seile mit hölzernen Queerpflöcken, dann an einem Knotenseile, endlich an einem freihängenden einfachen Seile.

Die Kletterstange ist eine 18 Fuss hohe, unten 5 oben $3\frac{1}{2}$ Zoll dicke Stange, vertikal stehend, unten und oben befestigt. Die Uebungen geschehen mit Händen und Füssen oder den Händen allein.

Der Karren oder Wagen zum Aufsteigen an zwei Seilen, ähnlich wie beim Wagen an einem Seile.

Das Aufsteigen mit Spulen. Zwei schief neben einander laufende Seile haben jedes eine oder zwei

Spulen, man legt diese Spulen unter die Achseln, oder Achseln und Fusswurzeln, und auf diese Weise wird das Aufsteigen und Herabgleiten geübt. Atlas Tafel 55, Seite 96.

Zwei gleichlaufende Seile unter einem Winkel von 45 Graden geben Gelegenheit zu einer Menge von Uebungen.

Das Seilspringen, Schaukeln, Lattengehen, der Schwebebaum, die fliegende Brücke, geben ebenfalls Veranlassung zu einer Menge mehr oder weniger zusammengesezter Bewegungen und Uebungen.

Das Weitere muss in Delpechs Werke selbst nachgesehen werden.

Wir fühlen es recht wohl, dass wir in dieser Ausführung der Gymnastik bei Weitem hinter der Idee zurückbleiben müssen, die wir uns früher davon gebildet hatten. Theils gebricht es an genugsam belehrenden Vorarbeiten, theils verschmähen wir auch nicht zu bekennen, dass es uns in dieser Hinsicht für einzelne Fälle an eigener Erfahrung fehle.

Lachaise, dessen wir schon oft gedachten, gegen dessen Ansichten über Ausdehnung und Streckung wir uns jedoch verwahren, hat sich unserer Idee von einzelnen gymnastischen Uebungen gegen einzelne Formen der Verkrümmungen am Meisten genähert, und wir wollen wenigstens andeutungsweise noch Einiges davon ausheben.

Man vergleiche Lachaise über die Verkrümmungen der Wirbelsäule, aus dem Französischen von Siebenhaar. Leipzig 1829.

Bei der Seitenkrümmung der Hals-Brustgegend nach Rechts, die meist aus überwiegender Muskelkraft der rechten Seite entsteht, müssen die Muskeln der konkaven Seite und namentlich diejenigen geübt werden, die von der Schulter gegen die Wirbelsäule verlaufen. Die erhöhte Kraft dieser Muskeln wird dann den überwiegenden Antagonisten der rechten Seite nicht nur das Gleichgewicht halten, sondern auch die Ausweichung zur natürlichen Stelle zurückführen.

Am Einfachsten erreicht man diesen Zweck, wenn man mit der linken Hand eine Kurbel drehen lässt, die mit der Höhe der Schulter in Verhältniss steht. Der Schenkel der Kurbel muss so lang sein, dass ihn der Arm des Kranken in seiner grössten Entfernung gerade noch erreichen kann, ja er darf diesen Punkt sogar etwas überschreiten.

Steht nun im Punkte der höchsten Entfernung der Griff der Kurbel, den die drehende linke Hand nicht loslassen darf, so hoch, dass der Patient ihn kaum erreichen kann, so muss derselbe sich links erheben, sich auf den rechten Schenkel stützen und den Kopf nach Rechts neigen. Dadurch aber wird die linke Rückengegend gewölbt, nach Links gezogen, und auf der rechten Seite entsteht eine Konkavität, beides dem Krankheitszustande geradezu entgegengesezt.

Der Zapfen der Kurbel, um den diese sich dreht, muss höher als die Schulter des Patienten stehen, weil dieser sonst um den tiefsten Punkt des Griffes zu erreichen, sich nach Links neigen müsste, was die Missstaltung befördern würde und also vermieden werden muss.

Die Mädchen dürfen bei dieser Uebung nicht geschnürt sein um alle mögliche Freiheit der Muskelbe-

wegung zu haben, und die Kurbel kann mit einer
Druckschraube versehen werden, um ihre Bewegung
nach Bedürfniss leichter oder schwerer zu machen.

Geraderichtung der Wirbelsäule und regelmässige
Entwicklung der Brust sind die wichtigsten Folgen
dieser Uebung.

Ist mit dieser Seitenkrümmung nach Rechts eine
Neigung des Kopfes nach Vornen verbunden, so empfiehlt sich das Federballspiel mit der linken Hand
getrieben.

Die beständige Thätigkeit des linken Armes wird
die Muskeln dieser Seite erkräftigen, dass sie zur Zurückbringung der Wirbelsäule in die natürliche Richtung beizutragen vermögen, und die Aufmerksamkeit,
mit der das Auge dem unvermutheten Fluge des Balles
folgen muss, wird die Mädchen zwingen den Kopf
zurückzubeugen, und dadurch werden die hintern und
seitlichen Muskeln des Halses geübt und so viele
Kraft erlangen, dass sie den Kopf von selbst in der
natürlichen Lage erhalten.

Bei der Seitenkrümmung in der Rücken-Lendengegend, die meist von überwiegender Kontraktur der
Muskeln herrührt, die die Brust gegen das Becken
herabziehen, hat man empfohlen auf der Seite der
Konkavität eine Last zu tragen, um dadurch eine
Neigung nach der konkaven Seite und Zusammenziehung der expandirten Muskeln zu veranlassen.

Durch den Druck, den eine solche Last auf die
Wirbelsäule selbst ausübt, wird aber dieses Verfahren
unsicher.

Eine sehr einfache Uebung gegen diese Art von
Missstaltung ist folgende. Man befestigt ein Stück

Holz, ungefähr 6 — 8 Pfund schwer, mittelst einer Schnur oder eines Bandes so an den Fussboden, dass es aufgehoben werden kann und in derselben Richtung immer wieder zurückfällt. An der Seite, an der es aufgehoben werden soll, wird es mit einem Ringe oder Handgriffe versehen.

Etwas davon entfernt macht man Vertiefungen in den Fussboden zur Aufnahme der Füsse, oder befestigt ein paar Sandalen oder Schuhe in der natürlichen Stellung, die die Füsse haben sollen, jedoch so, dass der Patient mit der gewölbten Seite seiner Krümmung gegen den Griff oder Ring des Holzes gekehrt stehen muss.

Nun lässt man den Patienten in die Schuhe oder Sandalen treten, und er muss das Holz an dem Handgriffe abwechselnd aufheben und zurücksinken lassen.

Auf diese Weise wird die gewölbte Seite durch diese Seitenbeugung zur konkaven, die konkave zur gewölbten gemacht, die expandirten Muskeln werden zusammengezogen, die kontrahirten ausgedehnt.

Besorgt man, der Patient möchte sich beim Aufheben des Holzes gegen die konkave Seite neigen, so kann man mittelst einer Krücke oder eines Leibchens mit Achselstützen auf der konkaven Seite diesem Umstande zu begegnen suchen.

Ist Seitenkrümmung mit Gegenkrümmung vorhanden, so wird das Fechten empfohlen, und zwar mit demjenigen Arme, der der Konkavität der Rückenkrümmung entspricht. Wäre die Rückenkrümmung also nach Rechts, die Gegenkrümmung in der Lendengegend nach Links gewölbt, so müssen die Fechtübungen mit dem linken Arme vorgenommen werden.

Abgesehen von der Uebung der Muskeln, die dadurch stärker und fester werden, wird in dem gegebenen Falle vornämlich beim Ausfallen zum Hiebe oder Stosse die linke Schulter nach Vornen gezogen und der rechte Schenkel nach Hinten gestreckt; ziehen nun die Muskeln, die die linke Schulter mit der Wirbelsäule verbinden, leztere mit sich nach Vornen und Links, und die Muskeln, die den rechten Schenkel und die Wirbelsäule verbinden, leztere mit sich nach Hinten und Rechts, so wird in der Rücken- und in der Lendengegend eine Bewegung erzeugt, die der Verkrümmung geradezu entgegengesezt ist, und sie aufzuheben strebt.

Der Rückwärtskrümmung der Rückengegend soll, wenn es Gewohnheit der Kinder z. B. beim Schreiben das Vorwärtslegen ist, durch Arbeiten an hohen Tischen entgegengewirkt werden.

Oder man lässt den Patienten einen etwas schweren Körper, ein Fussstühlchen, platten überzogenen Gewichtstein oder dergleichen Etwas auf dem Kopfe tragen. Um zu verhüten, dass der Körper nicht herabfalle, werden die Rückenmuskeln angestrengt und werden bald die nöthige Kraft erlangen, die Wirbelsäule gerade zu halten.

Das Herabgehen von einer schiefen Fläche oder ziemlich steilem Abhang trägt sehr viel zur Einrichtung dieser Verkrümmung bei, und man kann den Patienten einen weniger steilen Abhang rückwärts hinauf-, einen mehr steilen vorwärts herabgehen lassen, in beiden Fällen wird derselbe durch die natürliche Schwere seine Muskeln gezwungen sehen, der Verkrümmung entgegen zu arbeiten.

Eine Art sich an einem Pfahle mittelst eines oben daran befestigten beweglichen Klobens zu drehen, während man die Füsse an die Basis' des Pfahles stemmt, sich an einem im Kloben hängenden Seile festhält und den Oberkörper zurückwirft — ferner ein Spiel der Kinder, das Wasserpumpen genannt, indem zwei Mädchen Rücken und Füsse an einander stemmen und sich wechselseitig heben und bücken — geben ungefähr dieselben Resultate. Nur ist lezteres nicht ganz gefahrlos.

Gegen die Vorwärtskrümmung der Lendengegend, bei der man sich von den übrigen Mitteln so ziemlich verlassen' sieht, kann man die Patienten eine schiefe Ebene hinaufsteigen lassen, während sie allenfalls noch eine Last auf den Schultern tragen. Man kann sie auch auf der Rückseite einer Leiter hinaufsteigen lassen.

Man sucht bei dieser Missstaltung gerade das Gegentheil dessen, was man bei der vorigen zu erreichen sucht; bei der Rückwärtskrümmung sucht man die Zusammenziehung der Muskeln, die vornen von der Brust zum Becken laufen und die Brust hinabziehen, aufzuheben, und bei der Vorwärtskrümmung sucht man diese zu befördern.

In dieser leztern Absicht empfiehlt man auch den Patienten sich auf den Rand eines Stuhles zu setzen, die Arme über die Lehne zurückzuschlagen, sich so zu stützen und dann die Füsse in die Höhe zu heben.

Bei einer Komplikation dieser Zustände, bei Mädchen, die an Vorwärtskrümmung der Lendengegend,

Vorwärtshängen des Kopfes und Zurücktreten der Schultern leiden, müssen dreierlei Muskelparthieen, die Bauchmuskeln, die die untere Krümmung ausgleichen, die eigentlichen Brustmuskeln, die die Schultern nach Vornen ziehen, und die hintern Nackenmuskeln, die den Kopf zurückhalten sollen, in das Spiel gezogen werden.

Dieses geschieht indem man an einem in verhältnissmässigen Zwischenräumen mit Knoten versehenen Seile, das über eine Rolle in der Höhe läuft, ein Gewicht hinaufziehen und dabei einen Hut tragen lässt, der sobald der Kopf nicht gerade gehalten wird herabfällt.

Sollte eine Schulter mehr entwickelt sein, so müsste die entgegengesezte Hand mehr beschäftigt werden.

Gegen falsche Stellungen des Kopfes könnte man bei Vorwärtsneigung vornen ein Gewicht an die Mütze befestigen, das an einem Bande auf der Erde streift und das Kind am Gehen hindert, wenn es den Kopf nicht zurückzieht, wodurch die hintern Halsmuskeln bald die nöthige Stärke erhalten werden; und bei Verdrehung das Kind so am Tische oder überhaupt setzen und legen, dass es Niemanden sehen kann, ohne den Kopf nach der entgegengesezten Seite zu drehen.

Auch das Schwimmen, abgesehen von der Wirkung des Bades, ist ein vortreffliches Mittel zur Muskelstärkung, indem es nicht nur alle Muskeln in Thätigkeit sezt, sondern auch vorzüglich die Streckung des Rückgrathes und Aufrechthaltung des Kopfes nöthig macht.

Nach diesen systematischen Darstellungen wird man es uns erlassen, noch mehrere Vorrichtungen und Uebungen anzugeben, die in einzelnen Fällen empfohlen worden sind. Wir wollen uns mit unsern Andeutungen begnügen, und werden uns freuen wenn die Zukunft etwas Besseres liefern wird.

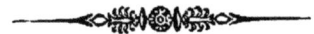

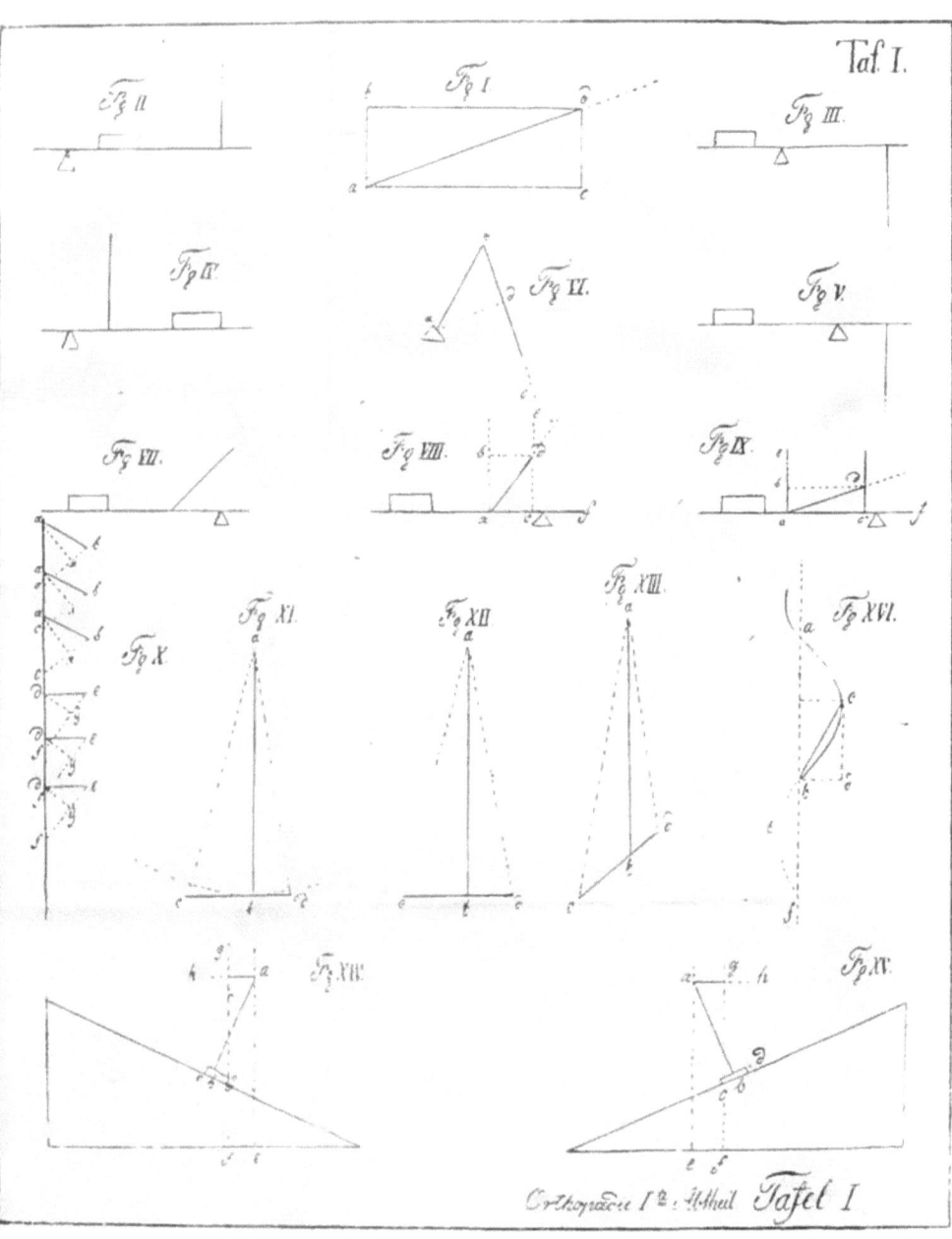

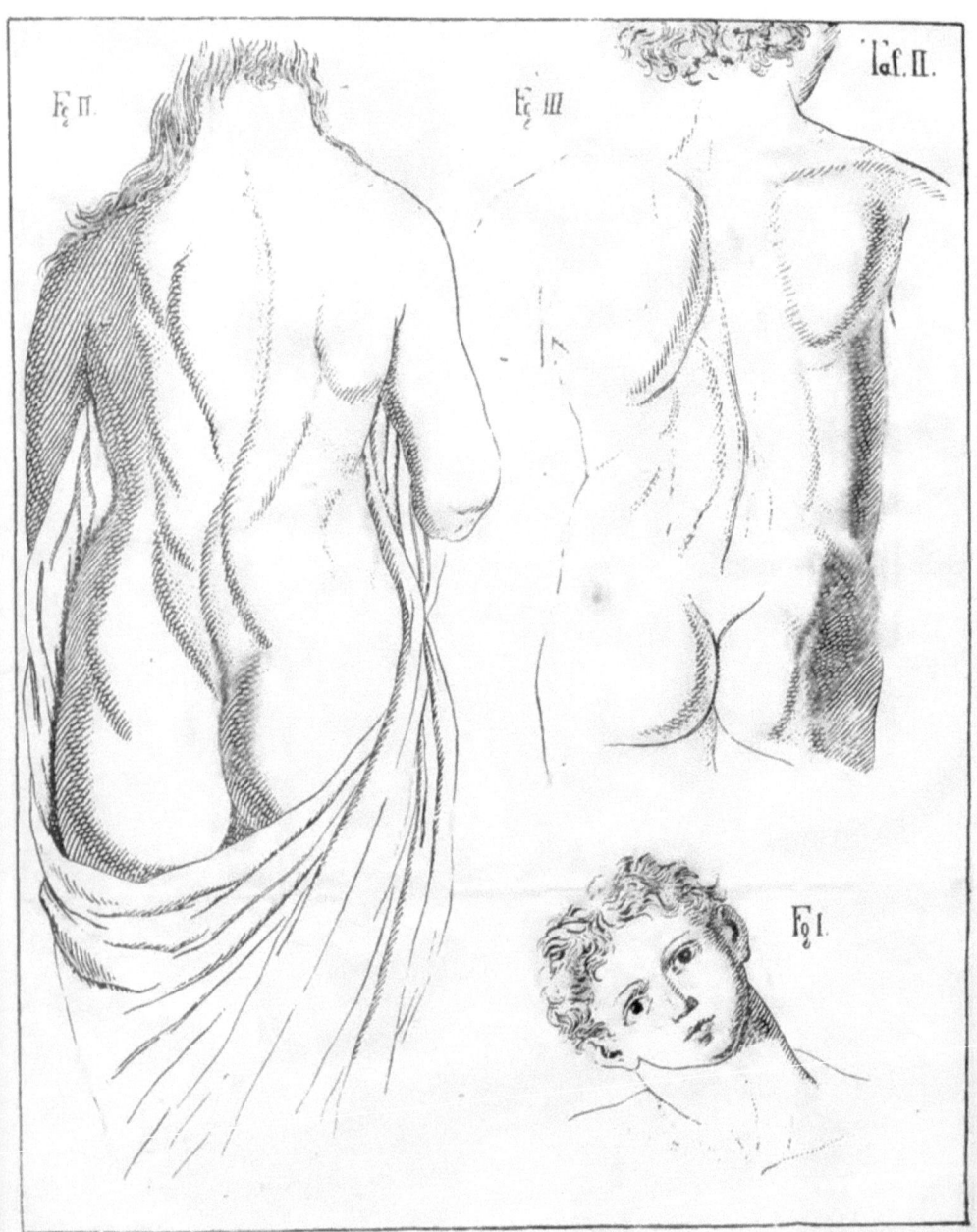

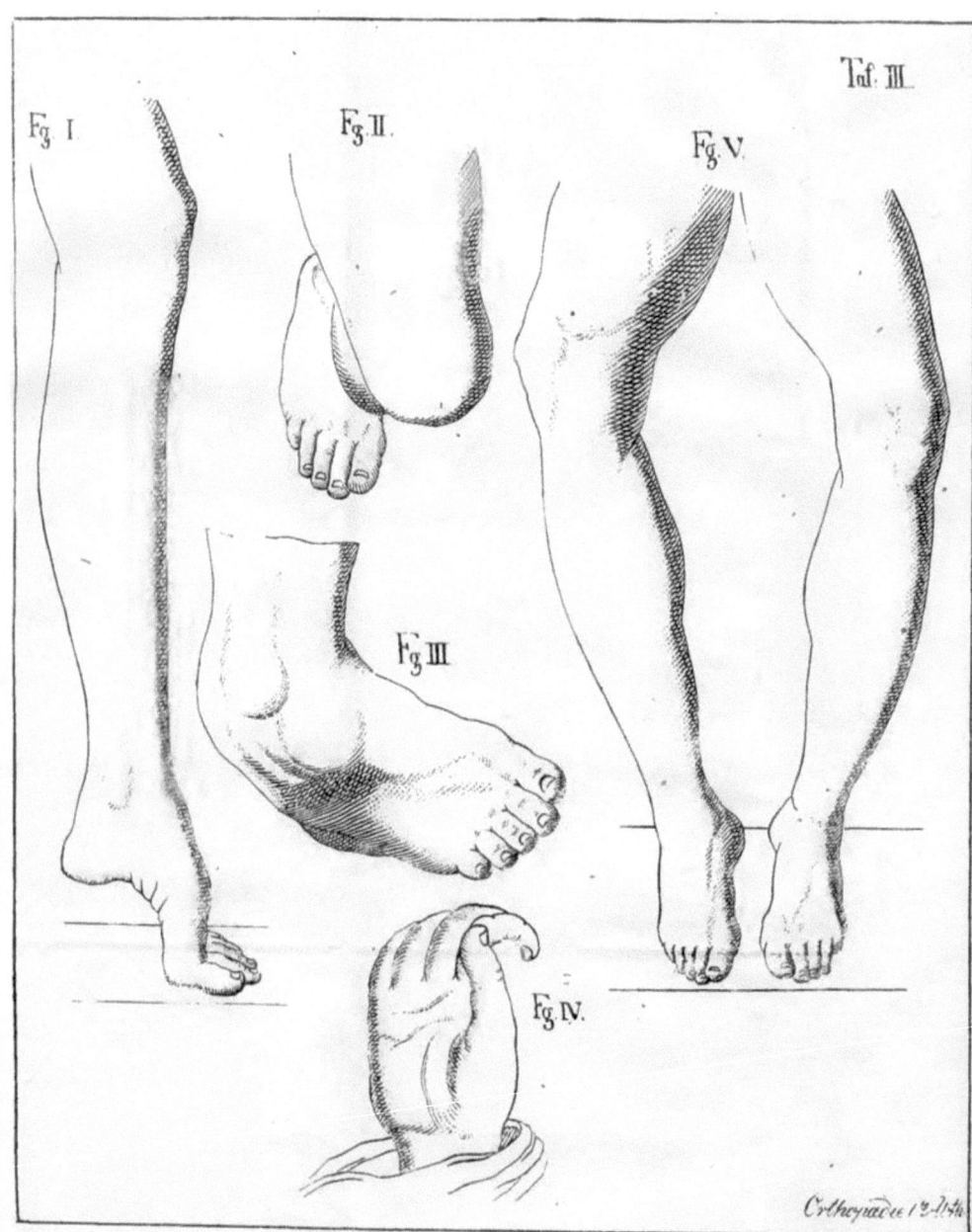

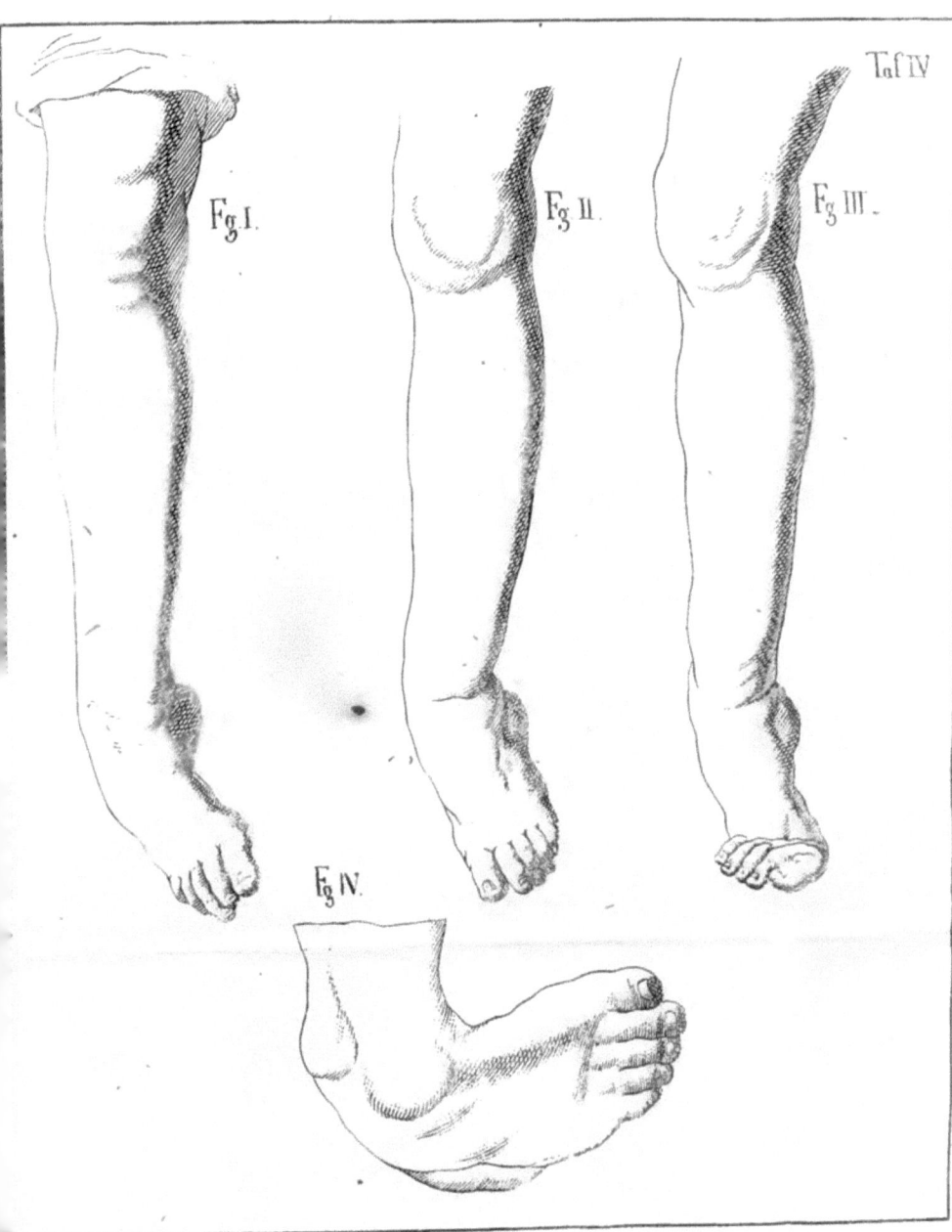

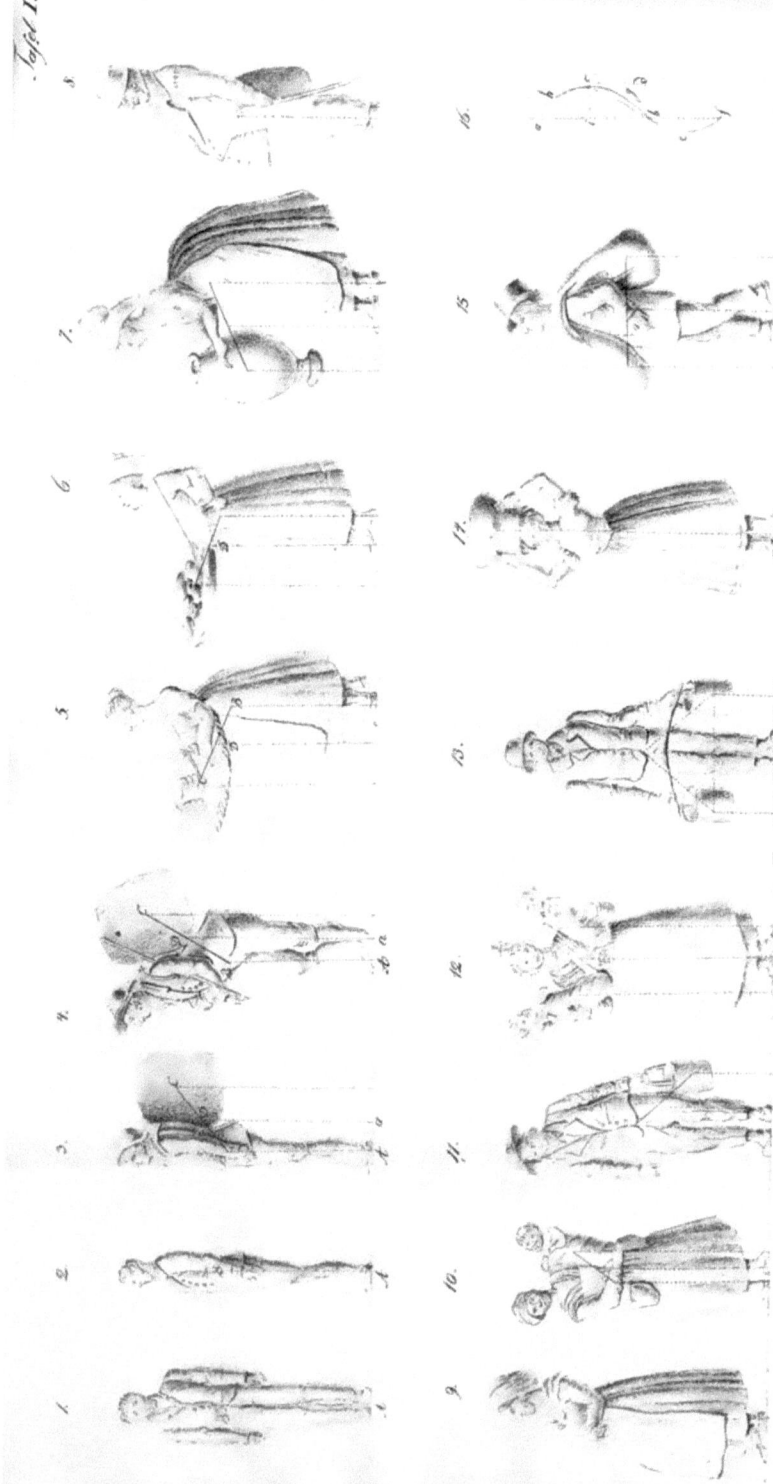

Tafel I.

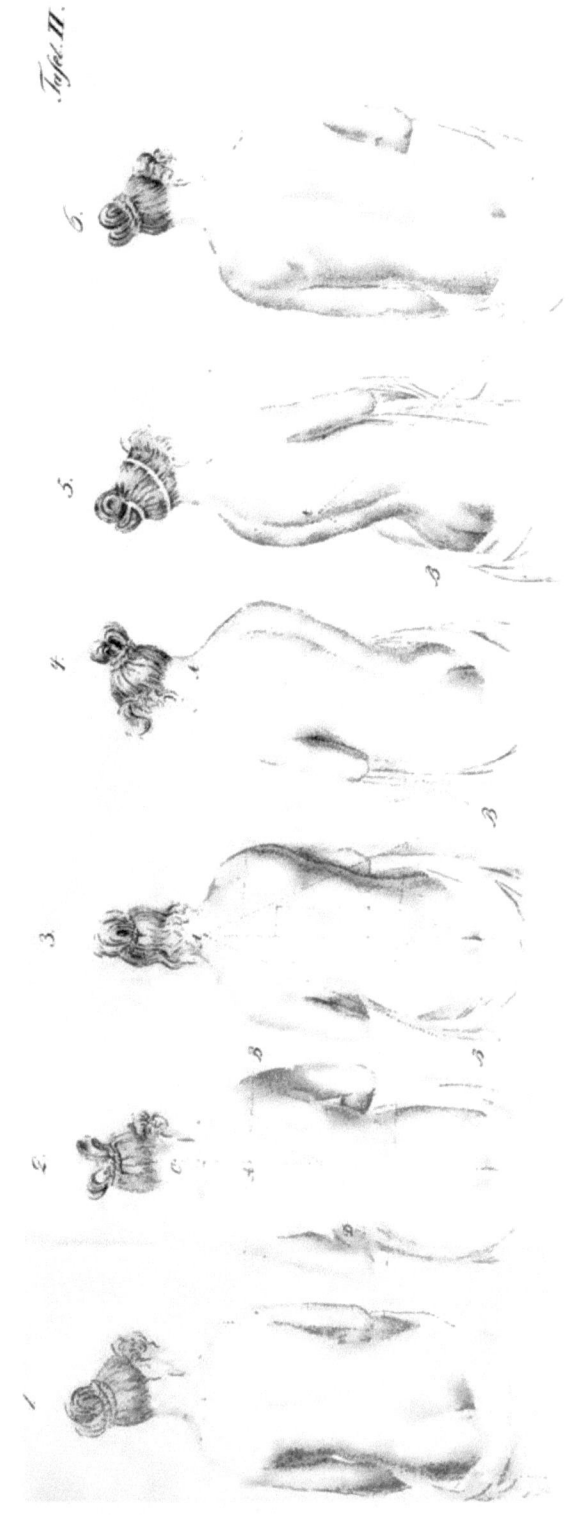

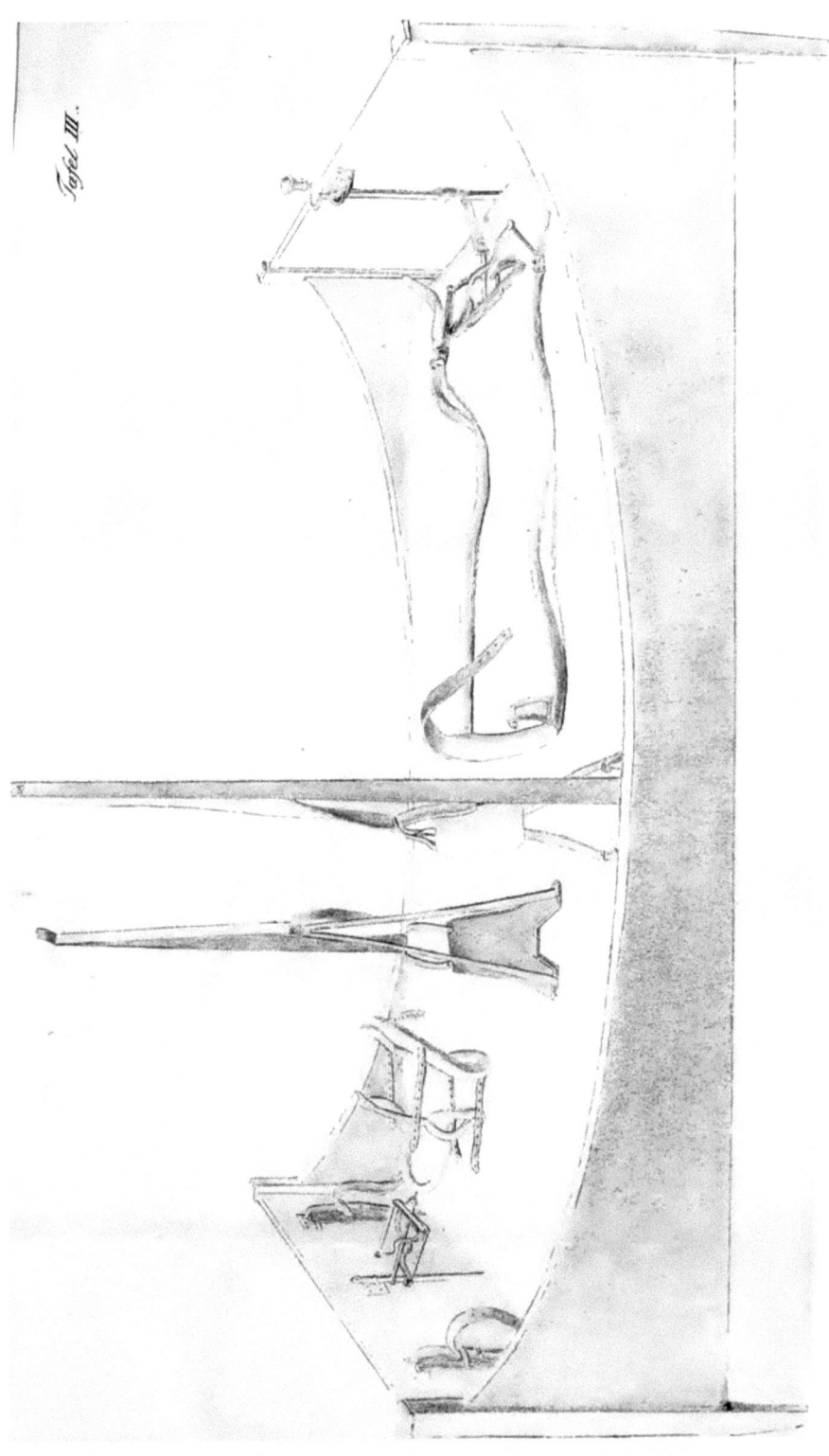

Tafel III.

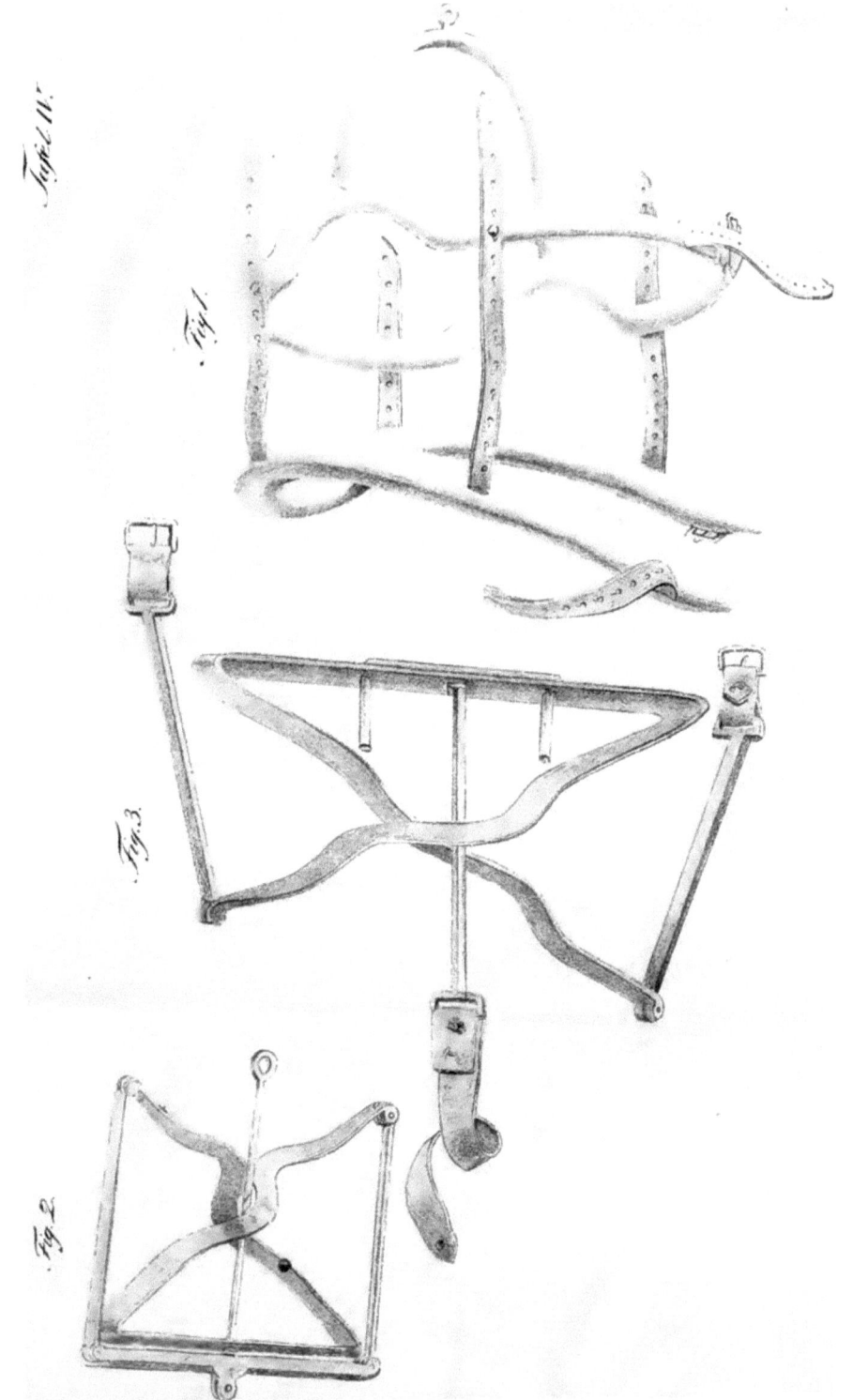

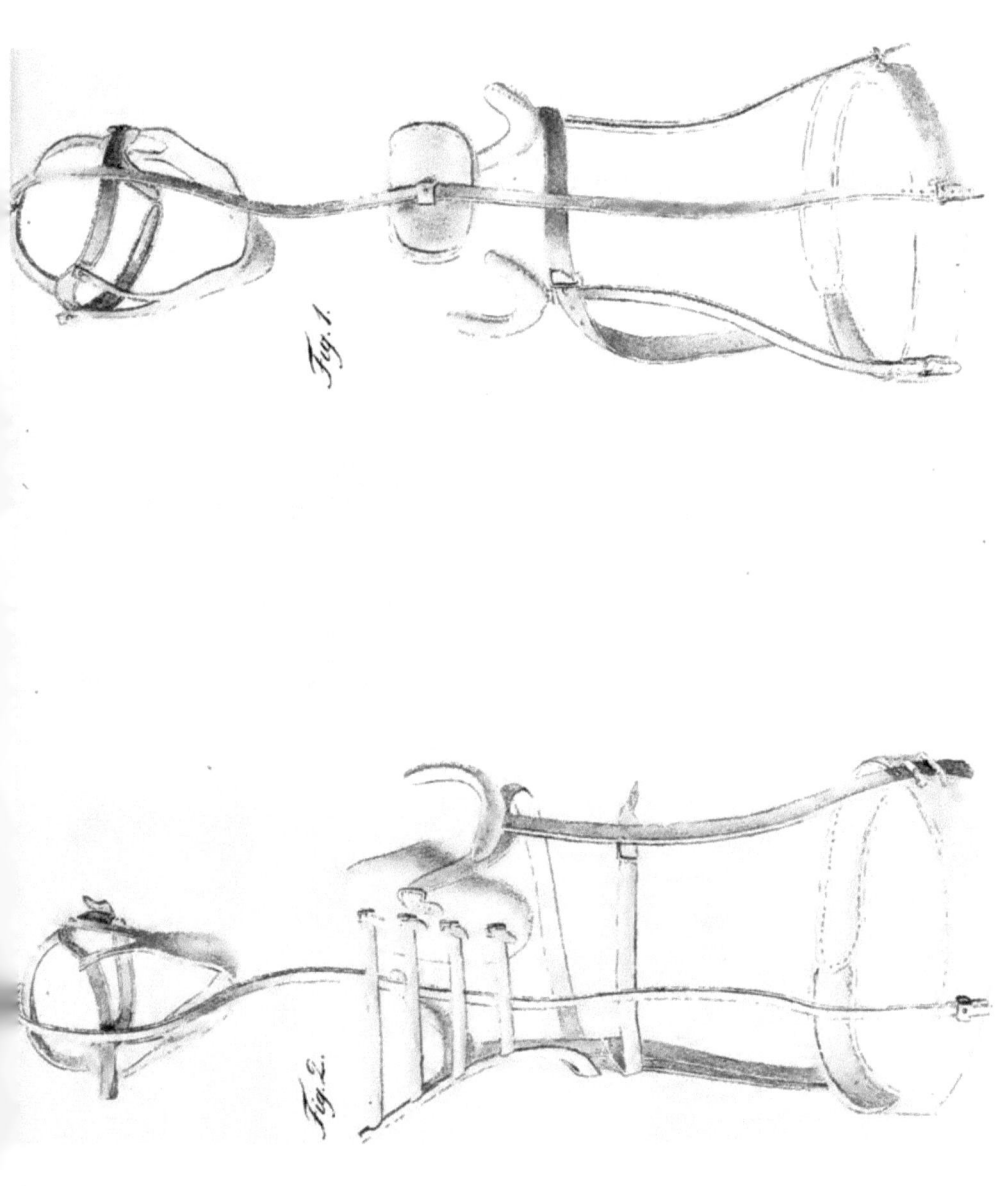